生命科学专论

医学遗传学

孙树汉　主编

科学出版社

北京

内 容 简 介

本书提炼了当前医学遗传学教学内容的精华，同时引入了医学遗传学理论和相关研究的最新进展。书中染色体病、单基因病、多基因遗传、线粒体遗传及免疫遗传等章节在保留基本原理要点的同时，力求做到深入浅出，从新的角度启发读者认识医学遗传学的基本问题；表观遗传学、疾病相关基因克隆策略及连锁、关联分析等章节注重对前沿领域的介绍；而遗传学理论在医学上的应用是本书意图强化的内容要点，这在临床遗传学和各种遗传病的介绍中都有体现。

本书主要用作医学院校各专业本科生教材，也可供生命科学研究人员或临床医生参考。

图书在版编目（CIP）数据

医学遗传学/孙树汉主编. —北京：科学出版社，2009
（生命科学专论）
ISBN 978-7-03-025768-0

Ⅰ．医… Ⅱ．孙… Ⅲ．医学遗传学 Ⅳ．R394

中国版本图书馆 CIP 数据核字（2009）第 182574 号

责任编辑：夏 梁 刘 晶/责任校对：刘亚琦
责任印制：徐晓晨/封面设计：陈 敬

科 学 出 版 社 出版
北京东黄城根北街 16 号
邮政编码：100717
http://www.sciencep.com

北京虎彩文化传播有限公司 印刷
科学出版社发行 各地新华书店经销
*
2009 年 10 月第 一 版 开本：787×1092 1/16
2019 年 7 月第七次印刷 印张：21 1/2
字数：510 000
定价：98.00 元
（如有印装质量问题，我社负责调换）

《医学遗传学》编写人员名单

主　编　孙树汉

副主编　郭瀛军　白　云　韩　骅　徐瑞成

编　者（以姓氏笔画为序）

　　　　　王凯慧　中国人民解放军第二军医大学
　　　　　王艳艳　中国人民解放军第三军医大学
　　　　　白　云　中国人民解放军第三军医大学
　　　　　冯　蕾　中国人民解放军第四军医大学
　　　　　孙树汉　中国人民解放军第二军医大学
　　　　　张　萍　中国人民解放军第四军医大学
　　　　　张　毅　中国人民解放军第二军医大学
　　　　　张文成　中国人民武装警察部队医学院
　　　　　陆一鸣　中国人民解放军第二军医大学
　　　　　陈小义　中国人民武装警察部队医学院
　　　　　陈蕊雯　中国人民解放军第二军医大学
　　　　　费明钰　中国人民解放军第二军医大学
　　　　　徐瑞成　中国人民武装警察部队医学院
　　　　　郭瀛军　中国人民解放军第二军医大学
　　　　　韩　骅　中国人民解放军第四军医大学
　　　　　雷小英　中国人民解放军第四军医大学
　　　　　颜　真　中国人民解放军第四军医大学

前　言

从简单的 A、T、G、C 组合到复杂的人类疾病，这其中隐含的奥妙是人类目前不断孜孜以求的真理。有幸的是，我们生活在一个遗传病致病基因被大量发现的年代，对疾病遗传基础的深入了解将对疾病诊断、预防和治疗的推动起关键作用，这也是未来医学的焦点。而人类基因组计划的巨大成就以及随后的“功能基因组学”、“表观基因组学”和“蛋白质组学”等一系列后基因组计划的启动，提升了人们解密自身的能力和战胜病魔的信心。层出不穷的新概念、新内容和新技术把生命科学研究带入了日新月异的快速发展阶段，同时也对医学遗传学的教学提出了快速更新补充的高要求。

什么是医学遗传学呢？这是一门研究人类疾病或病理性状遗传规律和物质基础的学科。它回答某一疾病是否遗传、怎样遗传、物质基础（病因）和发病机制，以及如何防治等一系列问题。近些年来，医学遗传学之所以取得了空前的发展，并成为现代医学的核心学科之一，是因为它不仅指出了人类变异与遗传的基础，帮助医生从遗传学的观点重新认识各种疾病，同时还通过染色体检查、基因诊断、基因治疗等手段为疾病的有效干预提供了新的途径。

医学遗传学也是一门交叉学科，它是遗传学方法和知识在医学中的应用。但由于在一切生物中人类的表型，尤其是病理表型是研究最为详尽的（例如，血压、血糖的波动，轻微的头疼，智力低下，这些都可在人类中加以确认），对人类表型的遗传基础研究又将反过来大大地丰富遗传学本身，并使医学遗传学成为遗传学中发展最快、成就最为突出的领域。

对本书的学习应注重把握以下几点：①掌握好医学遗传学涉及的基本概念、基本知识、基本理论和主要研究方法；②注重将遗传学的基本知识、基本理论和新进展与临床医学结合，特别是与疾病的诊断和预防相结合；③要善于举一反三，以典型疾病为基础，将从中学到的原理类推到其他基因及其导致的疾病中，达到触类旁通的效果。

本书由我国军队医学院校多位遗传学家和长期从事一线教学、科研任务的教师编写。由于时间和水平有限，本书难免有疏漏和不足之处，恳请同道们不吝赐教，并期望读者提出宝贵意见，以利再版时修正。

编　者
于第二军医大学
2009 年 4 月

目　　录

第一章 概　　论

第一节　遗传病的概念

遗传病（inherited disease，genetic disease）是指生殖细胞或受精卵的遗传物质异常所引起的疾病，也可以由体细胞内遗传物质的结构和功能的改变引起。

遗传病具有由上一代向下一代垂直传递的特征，这是因为异常发生在生殖细胞或受精卵的遗传物质中，但不是在每一个患者的家系都可以看到这一特点。有的患者的突变或畸变是新发生的病例，即家系中的首例；或者疾病是隐性遗传的，染色体易位是平衡的，其携带者一般没有临床表现；还有一些遗传病的患者不能生育或活不到生育年龄，因而在家系中看不到明显的垂直传递。但如果能在隐性遗传病和某些染色体病中检出异常基因或染色体平衡易位的携带者，则仍然可见垂直传递现象。

遗传病与先天性疾病（congenital disease）并不是同一概念。先天性疾病是指婴儿出生时即显示症状的疾病，如尿黑酸尿症、血友病、Down's综合征等。的确，它们大多是遗传的或与遗传因素密切相关的，但并不全是，因为先天性疾病也可能是胎儿在宫内发育过程中获得的。例如，某些药物和宫内感染可导致发育畸形、先天性梅毒，母亲怀孕早期感染风疹病毒致使胎儿患有先天性心脏病等。孕期服用"反应停"导致的无肢体或短肢体症（所谓的"海豹畸形"）即是一例。而出生时没有表现出来的疾病却可能是遗传的，如显性遗传的成年型多囊肾病、亨廷顿（Huntington）舞蹈病等，它们一般在成年或中年以后才发病，这些疾病称为迟发性遗传病。先天性疾病又叫做出生缺陷，这种缺陷可能是形态、代谢或智力方面的。如果缺陷表现为形态发育异常则称为先天畸形，如脊柱裂、唇颚裂等。

遗传病与家族性疾病（familial disease）也是不相同的概念。家族性疾病是指有家族聚集现象的疾病，即一个家族中有一个以上成员罹患同一种疾病。许多遗传病由于致病基因的垂直传递而有家族聚集性。但是并非所有的遗传病都是这样，许多染色体病和隐性遗传病就不一定有家族史，有些遗传病还可能有不外显的亲代，患者出现也可呈散发性。由于共同的生活环境或相互接触感染，一些有家族聚集性的疾病（如肝炎、结核病等）却不是遗传病；夜盲也常有家族聚集性，但它显然并非遗传病，仅仅是维生素A缺乏所致。

第二节　遗传因素和环境因素在发病中的作用

遗传因素不仅决定了个体的发育、代谢和免疫状态，同时在疾病的发生、发展中也起着重要的作用。根据现代医学的观点，任何疾病都是环境因素和遗传因素共同作用的结果。冲击、挤压可以引起创伤，电离辐射可以引起放射病，3,4-苯并芘、甲基胆蒽可以致癌，细菌、病毒可以引起各种感染性疾病，这些都是人们容易理解的环境因素造成的疾病。然而，随着遗传学的发展，人们逐渐认识到，在疾病的发生和发展过程中，遗传因素有着非常重要的意义，对于许多疾病来说，甚至有决定性意义。

遗传因素可以理解为个体的遗传物质及其功能状态。遗传因素决定了机体形态、发育、免疫和代谢的特征和状态，因而也决定了机体对各种环境致病因素的易感性和反应。人们常常区别疾病的外因和内因，并把疾病看做是内外因素相互作用的过程或结果，而在内因中，个体的遗传因素起着主导作用。从人这方面来看，疾病可以看做是环境因素与机体遗传因素共同作用，并伴有机体形态和功能异常改变的过程。

虽然任何疾病都是环境因素与遗传因素共同作用的结果，但二者在不同的疾病中所起的作用大小是不同的。根据疾病发生中环境因素与遗传因素的相对重要性，可以大致把疾病分为三类。

（1）遗传因素起主要作用的疾病。这一类疾病又称为遗传性疾病。它们大多数是由于遗传物质改变，即染色体畸变或基因突变的结果，各种染色体疾病、苯丙酮尿症、血友病、白化病、多指症都属于这一类。

（2）环境因素和遗传因素都起重要作用的疾病。绝大多数常见病、多基因病也称为复杂性状疾病，如高血压、冠心病、糖尿病、神经精神类疾病、某些发育畸形和大多数肿瘤都可归入此类。在这一类疾病中遗传因素提供了必要的背景，即赋予了个体某种遗传易感性或素质，而环境因素则促使疾病表现出来。与此同时，虽然环境因素和遗传因素在这一类疾病中都起着重要作用，但对各种疾病而言，二者作用的大小是不同的。例如，哮喘与结核病相比，遗传因素起着更重要的作用。不仅如此，就是对同一种疾病而言，遗传和环境因素在发病中的作用也不总是相同的。这就是为什么临床上还常常存在一些疾病，如糖尿病、高血压、视网膜母细胞瘤等要区别青少年型（或遗传型）和成人型（或非遗传型）的缘故。

（3）环境因素起主导作用的疾病。包括各种物理化学因子所造成的损伤、化学药物中毒、许多传染性疾病（如天花、霍乱、猩红热等）。曾经有人认为传染性疾病是非遗传性疾病的鲜明例证，因为已经确定了该病的特异性外源性病原体。然而，现已知道许多宿主防御因子是由遗传决定的，它们在感染易感性以及对传染源的免疫应答方面起着十分重要的作用。因此，即使是有明确的外源性病因的疾病，遗传因素仍起关键作用。这种理论可更精妙地解释像酒精中毒这样的常见现象。

总之，遗传因素几乎在所有疾病的病因中都起着程度不同的作用。如果把疾病看做是一个过程，那么可以说，几乎所有的疾病中遗传因素都起着重要作用。因为即使是机械性的损伤，机体对损伤的反应和创作修复的进程、个体的抗感染能力在很大程度上也是由遗传因素决定的。因此，医学遗传学不仅研究遗传病，同时也研究其他各种疾病中遗传因素在病因、发病和临床进程中的意义。

第三节 遗传病的分类

通常把遗传病分为染色体病、单基因病、多基因病、线粒体基因病和体细胞遗传病五大类。

染色体病（chromosome disorder）　是指由染色体的数目异常或结构异常引起的疾

病。染色体病表现为先天发育异常，通常伴有程度不同的智力低下和发育畸形。例如，常见的先天愚型是由于多了一条 21 号染色体所致，患者有严重的智力障碍和多种畸形。染色体病的主要影响发生在出生前，在妊娠前 3 个月的自然流产中，染色体异常约占50％。染色体病通常不在家系中传递，但也有可传递的。目前已知的染色体病有 300 多种。由于细胞遗传学技术的进步，常见的染色体病的诊断已经不成问题，而且可以在出生前进行羊水或绒毛细胞诊断。

单基因病（single gene disorder） 是指单个基因突变引起的疾病。根据突变基因在什么染色体上，单基因病可分为常染色体病和伴性遗传病或性连锁（sex-linked）遗传病，后者包括 X 连锁和 Y 连锁遗传病。又根据疾病或性状是在两个等位基因处于杂合状态时（即一个等位基因发生了突变，而另一个仍正常）就可以表现出来呢，还是必须在纯合体状态，即两个等位基因都发生了突变才表现出来，单基因病又相应地区分为显性遗传病和隐性遗传病。单基因病通常呈现特征性的家系传递格局（按孟德尔方式遗传）。单基因病病种多，已知的由单基因决定的疾病或性状有 1.2 万余种。单基因病发病率较低，其发生率的上限约为 2‰。

多基因病（polygenic disorder） 这一类疾病是由许多基因与环境因素共同作用的结果，这些基因称为微效基因。多基因病的主要表现多涉及连续的性状（或称为数量性状），如血压的高低、血糖的水平等。许多常见疾病，如高血压、糖尿病、胃和十二指肠溃疡、神经精神类疾病以及风湿性疾病都属于多基因病；一些常见的先天畸形如唇颚裂、脊柱裂等也属于这一类。多基因病的发病中，环境因素起着明显的作用，这类疾病可以看做是环境和遗传因素共同作用的结果，因此，它们又称为多因子病或复杂性状疾病。多基因遗传病有家族聚集现象，但无单基因病那样明确的家系传递格局。多基因病有近百种，发病率高，约有 15％～20％的人受累。

线粒体基因病（mitochondrial genetic disorder） 是指线粒体 DNA 上基因突变所引起的疾病。该病通常影响神经和肌肉的能量产生，也在细胞衰老中起作用。其呈细胞质遗传，即以母系方式遗传。

体细胞遗传病（somatic cell genetic disorder） 体细胞遗传病只在特异的体细胞中发生。它的一个范例就是癌症，其恶性表型的发展通常是控制细胞生长的基因发生突变所致。现已清楚，所有人类癌症都是 DNA 突变所致，使其成为最常见的遗传病。

第四节　医学遗传学简史

医学遗传学的历史不长，而形成一个完整的学科体系只是近五十年的事。早期关于遗传与疾病的观察和论述只是一些零星的记载。例如，在 20 世纪初（1902）英国医生 Garrod 记述了尿黑酸尿症，认为它是一种按孟德尔方式遗传的"先天性代谢差错"。更早一点，即在 1900 年，Landsteiner 发现了 ABO 血型，并认为血型是遗传的，过了 24 年，Bernstein 才阐明了 ABO 血型受一组复等位基因的控制。1949 年，生化学家 Pauling 发现患镰状细胞贫血症时血红蛋白电泳有微小的改变，说明蛋白质分子的可遗传变异可以导致疾病，并提出了分子病的概念。后来 Ingram（1956）证明镰状血红蛋白（HbS）与正常血红蛋白的差别只是第 6 位的谷氨酸被缬氨酸取代，而其遗传学基础是第 6 个密码子中有一个碱基的替换。对血红蛋白的研究奠定了人类生化遗传学和后来的人类分子遗传学的基础。

人类细胞遗传学的历史更短一些。1956 年蒋有兴（Joe Hin Tjio）和 A. Levan 首次正确地确定了人类染色体数为 46，因此 1956 年被认为是现代人类细胞遗传学开创之年。三年以后，Lejeune（1959）发现先天愚型的患儿多出一条额外的 21 号染色体，证明了染色体异常可以引起疾病。此后相继发现了一系列的染色体疾病，从而开始了临床细胞遗传学时代。在这期间的另一重大发现是在慢性粒细胞白血病中发现有一个异常的小染色体 Ph1 染色体（Nowell and Hungerford，1960）。由于它具有高度的特异性和诊断价值，这一发现吸引了许多医生和肿瘤生物学家来研究肿瘤的染色体异常，并促成了肿瘤细胞遗传学的形成和发展。

人类细胞遗传学的迅猛发展是与一系列技术的进步分不开的。其中，细胞体外培养技术、低渗溶液的应用、植物凝集素（PHA）的应用、采用外周血淋巴细胞作为制备染色体的材料和空气干燥铺展染色体方法等都起过重要的作用。但直到 20 世纪 70 年代初，人们仍难以区别一些形态和大小相似的染色体。在这方面，Caspersson 发明的染色体显带技术是一个重大的突破。由于它能使每一条人类染色体上显示出特有的带型，使人们不仅可以识别每一条染色体，还能在其上划分若干区带，这就为更深入地研究染色体异常和人类基因定位奠定了基础。显带技术的进一步发展是在更长的染色体上显示出更丰富的带纹，即高分辨显带。这可以通过细胞同步化后在分裂的较早期阻断有丝分裂，也可通过添加阻止染色体收缩的药物来实现。80 年代以来，细胞遗传学与分子遗传学方法，诸如原位杂交、Southern 印迹等相结合，逐步形成了分子细胞遗传学。

现今医学遗传学的主要发展方向是在分子遗传学方面，即采用核酸杂交、聚合酶链反应（PCR）、DNA 序列测定、DNA 重组、转基因与基因敲除技术等对人类基因组和人类遗传病的基因异常进行研究。前者包括基因组的作图，以及基因的定位、分离、克隆并阐明其功能；后者则包括致病基因的鉴定、克隆和突变分析，以及将获得的知识用于基因诊断和基因治疗。因此，医学遗传学在完成人类基因组计划，即人类全基因组测序和人类所有基因及其功能鉴定这一生物医学领域的最宏伟的工程中，必将作出重大的贡献。

第五节　人类基因组研究

人类基因组计划（human genome project，HGP）于 1990 年正式启动，2000 年 6 月 26 日，由美国、英国、日本、德国、法国和中国六国科学家组成的公共测序领域和私营的 Celera 公司同时宣布完成了 90% 的人类基因组测序计划，获得了人类基因组计划的"工作框架图"（working draft），成为人类基因组计划中的一个重要的里程碑。但是，人类基因组计划的完成仅仅是在分子水平理解人类生命本质的第一步。当测序完成后，还有许多问题不能回答。如人的基因组中 30 000 多个基因的功能是什么？单核苷酸多态性（SNP）的作用是什么？基因组中的非编码区和重复顺序的作用又是什么？还有诸如基因的表达调控等一系列问题。科学家们认识到，原定于 2005 年完成的人类基因组计划只是一个以测序为主的结构基因组学研究，要真正理解基因组的功能，也许是整个 21 世纪的任务。于是，以揭示基因组的功能及调控机制为目标的"功能基因组学"已提上议事日程。此外，"蛋白质组学（proteomics）"计划已被提出。由于美国环境保护署和国立癌症研究院的支持，又提出了"环境基因组学（environmental genomics）"和"癌症基因组解剖学计划（cancer genome anatomy project，CGAP）"。2003 年又相继启动了基于 SNP 研究的"国际人类基因组单倍体型图（haplotype map，HapMap）计划"和在基因组的水平上研究表观遗传修饰的"国际表观基因组学研究计划（international human epigenome project，HEP）"。因此，人类基因组计划的内涵和外延在不断地扩展。在结构和功能基因组学间并无一道鸿沟，因而也可以说，人类基因组计划已开始了由结构基因组学向功能基因组学过渡、转化的过程。

功能基因组学是研究基因组中的基因和其他部分的功能的科学。功能基因组学的核心问题包括：基因组的多样性研究，基因组的表达及其时间、空间调控，模式生物体基因组研究等。在美国人类基因组计划 1998～2003 年的五年目标中，就包括了人类基因组 DNA 顺序的变异、全长 cDNA 克隆、发展全基因组水平功能分析的技术及模式生物体研究等属于功能基因组学范畴的内容。基因组顺序的测定只是对基因功能研究的开始，最终的目的是要搞清楚这些基因的功能并用它来为科学研究和人类健康服务。

一、基因组多样性的研究

个体间基因的差异相对于整个基因组来说是非常小的，不到 1%。但正是这不到 1%的差异，决定了人个体身高、体重、头发颜色等的不同，也决定了个体对某种疾病的易感性、对药物的反应、对环境因素（包括病毒、细菌、毒物等）刺激的反应差异。所以说人类是一个具有多态性的群体，而这些多态性反映了进化过程中基因组与内、外环境相互作用的结果。开展人类基因组多样性的系统研究，无论对于了解人类的起源和进化，还是对于生物医学均会产生重大的影响。人类基因组 DNA 序列中最常见的变异形式是单核苷酸多态性（single nucleotide polymorphism，SNP），几乎每隔100～300个碱基就会出现一个 SNP，在全基因组中约有 $3 \times 10^6 \sim 10 \times 10^6$ 个 SNP。与罕见的单碱基突变不同，SNP 等位位点出现的频率等于或高于 1%。位于基因编码顺序中的 SNP 称为 cSNP，如果 cSNP 引起蛋白质重要部位氨基酸的变异，则可能导致其功能发生改变。位于基因调控顺序中的 SNP 则可能影响基因的表达调控，因而这两种 SNP 的生物学意义更为显著，是基因组中决定人类表型多样性的重要原因。SNP 因连锁不平衡（linkage disequilibrium，LD）所形成的单倍型，可用于关联研究（association study），从而确定与之连锁的生物学性状相关顺序。SNP 的应用范围十分广泛，包括连锁分析与基因定位、疾病的关联研究、多基因疾病的基因定位、个体识别和亲子鉴定、发病机制的研究，以及研究生物进化和生物间相互关系等。目前，已发展了多种自动化和批量化检测 SNP 的技术，且在 dbSNP 数据库中已经收录有 400 万个 SNP。

但是，目前已发现的大多数 SNP 都属于全球人群中随机频率较高的一部分，即人类进化早期阶段的"老"的 SNP，这些 SNP 的 LD 程度较低。进化过程中出现的 SNP，在不同人群间出现的频率会有相当大的差别，某些 SNP 甚至呈现群体专一性，选择这些更为"年轻"的、具有群体特异性的 SNP 进行基于 LD 的关联分析，可能会揭示许多与人类的进化、起源和迁徙有关的问题。

二、基因组的表达及其调控

人体的每一个有核细胞都有一套完全相同的基因组，但不同组织的细胞形态和功能却相去甚远。即使是在同一组织，不同的发育时期及不同的生理、病理条件下其基因组的表达状态也是不一样的。整个基因组的表达和调控是一个十分复杂但协调有序的过程，这一过程不仅与基因本身的功能有关，也与整个细胞及机体的功能状态有关。对基因组表达调控的研究将进一步阐明胚胎分化、个体发育等重要的生命现象，以及阐明疾病发生的分子机制，为疾病的诊断、治疗和预防提供科学依据。功能基因组学的主要研究内容之一，就是要全方位地研究生物体的基因在不同条件、不同状态下的表达水平，以及形成这种特定的表达状况的调控机制。近年来发展起来的基因芯片和蛋白质芯片等技术，在基因组的表达和调控研究中发挥了重要作用。基因芯片能够在细胞水平上检测基因组的表达情况，通过比较不同生理条件下、不同发育阶段的基因组表达水平，可以从宏观上研究基因组的表达和调控规律。例如，通过检测癌组织和对应的非癌组织的基因表达状况，观察有哪些基因在两种组织中存在不同的表达（表达与否或表达量的差别），然后将这些表达有差异的基因进行进一步的研究，有可能这些基因就是候选的癌基因或抑癌基因。随着检测技术的不断发展，不久的将来，这些技术应该可以检测到每个细胞一个拷贝的表达水平，区分基因的不同剪接方式，甚至达到检测单个细胞的基因组表达特征的能力。

基因组表达和调控的复杂性不仅表现在基因表达的组织特异性和时空特异性，还表现为蛋白产物的翻译后修饰状态的高度复杂性，这又涉及功能基因组学的另一个重要分支——蛋白质组学。

三、蛋白质组学

如果说细胞内的基因组包含了决定细胞分化、生长、运动、分裂，以及衰老死亡的命令，那么蛋白质便是这些命令的执行者。细胞的各种功能都是通过蛋白质来实现的。但是，基因、mRNA 和蛋白质之间并不是一一对应的关系。一个基因在转录为 mRNA 的过程中，由于可变剪接的缘故，可以加工成几种不同的 mRNA，进而翻译成不同的蛋白质。而蛋白质经过不同的修饰（糖基化、磷酸化等）后，其功能又不相同。尽管机体的每个细胞都含有一套相同的基因组，但在特定的组织、特定的阶段、特定的环境中，基因的表达情况却大相径庭。例如，在胰腺的 β 细胞中，胰岛素基因的 mRNA 含量特别丰富，而在神经细胞中却没有；还有，在胚胎阶段表达的许多基因，到了成年后不再表达。由于基因组学的进展和技术的进步，可以用基因表达连续分析法（serial analysis of gene expression，SAGE）、基因芯片等技术同时检测到成千上万个基因 mRNA 的表达，但由于 mRNA 水平和蛋白质水平之间并不完全相关，仍然得不到完整的信息。解决办法之一就是直接研究基因的产物——蛋白质。

"蛋白质组"一词的英文是 proteome，它由 protein 和 genome 两个词组合而成，意思是 proteins expressed by a genome，即基因组表达的蛋白质。广义上讲，蛋白质组（proteome）是指"一个细胞或一种组织基因所表达的全部蛋白质"。它是对应于一个基因组的所有蛋白质构成的整体，而不是局限于一个或几个蛋白质。由于同一基因组在不同细胞、不同组织中的表达情况各不相同，即使是同一细胞，在不同的发育阶段、不同的生理条件甚至不同的环境影响下，其蛋白质的存在状态也不尽相同。因此，蛋白质组是一个在空间和时间上动态变化着的整体。

蛋白质组学（proteomics）是指应用各种技术手段来研究蛋白质组的一门新兴学科，其目的是从整体的角度分析细胞内动态变化的蛋白质组成成分、表达水平与修饰状态，了解蛋白质之间的相互作用与联系，揭示蛋白质功能与细胞生命活动的规律。

与以往的研究蛋白质的办法不同，蛋白质组学着眼的不是一个或几个蛋白质，而是蛋白质组，即某一个体、器官、组织，或者细胞内的全部蛋白质。可以对在不同发育阶段、不同生理状态下，或疾病的不同时期的蛋白质组的变化进行研究，如正常细胞和异常细胞之间、用药细胞和不用药细胞之间蛋白质表达谱的差异，这在疾病研究和药物筛选上很有意义，是目前蛋白质组学在应用研究方面最具前景的领域。

四、药物基因组学和环境基因组学

药物的疗效受到许多因素的制约。例如，疾病的严重程度，患者的年龄、性别、营养状况、肝肾功能，以及患者同时罹患的其他疾病等。尽管这些因素都是非常重要的，但人们逐渐认识到，个体在药物代谢能力上的差异，以及药物作用靶点上的多态性，才是影响药物对患者的作用和患者对药物的反应的最根本原因。随着基因组学的发展，人们把目光转向整个基因组中与药物代谢酶类、药物转运蛋白、药物受体等有关的基因的多态性，于是药物基因组学（pharmacogenomics）应运而生。由于其潜在的应用价值和经济价值，药物基因组学从一开始就受到科学界和工业界的重视。

很多药物代谢酶类的多态性与个体对药物的临床反应密切相关。最常见的如醛脱氢酶、醇脱氢酶、谷胱甘肽-S-转移酶、N-乙酰基转移酶、细胞色素 P450 家族等。在这些代谢酶类的基因中，位于其调控区和编码区的单核苷酸多态性尤为重要，它们可以解释为什么不同的个体对药物的反应千差万别。例如，许多阿片类止痛剂的激活需要 CYP2D6（一种药物代谢酶类）的参与，而携带无功能的 CYP2D6 基因突变体的个体，对阿片类止痛剂的作用就会变得不敏感。因此也就不难理解，为什么临床上给患者同样剂量的可待因时，有些患者的疼痛能得到迅速的缓解，有些患者却效果很差。除了与药物代谢相关酶类的多态性有关外，药物的作用还与药物转动蛋白、药物的受体，以及其他的药物作用靶点的多态性有关。绝大多数药物是通过与它们的靶蛋白相互作用而发挥其功能的，这些靶蛋白包括受体、酶、一些信号转导途径，或者细胞周期控制环节中的蛋白质等。编码这些蛋白质的基因的多态性被认为与药物的疗效和不良反应有关。如β-肾上腺素受体基因的多态性与患者对β-激动剂的敏感性有关；而钾离子通道蛋白的突变与药物引起的心率失常有关。

药物基因组学还能够为新药的发现和临床治疗服务。例如，当已知或偶然发现的某化合物对某种疾病有效，而不清楚其作用机制时，可以分析用药后的基因表达谱，看看是哪些基因或蛋白质受到影响。这样，就可以开发出专一作用于这些"靶基因"的药物，从而提高药物的疗效。同样，通过对药物基因组学的研究，还可以知道药物的不良反应是通过哪些基因或蛋白质的变化而引起的，这样就可以设计出没有不良反应或不良反应小的药物。

由于人类的生存和生活与周围的环境密切相关，很多多基因疾病更是环境因素与基因等很多因素作用的结果，有些环境因素还是引起细胞癌变的罪魁祸首。因此，环境基因组学也日益受到人们的重视。环境基因组学就是要研究机体的哪些基因对环境因素显示出易感性或抵抗性，人类生活环境中哪些物质与基因组的表达调控有关，以及这些物质如何改变基因组的表达与调控。环境基因组学的研究将加深人们对多基因、多因素疾病，如高血压、糖尿病、癌症等的理解，并将对这些疾病的治疗和预防产生深远的影响。

（陈蕊雯　孙树汉）

主要参考文献

陈竺. 2001. 医学遗传学. 北京：人民卫生出版社

陈主初，梁宋平. 2002. 肿瘤蛋白质组学. 长沙：湖南科学技术出版社

丹尼斯 C，加拉格尔 R. 2003. 人类基因组——我们的 DNA. 北京：科学出版社

贺林. 2000. 解码生命，人类基因组计划和后基因组计划. 北京：科学出版社

孙树汉. 2002. 基因工程原理与方法. 北京：人民军医出版社

孙树汉，胡振林，颜宏利. 2008. 染色体、基因与疾病. 北京：科学出版社

Gelehrter T D, Collins F S, Ginsburg D. 1998. Principles of Medical Genetics. 2nd ed. Baitimore：Williams and Wilkins

McKusick V A. 1992 Human genetics：the last 35 years, the present, and the future. Am J Hum Genet, 50：663～670

第二章　遗传信息的传递与表观遗传学

第一节　基因的结构及其表达调控

一、基因的概念与结构

（一）基因的概念

1865 年，孟德尔（Gregor Mendel）经过 8 年的豌豆杂交试验后，发现并提出了遗传因子（hereditary factor）的概念，认为遗传因子是决定生物性状传递和表达的基本单位。生物性状的遗传不是性状本身的传递，而是决定性状的遗传因子的传递，同时也揭示了遗传的分离定律和自由组合定律。1908 年，Johannson 用基因（gene）一词代表孟德尔的"遗传因子"，指出基因是携带遗传信息的结构单位，又是控制遗传性状的功能单位。1910 年，摩尔根（Morgan）通过果蝇实验将基因定位在染色体上，并提出了基因传递的连锁和交换定律。Avery 等在 1944 年通过肺炎球菌转化实验证实 DNA 是遗传物质，是基因的物质载体。1953 年，沃森（Watson）和克里克（Crick）提出了 DNA 双螺旋结构模型，确定了 DNA 作为基因分子结构的基础，标志着分子遗传学的诞生，引导生命科学取得迅猛的发展。

随着遗传学和分子生物学发展，基因的概念也不断完善。现代遗传学认为，基因是生物体遗传和变异的基本功能单位，也是遗传信息储存和加工的单元。基因是编码产生一种有生物学功能的产物——蛋白质或 RNA 所必需的全部核酸序列。基因的本质是 DNA，但有的生物基因组是 RNA。DNA 是生物体内最重要的生物大分子之一，生物的遗传信息就储存在 DNA 分子的核苷酸序列中，而 DNA 分子的双螺旋结构保证了这些遗传信息可以忠实地复制和表达。除了用 DNA 作为遗传物质以外，有一些病毒如逆转录病毒以 RNA 作为自己的遗传物质，但其遗传信息的传递和表达仍是以核苷酸的排列和碱基互补为基础。

（二）基因的结构

原核生物编码多肽链的结构基因 DNA 序列是连续的，但真核生物的基因结构却是不连续的。哺乳动物细胞中，由 DNA 转录的 mRNA 与基因组 DNA 杂交，再用电镜观察杂交分子，只有部分 DNA 序列可与 mRNA 分子杂交，可杂交部分和不可杂交部分间隔排列（图 2-1）。根据这一现象，研究者提出真核细胞的结构基因其编码序列是不连续的，被非编码序列分隔开来，形成镶嵌排列的断裂形式，称为断裂基因（split gene）。

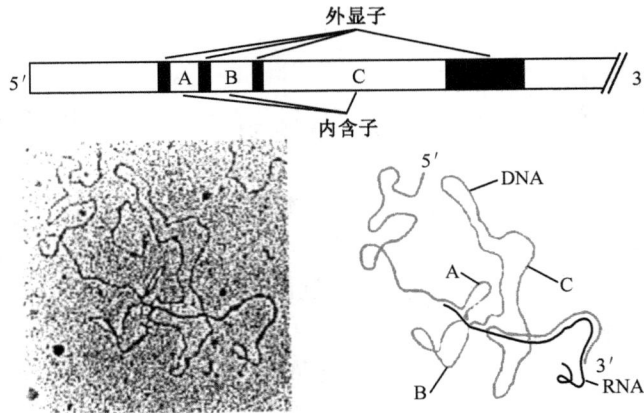

图 2-1　真核细胞的断裂基因

按照现代遗传学对基因概念的理解，一个基因不仅包括编码蛋白质肽链或 RNA 所必需的核苷酸序列，还包括间隔的非编码序列，以及为保证其表达所必需的调控序列、5′端和 3′端非翻译序列等侧翼序列（图 2-2）。

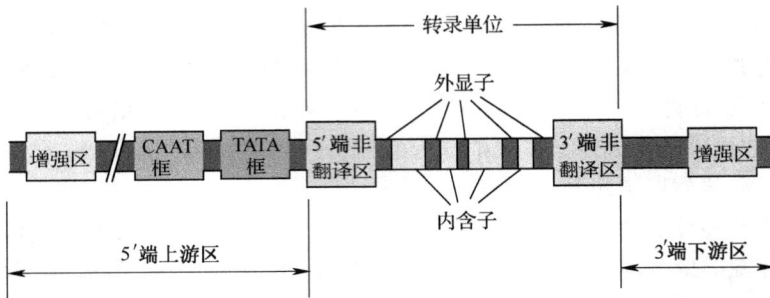

图 2-2　基因的现代概念

1. 外显子和内含子

真核生物的绝大多数基因都是断裂基因，结构基因中的编码序列称为外显子（exon），是在成熟 mRNA 中保留下来的部分；非编码序列称为内含子（intron），是在成熟 mRNA 中不存在的部分。

真核生物的外显子并非都编码氨基酸。事实上，几乎全部结构基因的首、尾两个外显子都只有部分核苷酸序列编码氨基酸，还有完全不编码氨基酸的外显子，如人类 *G6PD* 基因的第一外显子核苷酸序列。以往认为内含子是没有功能的 DNA，但近年来的研究显示内含子也可能具有功能，如在 mRNA 加工及降解过程中有一定的调控作用。

内含子和外显子的关系并不是完全固定不变的。某段 DNA 序列对一个特定的基因而言是它的内含子，此内含子对于其他的基因而言，也有可能是外显子或者外显子的一部分；同样，一个基因的外显子可以是另一基因的内含子。以小鼠的淀粉酶基因为例，淀粉酶基因包括 4 个外显子，肝脏生成的淀粉酶不保留外显子 1，而唾液腺中的淀粉酶则保留了外显子 1 中 50bp 的序列，但把外显子 2 与前后两段内含子一起剪切掉，外显子 2 就变成唾液淀粉酶基因中的内含子。经过这样的不同剪接，同一基因来源的肝脏及唾液腺产生的淀粉酶氨基酸序列和结构就有所不同。由此可见，由于对初始 mRNA 的剪接和加工方式的不同，结果使同一段 DNA 序列可编码产生两条以上的 mRNA 链。一个基因可以因此产生多种不同的蛋白质，这也是真核生物断裂基因的一个重要特点。

2. 侧翼序列

侧翼序列（flanking sequence）是指真核基因的第一个和最后一个外显子的外侧不被转录的非编码序列，包括 5′ 端和 3′ 端非翻译序列、多聚腺苷酸化附加信号、保证转录所必需的启动子、增强子等调控序列（图 2-3）。

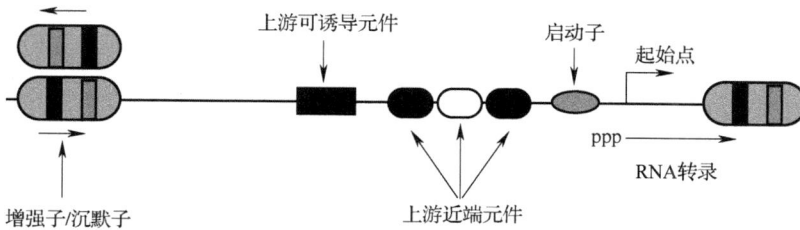

图 2-3　真核基因 5′ 端侧翼调控序列

（1）启动子

启动子（promoter）通常位于基因转录起点上游 100bp 的范围内，是转录因子和 RNA 聚合酶的结合部位。启动子决定了双链 DNA 中的转录链，保证了 RNA 聚合酶精确而有效地转录。目前在编码蛋白基因 5′ 端的侧翼区已发现多种启动顺序，主要有以下几种。

TATA 框（TATA box）　位于转录起点上游 25～30bp 处，其保守的碱基顺序为 TATAATAAT。它是 RNA 转录因子 TF Ⅱ D 的识别结合位点，能够使 RNA 聚合酶准确地识别转录的起始点并开始转录。当 TATA 框中的碱基顺序有所改变时，mRNA 的转录就会从不正常的位置开始，且转录效率降低。

CAAT 框（CAAT box）　位于转录起点上游 70～80bp 处，其保守的碱基顺序为 GGCTCAATCT。CAAT 框可被转录因子 CTF、C/EBP 识别，它控制着转录的起始频率，而不影响转录的起始点。当这段顺序被改变后，mRNA 的形成量会明显减少。

此外，在其他基因的上游还发现多种上游启动因子（upstream promotor element，UPE），如 GGGCGG、GCCACACCC 和 ATGCAAAT 等；GC 框（GC box）有两个拷贝，位于 CAAT 框的两侧，由 GGCGGG 组成，是一个转录调节区，可被转录因子 SP1 所识别，有激活转录的功能。它们亦可控制转录的起始频率。

（2）增强子

增强子（enhancer）是在真核基因转录起始点上游或下游的一段 DNA 序列，它不能启动一个基因的转录，但可增强启动子转录活性，从而明显地提高基因转录的效率。若缺少这一顺序，则转录水平显著降低。增强子位于转录起始点前后的 3kb 或更远处，即不论在转录基因的上游或下游，增强子均可发生作用，无明显的方向性。

不同基因增强子的碱基顺序有较大的差别。增强子通常有组织特异性，这是因为不

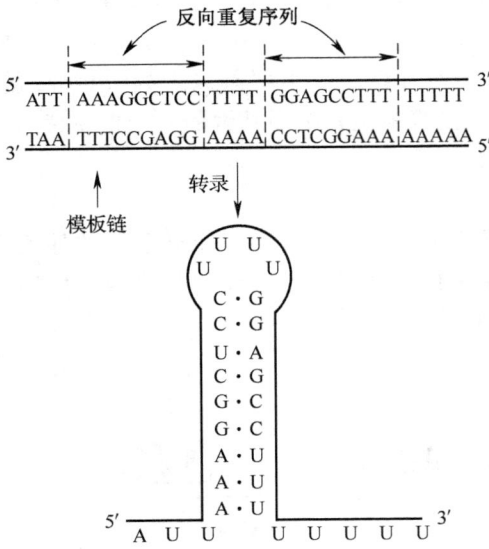

图 2-4 真核基因的终止子结构

同细胞核有不同的特异因子与增强子结合，从而对基因表达有组织、器官、时间不同的调节作用。如免疫球蛋白增强子的活性仅在合成该蛋白质的 B 淋巴细胞中最高；其他如胰岛素基因、果蝇卵黄蛋白基因等的增强子，均表现较强的组织特异性。

（3）终止子

在基因 3′端终止密码的下游有一个核苷酸序列为 AATAAA，这一序列可能对 mRNA 尾部添加多聚 A 有重要作用。这个序列的下游是一个反向重复序列，经转录后可形成一个发夹结构（图 2-4）。发夹结构阻碍了 RNA 聚合酶的移动。发夹结构末尾的一串 U 与转录模板 DNA 中的一串 A 之间，因形成的氢键结合力较弱，使 mRNA 与 DNA 的杂交部分结合不稳定，mRNA 就会从模板上脱落下来。同时，RNA 聚合酶也从 DNA 上解离下来，转录终止。AATAAA 序列和它下游的反向重复序列合称为终止子，是转录终止的信号。

（三）基因的组合

原核生物的基因组一般都是由单拷贝序列组成。真核生物基因组比较复杂，除了单拷贝序列外，还包括其他简单重复序列、中度和高度重复序列等。真核生物 DNA 与组蛋白结合，再进一步组装形成不同螺旋化程度的染色质，因此，基因的活性受到染色质结构的影响。真核生物的基因有以下几种组合方式。

1. 单拷贝序列

单拷贝序列亦称非重复序列，是指在基因组中只有 1 个拷贝或 2～3 个拷贝的序列。单拷贝序列在基因组中占 50％～80％，如人基因组中大约有 60％～65％的顺序属于这一类。单拷贝序列中储存了大量的遗传信息，其中只有一小部分用来编码各种蛋白质，其他部分的功能尚不清楚。

2. 多基因家族

多基因家族（multigene family）是指由某一祖先基因经过重复和变异所产生的一组基因。多基因家族大致可分为两类：一类是基因家族成簇地分布在某一条染色体上，它们可同时发挥作用，合成某些蛋白质，称为基因簇（gene cluster），如组蛋白基因家族就串联成簇地集中在 7 号染色体长臂 3 区 2 带到 3 区 6 带的区域内。另一类是一个基因家族的不同成员分布在不同染色体上，这些不同成员编码一组功能上紧密相关的蛋白质，如珠蛋白基因家族。

3. 假基因

假基因（pseudogene）是基因家族中因突变而失去功能的基因，不能产生具有生物活性的蛋白质。假基因的结构有以下的特点：①缺少正常的内含子；②3′端有多聚腺苷酸；③5′端的结构和 mRNA 的 5′端十分相似；④两侧有顺向重复序列的存在。人们推测，假基因的来源之一可能是基因经过转录后生成的 RNA 前体通过剪接失去内含子形成 mRNA，如果 mRNA 经反复逆转录产生 cDNA，再整合到染色体 DNA 中去，便有可能成为假基因。在这个过程中，可能同时会发生缺失、倒位或点突变等变化，从而使假基因不能表达。

4. RNA 基因重复序列

rRNA 基因通常集中成簇存在，而不是分散于基因组中，这样的区域称为 rDNA，如染色体的核仁组织区（nucleolus organizer region）即为 rDNA 区。人类的 rRNA 基因位于 13、14、15、21 和 22 号染色体的核仁组织区，每个核仁组织区平均含有 50 个 rRNA 基因的重复单位。5S rRNA 基因似乎全部位于 1 号染色体（1q42-43）上，每单倍体基因组约有 1000 个 5S rRNA 基因。tRNA 基因的准确重复次数比较难估计，在人体单倍基因组中约有 1000～2000 个 tRNA 基因，为 50～60 种 rRNA 编码，每种平均重复 20～30 次。

二、基因的表达

遗传信息从 DNA→RNA→蛋白质的过程，被称为遗传信息传递表达的中心法则。基因表达（gene expression）是指细胞在生命过程中，把储存在 DNA 序列中的遗传信息经过转录和翻译，转变成具有生物活性的蛋白质分子，由蛋白质分子表现各种不同的信息功能。但并非所有基因表达过程都产生蛋白质分子，有些基因只转录合成 RNA 分子而无翻译过程，如 rRNA、tRNA 等编码基因即是如此。这些基因转录合成 RNA 的过程也属于基因表达。

（一）转 录 过 程

转录（transcription）是在 RNA 聚合酶的催化下，以 DNA 为模板合成 mRNA 的过程。在双链 DNA 中，作为转录模板的链称为模板链（template strand）或反义链（antisense strand）；而不作为转录模板、与转录模板互补的链称为编码链（coding strand）或有义链（sense strand），它与转录产物的差异仅在于 DNA 中 T 变为 RNA 中的 U。在含许多基因的 DNA 双链中，每个基因的模板链并不总是在同一条链上，亦即一条链既可作为某些基因的模板链，也可作为另外一些基因的编码链。RNA 的转录过程可分为转录起始、RNA 链延伸和转录终止三个阶段。

1. 起始

真核生物有三种类型的 RNA 聚合酶，分别负责不同类型基因的转录。首先由 RNA 聚合酶（RNA pol）的 σ 因子辨认 DNA 的启动子部位，并带动 RNA pol 全酶与启动子结合，形成复合物，同时使 DNA 分子的局部构象改变，结构松弛，解开一段 DNA 双链，暴露出 DNA 模板链。DNA 模板链暴露后，RNA pol 进入 DNA 解链处，开始 RNA 链的合成。4 种核糖核苷酸（NTP），按碱基配对原则（A-T、U-A 和 G-C），与模板链上的相应碱基配对，分别结合到 DNA 的模板链上。在 RNA pol 的催化下，起始点处相邻的前两个 NTP 以 3′, 5′-磷酸二酯键相连接。其中第一个核苷酸为腺苷酸或鸟苷酸，以鸟苷酸居多。RNA 链开始合成后，σ 因子从复合物上脱落，并与另一核心酶结合成 RNA pol 全酶，起始另一次转录过程。

2. 延伸

RNA 链的延伸过程由核心酶催化。核心酶向模板链的下游方向滑动，每移动一个核苷酸的距离，则有一个核苷酸按 DNA 模板链的碱基互补关系加入延伸的 RNA 链，并与前一个核苷酸形成磷酸二酯键连接。如此进行下去，RNA 链逐渐延伸。与 DNA 复制一样，RNA 链的合成也是有方向性的，即沿 5′→3′ 方向进行。RNA pol 移动前进，其后面的 DNA 链即恢复双螺旋结构。

3. 终止

当核心酶移动到 DNA 模板的转录终止部位时，转录停止。转录终止有两种机制：① 在原核细胞中有一种 ρ 因子，它可识别并结合转录终止信号，使核心酶不能继续向前移动，RNA 聚合反应停止；② 转录终止部位有特殊的碱基序列，即一段 GC 富集区，随后是一段 AT 富集区，在 GC 富集区内有一段反向重复序列，转录至此生成的 RNA 在相应序列中互补形成发夹结构，使 RNA pol 脱离模板而终止转录。

（二）转录后加工

1. 剪接

一个基因初始转录物 RNA 分子中包括外显子和内含子序列，以及编码区前面和后面的非翻译序列，称为前 mRNA（pre-mRNA），又称核内异质 RNA（heterogenuous nuclear RNA，hnRNA）。只有将前 mRNA 中的非编码序列除去，把外显子序列连接起来，才能产生成熟的、有功能的 mRNA 分子。去除初始转录本中的非编码序列的过程称为 RNA 剪接（RNA splicing）。

RNA 剪接中必须有精确信号来区分外显子和内含子。现已发现，在所有的内含子 5′ 端紧接外显子的头两个碱基是 GT，在 3′ 端紧接外显子的最后两个碱基是 AG，这 4 个碱基是高度保守的，这种现象称为 GT-AG 法则（GT-AG rule，在 RNA 中为 GU-AG）。由于这两对碱基的排列不同，因此它们实际上也确定了内含子的方向。剪接是从 5′ 端的 GT 开始，在 3′ 端的 AG 结束，所以把 GT 称为剪接供位（donor site）或 5′ 位点；把 AG 称为剪接受位（acceptor site）或 3′ 位点。供位和受位附近的碱基也是保守的（图 2-5）。

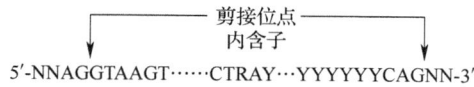

剪接位点
内含子
5′-NNAGGTAAGT……CTRAY…YYYYYYCAGNN-3′

图 2-5　剪接供位和剪接受位

2. 加帽

几乎全部的真核 mRNA 5′ 端都有 "帽子" 结构。虽然真核生物的 mRNA 的转录以嘌呤核苷酸三磷酸（pppAG 或 pppG）领头，但在 5′ 端的一个核苷酸总是 7-甲基鸟核苷三磷酸（m⁷GpppAGpNp）。mRNA 5′ 端的这种结构称为帽子（cap）。不同真核生物的 mRNA 具有不同的帽子。mRNA 的帽子结构的功能有：①能被核糖体小亚基识别，促使 mRNA 和核糖体的结合；②m⁷Gppp 结构能有效地封闭 RNA 5′ 端，以保护 mRNA 免受 5′ 外切核酸酶的降解，增强 mRNA 的稳定；③有助于 mRNA 穿越核膜，进入细胞质。

3. 加尾

大多数真核生物的 mRNA 3′ 端都有由 100～200 个 A 组成的 Poly（A）尾。Poly（A）尾不是由 DNA 编码的，而是转录后的前 mRNA 以 ATP 为前体，由 RNA 末端腺苷酸转移酶即 Ploy（A）聚合酶催化聚合到 3′ 端。加尾并非加在转录终止的 3′ 端，而是在转录产物的 3′ 端，由一个特异性酶识别切点上游方向 13～20 碱基的加尾识别信号 AAUAAA 以及切点下游的保守顺序 GUGUGUG，把切点下游的一段碱基切除，然后再由 Poly（A）聚合酶催化，加上 Poly（A）尾巴，如果这一识别信号发生突变，则切除作用和多聚腺苷酸化作用均显著降低。mRNA Poly（A）尾的功能是：①可能有助于 mRNA 从细胞核到细胞质的转运；②避免在细胞中受到核酸酶降解，增强 mRNA 的稳定性。

（三）翻　译　过　程

基因的遗传信息在转录过程中从 DNA 传到 mRNA。存在于 mRNA 中且由碱基顺序决定的遗传信息被表达为蛋白质中氨基酸顺序的过程，称为蛋白质的生物合成，或称为翻译（translation）。不同的组织细胞具有不同的生理功能，是因为它们表达不同的基因，产生具有特殊功能的蛋白质。蛋白质的生物合成在细胞质中的核糖体上进行，需要核糖体、mRNA、tRNA 及多种酶和蛋白质因子等 200 余种生物大分子参与，其过程比 DNA 复制和 RNA 转录都要复杂。

1. 遗传密码子

储存在 DNA 上的遗传信息通过 mRNA 传递到蛋白质，mRNA 中核苷酸序列与蛋白质中的氨基酸残基序列之间的对应关系是通过遗传密码（genetic code）的破译来实现的。mRNA 上每 3 个相邻的核苷酸编码蛋白质多肽链中的一个氨基酸，这 3 个核苷酸就称为一个密码子（codon）或三联体密码（表 2-1）。

4 种核苷酸可组成 64 个密码子，其中有 61 个是各种氨基酸的密码子，另外三个密码子 UAA、UAG、UGA 不编码任何氨基酸，它们是肽链合成的停止信号，所以这三个密码子为终止密码子。而密码子 AUG 和 GUG 除了分别决定甲硫氨酸和缬氨酸以外，还是翻译的起始信号，称为起始密码子。由于 61 个密码子编码 20 种氨基酸，除色氨酸只有 UGG 一个密码子外，其他氨基酸都有一个以上的密码子。这种一种氨基酸可以由几种不同的密码子决定的现象称为兼并性（degeneracy），对应于同一氨基酸的密码子称为同义密码子（synonymous codon）。

表 2-1　遗传密码表

密码子的第一位（5′端）	密码子的第二位				密码子的第三位（3′端）
	U	C	A	G	
U	UUU UUC Phe UUA UUG Leu	UCU UCC UCA UCG Ser	UAU UAC Tyr UAA *Stop* UAG *Stop*	UGU UGC Cys UGA *Stop* UGG Trp	U C A G
C	CUU CUC CUA CUG Leu	CCU CCC CCA CCG Pro	CAU CAC His CAA CAG Gln	CGU CGC CGA CGG Arg	U C A G
A	AUU AUC Ile AUA AUG Met	ACU ACC ACA ACG Thr	AAU AAC Asn AAA AAG Lys	AGU AGC Ser AGA AGG Arg	U C A G
G	GUU GUC Val GUA GUG	GCU GCC GCA GCG Ala	GAU GAC Asp GAA GAG Glu	GGU GGC GGA GGG Gly	U C A G

2. 蛋白质合成

（1）氨基酸活化与转运

在进行合成多肽链之前，氨基酸必须先经过活化，然后再与其特异的 tRNA 结合，带到 mRNA 相应的位置上。这个过程靠氨酰 tRNA 合成酶催化，有许多其他因子的参与，此酶催化特定的氨基酸与特异的 tRNA 相结合，生成各种氨酰 tRNA。

（2）肽链的起始

在许多起始因子的作用下，首先是核糖体的小亚基和 mRNA 上的起始密码子结合，然后甲酰甲硫氨酰 tRNA（tRNA^{fMet}）结合上去，构成起始复合物。通过 tRNA 的反密码子 UAC，识别 mRNA 上的起始密码子 AUG，并相互配对，随后核糖体大亚基结合到小亚基上去，形成稳定的复合体，从而完成了起始的作用。

（3）肽链的延伸

核糖体上有两个结合点，分别称为"给位"（P 位）和"受位"（A 位），可以同时结合两个氨酰 tRNA。当核糖体沿着 mRNA 从 5′→3′ 移动时，便依次读出密码子。首先是 tRNA^{fMet} 结合在 P 位，随后第二个氨酰 tRNA 进入 A 位。此时，在肽基转移酶的催化下，P 位和 A 位上的 2 个氨基酸之间形成肽键。第一个 tRNA 失去了所携带的氨基酸而从 P 位脱落，P 位空载。A 位上的氨酰 tRNA 在移位酶和 GTP 的作用下，移到 P 位，A 位则空载。核糖体沿 mRNA 5′端向 3′端移动一个密码子的距离。第三个氨酰 tRNA 进入 A 位，与 P 位上氨基酸再形成肽键，并接受 P 位上的肽链，P 位上 tRNA 释放，A 位上肽链又移到 P 位，如此反复进行，肽链不断延伸。

（4）肽链的终止

终止信号是 mRNA 上的终止密码子（UAA、UAG 或 UGA）。当核糖体沿着 mRNA 移动时，多肽链不断延伸，到 A 位上出现终止信号后，就不再有任何氨酰 tRNA 接上去，多肽链的合成就进入终止阶段。在释放因子的作用下，肽酰 tRNA 的酯键分开，于是完整的多肽链和核糖体的大亚基便释放出来，然后小亚基也脱离 mRNA。

3. 翻译后加工

从核糖体上释放出来的多肽需要进一步加工修饰才能形成具有生物活性的蛋白质，称为翻译后加工（postranslational processing），它包括肽链切断及某些氨基酸的羟基化、磷酸化、乙酰化、糖基化等。真核生物在新生肽链翻译后将甲硫氨酸裂解掉。有一类基因的翻译产物前体含有多种氨基酸顺序，可以切断为不同的蛋白质或肽，称为多蛋白（polyprotein）。例如，胰岛素（insulin）的生成是先合成 86 个氨基酸的初级翻译产物，称为胰岛素原（proinsulin）。胰岛素原包括 A、B、C 三段，经过加工，切去其中无活性的 C 肽段，并在 A 肽和 B 肽之间形成二硫键，这样才得到由 51 个氨基酸组成的、有活性的胰岛素。

三、基因表达的调控

DNA 序列所蕴藏的遗传信息通过转录与翻译转变为具有生物活性的蛋白质的过程称为基因表达。在生物体生长、发育和适应环境的过程中，生物体细胞都必须对内、外环境变化作出适当反应，调节代谢，以使生物体能更好地适应环境变化。生物体适应环境、调节代谢的能力与蛋白质分子的生物学功能有关，即与基因表达及调控有关。

（一）真核生物基因表达的特点

1. 基因表达的时间或阶段特异性

在特定的环境中，按功能需要，某一特定基因的表达严格按特定时间顺序发生，这就是基因表达的时间特异性。例如，在多细胞生物中，从受精卵到组织、器官形成经历不同发育阶段。在各个发育阶段，相应基因严格按一定时间顺序开启和关闭，表现为与分化、发育阶段一致的时间性。因此，多细胞生物基因表达的时间性又称阶段特异性。按发育阶段出现的这些基因表达产物与特定的代谢功能有关，并决定细胞向特定方向的发育和分化。

2. 基因表达的空间特异性或组织特异性

多细胞真核生物同一基因产物在不同的组织器官含量的有无或多寡是不一样的，即在发育、分化的特定时期内，不同基因产物在不同组织细胞内并非平均分布，而是按一定空间顺序出现，这就是基因表达的空间特异性，又称组织特异性。基因表达的组织特异性在分化、成熟的组织中适应不同组织器官功能的需要。例如，血红蛋白在红细胞的高水平表达有利于适应红细胞运输氧和二氧化碳的功能需要。

3. 组成性表达

对生物体来说，有些基因产物在整个生命过程中都是需要的或必不可少的。这类产物的编码基因在生物个体几乎所有的细胞中持续表达，这类基因通常被称为管家基因（housekeeping gene）。例如，三羧酸循环是一重要的代谢途径，为该途径中各反应阶段起催化作用的酶编码基因就属此类基因范畴。为区别于其他基因，这类基因的表达称为组成性表达（constitutive expression）。组成性基因表达并非一成不变，更非无控制表达，而是在一定机制控制下进行的。

4. 诱导与阻遏性表达

与管家基因不同，另一些基因表达易受外环境变化的影响，随着外界环境的变化，这类基因表达水平可升高或降低。有一类基因，其表达水平在特定环境中会出现增高的现象，即这类基因是可诱导的，此类基因在特定环境中表达增强的过程称作诱导（induction）。例如，有严重 DNA 损伤发生时，细菌内编码基因修复酶的基因就会被诱导激活，使基因修复酶反应性地增加。相反，如果基因在对环境信号应答时表现为表达水平降低，这种基因就是可阻遏的，此类基因表达水平降低的过程称作阻遏（repression）。诱导和阻遏是同一事物的两种表现方式，不论是细菌还是真核生物以及人体内均存在这两种基因表达方式。调节这类基因表达的信号分子都是小分子，刺激诱导发生的分子称为诱导剂（inducer），引起阻遏发生的分子称为阻遏剂或辅助阻遏剂（repressor）。

（二）真核基因表达调控的层次

基因表达是遗传信息从 DNA 流向 RNA 和蛋白质的复杂过程。在这一过程中，真核生物存在多层次的基因表达调控环节，具体可分为：转录前 DNA 水平的基因表达调控，转录水平的基因表达调控，翻译与翻译后基因表达的调控（表 2-2）。

表 2-2 　真核生物基因表达的调控层次

序号	调控层次	序号	调控层次
一	DNA 水平的调控	2	转录产物的加工和选择运转
1	碱基修饰	3	mRNA 的降解与稳定性
2	基因扩增和丢失	三	翻译和翻译后的调控
3	DNA 重排、转座	1	蛋白质翻译
4	染色质结构状态	2	翻译后加工修饰
二	转录水平的调控	3	蛋白质的降解与稳定性
1	转录起始		

（三）转录水平的基因表达调控

真核生物基因转录的调控是基因表达的重要控制环节，也是目前研究了解得最为深入的环节。本章节重点介绍转录水平的基因表达调控。

1. 基因转录激活调节的基本要素

（1）顺式作用元件

大多数真核基因调控以正性调节为主。基因表达调控机制几乎普遍涉及编码序列两侧的 DNA 序列，这些具有调节功能的 DNA 序列称为顺式作用元件。不同基因具有各自特异的顺式作用元件，但在不同的真核基因顺式作用元件中也发现一些共有序列的存在，如 TATA 框、CAAT 框等。这些共有序列就是顺式作用元件的核心序列，它们是真核生物 RNA 聚合酶或转录调节蛋白的结合位点。顺式作用元件可位于转录起始点的上游，也可位于编码序列的下游或编码序列内或之间（即内含子序列）。根据顺式作用元件在基因中的位置、转录激活作用的性质及发挥作用的方式，可将真核基因的这些机能元件区分为启动子、增强子及沉默子等。

（2）转录调节蛋白

真核基因转录调节蛋白又称转录因子。绝大多数真核转录因子由某一基因表达后，通过与特异的顺式作用元件相互作用（DNA-蛋白质相互作用）反式激活另一基因的转录，故称反式作用因子。转录因子又分为基本转录因子、转录激活因子和转录抑制因子三类。

1）基本转录因子。RNA 聚合酶 Ⅰ、Ⅱ、Ⅲ 各有一组转录因子，它们是三种 RNA 聚合酶结合各自启动子所必需的。例如，TFⅡ 类转录因子为所有 mRNA 转录起始共有，故称基本转录因子，包括 TFⅡD、TFⅡA、TFⅡB、TFⅡE 和 TFⅡF 等。

2）转录激活因子。凡是通过 DNA-蛋白质、蛋白质-蛋白质相互作用起正性转录调节作用的因子均属此范畴。增强子结合因子就是典型的转录激活因子。可见，这类反式作用因子是某一种或一类基因所特有。

3）转录抑制因子。包括所有通过 DNA-蛋白质、蛋白质-蛋白质相互作用产生负性调节效应的因子。这类因子往往为某一基因所特有。大多数转录因子被分为不同的功能区，如 DNA 结合区、转录激活区；有些蛋白因子还具有介导蛋白质-蛋白质相互作用（包括二聚化、多聚化）的结构区。激活因子、抑制因子均属特异转录因子。

（3）RNA 聚合酶

真核 RNA 聚合酶有三种，即 RNA pol Ⅰ、Ⅱ、Ⅲ，分别负责三种 RNA 转录。真核生物基因开始转录时，RNA 聚合酶首先与启动子结合，使双链 DNA 解旋。然后，RNA 聚合酶沿着 DNA 模板从 5′ 端向 3′ 端移动，到达转录起始点后，即开始合成 mRNA。DNA 顺式作用元件与转录因子对转录激活的调节作用最终由 RNA 聚合酶活性体现。启动序列或启动子的结构、转录因子的性质对 RNA 聚合酶活性影响很大。

2. 基因转录激活的调节

（1）启动序列与 RNA 聚合酶活性的关系

启动序列或启动子由转录起始点、RNA 聚合酶结合位点及控制转录的调控元件组成。启动序列或启动子的核苷酸序列会影响其与 RNA 聚合酶的亲和力，而亲和力大小直接影响转录起始的频率。真核 RNA 聚合酶 II 不能单独识别启动子，而是先由基本转录因子 TF II D 识别 TATA 框或启动元件并与之特异性结合，形成 TF II D-启动子复合物，这一过程由 TF II A 促进；接着由 TF II B 加入装配，结合到启动子 DNA 上。在 TF II F 等的参与下，RNA 聚合酶 II 与 TF II D、TF II B 聚合，形成一个功能性的前起始复合物。在几种基本转录因子中，TF II D 是唯一具有与位点特异的 DNA 结合能力的因子，在复合物组装过程中起关键性作用。很多特异转录因子均以 TF II D 为靶分子控制转录起始。一般来说，真核 RNA 聚合酶单独存在时与启动子亲和力极低或无亲和力，必须与基本转录因子形成复合物才能与启动子结合。因此，对真核 RNA 聚合酶活性来说，除启动子序列，尚与所存在的转录因子有关。

管家基因呈持续表达，其表达水平的高低视基因而定，通常是较低水平的表达。对这类基因来说，启动子-RNA 聚合酶相互作用是影响转录起始频率的重要因素。

（2）转录因子与 RNA 聚合酶活性的关系

可诱导基因或可阻遏基因都有一个由启动序列或启动子序列决定的基础转录起始频率，另外有一些转录因子在有环境信号刺激时表达水平改变，并通过改变蛋白质-DNA 相互作用、蛋白质-蛋白质相互作用的能力影响 RNA 聚合酶活性，从而使基础转录频率发生改变，出现表达水平升高或降低。

顺式作用元件与反式作用因子之间的 DNA-蛋白质相互作用、反式作用因子之间的蛋白质-蛋白质相互作用是转录起始复合物形成过程中重要的反应形式。这样，对于某一确定的基因而言，组织或细胞内特异转录因子的性质、表达数量的多寡或有无即成为调节转录激活的关键。

真核基因转录起始调节是复杂的、多样的，不同的 DNA 元件相互结合可产生各种类型的转录调节序列。很多转录调节因子可结合不同基因内相同或相似的 DNA 序列，从而使基因调控方式表现为既有某些共同性又有特殊性。基因表达调控是在多级水平上进行的复杂事件，转录起始调节仅是其中重要的调节环节。至于转录过程中的调节及其他水平的调节对一个基因表达产物水平的高低也有影响，有时甚至是重要的影响。

（四）染色质结构与基因表达

1. 活性染色质的特点

真核生物染色质结构的基本特点是 DNA 链围绕组蛋白八聚体 1.75 圈构成核小体。

核小体上 DNA 长度约 140bp，核小体之间的 DNA 长度约 10～100bp，随不同物种有所差异，这样约 200bp 的 DNA 链缠绕的核小体及其连接顺序是染色体结构最基本的重复单位，进一步组装成不同螺旋化程度的染色质结构。在染色质结构中 DNA 与组蛋白结合，这样 DNA 转录时染色质结构必须发生改变，才能使 DNA 聚合酶及其他转录调控因子与有关的 DNA 序列结合。具有转录活性的基因均位于常染色质区，处于异染色质区的基因则无活性。在一定时间内常染色质中仅有一部分基因表达。在有转录活性的染色质中，核小体处于伸展状态，伸展的 DNA 链为 RNA 聚合酶的结合提供了可能。

2. 核酸酶高敏感区

用核酸酶 DNase I 处理染色质时，发现许多功能基因顺序与核酸酶的高敏感区（hypersensitive site）相关。有转录活性的基因区比无转录活性的基因区对 DNase I 的敏感性约大 25 倍，这种高敏感性已成为转录活性基因的基本特征。例如，珠蛋白基因在鸡网织红细胞中有转录活性，由鸡网织红细胞提取染色质的该基因区对 DNase I 高度敏感；珠蛋白基因在输卵管中无转录活性，由鸡输卵管提取染色质的该基因区对 DNase I 则不敏感。在人 α 珠蛋白基因的上游和 β 珠蛋白基因的上游亦观察到对 DNase I 的高度敏感区，这对有珠蛋白表达活性的红细胞是特异性的，只要有这些基因的表达，就存在核酸酶高敏感区。这说明染色质中的核酸酶高敏感区是基因表达所必需的。

染色质中 DNase I 高敏感区，除部分位于基因 5′端的启动子区外，还可能与调节蛋白相互作用的 DNA 序列有关。同时，染色质中蛋白质的修饰如乙酰化、甲基化和磷酸化等，亦可影响基因转录的活性。

第二节　基因的突变、损伤与修复

突变（mutation）指的是遗传物质所发生的任何可以遗传的改变，但不包括遗传重组。广义的突变包括染色体畸变（chromosome aberration），即染色体数目和结构的改变。而狭义的突变一般仅指基因突变（gene mutation），它涉及基因中一个或多个核苷酸序列的改变，包括一对或多对碱基对的替换、增加或缺失。基因突变在自然界物种中广泛存在，无论是低等生物，还是高等的动植物以及人类，都可能发生基因突变。基因突变产生新的等位基因和相应的性状是生物变异的主要原因和生物进化的主要因素，人工诱变是产生生物新品种的重要方法。

基因突变可发生在个体发育的任何阶段，以及体细胞或生殖细胞周期的任何分期。如果突变发生在体细胞中，那么这种突变不会直接遗传给后代，这种类型的突变称为体细胞突变（somatic mutation）。但若突变发生在生殖细胞中，那么这种突变就能通过配子传递给下一代，在后代个体的体细胞和生殖细胞中产生同样的突变，这种突变就叫做种系突变（germ line mutation）。生殖细胞的突变率比体细胞高，主要是因为生殖细胞在减数分裂时对外界环境具有较高的敏感性。如果显性突变基因在生殖细胞中发生，它们的效应可能通过受精卵而直接遗传给后代并立即在子代中表现出来；如果突变基因是隐性的，则其效应就可能被其等位基因掩盖。携带突变基因的细胞或个体称为突变体（mutant）；没有发生基因突变的细胞或个体称为野生型（wild type）。此外，除了核内

DNA 会发生基因突变，核外线粒体 DNA 的突变也能导致遗传疾病的发生。

自然条件下，在没有任何人为诱变因素作用下自发产生的基因突变称为自发突变（spontaneous mutation），这是由于复制、转录、修复时偶然的碱基配对错误所导致。虽然自发突变随时都可能发生，但自发突变发生的频率是很低的。人们把每个细胞在每一世代中发生某一基因突变的概率称为突变率（mutation ratio），自发突变率一般为 $10^{-6} \sim 10^{-9}$。突变率为 10^8 表示细胞繁殖成 2×10^8 细胞时，平均产生一个突变体。人类单基因病大都为自发突变的结果。

由人工利用物理因素或化学药剂诱发的突变称为诱发突变（induced mutation）。引起突变的物理因素（如 X 射线）和化学因素（如亚硝酸盐）称为诱变剂（mutagen）。从理论上讲，DNA 分子上每一个碱基都可能发生突变，但实际上突变部位并非完全随机分布。DNA 分子上的各个部分有着不同的突变频率，即 DNA 分子某些部位的突变频率大大高于平均数，这些部位就称为突变热点（hot spots of mutation）。形成突变热点的原因仍未明了，有人认为是 5-甲基胞嘧啶（^{Me}C）的存在，^{Me}C 脱氨氧化后生成 T，引起 G-^{Me}C→A-T 转换；短的连续重复顺序处容易发生插入或缺失突变。有的与突变剂种类有关，如 DNA 顺序中某个碱基对突变剂更敏感，有的则相反。人类基因组中见到的突变不只发生于编码序列中，也可发生于启动子区、剪接部位、内含子及多腺苷酸化位点，也可能引起相应的遗传疾病。

一、基因突变的类型

根据基因 DNA 碱基顺序的改变方式，基因突变可分为碱基置换突变、碱基插入或缺失、动态突变三种类型。

（一）碱基置换突变

一个碱基被另一碱基取代而造成的突变称为单碱基置换突变（single base pair substitution），也称点突变（point mutation）。其置换的方式有两种：①转换（transition），即一种嘌呤取代另一种嘌呤，或一种嘧啶取代另一种嘧啶；②颠换（transversion），即嘌呤取代嘧啶，或嘧啶取代嘌呤。由此可产生 4 种不同的转换和 8 种不同的颠换，但自然界的突变，转换多于颠换。引起碱基置换突变的原因和途径有两个。一是碱基类似物的掺入，如在大肠杆菌的培养基中加入 5-溴尿嘧啶（BU）后，会使 DNA 的一部分胸腺嘧啶被 BU 取代，从而导致 AT 碱基对变成 GC 碱基对，或者 GC 碱基对变成 AT 碱基对。二是某些化学物质如亚硝酸、亚硝基胍、硫酸二乙酯和氮芥等，以及紫外线照射，也能引起碱基置换突变。

基因编码区的碱基置换可导致核苷酸顺序的改变，根据点突变对多肽链中氨基酸组成和顺序的影响，可分为同义突变、错义突变、无义突变和延长突变等类型。

1. 同义突变

同义突变（same-sense or synonymous mutation）的碱基置换虽然发生于编码序列

内，由于遗传密码子具有兼并性，因此，单个碱基置换后往往不会改变其编码的氨基酸。如图 2-6 所示，DNA 分子链中第 15 位核苷酸由 A 变为 G，则 mRNA 中相应的密码子 TTA 和 TTG 就被转录为 UUA 和 UUG，而 UUA 和 UUG 这两种密码子均编码亮氨酸，翻译成的多肽链没有变化，这种突变称为同义突变。同义突变不易检出，据估计自然界中这样的突变频度占相当高的比例。

DNA 非编码链	ATG	GGA	GCT	CTA	TTA	ACC	TAA
氨基酸序列	甲硫氨酸	甘氨酸	丙氨酸	亮氨酸	亮氨酸	苏氨酸	终止密码
突变 DNA 序列	ATG	GGA	GCT	CTA	TTG	ACC	TAA
					亮氨酸		

图 2-6　同义突变中改变编码的氨基酸序列

2. 错义突变

错义突变（missense mutation）是指 DNA 分子中的核苷酸置换后改变了 mRNA 上的遗传密码，从而导致合成的多肽链中氨基酸发生改变。例如，mRNA 分子正常编码顺序为：UAU（酪）GCC（丙）AAA（赖）UUG（亮）AAA（赖）CCA（脯），当第三密码子 A 颠换为 C 时，则 AAA（赖）→ACA（苏），即上述顺序改变为 UAU（酪）GCC（丙）ACA（苏）UUG（亮）AAA（赖）CCA（脯）。错义突变影响基因产物的功能，产生异常蛋白质和酶。但也有些错义突变发生的氨基酸的取代并不影响蛋白质的功能，因而不表现出明显的表型效应，这种突变称为中性突变（neutral mutation）。例如，密码子 AGG→AAG，那么导致 Lys 取代了 Arg，这两种氨基酸都是碱性氨基酸，性质十分相似，所以蛋白质的功能并不发生重大的改变。

3. 无义突变

当单个碱基置换导致一个编码氨基酸的密码子变为一个终止密码子（UAG、UAA、UGA）时，多肽链将提前终止合成，产生了原羧基端片段缺失的、长度更短的肽链，大都失去活性或丧失正常功能，此种突变称为无义突变（non-sense mutation）。例如，DNA 分子模板链中 ATG 的 G 被 T 代替时，相应的 mRNA 上的密码子便从 UAC 变成终止信号 UAA，翻译便到此为止，使肽链缩短。无义突变如果发生在靠近 3′端处，它所产生的多肽链常有一定的活性，表现为渗漏型，这类多肽多半具有野生型多肽链的抗原特异性。

4. 延长突变

当 DNA 分子中一个终止密码发生突变，成为编码氨基酸的密码子时，多肽链的合成将继续进行下去，肽链延长直到遇到下一个终止密码子时方可停止，因而形成了延长的异常肽链，这种突变称为延长突变（elongation mutation），也称终止密码突变（termination codon mutation）。通常产生的长链蛋白质分子具有一定的活性，但其抗原特异性会发生改变。

（二） 碱基插入或缺失

1. 移码突变

移码突变（frame-shift mutation）是指编码区 DNA 序列内插入或者缺失一个或几个碱基（但不是三联体密码子及其倍数），会使基因的编码可读框发生改变。在读码时，由于原来的密码子移位，导致在插入或丢失碱基部位以后的编码都发生了相应改变，结果产生一种异常的多肽链。移码突变造成的肽链延长或缩短，取决于移码终止密码子推后或提前出现。

2. 整码突变

如果在 DNA 链的密码子之间插入或缺失一个或几个密码子，则合成的肽链将增加或减少一个或几个氨基酸，但插入或缺失部位的前后氨基酸顺序不变，称为整码突变（codon mutation）或密码子插入或缺失（codon insertion or deletion）。

（三） 动 态 突 变

动态突变（dynamic mutation）是指基因组串联重复的核苷酸序列随世代传递而拷贝数逐代扩增累加的突变方式，是导致人类遗传病的一种新的基因突变类型。由于这些重复序列在每次减数分裂过程中拷贝数均发生变化，因此也称为基因组不稳定性（genomic instability）。动态突变能引起多种遗传病，如脆性 X 综合征、肌强直营养不良症和 Kennedy 氏病等。脆性 X 综合征的突变是微卫星 DNA 即三核苷酸（CCG）$_n$ 重复序列的拷贝数增加；后两种则是（AGC）$_n$ 三核苷酸的拷贝数增加。在动态突变与疾病相关的研究中，发现其共同特征为：①重复序列可发生于基因的编码区和非编码区；②突变序列的传递具有明显的双亲原始效应，如脆性 X 综合征的 *FMR-1* 基因的前突变只有经母亲才能发展为全突变而致病；③发病年龄与基因重复序列的拷贝数呈一定的联系，并呈早发现象，在连续几代的遗传中，发病年龄提前而且病情严重程度增加，这种现象称为遗传早现（anticipation）。

二、DNA 损伤与修复

DNA 存储着生物体赖以生存和繁衍的遗传信息，因此维护 DNA 分子的完整性对细胞至关重要。外界环境和生物体内部的因素都经常会导致 DNA 分子的损伤或改变，而且与 RNA 及蛋白质可以在细胞内大量合成不同，一般在一个原核细胞中只有一份 DNA，在真核二倍体细胞中相同的 DNA 也只有一对，如果 DNA 的损伤或遗传信息的改变不能更正，就可能影响体细胞的功能或生存，对生殖细胞则可能影响到后代。所以在进化过程中生物细胞所获得的修复 DNA 损伤的能力就显得十分重要，也是生物能保持遗传稳定性之所在。在细胞中能进行修复的生物大分子也就只有 DNA，反映了 DNA 对生命的重要性。此外，在生物进化中突变又是与遗传对立统一而又普遍存在的现象，

DNA 分子的变化并不是全部都能被修复成原样的，正因为如此，生物才会有变异、有进化。

（一）DNA 损伤

1. DNA 分子的自发性损伤

（1）DNA 复制中的错误

以 DNA 为模板按碱基配对进行 DNA 复制是一个严格而精确的事件，但也不是完全不发生错误的。碱基配对的错误频率为 $10^{-1} \sim 10^{-2}$，在 DNA 复制酶的作用下碱基错误配对频率降到 $10^{-5} \sim 10^{-6}$。复制过程中如有错误的核苷酸掺入，DNA 聚合酶还会暂停催化作用，以其 $3' \rightarrow 5'$ 外切核酸酶的活性切除错误接上的核苷酸，然后再继续正确的复制。这种校正作用广泛存在于原核和真核的 DNA 聚合酶中，可以说是对 DNA 复制错误的修复形式，从而保证复制的准确性。但校正后的错配率仍在 10^{-10} 左右，即每复制 10^{10} 个核苷酸大概会有一个碱基的错误。

（2）DNA 的自发性化学变化

生物体内 DNA 分子可以由于各种原因发生变化，至少有以下类型。

1）碱基的异构互变。DNA 中 4 种碱基各自的异构体间都可以自发地相互变化，如烯醇式与酮式碱基间的互变，这种变化会使碱基配对间的氢键改变，可使腺嘌呤能配上胞嘧啶、胸腺嘧啶能配上鸟嘌呤等，如果这些配对发生在 DNA 复制期，就会造成子代 DNA 序列与亲代 DNA 不同的错误性损伤（图 2-7）。

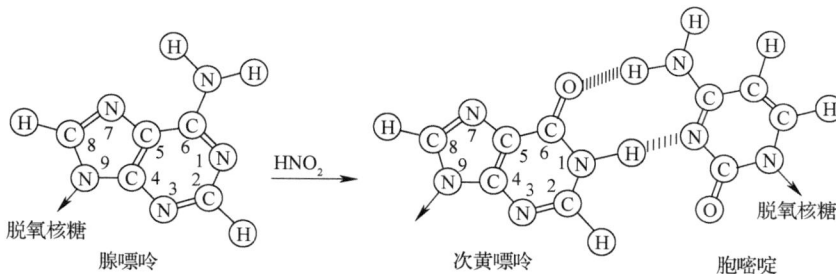

图 2-7　碱基的异构互变

2）碱基的脱氨基作用。碱基的环外氨基有时会自发脱落，从而胞嘧啶会变成尿嘧啶、腺嘌呤会变成次黄嘌呤（H）、鸟嘌呤会变成黄嘌呤（X）。复制时，U 与 A 配对、H 和 X 都与 C 配对就会导致子代 DNA 序列的错误变化。胞嘧啶自发脱氨基的频率约为每个细胞每天 190 个。

3）脱嘌呤与脱嘧啶。自发的水解可使嘌呤和嘧啶从 DNA 链的核糖磷酸骨架上脱落下来。一个哺乳类细胞在 37℃ 条件下，20h 内 DNA 链上自发脱落的嘌呤约 1000 个、嘧啶约 500 个；估计一个长寿命不复制繁殖的哺乳类细胞（如神经细胞）在整个生活期间自发脱嘌呤数约为 10^8，这在细胞 DNA 总嘌呤数中约占 3%。

4）碱基修饰与链断裂。细胞呼吸的副产物 O^{2-}、H_2O_2 等会造成 DNA 损伤，能产生胸腺嘧啶乙二醇、羟甲基尿嘧啶等碱基修饰物，还可能引起 DNA 单链断裂等损伤，每个哺乳类细胞每天 DNA 单链断裂发生的频率约为 5 万次。此外，体内还可以发生 DNA 的甲基化等其他变化，这些损伤的积累可能导致老化。由此可见，如果细胞不具备高效率的修复系统，生物的突变率将大大提高。

2. 物理因素引起的 DNA 损伤

（1）紫外线引起的 DNA 损伤

DNA 分子损伤最早是从研究紫外线的效应开始的。当 DNA 受到最易被其吸收（波长约 260nm）的紫外线照射时，主要是使同一条 DNA 链上相邻的嘧啶以共价键连成二聚体，相邻的两个 T、或两个 C、或 C 与 T 间都可以环丁基环（cyclobutane ring）连成二聚体，其中最容易形成的是 TT 二聚体（图 2-8）。

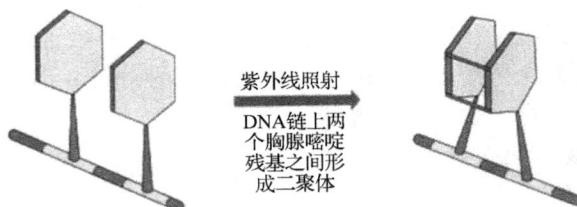

图 2-8　紫外线照射形成嘧啶二聚体

（2）电离辐射引起的 DNA 损伤

电离辐射损伤 DNA 有直接和间接的效应。直接效应是 DNA 直接吸收射线能量而遭损伤，间接效应是指 DNA 周围其他分子（主要是水分子）吸收射线能量产生具有很高反应活性的自由基进而损伤 DNA。电离辐射可导致 DNA 分子发生多种变化。

1）碱基变化。主要由 OH·自由基引起，包括 DNA 链上的碱基氧化修饰、过氧化物的形成、碱基环的破坏和脱落等。一般嘧啶比嘌呤更敏感。

2）脱氧核糖变化。脱氧核糖上的每个碳原子和羟基上的氢都能与 OH·反应，导致脱氧核糖分解，最后会引起 DNA 链断裂。

3）DNA 链断裂。这是电离辐射引起的严重损伤事件，断链数随照射剂量而增加。射线的直接和间接作用都可能使脱氧核糖破坏或磷酸二酯键断开而导致 DNA 链断裂。DNA 双链中一条链断裂称单链断裂（single strand broken），DNA 双链在同一处或相近处断裂称为双链断裂（double strand broken）。单链断裂发生频率为双链断裂的 10～20 倍，还比较容易修复；对单倍体细胞（如细菌），一次双链断裂就是致死事件。

4）交联。交联包括 DNA 链交联和 DNA-蛋白质交联。同一条 DNA 链上或两条 DNA 链上的碱基间可以共价键结合，DNA 与蛋白质之间也会以共价键相连，组蛋白、染色质中的非组蛋白、调节蛋白、与复制和转录有关的酶都会与 DNA 以共价键连接。这些交联是细胞受电离辐射后在显微镜下看到的染色体畸变的分子基础，会影响细胞的功能和 DNA 复制。

3. 化学因素引起的 DNA 损伤

化学因素对 DNA 损伤的认识最早来自对化学武器杀伤力的研究，以后对癌症化疗、化学致癌作用的研究使人们更重视突变剂或致癌剂对 DNA 的作用。

（1）烷化剂对 DNA 的损伤

烷化剂是一类亲电子的化合物，很容易与生物体中大分子的亲核位点起反应。烷化剂的作用可使 DNA 发生各种类型的损伤。

1）碱基烷基化。烷化剂很容易将烷基加到 DNA 链中嘌呤或嘧啶的 N 或 O 上，其中鸟嘌呤的 N7 和腺嘌呤的 N3 最容易受攻击。烷基化的嘌呤碱基配对会发生变化，例如，鸟嘌呤 N7 被烷化后就不再与胞嘧啶配对，而改为与胸腺嘧啶配对，结果会使 G-C 转变成 A-T。

2）碱基脱落。烷化鸟嘌呤的糖苷键不稳定，容易脱落形成 DNA 上无碱基的位点，复制时可以插入任何核苷酸，造成序列的改变。

3）断链。DNA 链的磷酸二酯键上的氧也容易被烷化，结果形成不稳定的磷酸三酯键，易在糖与磷酸间发生水解，使 DNA 链断裂。

4）交联。烷化剂有两类，一类是单功能基烷化剂，如甲基甲烷碘酸，只能使一个位点烷基化；另一类是双功能基烷化剂，化学武器（如氮芥、硫芥等）、一些抗癌药物（如环磷酰胺、苯丁酸氮芥、丝裂霉素等）、某些致癌物（如二乙基亚硝胺等）均属此类。烷化剂的两个功能基可同时使两处烷基化，结果就造成 DNA 链内、DNA 链间以及 DNA 与蛋白质间的交联。

（2）碱基类似物、修饰剂对 DNA 的损伤

人工可以合成一些碱基类似物用作促突变剂或抗癌药物，如 5-溴尿嘧啶（5-BU）、5-氟尿嘧啶（5-FU）、2-氨基腺嘌呤（2-AP）等。由于其结构与正常的碱基相似，进入细胞能替代正常的碱基掺入到 DNA 链中而干扰 DNA 的复制合成。例如，5-BU 结构与胸腺嘧啶十分相近，在酮式结构时与 A 配对，却又更容易成为烯醇式结构与 G 配对，在 DNA 复制时导致 A-T 转换为 G-C。

还有一些人工合成或环境中存在的化学物质能专一修饰 DNA 链上的碱基或通过影响 DNA 复制而改变碱基序列。例如，亚硝酸盐能使 C 脱氨变成 U，经过复制就可使 DNA 上的 G-C 转变成 A-T；羟胺能使 T 变成 C，结果是 A-T 转变成 C-G；黄曲霉素 B 也能专一攻击 DNA 上的碱基导致序列的变化，这些都是诱发突变的化学物质或致癌剂。

（二）DNA 损伤修复

细胞内的 DNA 分子因物理、化学等多种因素的作用使碱基组成或排列发生变化，若这些变化都表现为基因突变，生物体则难以生存。然而生物在长期进化过程中，细胞或机体形成了多种 DNA 损伤的修复系统，使 DNA 受到损伤的结构大部分得以恢复，降低了突变率，保持了 DNA 分子的相对稳定性。

DNA 修复（DNA repair）是细胞对 DNA 受损伤后，在多种酶的作用下，损伤的 DNA 分子恢复结构的一种反应现象。这种反应可能使 DNA 结构恢复原样，重新执行它原来的功能；但有时并非完全消除 DNA 的损伤，只是使细胞能够耐受这些 DNA 的损伤而能继续生存。也许这未能完全修复而存留下来的损伤会在适合的条件下显示出来（如细胞的癌变等），但如果细胞不具备这种修复功能，就无法对付经常发生的 DNA 损

伤事件，就不能生存。所以研究 DNA 修复也是探索生命的一个重要方面，而且与医学密切相关。

1. 光修复

　　光修复（photo-repair）又称光复活（photo-reactivation），是最早发现的 DNA 修复方式。修复是由细菌中的 DNA 光解酶（photolyase）完成，此酶能特异性识别紫外线造成的核酸链上相邻嘧啶共价结合的二聚体，并与其结合，这步反应不需要光；结合后如受 300～600nm 波长的光照射，则此酶就被激活，将二聚体分解为两个正常的嘧啶单体，然后酶从 DNA 链上释放，DNA 恢复正常结构（图 2-9）。这是低等生物主要的 DNA 损伤修复的方式，后来发现类似的修复酶广泛存在于动、植物中，人体细胞中也有发现。

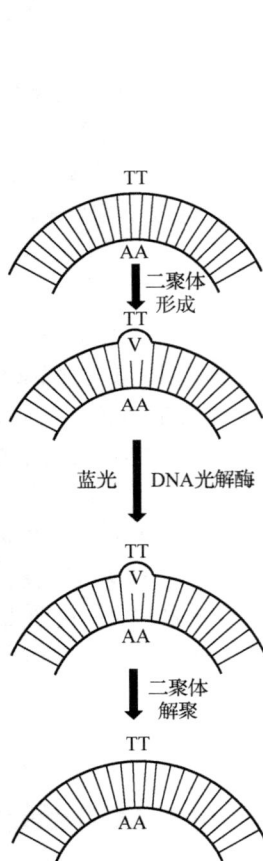

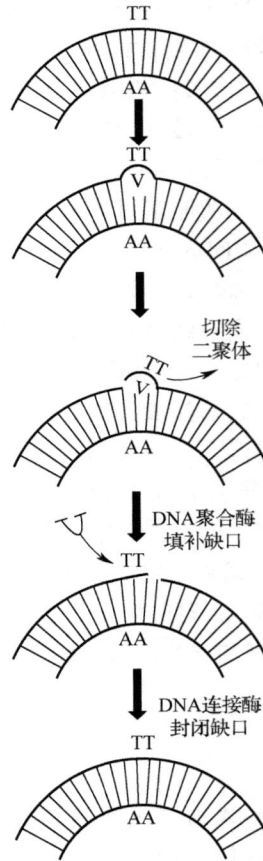

图 2-9　光修复方式　　　　　图 2-10　切除修复方式

2. 切除修复

　　切除修复（excision repair）是修复 DNA 损伤最为普遍的方式，对多种 DNA 损伤包括碱基脱落形成的无碱基位点、嘧啶二聚体、碱基烷基化、单链断裂等都能起修复作用。这种修复方式普遍存在于各种生物细胞中，也是人体细胞主要的 DNA 修复机制。修复过程需要多种酶的一系列作用，基本步骤如图 2-10 所示。①首先由核酸酶识别

DNA 的损伤位点，在损伤部位的 5′ 侧切开磷酸二酯键，不同的 DNA 损伤需要不同的特殊内切核酸酶来识别和切割；②由 5′→3′ 外切核酸酶将有损伤的 DNA 片段切除；③在DNA 聚合酶的催化下，以完整的互补链为模板，按 5′→3′ 方向，填补已切除的空隙；④由 DNA 连接酶将新合成的 DNA 片段与原来的 DNA 断链连接起来。这样完成的修复能使 DNA 恢复原来的结构。

3. 重组修复

上述切除修复是在切除损伤片段后，以原来正确的互补链为模板来合成新的片段而修复的。但在某些情况下没有互补链可以直接利用。例如，在 DNA 复制进行时发生 DNA 损伤，此时 DNA 两条链已经分开，其修复可用图 2-11 所示的 DNA 重组方式：①受损伤的 DNA 链复制时，产生的子代 DNA 在损伤的对应部位出现缺口；②完整的另一条母链 DNA 与有缺口的子链 DNA 进行重组交换，将母链 DNA 上相应的片段填补子链缺口处，而母链 DNA 出现缺口；③以另一条子链 DNA 为模板，经 DNA 聚合酶催化合成一个新的 DNA 片段来填补母链 DNA 的缺口；④由 DNA 连接酶连接，完成修补（图 2-11）。

重组修复（recombinational repair）不能完全去除损伤，损伤的 DNA 片段仍然保留在亲代

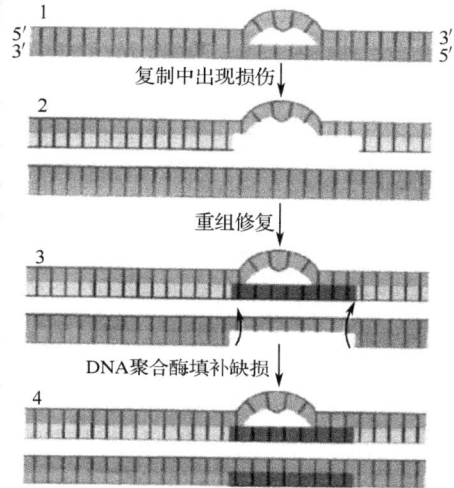

图 2-11　重组修复

DNA 链上，只是重组修复后合成的 DNA 分子是不带有损伤的，经多次复制后，损伤就被"稀释"了，在子代细胞中只有少数细胞带有损伤 DNA。

4. SOS 修复

SOS 修复是指 DNA 受到严重损伤、细胞处于危急状态时所诱导的一种 DNA 修复方式，修复结果只是能维持基因组的完整性，提高细胞的生成率，但留下的错误较多，故又称为错误倾向修复（error-prone repair），使细胞有较高的突变率。

当 DNA 两条链的损伤邻近时，损伤不能被切除修复或重组修复。这时在内切核酸酶、外切核酸酶的作用下造成损伤处的 DNA 链空缺，再由损伤诱导产生的一整套的特殊 DNA 聚合酶——SOS 修复酶类催化空缺部位 DNA 的合成。这时补上去的核苷酸几乎是随机的，虽然保持了 DNA 双链的完整性，使细胞得以生存，但是这种修复带给细胞很高的突变率（图 2-12）。

目前对真核细胞的 DNA 修复的反应类型、参与修复的酶类和修复机制了解还不深入，但 DNA 损伤修复与细胞突变、寿命、衰老、肿瘤发生、辐射效应、某些毒物的作用都有密切的关系。人类遗传性疾病已发现 4000 多种，其中不少与 DNA 修复缺陷有关，这些 DNA 修复缺陷的细胞表现出对辐射和致癌剂的敏感性增加。例如，着色性干皮病（xeroderma pigmentosum）就是第一个发现的 DNA 修复缺陷性遗传病，患者皮

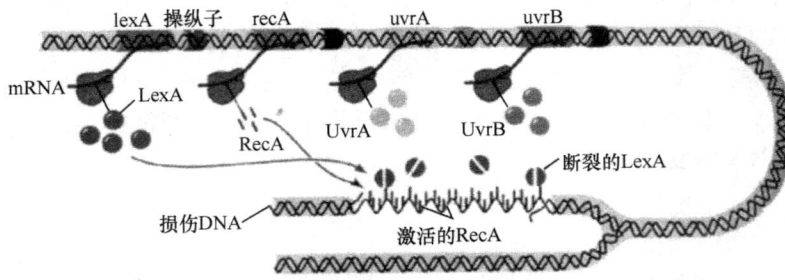

损伤的DNA与RecA结合，激活LexA的自身断裂，SOS修复酶类得以合成

图 2-12   SOS 修复

肤和眼睛对太阳光特别是紫外线十分敏感，身体曝光部位的皮肤干燥脱屑、色素沉着、容易发生溃疡、皮肤癌发病率高，常伴有神经系统障碍、智力低下等，患者的细胞对嘧啶二聚体和烷基化的清除能力降低。

第三节   表观遗传学

表观遗传（epigenetic inheritance）是指 DNA 序列在不发生变化的前提下，基因表达模式发生可遗传的改变，即基因型未发生变化而由基因表达模式所决定的表型发生了改变。换言之，这是一种 DNA 序列外的遗传方式。表观遗传学（epigenetics）则是研究不涉及 DNA 序列改变的基因表达和调控的可遗传变化机制，或者说是研究从基因演绎为表型的过程和机制的遗传学分支。

现代研究发现，基因组含有两类遗传信息：一类是 DNA 序列所提供的遗传信息；另一类是表观遗传学信息，它提供了何时、何处、以何种方式去应用遗传信息的指令。表观遗传学信息通过表观遗传修饰（epigenetic modification）来体现，主要有两类：一是 DNA 分子的特定碱基的结构修饰，如胞嘧啶的甲基化；二是染色质构型重塑（chromatin remodeling），如组蛋白的修饰及构型变化，这种修饰可通过细胞分裂和增殖周期进行传递。表观遗传学主要是对染色质重塑、DNA 甲基化及组蛋白修饰、X 染色体失活、非编码 RNA 调控等多方面进行研究。

表观遗传的异常会引起表型的改变，机体结构和功能的异常，导致发生肿瘤、自身免疫病、衰老、神经精神异常和多种儿科综合征。对表观遗传中各种因子的突变导致疾病的研究，将有助我们了解表观遗传机制、基因表达和环境之间的关系，并期望通过纠正或降低那些能够导致疾病的表观基因的不稳定性，指导疾病的诊治和新药的研制。

一、表观遗传修饰

（一）DNA 甲基化

表观遗传修饰最重要的形式之一是 DNA 甲基化（DNA methylation）。DNA 甲基化是 DNA 甲基转移酶（DNA methyl transferase，DNMT）的作用下，以 S-腺苷甲硫氨酸（SAM）为甲基供体，将甲基基团转移到基因组 DNA 胞嘧啶第 5 位碳原子（C5）上（图 2-13）。在哺乳动物中，C5 的甲基化主要发生在 CpG 二核苷酸（CpG doublet）上，这些 CpG 不均匀地分散于基因组中。基因组 CpG 位点高度密集的区域称为 CpG 岛（CpG island），其长度常超过 500bp，G＋C 含量大于 55％，CpG 位点的密度至少达到理论密度（1/16）的 0.65（即 1/25）。在 CpG 岛中，CpG 位点的密度大约是非 CpG 岛区域的 10 倍。人类基因组中有 4.5 万个这样的 CpG 岛，约占基因组的 1％。几乎所有的管家基因和部分组织特异性表达基因含 CpG 岛，这种 CpG 岛大部分处于非甲基化状态。CpG 岛位于结构基因启动子的核心序列和转录起始点附近（图 2-14），CpG 的 5-^{m}C 会阻碍转录因子复合体与 DNA 的结合，所以 DNA 甲基化一般与基因沉默（gene silence）相关；而非甲基化（non-methylated）一般与基因活化（gene activation）相关。去甲基化（demethylation）则往往与沉默基因的重新激活（reactivation）相关。基因组中大约 80％的 CpG 位点处于甲基化状态，它们主要分布于占基因组 99％的非 CpG 岛区、X 染色体、重复序列、原病毒等寄生性 DNA 序列中。细胞分裂复制的 DNA 子链必须进行适当的甲基化修饰，否则其遗传性不稳定、易变异，其染色体脆性增加、易断裂。

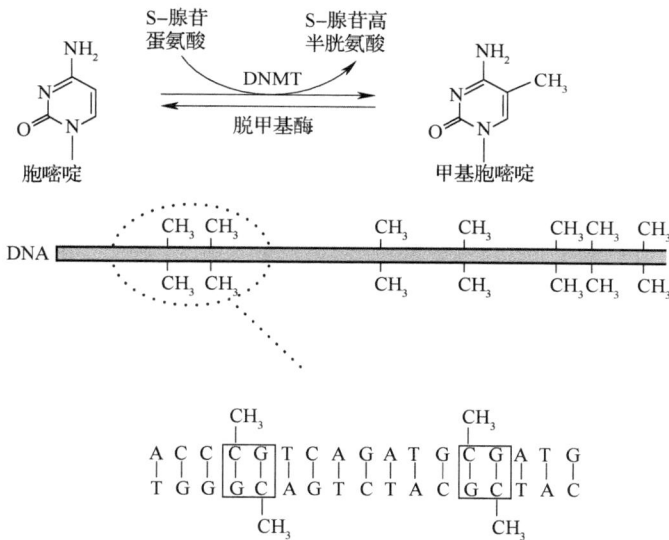

图 2-13 CpG 二核苷酸中胞嘧啶 C5 的甲基化

DNA 甲基化包括维持甲基化和从头甲基化（图 2-15）。维持甲基化是指在 DNA 半保留复制过程中，根据亲本链上特异的甲基化位点，在新生链相应位置上进行甲基化修饰的过程，是表观遗传的重要基础。从头甲基化是在原来没有甲基化的 DNA 双链上进行甲基化的过程，然后由维持甲基化的酶来维持稳定的甲基化状态，与哺乳动物基因组 DNA 甲基化型的建立、维持和改变相关。参与 DNA 甲基化的酶有三种，即 DNMT1、DNMT2 和 DNMT3（3a、3b）。DNMT1 参与 DNA 复制双链中新合成链的甲基化，主要起维持甲基化的作用；DNMT3a 和 DNMT3b 则以从头甲基化为主，它们可甲基化 CpG，使其半甲基化，继而全甲基化。从头甲基转移酶可能参与细胞生长分化的调控，其中 DNMT3b 在肿瘤基因甲基化中起重要作用。

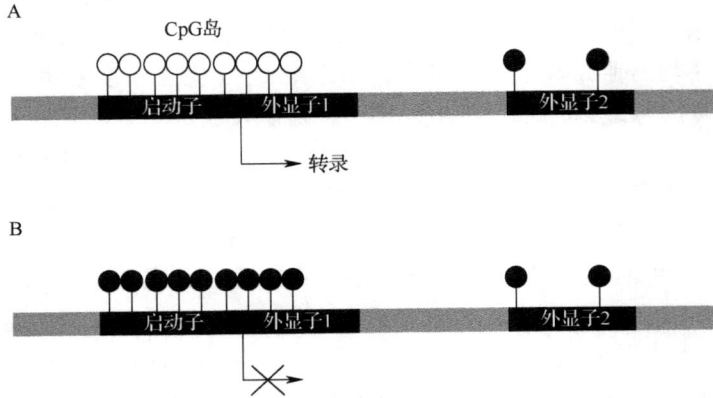

图 2-14　启动子甲基化与基因转录

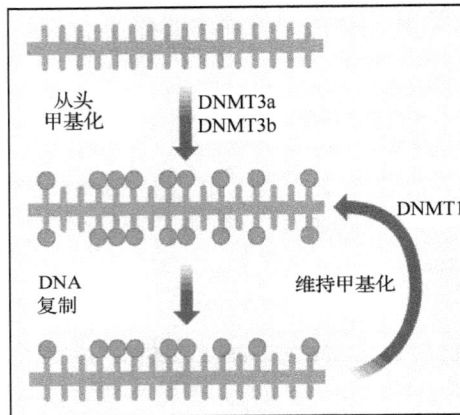

图 2-15　维持甲基化和从头甲基化

（二）组蛋白修饰和组蛋白密码

组成核小体的组蛋白可以被多种化合物修饰，如组蛋白的某些赖氨酸能够发生单、双、三甲基化，精氨酸可发生单或双甲基化，其他修饰方式还有乙酰化、磷酸化、泛素化以及 ADP 化（图 2-16）。组蛋白中被修饰氨基酸的种类、位置联合组成了组蛋白密码（histone code），并通过与其他蛋白质的作用调控染色质组装和基因的表达。

1. 组蛋白甲基化

组蛋白甲基化是由组蛋白甲基化转移酶（histonemethyl transferase，HMT）完成的。甲基化可发生在组蛋白的赖氨酸和精氨酸残基上，赖氨酸残基能够发生单、双、三甲基化，精氨酸残基能够单或双甲基化，这些不同程度的甲基化极大地增加了组蛋白修饰和调节基因表达的复杂性。甲基化的作用位点在赖氨酸（Lys）、精氨酸（Arg）的侧链 N 原子上。组蛋白 H3 的第 4、9、27 和 36 位，H4 的第 20 位 Lys，H3 的第 2、17、

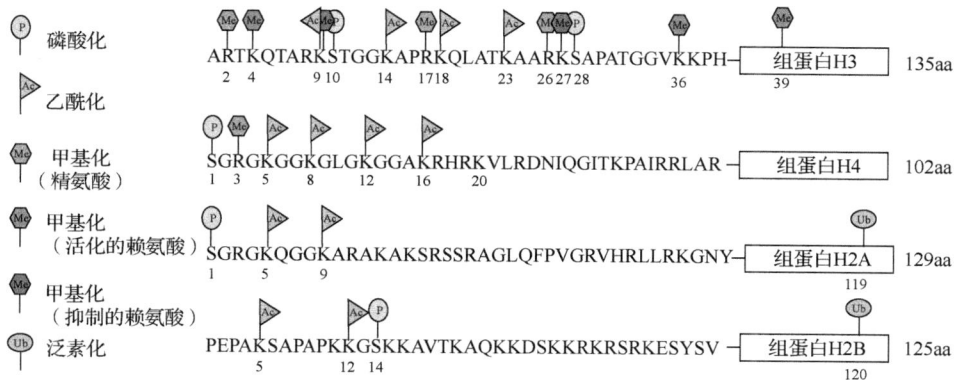

图 2-16 组蛋白修饰方式示意图

26 位及 H4 的第 3 位 Arg 都是甲基化的常见位点。组蛋白甲基化可以与基因抑制有关，也可以与基因激活相关，这取决于被修饰的氨基酸的种类和位置。研究表明，组蛋白精氨酸甲基化是一种相对动态的标记，精氨酸甲基化与基因激活相关，而 H3 和 H4 精氨酸的甲基化丢失与基因沉默相关。相反，赖氨酸甲基化似乎是基因表达调控中一种较为稳定的标记。例如，H3 第 4 位的赖氨酸残基甲基化与基因激活相关，而第 9 位和第 27 位赖氨酸甲基化与基因沉默相关。此外，H4-K20 的甲基化与基因沉默相关，H3-K36 和 H3-K79 的甲基化与基因激活有关。

2. 组蛋白乙酰化

组蛋白乙酰化主要发生在 H3、H4 的 N 端比较保守的赖氨酸位置上，是由组蛋白乙酰转移酶和组蛋白去乙酰化酶协调进行。组蛋白乙酰化呈多样性，核小体上有多个位点可提供乙酰化位点，但特定基因部位的组蛋白乙酰化和去乙酰化是以一种非随机的、位置特异的方式进行。乙酰化可能通过对组蛋白电荷以及相互作用蛋白的影响来调节基因转录。早期对染色质及其特征性组分进行归类划分时就有人总结指出：异染色质结构域组蛋白呈低乙酰化，常染色质结构域组蛋白呈高乙酰化。最近有研究发现，某些 HAT 复合物中含有一些常见的转录因子，某些 HDAC 复合物含有已被证实的阻遏蛋白。这些发现支持了高乙酰化与激活基因表达、低乙酰化与抑制基因表达有关的看法。

3. 组蛋白的其他修饰方式

组蛋白不同氨基酸残基的乙酰化一般与活性的常染色质（euchromatin）和基因激活相关；相对而言，组蛋白的甲基化修饰方式是最稳定的，所以最适合作为稳定的表观遗传信息。而乙酰化修饰具有较高的动态，另外还有其他不稳定的修饰方式，如磷酸化、腺苷酸化、泛素化、ADP 核糖基化等。这些修饰更为灵活地影响染色质的结构与功能，通过多种修饰方式的组合发挥其调控功能，所以有人称这些能被专门识别的修饰信息为组蛋白密码。这些组蛋白密码组合变化非常多，因此组蛋白共价修饰可能是更为精细的基因表达方式（图 2-17）。另外，研究发现，H2B 的泛素化可以影响 H3K4 和 H3K79 的甲基化，这也提示了各种修饰间存在着相互的关联。

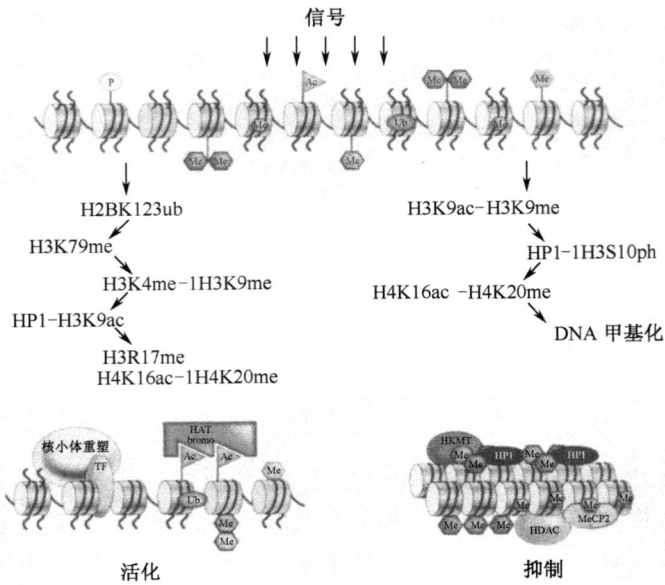

图 2-17　组蛋白的不同修饰对基因表达的影响

（三）染色质的构型改变

真核细胞的基因组 DNA 在细胞核里是以染色质形式存在的。染色质是细胞间期真核生物基因组 DNA 存在的方式，它由组蛋白和非组蛋白、DNA 和少量 RNA 组成。组蛋白有 H1、H2A、H2B、H3、H4 共 5 种。DNA 包装时，各由两个 H2A、H2B、H3、H4 组成一个八聚体核小体，每个八聚体可缠绕 140bp 的 DNA。H1 联系相邻的核小体，有利于 DNA 更高级的包装。重复的核小体结构加上连接 DNA，通过组蛋白及其他非组蛋白进一步折叠、压缩，形成高度有序的染色质结构。

染色质是一种动态的（dynamic）多级包装的蛋白质-DNA-RNA 复合物，染色质结构状态决定该区段的基因是否表达，与细胞和基因的功能密切相关，在基因的表达调控中起着重要的作用。染色质结构的动态变化也称为染色质重塑（remodeling），主要涉及密集的染色质丝在核小体连接处发生松解造成染色质解压缩，从而暴露基因转录启动子区中的顺式作用元件，为反式作用蛋白（转录因子）与之结合提供了一种称为可接近性（accessibility）的状态。染色质重塑受两类酶复合体调节，并和 DNA 甲基化相互作用。两类酶复合体包括 ATP 依赖型核小体重塑复合体和组蛋白修饰复合体，前者通过水解作用改变核小体构型；后者对核心组蛋白 N 端尾部进行乙酰化、甲基化等共价修饰。通常，DNA 甲基化、组蛋白甲基化和染色质的压缩状态和 DNA 的不可接近性，与基因处于抑制和静息状态相关；而 DNA 的去甲基化、组蛋白的乙酰化和染色质压缩状态的开启，则与转录起始、基因活化和行使功能有关（图 2-18）。

组蛋白乙酰化是一个动态过程，乙酰化和去乙酰化处于动态平衡状态。催化组蛋白乙酰化的酶是组蛋白乙酰转移酶（histone acetyl transferases，HAT），催化组蛋白去

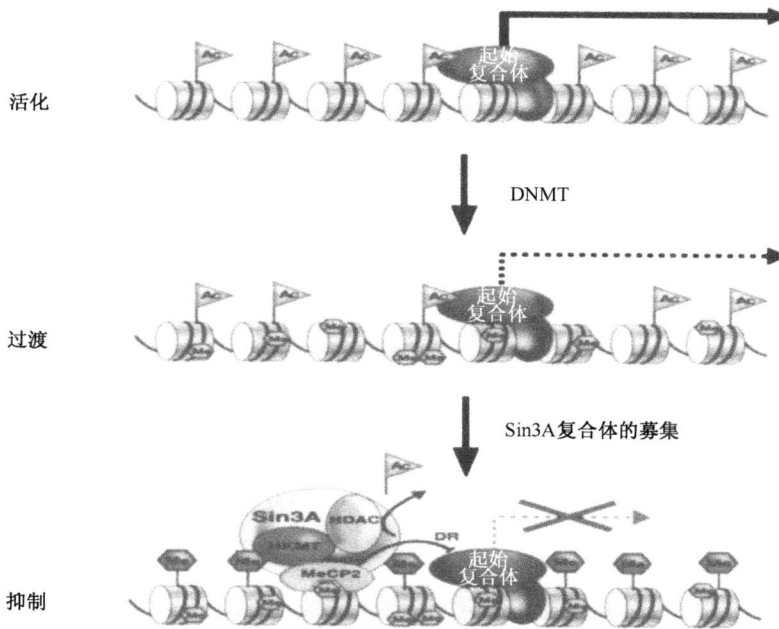

图 2-18　染色质重塑对基因表达的影响

乙酰化的酶是组蛋白去乙酰酶（histone deacetylase，HDAC）。现在较公认的是，具有 HAT 活性的蛋白质是转录激活因子，具有 HDAC 活性的蛋白质是转录抑制因子。基因转录是一个多因子参与的复杂过程，而转录调控的特异性是由一些能与特定的 DNA 序列结合的转录因子决定的。这些转录因子与 DNA 结合后，可以募集一些转录共激活因子，从而影响基本转录系统及染色质结构，最终影响转录。转录共激活因子有重要的作用，它们可以整合不同的转录因子传来的信息，并决定转录的最终水平。

例如，组蛋白 H3 的第 9 位氨基酸赖氨酸（H3Lys9）的乙酰化修饰是和基因活性表达相关联的，一旦经组蛋白脱乙酰酶作用而脱去乙酰基，又经组蛋白甲基转移酶（histone methyltransferase）作用在同一位置加合上甲基，则会形成一个异染色质蛋白 HP1（heterochromatin protein 1，HP1）或其他抑制性染色质因子的结合位点。HP1 的结合会导致 DNA 分子上特定 CpG 岛的甲基化和稳定的基因沉默。真核细胞中，存在着一个由 DNA 甲基化、组蛋白修饰、染色质重塑和非编码 RNA 系统组成的一个表观遗传修饰网络，调控着具有时空特异性的基因表达模式。表观遗传模式的变化在整个发育过程中受到严格调控，是高度有序的。

二、基因组印记

除性染色体上的基因外，子代从亲代获得全部双拷贝基因，但不是所有的基因都表达。有些基因仅来源于父系或母系一方的单等位基因表达，而来源于另一方的等位基因失活，这种亲代来源依赖性单等位基因表达现象称为基因组印记（genomic imprinting）。基因组印记不遵循孟德尔遗传规律，是一种非遗传性基因调控方式。

基因组印记的异常往往会导致多种遗传性疾病。1956 年 A. Prader 和 H. Willi 等报道了一种因父源染色体 15q11～13 区段缺失而引起的儿童早期发育畸形，患儿特征是肥胖，矮小，并伴有中度智力低下，称为 Prader-Willi 综合征（Prader-Willi syndrome，PWS）。1968 年 H. Angelman 报道因母源染色体同一区段缺失引起的一种在儿童期以共济失调、智力严重低下和失语等为特征的综合征，称为 Angelman 综合征（Angelman syndrome，AS）。PWS 和 AS 这一对综合征表明父亲和母亲的基因组在个体发育中有着不同的影响，不同亲本来源的等位基因缺失会引起不同的表型改变。Beckwith-Wiedemann 综合征（Beckwith-Wiedemann syndrome，BWS）是一种过度生长综合征，有肥胖和先天性脐疝等症状，并有儿童期肿瘤易患倾向，它是由于染色体 11p15.5 区段的表观遗传机制异常导致印记基因丢失所引起。

基因组印记的形成是配子或合子中的某些基因经过表观修饰（epigenetic modification），造成后代体细胞中两个亲本等位基因中一个的亲本等位基因沉默，另一个亲本等位基因保持单等位基因活性（monoallelic activity）的等位基因差异性表达的现象（图 2-19）。目前的研究表明，差异性甲基化修饰是产生基因组印记的主要表观修饰机制。在 PWS 和 AS 患者缺失的 15q11～13 微小染色体区段分析发现，这一区域有成簇排列的、富含 CpG 岛的基因表达调控元件，称为印记中心（imprinting center，IC）。在父源和母源染色体上，这些调控元件的 CpG 岛呈现甲基化型的明显差异，遗传自母源的染色体上的 CpG 二联核苷完全被甲基化，而遗传自父源的染色体的 CpG 二联核苷则全都为非甲基化。即父源和母源染色体上的 IC 的甲基化呈现出分化状态，称为差异甲基化（differential methylation）。

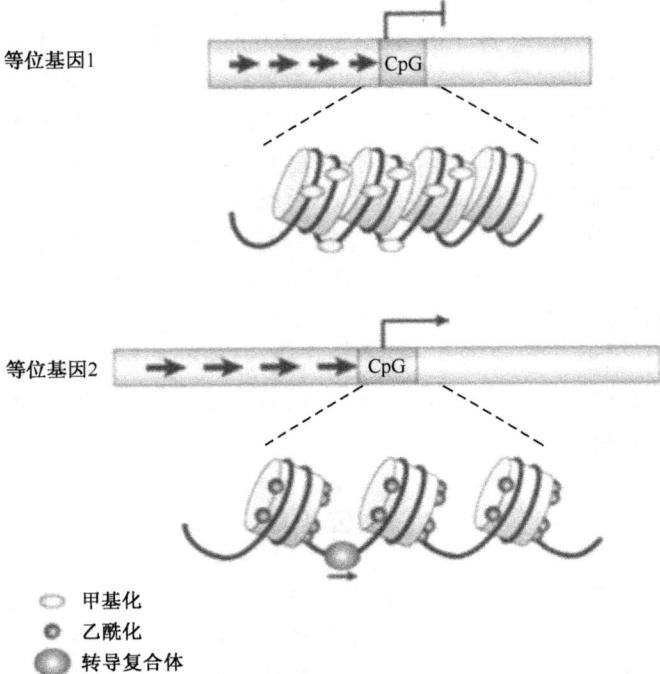

图 2-19　印记基因差异性表达

BWS 患者染色体 11p15.5 区段的一个长约 1Mb 的片段中至少有 12 个成簇排列的印记基因（imprinted gene），这些基因分属两个印记域（imprinted domain），它们的印记状态分别受控于两个印记调控区（imprinting control region，ICR）。BWS 提供了一个具有一定代表性的印记机制的模型（图 2-20）。在第一个印记调控区，主要有印记基因胰岛素样生长因子（insulin-like growth factor 2，IGF2）基因、*H19* 基因和一个富含 CpG 岛的差异甲基化区域（differentially methylated region，DMR），三者的排列次序是：5′-IGF2-DMR-H19-3′。IGF2 是一种父源等位基因表达的胚胎生长因子；H19 是一种母源等位基因表达的 pol II 转录子，它的转录物是丰度很高的非编码 RNA；DMR 是一个印记调控区，有染色质隔离子（insulator）结合蛋白 CTCF 结合位点，具有染色质隔离子功能，H19 和 IGF2 的表达要竞争位于 H19 3′下游的一个增强子。在母源染色体上，DMR1 是非甲基化的，它允许 CTCF 与其结合，隔断 IGF2 和位于 H19 下游的增强子，所以该增强子只活化 H19 的转录。在父源染色体上，DMR1 是甲基化的，它不仅使 *H19* 基因沉默，CTCF 也因此不能与之结合，结果是父源 *IGF2* 基因在增强子作用下活化表达。由此可见，DMR 的差异性甲基化对 IGF2 和 H19 的表达起到了交互易换式的印记调节（reciprocal imprinting regulation）作用。

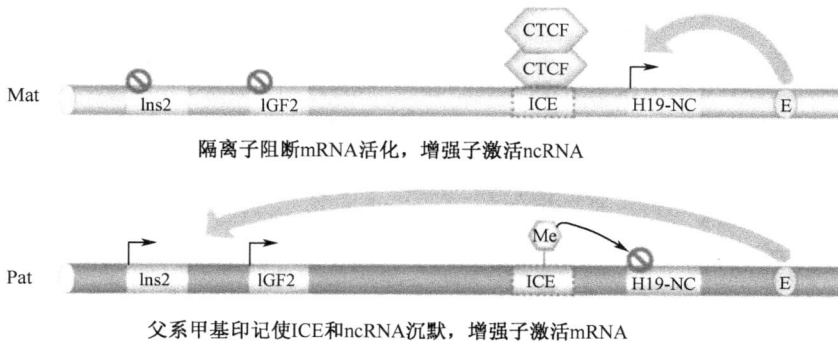

图 2-20 IGF2-H19 印记机制的模型

迄今发现的印记基因已有 100 多个，分布于整个基因组，大多成簇排列，这些成簇的基因被位于同一条链上的顺式作用位点调控，该位点被称做印记中心（imprinting center，IC），其中有许多是疾病基因。印记丢失不仅影响胚胎发育并可诱发出生后的发育异常，从而导致疾病发生。与基因组印记相关的疾病常常是由于印记丢失导致两个等位基因同时表达，或突变导致有活性的等位基因失活所致。调控基因簇的印记中心发生突变将导致一系列基因不表达，引发复杂的综合征。基因组印记的本质仍为 DNA 修饰和蛋白质修饰，因此，和印记相关的蛋白质发生突变也将导致表观遗传疾病。

基因组印记异常与肿瘤的相关，如 BWS 患者的 Wilm's 瘤的发病率比对照群体高出 1000 倍。对肺癌、神经胶质瘤（glioma）、乳腺癌和结肠癌的分析表明，*IGF2* 等基因的印记丢失（loss of imprinting，LOI）是肿瘤危险因子，也是最常见的表观遗传改变。LOI 的机制还涉及 CTCF 和另一种印记调控蛋白 BORIS（brother of regulator of imprinted site）在染色体上的结合靶位甲基化状态的改变，以及印记调控蛋白质复合体对染色质重塑的影响。

三、X 染色体失活

1961 年，M. F. Lyon 提出了雌性哺乳动物体细胞的两条 X 染色体中会有一条发生随机失活的假说，认为这是一种基因剂量补偿（dosage compensation）的机制。X 染色体失活发生在胚胎早期（第 16 天），X 染色体的失活是随机的，在一个细胞中，有一条 X 染色体完全失活并呈异染色质状态，而在另一个细胞中同一条 X 染色体又可以是活化的且呈常染色质状态。但一旦失活状态建立，就会在细胞谱系中稳定地遗传下去。因此，X 染色体失活是典型的以整条染色体为目标的表观遗传现象。

有关 X 染色体失活的机制近年来才逐渐被认识（图 2-21）。X 染色体的 Xq13.3 区段有一个 X 失活中心（X-inaction center，Xic），Xic 长约 1Mb，包括 4 个已知基因：*Xist*、*Xce*、*Tsix* 和 *DXPas34*。X 染色体失活特异性转录子（X-inactive specific transcript，Xist）基因是 X 染色体上启动转录最早的基因，它的转录产物是非编码 RNA。两条 X 染色体的 *Xist* 基因都能启动 Xist RNA 的稳定转录，其中一条 X 染色体产生的 Xist RNA 将这条染色体自身整体包裹，并启动异染色质化和失活过程。而另一条 X 染色体转录的 Xist RNA 会很快裂解，这条 X 染色质则呈常染色质状态，整条染色体上的基因都具有表达活性。X 染色体调控因子（X-chromosome controlling element，Xce）基因与 X-染色体随机失活的选择有关，当 *Xce* 处于纯合状态时，在体细胞中的 X-失活是完全随机的，而在杂合态时，失活就不是完全随机的。基因 *Tsix* 是位于 *Xist* 下游的瞬时调控元件，包含 CTCF 的结合位点。*DXPas34* 基因富含 CpG，包括一个 15kb 的微卫星重复序列，对 X-失活有一定的调控作用。失活 X 染色体有两个显著特点：一是组蛋白 H4 不被乙酰化；二是 CpG 岛的高度甲基化。

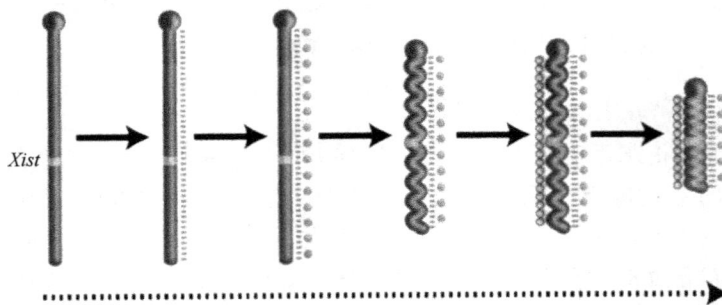

图 2-21 X 染色体失活的机制

与 X 染色体失活相关的疾病多是由 X 染色体的不对称失活，使携带有突变等位基因的 X 染色体在多数细胞中具有活性所致。Wiskott-Aldrich 综合征表现为免疫缺陷、湿疹、伴血小板缺乏症，该病是由于 *WASP* 基因突变所致。因为染色体随机失活导致女性为嵌合体，携带有 50% 的正常基因，通常无症状表现，所以该病患者多为男性。存在女性患病的原因在于不对称 X 染色体失活，即携带有正常 *WASP* 基因的染色体过多失活所致。但女性体内还存在另一种机制，通过不对称失活使携带有突变基因的 X 染色体大部分失活，如对 Pelizaeus-Merzbacher 病的研究表明，带有突变 *PLP* 基因的 X 染色体倾向于失活。RTT 综合征也和不对称 X 染色体失活有关，携带有 *MeCP2* 突变基因的女性 X 染色体失活时，倾向于使携带有发生突变的等位基因的染色体失活。

即便是失活的 X 染色体，也有一部分基因可以逃避失活而存在两个有活性的等位基因，但逃避失活的等位基因之间表达水平有很大的差异。由于逃避失活而使一些癌基因表达增加，这是引发女性癌症的一个重要原因。也有一些逃避失活的基因过量表达而增加某些疾病的易感性，如 *TIMP1* 基因随着年龄的增加表达量逐渐增加，导致迟发型疾病。女性易感的自身免疫性疾病也和 X 染色体失活相关，因为女性为嵌合体，如果自身免疫性 T 细胞不能耐受两个 X 染色体所编码的抗原，则会导致自身免疫缺陷性疾病，如红斑狼疮等。

四、表观遗传与肿瘤

近年来通过对 DNA 甲基化模式的研究，人们发现肿瘤细胞中存在异常的 DNA 甲基化状态。肿瘤中基因组整体甲基化水平降低，导致遗传不稳定性增加；许多癌基因启动子区多表现为去甲基化，使癌基因重新开放或异常表达。除了 DNA 甲基化的总体水平降低之外，癌细胞往往出现局部序列的高甲基化，高甲基化通常集中在抑癌基因启动子附近的 GpG 岛，导致抑癌基因失活。迄今为止，关于肿瘤抑癌基因的失活与该基因的启动子区域 CpG 岛的过度甲基化的直接关系有大量的报道。许多与细胞生长增殖相关的基因如与细胞周期相关的基因 *pRB*、*p16*、*p15* 和 *p73*，以及与 DNA 损伤修复有关的基因如 *BRCA1* 和 *hMLH1* 等，它们启动子区域的异常甲基化都与该基因的失活有关，表明 DNA 甲基化的异常是癌细胞中某些抑制恶性生长的基因沉默的原因。研究表明，不同的人体组织中同一种基因的甲基化状态可以有非常明显的差异，证实 DNA 甲基化在不同组织上具有不同模式，这为肿瘤的早期诊断提供了一定的依据。一些研究者将微阵列技术先后应用于乳腺癌、肺癌和卵巢癌等肿瘤 CpG 岛甲基化研究，获得的 CpG 岛甲基化谱不仅可作为上述肿瘤患者的早期诊断指标，还与肿瘤的病理分型、药物治疗敏感性和预后判断直接相关。

许多研究已证实了组蛋白高/乙酰化低在肿瘤发生中起重要作用。一方面，组蛋白乙酰化和脱乙酰化的变化与肿瘤细胞的形态变化有关；另一方面，催化组蛋白乙酰化的 HAT 或催化组蛋白脱乙酰化的 HDAC 可与一些癌基因和抑癌基因产物相互作用，从而修饰或介导这些产物对与细胞分化和细胞增殖有关的基因转录的作用。在组蛋白的诸多修饰方式中，磷酸化主要影响信号转导通路中相关基因的转录。例如，组蛋白 H3Ser10 磷酸化在真核生物的基因转录活化中起重要作用，ERK-MAPK 途径以及 p38MAPK 途径均能诱导 H3 磷酸化，组蛋白 H3 的磷酸化常伴有癌基因 *c-fos* 和 *c-jun* 的活化。此外 H3Ser10 磷酸化对有丝分裂的启动非常重要，这种修饰发生在 G_2 期的初始阶段，促使染色质凝集。

由于肿瘤发生中的 DNA 甲基化、组蛋白修饰等表观遗传学改变是可以逆转的，因此在肿瘤或癌前病变中，通过抑制 DNA 甲基化和抑制组蛋白的脱乙酰基作用可以恢复抑癌基因的表达，从而达到防治肿瘤的目的（图 2-22）。例如，特异性地抑制 DNMT 活性，如竞争性底物（发夹式半甲基化寡核苷酸）、核苷类似物（5-aza、5-azadC）、小分子抑制物（SAH）、反义寡核苷酸等，可使 CpG 岛甲基化转录失活的抑癌基因如 *p14*、*p15*、*p16*、*p21*、*p53*、*Rb* 等恢复功能，从而逆转肿瘤细胞生物学活性。5-aza 和 5-aza-dC 可以有效抑制 DNMT 活性，在白血病、骨髓增生异常综合征、非小细胞肺癌等肿瘤中已经取得了很好的疗效。HDAC 抑制剂抗肿瘤机制包括阻滞细胞周期和促进细胞分化、诱导细胞凋亡、抑制血管生成等。已有多种 HDAC 抑制剂对白血病和实体瘤进行了 I 期和 II 期临床试验，包括丁酸盐、SAHA、MS-275、CI-994 等，显示了良好的疗效，副作用很少，这说明与传统的化疗药物相比，HDAC 抑制剂具有较大的优势。近年来的研究表明，HDAC 抑制剂和其他抗肿瘤药物的联合使用具有更加广阔的应用前景。例如，联合应用 DNMT 抑制剂和 HDAC 抑制剂可以重新激活 *MLH1*、*TIMP3*、*CDKN2B*、*CDKN2A* 和 *ARHI* 等抑癌基因，促进肿瘤细胞凋亡。

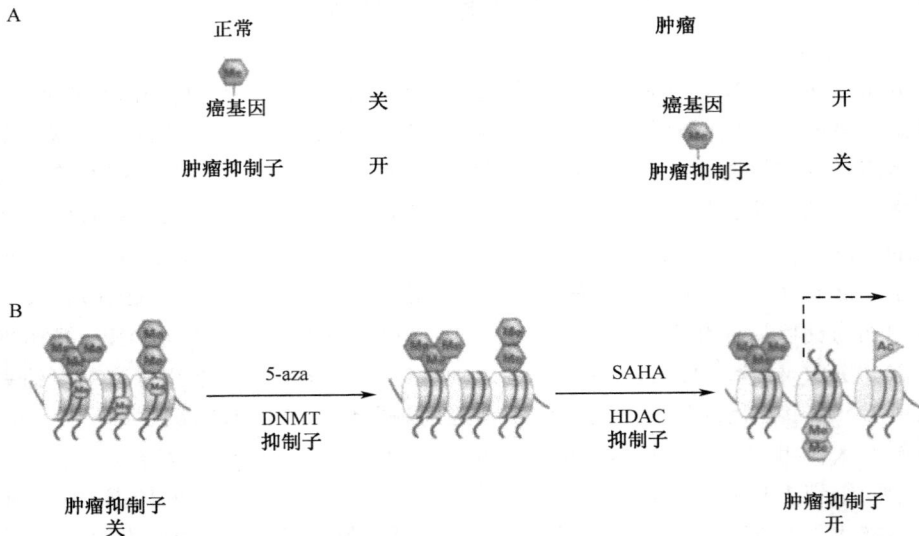

图 2-22　抑制 DNA 甲基化和组蛋白去乙酰化对肿瘤的影响

肿瘤的发生常常涉及多个抑癌基因的失活，针对单一基因的治疗不足以抑制肿瘤生长，甲基化或脱乙酰化酶抑制剂针对的是整个基因组而不是特定的基因，可同时恢复多个抑癌基因的表达，并降低基因突变的发生率，提高基因组稳定性，可能为药物开发提供新的靶点。

（白　云）

主要参考文献

丹尼斯 C，加拉格尔 R. 2003. 人类基因组——我们的 DNA. 北京：科学出版社

孙树汉. 2002. 基因工程原理与方法. 北京：人民军医出版社

薛京伦. 2006. 表观遗传学：原理、技术与实践. 上海：上海科学技术出版社

Brown T A. 1992. Genetics：A Molecular Approach. London：Chapman & Hall Publishers

David A C，Thomas J，Marie-Laure C. 2007. Epigenetics. New York：Cold Spring Harbor Laboratory Press

Lewin B. 2004. Genes VIII. Oxford：Oxford University Press

Tollefshol T O. 2007. 吴超群等译. 表观遗传学实验手册. 上海：上海科学技术出版社

第三章　人类染色体与染色体病

第一节　人类染色体

一、人类染色体的正常形态

染色体（chromosome）是遗传物质（基因）的载体，控制各种遗传性状的基因呈直线排列于各染色体上，并各占有一定的位置。因此，染色体在保证基因的稳定传递、基因的分离与自由组合上具有重要作用，其结构与数目的完整性对于维持正常代谢活动和繁衍后代都非常重要。染色体在细胞周期中经历凝缩和舒展的周期性变化，在细胞分裂中期，染色体达到凝缩的高峰，轮廓结构清楚，因而最有利于观察。中期染色体图形中，每条染色体的形态主要由下列几部分组成（图 3-1）：在染色体上有一收缩成极小的部分，称为着丝粒（centromere）或初级缢痕（primary constriction），这是细胞分裂时纺锤丝附着的地方，与染色体的运动密切相关，失去着丝粒的染色体片段通常会由于不能在分裂后期向两极移动而丢失。着丝粒把整条染色体分成两部分，较短的部分称为短臂（short arm），用 p 表示；较长的部分称为长臂（long arm），用 q 表示。分裂中期时，可以看到每条染色体的长臂和短臂各纵分为二，其中每一条称之为染色单体（chromatid）。同时，在有些染色体的臂（长、短臂均可）上有收缩凹陷处，称为次级缢痕（secondary constriction）；有些染色体的一端还有球形小体以细丝相连，称之随体（satellite），多见于近端着丝粒型染色体。此外，每条染色体短臂和长臂末端称为端粒（telomere），它的存在保证了染色体结构的完整性。

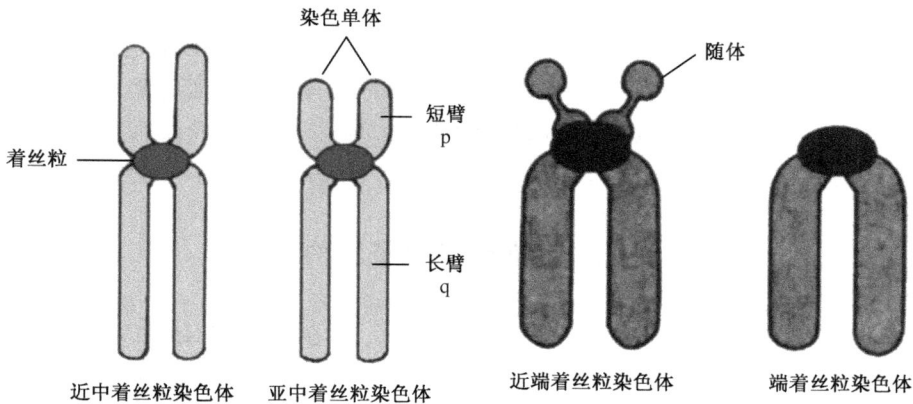

图 3-1　染色体一般形态与着丝粒类型模式图

根据着丝粒的位置，人类染色体可以分为三种：①近中着丝粒染色体，着丝粒位于或靠近染色体中央，将染色体分为长短相近的两个臂；②亚中着丝粒染色体，着丝粒偏于一端，将染色体分为长短明显不同的两个臂；③端着丝粒染色体，着丝粒靠近一端，人类没有真正的端着丝粒染色体（图3-1）。

二、特殊的染色体结构

所有真核生物染色体都含有两个不同的、有特殊结构重要性的区域，即着丝粒和端粒。另外，一些染色体还含有核仁组织中心（nucleolar organizer region，NOR）。着丝粒位于细胞分裂过程中与纺锤体连接的部位，在分裂过程中它的作用是非常必要的，任何失去着丝粒的染色体片段将不能在细胞分裂结束时分配到子细胞中去。研究最清楚的着丝粒是酵母的着丝粒，约200bp，大多数着丝粒都要比酵母着丝粒大得多。通常，着丝粒由高度重复的卫星DNA组成。在人类中，不同的染色体可根据它们的着丝粒中有无特殊的类α卫星DNA而加以区分。染色体与纺锤体微管纤维的结合受到动粒（kine-tochore）的影响，动粒是蛋白质连接于着丝粒上形成的多层结构。

端粒并不是简单的染色体和DNA端部结构，而是特殊结构，它含有由简单且短小的DNA组成的多次重复序列。在人类中，此重复序列为TTAGGG，但不同的真核生物间会有一些小变化，相似的序列可在植物和原生动物中见到。特殊的蛋白质结合在端粒区域，形成的核酸蛋白结构被发现可以阻止不同染色体端部之间的重组。每个端粒重复序列的数量在生殖细胞中很高，但在体细胞中随年龄增长而减少，这是老化过程的一个分子标志。端粒长度由端粒酶（telomerase）维持，该酶含有与端粒重复DNA序列互补的RNA，可作为端粒伸展的模板。端粒酶在体细胞中不存在，但会重新出现于肿瘤细胞中，在肿瘤细胞中端粒的长度是稳定的。核仁组织中心通常出现在次级结构中，它们由串联重复的5S、18S和28S核糖体RNA基因组成。在大多数物种中，5S核糖RNA基因成簇分布于基因组某一部位。在人类中，核仁组织中心存在于除Y染色体外的所有近端着丝粒染色体的短臂上，每个核仁组织中心由80~100个重复序列组成。在细胞间期，核仁组织中心解聚，一个新核仁在附近形成，来自不同染色体的核仁组织中心能够合并形成单个核仁；当细胞进入有丝分裂的中期时，染色体仍能以结合在它们短臂上的形式出现，这被称为卫星联会（satellite association）。次级缢痕能够如此明显，以致染色体小的远端区域似乎是脱离了染色体的实体部分，而被称为染色体卫星（chromosomal satellite）。在人类，此结构可在3、14、15、21和22号染色体上见到。染色体卫星这一术语不要与卫星DNA序列这一术语相混淆。

三、染色体的分子结构

染色体由DNA和蛋白质组成，还有少量RNA存在，这些RNA只有转移到胞质中后才有效。DNA和蛋白质的混合体被称为染色质（chromatin）。这些蛋白质分为两类：组蛋白（histone）和非组蛋白（nonhistone）或称为酸性蛋白（acidic protein），两者在染色质结构和功能方面起重要作用。组蛋白是一组分子质量小于23kDa的小蛋白，从它们的干重来说，大约相当于染色质组成中DNA的重量。在生理pH条件下，由于含高比例的赖氨酸和精氨酸，组蛋白带有基本电荷，基本电荷有助于它们与多聚阴离子DNA紧密结合。已发现有5种类型的组蛋白，即H1、H2A、H2B、H3和H4。除极少数缺少 H1 外，所有种属和组织中都含有这 5 种组蛋白。每一种组蛋白的氨基酸序列在进化过程中高度保守，这显示这些分子有重要作用，对真核生物的生存是必要的。核小体（nucleosome）的结构已经阐明，它是染色质的基本组成成分。

核小体由组蛋白的核心和环绕它的 DNA 组成。核心由两层平行排列的盘状结构组成，每层结构由一个 H2A、H2B、H3 和 H4 组蛋白分子组成。DNA 分子沿着盘状结构的边缘绕行，一个组蛋白 H1 分子位于核小体复合物的外侧，起到封闭作用，146 个碱基对构成的 DNA 与核小体核心相结合。核小体间的 DNA 接头的长度在不同的种属间不相同，但在人类中，接头约为 60 个碱基对，并使每个核小体 DNA 的总长度约为200 个碱基对。这是染色质中 DNA 包装基本结构，进一步的包装在很大程度上依赖于组蛋白 H1。H1 分子能相互作用，以保持螺旋结构中单个核小体直径为 30nm 的螺线管。这是染色质在电镜下最常见的纤维的直径，但进一步浓缩螺旋结构也能见到，简单的核小体结构列于图 3-2。更进一层水平的包装结构可在细胞核中见到，最高水平的包装结构可在细胞周期的间期中观察到。这些结构的形成与染色质纤维结合到染色体支架上有关。支架结构基本上由酸性（非组蛋白）核蛋白，即拓扑酶Ⅱ（topoisomeraseⅡ）组成。支架连接区（scaffold attachment region，SAR）由含几百个碱基对的 DNA 组成，这个区域富含腺嘌呤和胸腺嘧啶，它将 DNA 分子连接到染色体的支架上。这些相互交织的物质呈不同长度的环状结构。当处于有丝分裂中期的染色体上的组蛋白被移走后，DNA 呈裸露状态，电镜观察显示长链 DNA 从染色体支架上抽出。非组蛋白核心与许多染色体功能相关，如基因表达调控，该过程中转录因子起主要作用。

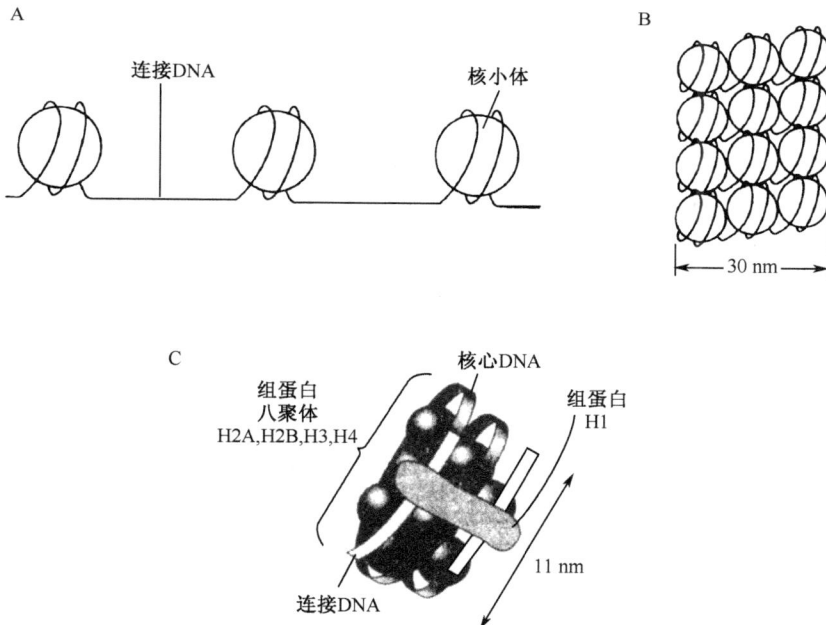

图 3-2　核小体
A. 一系列核小体图解；B. 核小体螺旋形成螺线管结构；C. 显示组蛋白和 DNA 组成核小体的基本结构

四、核型与分组

将一个细胞内的整套染色体按照一定的顺序排列起来所构成的图像称为该细胞的核型（karyotype）；确定其是否与正常核型完全一致的过程，叫做核型分析（karyotype analysis）。人类体细胞具有 46 条染色体，其中 44 条（22 对）为常染色体；另两条与性别分化有关，为性染色体。性染色体在女性中为 XX，在男性中为 XY。生殖细胞中卵细胞和精子各有 23 条染色体，分别为 22＋X 和 22＋Y。早期，人们将制备获得的中期细胞染色体经 Geimsa 染液均匀着色后，再依据染色体的长度和着丝粒位置将人类染色体顺次由 1 编到 22 号，并分为 A、B、C、D、E、F、G 7 个组，将 X 和 Y 染色体分别归入 C 组和 G 组（图 3-3），但据此要准确鉴别多数组内染色体的序号是困难的。1968 年，瑞典科学家 Caspersson 首先应用荧光染料喹吖因氮芥（quinacrine mustard）处理染色体标本，发现在荧光显微镜下每条染色体出现了宽窄和亮度不同的辉纹，即荧光带，而各条染色体有其独特的带型，由此可以清楚地鉴别人类的每一条染色体。这种用特定的染色使染色体出现深浅或明暗带纹以鉴别染色体的技术称为染色体显带技术（chromosome banding）。将能显示明暗条纹的染色体标本称为显带染色体（banding chromosome），相对地把不显示条纹的染色体标本称为非显带染色体（non-banding chromosome）。随后，人们又创立了多种染色体显带技术，目前，常用的 4 种方法是喹吖因荧光法、Geimsa 法、逆相 Geimsa 法和着丝粒区异染色质法，即 Q 显带、G 显带、R 显带和 C 显带。

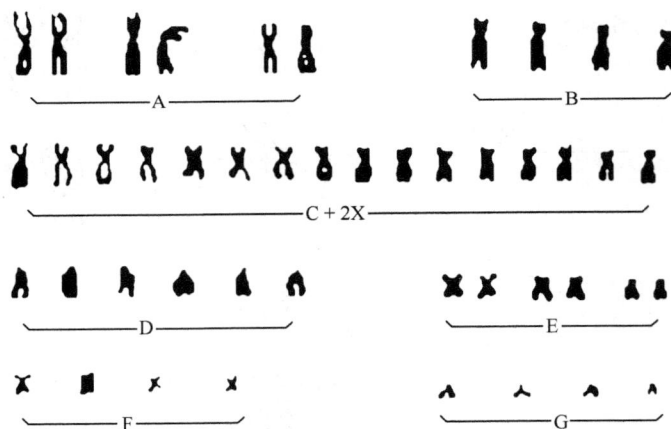

图 3-3　一个女性的非显带核型

显带技术不仅解决了染色体的识别问题，而且由于在染色体上能区别许多区和带，还为深入研究染色体的异常和人类基因定位创造了条件。同时，显带技术应用进一步要求对显带染色体有一个统一的识别、描述标准，以利于相互交流。因此，1971 年在巴黎召开的第四届国际人类细胞遗传学会议制定了一幅显带染色体模式图（图 3-4），并提出了区分每个显带染色体区、带的标准系统，称《人类细胞遗传学命名的国际体制》（*An International system for Human Cytogenetic Nomenclature*，ISCN，1971），该体制中提出了一些统一的符号和术语。

1）界标（landmark）。确认每一染色体上具有重要意义的，一个稳定的、有显著形态学特征的指标，包括染色体两臂的末端、着丝粒和某些带。

2）区（region）。位于两相邻界标之间的区域。

3）带（band）。每一染色体都应看作是由一系列连续的带组成，即没有非带区。借其较亮（深）或较暗（浅）的着色强度，可清楚地与相邻带相区别。

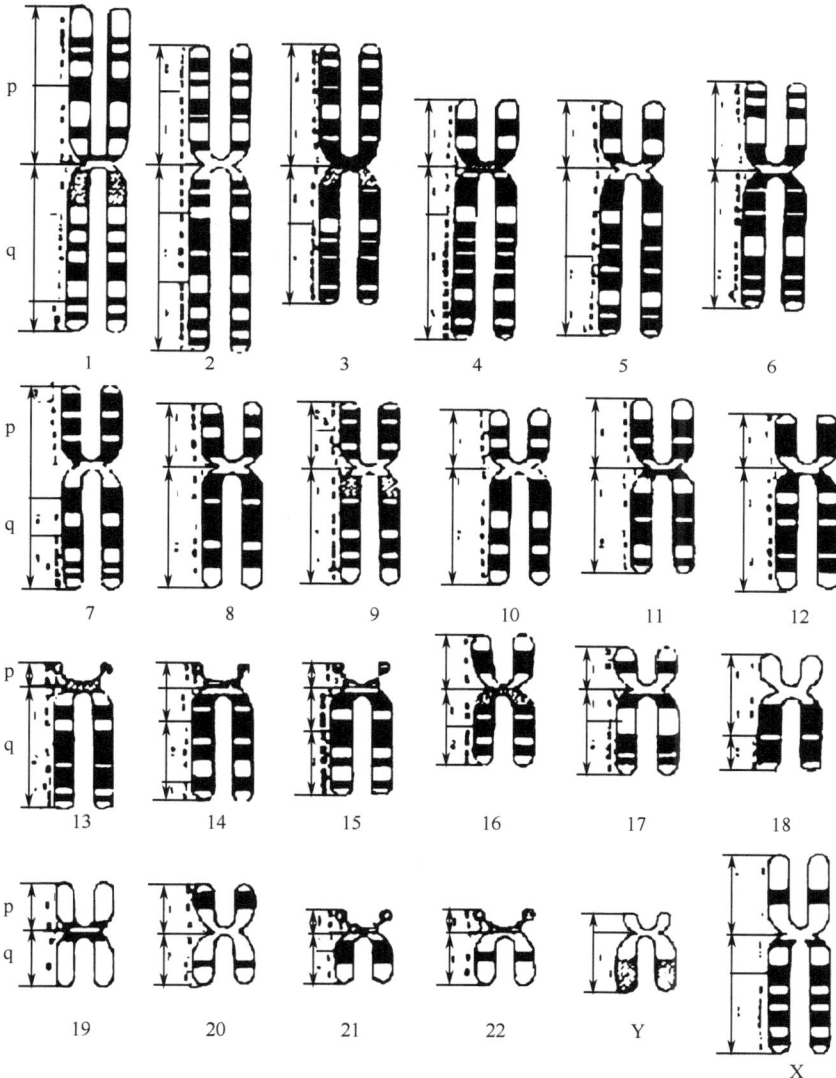

图 3-4　显带染色体模式图（巴黎会议，1971）

每一染色体均以着丝粒为界标，区分出短臂（p）和长臂（q）。

区和带均从着丝粒开始，沿每一染色体臂向外序贯地编定号数。靠近着丝粒的两个区分别标记为长臂或短臂的“1”区，其次由近及远排列为“2”区、“3”区等。作为界标的带算作是属于此界标以远的区，并且称为该区的 1 带。被着丝粒一分为二的带算作分属长、短臂的两个带，分别标记为长臂的 1 区 1 带和短臂的 1 区 1 带。

记述一特定带时，需要写明 4 个内容：①染色体号；②臂的符号；③区的号序；④带的号序。这些内容按顺序书写，不用间隔或加标点。例如，1p31 表示第 1 号染色体，短臂，3 区，1 带。

第二节　人类染色体畸变

染色体畸变（chromosomal aberration）是指染色体发生了数目或结构上的改变。畸变的类型和可能引起的后果在细胞不同周期和个体发育不同阶段不尽相同。其中染色体的数目畸变又可分为整倍性改变和非整倍性改变两种。结构畸变主要有缺失、重复、插入、易位和倒位等。当一个个体细胞有两种或两种以上不同核型的细胞系时，该个体就被称为嵌合体；无论数目畸变还是结构畸变，其实质是涉及染色体或染色体节段上基因群的增减或位置的转移，使遗传物质发生了改变，结果都可以导致染色体异常综合征或染色体病。

一、染色体畸变的发生原因

染色体畸变可以自发地产生，称为自发畸变（spontaneous aberration）；也可通过物理的、化学的和生物的诱变作用而产生，称为诱发畸变（induced aberration）；还可由亲代遗传而来。造成染色体畸变的原因是多方面的，主要包括化学因素、物理因素和生物因素。在正常情况下，人体细胞内亦有少数染色体畸变发生，但为数极少，一般在 1% 以下，其发生原因可能是由于微量射线照射或某些化学物质所诱发，但这种情况往往极易为细胞更新所代谢。而在某些化学物质、射线和病毒等因素作用下，人体细胞染色体畸变率大为增加。

（一）化 学 诱 变

许多化学物质，如一些化学药品、农药、毒物和抗代谢药等，都可以引起染色体畸变。据调查，某些化工厂的工人由于长期接触苯、甲苯等，出现染色体数目异常和发生染色体断裂的频率远高于一般人群。农药中的除草剂和杀虫的砷制剂等都是一些染色体畸变的诱变剂。

1) 药物。某些药物，特别是一些抗肿瘤药物和保胎及预防妊娠反应的药物可引起人类染色体畸变或产生畸胎，如环磷酰胺、氮芥、马利兰均可引起染色体畸变，这已为许多研究所证实。抗痉挛药物苯妥英钠可引起患者淋巴细胞多倍体细胞数增高。多年服用巴比妥类、乙内酰脲等抗痉挛药物的妇女和小孩，外周淋巴细胞染色体可出现结构上和数目上的畸变。

2) 农药。现已证明许多化学合成的农药可以引起人类细胞染色体畸变，有机磷农药（如敌百虫类）使染色体畸变率增高。

3) 工业毒物。工业毒物诱发人类染色体畸变，首先是对一些职业性接触的工人。

他们在长期和一些有害毒物，如苯、甲苯、铝、砷、二硫化碳、氯丁二烯、氯乙烯单体接触过程中，染色体畸变率增高；其次是工业毒物排放后污染了环境，影响到周围居民。

4）食品添加剂。一些食品添加剂（防腐剂、色素等）亦可使染色体畸变增加。长期服用环已基糖精的患者，其外周血淋巴细胞染色体畸变率有所增高。日本广泛用作食品防腐剂的硝基呋喃基糖酰胺 AF-2，亦可诱发离体人类淋巴细胞培养发生染色体畸变。

（二）物 理 因 素

在自然空间中存在各种各样的射线，这些射线来自于宇宙或地球上某些放射性岩石，但剂量极微，对人体虽可产生一定影响，但影响不大。大量射线来自于人类活动，对人类有极大的潜在危险。例如，放射性物质爆炸后散落的放射性尘埃、医疗上所用的放射线等，对人体都有一定的损害；工业放射性物质的污染也可引起细胞染色体的改变；细胞受到电离辐射后，可引起细胞内染色体发生异常。畸变率随射线剂量的增高而增高，最常见的畸变类型有断裂、缺失、双着丝粒染色体、易位、核内复制、不分离等，这些畸变都可使个体的性状出现异常。射线的作用包括对体细胞和生殖细胞两方面，如果一次照射大剂量的射线，可在短期内引起造血障碍而死亡。长期接受射线治疗或从事放射工作的人员，由于微小剂量的射线不断积累，会引起体细胞或生殖细胞染色体畸变。

（三）生 物 因 素

导致染色体畸变的生物因素包括两个方面。①由生物体产生的生物类毒素。霉菌毒素的致癌作用，可能就在于它诱发染色体畸变。霉菌毒素通过霉菌污染农产品和畜产品而直接或间接地进入人体。例如，黄曲霉素常含于霉花生或霉玉米中，它们的存在常与某一地区癌症发病率（如肝癌）增高有着极其明显的相关性。这类物质亦可诱发染色体畸变，如杂曲霉素、黄米霉素和棒曲霉素等对人类离体细胞培养的染色体均有一定的损害作用。② 某些生物体如病毒本身可引起染色体畸变。病毒可引起宿主细胞染色体畸变，尤其是那些致癌病毒。病毒引起染色体畸变主要是由于影响 DNA 代谢。SV40 病毒、Rous 肉瘤病毒、牛痘病毒、风疹病毒、带状疱疹病毒、仙台病毒等均可诱发染色体畸变。此外，在感染肝炎病毒（甲、乙型）、麻疹病毒及流行性腮腺炎病毒等病毒时，患者血液中淋巴细胞染色体亦可出现各种畸变。在一些致癌的病毒中，它们对于染色体畸变的影响更为显著，如 Burkitr 淋巴肉瘤病毒可引起体细胞染色体畸变。病毒引起染色体畸变多为断裂和重排，也可引起部分染色体丢失，如果用病毒感染离体培养细胞将会出现各种类型的染色体异常。

二、染色体的数目畸变

人类等二倍体生物的每一正常配子即正常精子或正常卵细胞的全部染色体，称为一个染色体组（chromosome set）。例如，正常人的配子的染色体组合有 22 条常染色体和一条 X（或一条 Y）染色体，即 22＋X 或 22＋Y，称为单倍体（haploid），以 n 表示；精卵结合形成的受精卵则含有两个染色体组，称二倍体（diploid），以 $2n$ 表示。以二倍体为标准，出现染色体偏离正常数目称为染色体数目异常或数目畸变，包括整倍体改变和非整倍体改变两种类型。

1. 整倍体

染色体数目整组地增加，即形成整倍体（euploid）。例如，由 3 或 4 个染色体组组成三倍体（$3n＝69$）或四倍体（$4n＝92$）。在人类，全身三倍体是致死的，因而极为罕见，但三倍体在流产胎儿中较常见，是流产的重要原因之一。全身三倍体可能是由于参加受精的卵细胞为二倍体而非单倍体，或由于双精子受精所致。

全身四倍体更为罕见。但四倍体和其他高倍体细胞在一些组织如肝、子宫内膜、骨髓细胞、瘤细胞和培养细胞中并不罕见。其产生的原因是，如果细胞在分裂之前再复制一次，或由于纺锤体的缺陷或缺失，细胞未能分裂，都会使染色体数目倍增。

2. 非整倍体

当细胞的染色体数不是 23 的整数倍，发生单条或多条染色体的增加或减少时，即形成非整倍体（aneuploid），这是临床上最常见的染色体异常，包括两种类型。

1）亚二倍体。染色体数目少于二倍体数，故称亚二倍体。缺失一条染色体的那对染色体将构成单体型（monosomy）。核型为 45，X 的女性性腺发育不全综合征是人类中单体型病例的最典型例证。因为单体型个体的细胞中缺少一条染色体将造成基因组严重失衡，所以在常染色体单体型中，即使是最小的 21 号、22 号染色体单体型病例也难以存活。45，X 核型的 Turner 综合征病例虽有少数可以存活，但患者性腺不能发育并具有多种畸形。

2）超二倍体。染色体数目多于二倍体数，即同源染色体不是两条，而是三条、四条，称为超二倍体。多出一条染色体的便构成三体型（trisomy），这是人类中最常见的染色体畸变类型。临床上，不论常染色体病还是性染色体病，均以三体型最为常见。在常染色体中，除第 17 号尚未有三体型的病例报道外，其余的常染色体均存在三体型，而且少数常染色体三体型病例可以存活至出生，甚至可以活至成年，但多数寿命不长并伴有各种严重畸形。这表明人类中增加一条额外的常染色体的危害性显然比少了一条常染色体的单体型轻，但也会造成严重的后果。

非整倍体产生的原因，主要是在细胞分裂时染色体不分离或染色体丢失而导致的。

（1）染色体不分离

在细胞分裂时，如果某一染色体的两条单体在分裂后期不能正常地分开而同时进入某一子细胞，则必然导致该子细胞增多一条染色体（三体型）而另一子细胞缺少一条染色体（单体型），这称为染色体不分离（non-disjunction）。

如果染色体不分离发生在减数分裂，所形成的异常配子与正常配子结合后，就会出现合子细胞中某一染色体的三体性或单体性。染色体不分离可以发生在第一次减数分裂，也可以发生在第二次减数分裂。染色体不分离产生的异常配子在受精后导致合子染色体异常，因此由合子分裂得来的全身细胞都具有该种异常（图3-5）。另一种情况是合子细胞最初是正常的，但在以后的某次有丝分裂时发生染色体不分离，这也能导致染色体数目异常。这种异常细胞如能存活和继续分裂，将构成异常的细胞系，并与正常细胞系并存，这种由两种或两种以上不同核型的细胞系所组成的个体称为嵌合体（图3-6）。

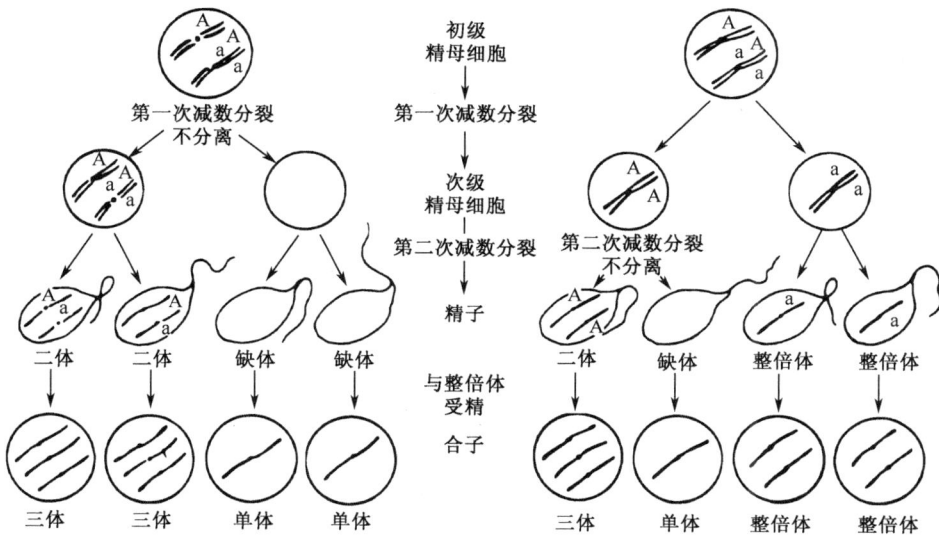

图 3-5　减数分裂时染色体不分离

（2）染色体丢失

染色体丢失（chromosome loss）是由于有丝分裂后期染色单体的滞留（anaphase lag）所致，导致本应向子细胞移动的某一染色体（此时为单体状态）未能与其他染色体一起移动而进入子细胞，并随后丢失，这就导致某一子细胞及其后代中该染色体减少一条（图3-6）。染色体丢失也是嵌合体形成的一种方式。

三、染色体的结构畸变

导致染色体结构畸变（structural aberration）的基础是染色体发生断裂（breakage）及断裂后的重接（rejoin）。正常情况下，染色体断裂发生频率是很低的，但可能在某些因素（如电离辐射、病毒感染和化学物质）诱发下能促使其断裂机会大为增加。

常见的染色体结构畸变有以下几种。

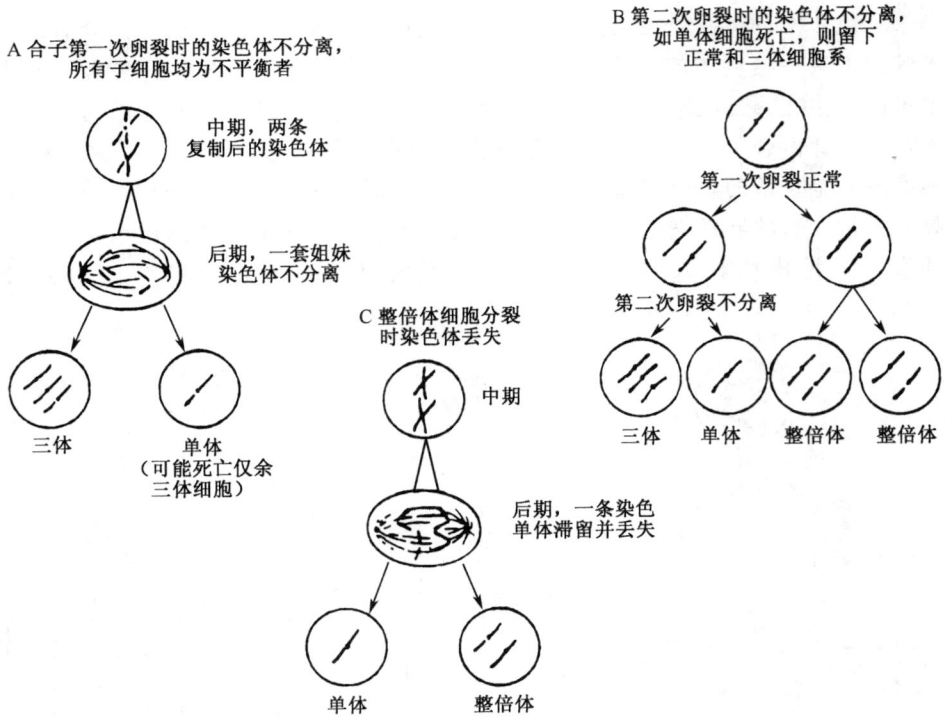

図 3-6 嵌合体形成的机理示意图

1. 缺失

染色体臂的部分丢失称为缺失（deletion，用 del 表示）。它是由于染色体断裂后，断裂下来的片段（带有着丝粒或不带有着丝粒）未能再与原来或别的染色体结合而丢失，造成遗传信息的丧失并引起发育的异常（图 3-7）。当一条染色体的一个臂发生两次断裂时，其间的片段丢失称为中间缺失，虽然缺失是中间缺失，但在显微镜下像是末端缺失。

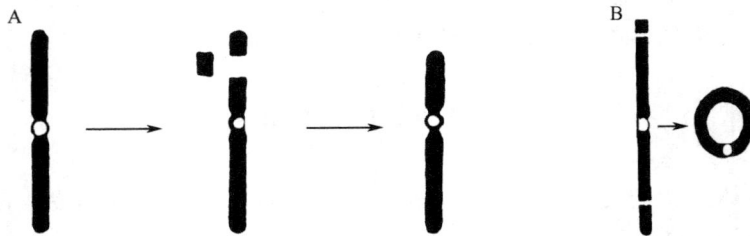

图 3-7　染色体缺失及环状染色体的形成
A. 中间缺失；B. 环状染色体形成

2. 环状染色体

当一条染色体的两臂各有一次断裂，有着丝粒节段的两个断端如彼此重新连接，可形成环状染色体（ring chromosome，用 r 表示）（图 3-7），断裂下来的断片通常在细胞分裂过程中丢失。这在辐射损伤时尤为常见。

3. 双着丝粒染色体

两条染色体断裂后，具有着丝粒的两个片段相连接，即形成一个双着丝粒染色体（图 3-8）；两个无着丝粒片段也可以连接成一个无着丝粒片段，但后者通常在细胞分裂时丢失。双着丝粒染色体常见于电离辐射后，因此在辐射遗传学中常用以估算受照射剂量。

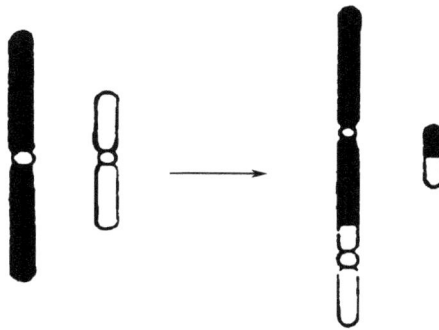

图 3-8　双着丝粒染色体的形成

4. 重复

染色体上个别区段多出一份，称为重复（duplication，用 dup 表示）。其形成机理是同源染色体中一条断裂后，断片连接到另一条同源染色体上的相对应部位；或是由于同源染色体间的不等交换，结果一条同源染色体上部分基因重复了，而另一条同源染色体则相应缺失了（图 3-9）。

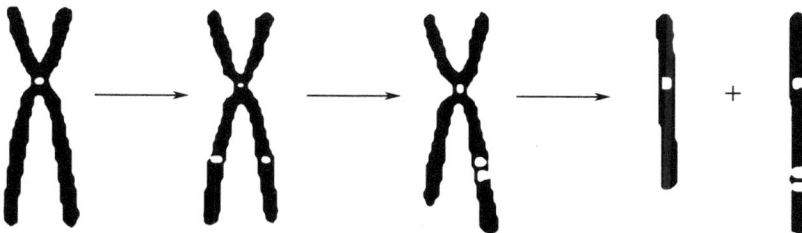

图 3-9　染色体的重复示意图

5. 倒位

如果两次断裂形成的片段倒转 180° 后重新接合，那么，虽然没有染色体物质的丢失，但基因顺序颠倒，称为倒位（inversion，用 inv 表示）。如果倒位发生在同一臂内，称为臂内倒位（paracentric inversion）；如果两次断裂分别发生在长臂和短臂，则称为臂间倒位（pericentric inversion）。在应用显带技术以前，臂内倒位是无法检出的，因为染色体的长度和臂率（p/q 长度比）都没有改变。至于臂间倒位，如果两断点距着丝粒不等，则能被发现（图 3-10）。倒位因无染色体物质的增减，一般没有明显的表型效应。

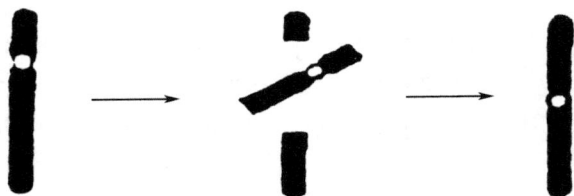

图 3-10　染色体的臂间倒位

6. 等臂染色体

一次染色体断裂如果发生在着丝粒区，使着丝粒横断，则两个臂的姐妹染色单体可分别互相连接，结果形成两条与短臂和长臂相应的等臂染色体（isochromosome，用 i 表示）（图 3-11）。当然，等臂染色体还可能有其他的形成机理，如通过两条同源染色体着丝粒融合，然后短臂和长臂分开，两条短臂和两条长臂借着丝粒分别各自连接成一条等臂染色体。

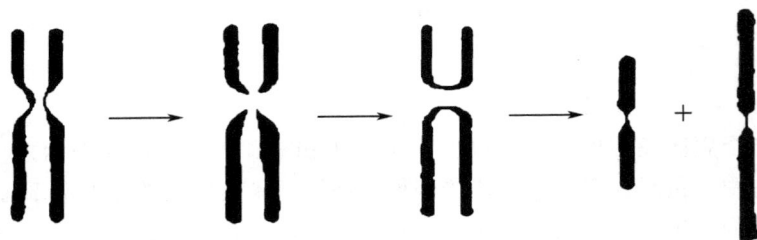

图 3-11　等臂染色体的形成

7. 易位

染色体片段位置的改变称为易位（translocation，用 t 表示），它伴有基因位置的改变。易位有两种类型。①非相互易位，一条染色体断裂后，其断片易位到另一条染色体上，如果与其末端连接，称为末端易位；如果染色体断片插入到另一条染色体臂的中间去，则称为插入易位。②相互易位，即发生易位的两条染色体都发生断裂，断片相互交换（图 3-12）。

相互易位是比较常见的结构畸变，在各号染色体间都可发生，新生儿的发生频率为 1‰～2‰。相互易位仅有位置的改变，没有可见的染色体片段的增减时称为平衡易位（balanced translocation），它通常没有明显的遗传效应。然而平衡易位的携带者与正常

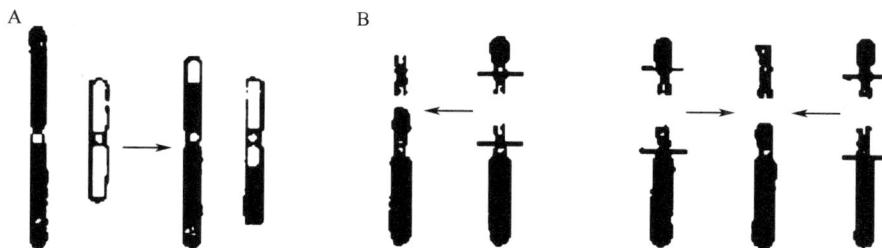

图 3-12 染色体相互易位示意图

A. 相互易位；B. 罗氏易位

人婚后生育的子女中，却有可能得到一条衍生的异常染色体，导致某一易位节段的增多（部分三体性）或减少（部分单体性），并产生相应的效应。罗氏易位（Robertsonian translocation）为相互易位的一种特殊形式，两条近端着丝粒染色体（D/D，D/G，G/G）在着丝粒处或其附近断裂后形成两条衍生染色体，一条由两者的长臂构成，几乎具有全部遗传物质；而另一条由两者的短臂构成，由两个短臂构成小染色体，由于缺乏着丝粒或因几乎全由异染色质组成，故常丢失，它的存在与否不引起表型的异常。

四、核型的描述

核型的描述，首先是书写染色体总数，加一个逗号，接着写出性染色体的组成，然后写出染色体异常。一些常用符号的含义见表 3-1。

表 3-1　常用符号及其意义

符号	意义	符号	意义
ace	无着丝粒片段	r	环状染色体
cen	着丝粒	rcp	相互易位
del	缺失	rea	重排
der	衍生染色体	rob	罗氏易位
dic	双着丝粒染色体	:	断裂
dup	重复	::	断裂后重接
h	次缢痕	( )	括号内为结构异常的染色体
i	等臂染色体	;	重排中用于分开染色体
ins	插入	/	嵌合体中用于分开不同的细胞系
inv	倒位	t	易位
p	短臂	ter	末端
q	长臂	→	从……到

"＋"和"－"号放在相应的符号之前时，表示增加或丢失了整条染色体；当其放在相应符号之后，则表示染色体长度的增加或减少。例如，47，XX，＋21 为一个女性先天愚型的核型，有一条额外的 21 号染色体；46，XY，5p－表示一个 5 号染色体短臂

长度减少的男性核型。

结构异常染色体的核型描述可用简明或详尽描述系统来表示，前者指出异常核型，并可推论出异常染色体的带的构成；后者除指出重排类型外，还依据其带的构成说明每一条异常染色体，现举例如下。

1. 末端缺失

46，XY，del（1）（q21）

46，XX，del（1）（pter→q21：）

表示 1 号染色体长臂 2 区 1 带处断裂造成了该处以远的末端缺失，异常的染色体由完整的短臂和着丝粒与 1q21 带之间的部分长臂构成。

2. 中间缺失

46，XX，del（1）（q21q23）

46，XX，del（1）（pter→q21：：q31→qter）

表示 1 号染色体长臂 2 区 1 带与 2 区 3 带处断裂，其间片段丢失，下行括号内说明了异常染色体的构成。

3. 臂间倒位

46，XY，inv（2）（p21q31）

46，XY，inv（2）（pter→p21：：q31→p21：：q31→qter）

断裂和重接在 2 号染色体短臂的 2 区 1 带和长臂的 3 区 1 带之间，其间的节段倒位。

4. 环形染色体

46，XY，r（2）（p21q31）

46，XY，r（2）（p21→q31）

断裂发生在 2 号染色体 p21 带和 q31 带，这些带以远的部分丢失，断裂端重接形成环形染色体。

5. 易位

46，XY，t（2；5）（q21；q31）

45，XY，t（2；5）（2pter→2q21：：5q31→5qter；5pter→5q31：：2q21→2qter）

断裂和重接分别发生在 2 号染色体 q31 带和 5 号染色体 q31 带，这些带以远的节段在两条染色体之间进行交换，后面括号内先描述小号数的衍生染色体。

6. 等臂染色体

46，X，i（Xq）

46，X，i（X）（qter→cen→qter）

女性核型，有一条正常的 X 染色体和一条 X 染色体长臂形成的等臂染色体。

第三节　染色体病

人类染色体数目或结构上的异常均可导致遗传性疾病，称为染色体病（chromosomal disorder）或染色体畸变综合征（chromosomal aberration syndrome）。人类染色体病包括常染色体病和性染色体病，现已明确的染色体综合征有百余种，是导致流产和不育的重要原因。此类遗传病具有下列主要特征。

1）带有染色体异常的人体，其生长发育和智力通常均落后，一般均有多发性先天畸形，有的还有特异的皮肤纹理改变。具有染色体异常的胚胎，大部分将流产或死亡。在性染色体异常的个体中，其生长和性发育出现异常，如第二性征不发育、男性乳房发育等。

2）带有染色体异常的个体，其亲代的染色体可为正常，这种异常的出现是由于亲代生殖细胞形成过程中发生了染色体畸变。

3）带有染色体畸变但表现型正常的亲代可能将其畸变染色体传至子代，引起子代染色体不平衡而致病。

4）带有染色体异常的个体，可在其母亲怀孕早期利用羊水细胞培养作出确诊，因而有可能进行产前诊断。

一、常染色体病

常染色病是指 1～22 号染色体发生数目或结构异常而引起的疾病。临床较常见的常染色体病有以下几种。

（一）21 三体综合征或称先天愚型

21 三体综合征（trisomy 21 syndrome）是人类最常见的一种染色体病，早在 1866 年英国医生 Langdon Down 首次对此病例作过临床描述，故又称为唐氏综合征（Down's 综合征），群体中的发病率为 1/800～1/600。患者的核型为 47，XX（XY），+21，这种核型也叫做 21 三体型。

1. 遗传病理

细胞分裂过程中的染色体不分离是唐氏综合征的遗传病理基础，导致全部或部分体细胞额外多出一条 21 号染色体。染色体不分离可以发生在生殖细胞减数分裂过程和合子后早期卵裂过程，前者导致含两条 21 号染色体的配子的产生，与正常配子受精后形成 21 三体合子。仅有 10% 左右的 21 三体合子能发育并分娩。

孕妇年龄与唐氏综合征发生的关系已被肯定，即发病风险随孕妇年龄的增大而升高（表 3-2）。

表 3-2　孕妇分娩时年龄与胎儿患唐氏综合征风险关系

年龄	20 岁	25 岁	30 岁	35 岁	38 岁	40 岁	42 岁	45 岁
DS 风险	1/4000	1/1100	1/1000	1/350	1/175	1/100	1/65	1/25

21-三体导致特征性的唐氏综合征临床表型是一种剂量效应，与位于唐氏综合征关键区域所含的 ETS2、SIM2 和 DSCAM 等多个基因的量增加导致基因表达过度有关。关键区域位于 21. q22.13-q22.2。根据核型的不同，可将唐氏综合征分为三种类型。

（1）标准型

标准型是最常见的核型，占 95%。染色体不分离是标准型唐氏综合征的遗传基础，其中的 95% 发生在减数分裂过程，只有 5% 发生在体细胞分裂早期。大部分额外的 21 号染色体来源于母方，占 90%，其中的 75% 与生殖细胞减数分裂 I 期过程中的染色体不分离相关，25% 发生在减数分裂 II 期。来自父方的额外的 21 号染色体占 10%，染色体不分离发生在减数分裂 I、II 期约各占 50%。

几乎所有的唐氏综合征都属新发性，与父母的核型无关。再发生性唐氏综合征并不少见。对 2450 名有唐氏综合征发育史而随后又怀孕的孕妇进行产前诊断随访分析，发现唐氏综合征发育史阳性孕妇的唐氏综合征再发生率比同龄孕妇对照组的唐氏综合征风险明显升高，其中以第一胎和再发唐氏综合征都发生在孕龄 30 岁以下者的再发生率最高，达 8 倍之多。此外，唐氏综合征生育史阳性孕妇再发其他包括 13 三体和 18 三体等类型的三体综合征的风险也比同龄孕妇对照组升高 2 倍。这说明部分女性的染色体不分离率比其他同龄女性高。

与唐氏综合征再发生相关的原因主要包括：随机，即受孕妇女年龄的影响；生殖性镶嵌体；与父母亲染色体不分离易感性有关的遗传或非遗传因素。

（2）罗氏易位型

约 4% 唐氏综合征属罗氏易位型，核型的染色体数为 45，其中包括一条罗氏易位染色体，通常由一条 D 组（13、14 和 15）或 G 组（21 和 22）的染色体与一条 21 号染色体的长臂通过着丝粒融合而成。最常见的是 D/G 易位，又以 14/21 易位最常见；另一种为 G/G 易位，即由 G 组中两条 21 号染色体之间易位或者由一条 21 号与一条 22 号染色体易位。目前认为大部分的 der（21q；21q）实质上是一条等臂染色体，由 21 号染色体的长臂复制而成。含由 D 组染色体与 21 号染色体组成的罗氏易位型唐氏综合征中的 75% 属新发性；25% 属家族性，父母其中一方是罗氏易位的携带者。

（3）镶嵌体型

镶嵌体型是受精后体细胞分裂染色体不分离的结果。患儿体内有两种以上的细胞株，一株正常，另一株为 21 三体细胞。其临床表现差异悬殊，随正常细胞株所占百分比的不同，可以从接近正常到典型唐氏综合征表型不等。

2. 临床特征

精神发育迟滞或智力低下（IQ 平均为 50）是本病最突出最严重的表现。患儿呈特殊的呆面容、眼间距宽、眼裂小而向外上方倾斜、鼻梁低、小耳朵或耳畸形；颌小、腭狭、舌大并常伸出口外，故有"伸舌样痴呆"之称；四肢关节过度屈曲、肌张力低、指短、小指内弯、中间指骨发育不良、小指只有一个横褶皱、拇趾与第二趾之间相距较大，新生儿常有第三卤门。50%左右的患儿有先天型心脏病，其中房间隔缺损约占50%。患儿生长、发育迟缓，坐、立、走都开始得比较晚。体力和智力均有障碍，缺少抽象思维能力，多数患儿2～3岁才开始说话，而且词汇少，吐音不清，严重患者终身无语言。男患儿多为不育，女性虽能生育，但有可能将此病遗传给后代。患儿易患呼吸道感染和白血病，肤纹式约50%有通贯手（掌横纹通贯），ADT角约为70°～80°，高于正常人（表3-3，图3-13）。

表3-3 唐氏综合征主要表型

临床特征	频率/%	临床特征	频率/%
智力低下	100	第一、二趾间距增宽	70
肌张力低下	100	手短而粗	65
40岁后脑组织出现 Alzheimer 样病		第五指变短	60
理改变	100	张口	60
男性不育症	100	通贯手	55
指纹异常	85	耳廓发育不良	50
眼裂外上斜	80	伸舌	45
颈背或颈部皮肤松弛	80	先天性心脏病	30～40
早期反射消失、延迟	80	甲状腺功能低下	7～17
腭部狭窄	75	白血病	1.1
短头畸形	75	急性巨核细胞性	比正常人群高200～400倍
鼻梁扁平	70	急粒，急淋性	比正常人群高10～20倍
新生儿盆骨发育不良	70	新生儿类白血病反应	0.1

资料来源：陆国辉主编《产前遗传病诊断》。

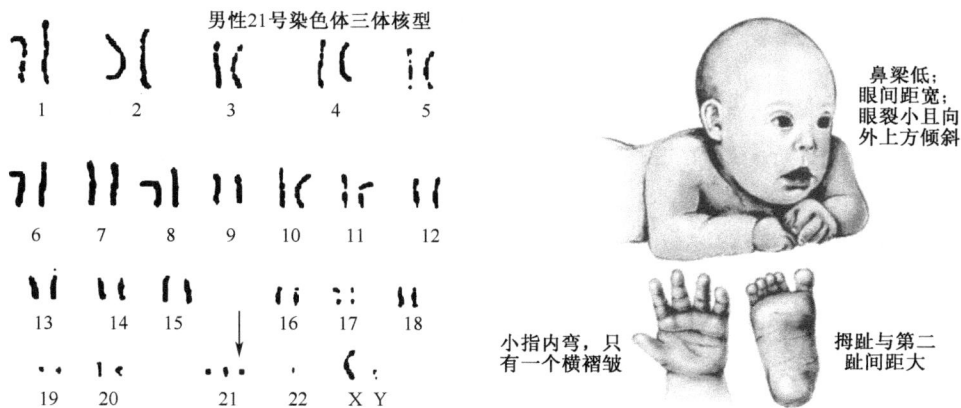

图3-13 唐氏综合征—患儿核型及体征

　　Down's综合征的21号染色体易发生急性粒细胞白血病和急性淋巴细胞白血病，它的发病率为40～60/10万，比正常人高出10～20倍。急性巨核细胞性白血病的发生率比正常人高出200～400倍。除去持续智力迟钝的特征，唐氏综合征的患者个体也常常表现出先天性心脏病、发育情况异常、同质异形的特征、早发的阿尔茨海默病、高特异性白血病、免疫缺陷和其他健康问题。最后，所有这些表现型都是 21 染色体三体出现而不是正常二倍体的结果。来自转基因老鼠的数据表明仅仅 21 号染色体基因上的一个亚型就可能导致唐氏综合征的表现型。

3. 治疗和预后

目前的治疗仅限于治标，如选用某些促进脑细胞代谢和营养的药物，对患者进行细心照料和适当训练。根据每一患儿的具体情况，进行适当的内外科治疗，如伴有其他严重畸形可考虑手术矫正。

50％的患儿会在 5 岁前死亡。患者的平均寿命只有 16.2 岁，寿命取决于有无严重的先天性心脏病、白血病、消化道畸形以及抗感染能力。随着医疗水平的提高，患者的寿命得到明显的延长，可达 40 岁或更长。

4. 产前筛查

母体血清筛查的好处是能提高唐氏综合征为主的染色体病的产前检出率。

（1）母血清筛查（MSS）方法

20 世纪 80 年代成功地利用母血清标志物甲胎蛋白（AFP）、人绒毛膜促性腺激素（hCG）、游离雌三醇（uE$_3$）等预测妊娠妇女生育唐氏综合征患儿的风险。近十多年的研究发现，妊娠早、中期血清中多种生化指标改变与是否是妊娠唐氏综合征患儿有关。

1）AFP。母血清中 AFP 是最早用来筛查唐氏综合征的血清标志物。AFP 在妊娠14～20 周呈线性增高，32 周时达高峰，以后逐渐下降。母血清中 AFP 水平过低与胎儿患唐氏综合征危险性增高有关，据报道妊娠中期唐氏综合征患儿的妊娠妇女血清 AFP 浓度比正常值要低 25％。

2）hCG。hCG 由胎盘合体滋养细胞产生，妊娠 8 周时分泌量达高峰，之后逐渐减少，产后 12d 消失。妊娠唐氏综合征患儿的妊娠妇女的血清 hCG 显著增高。Spener 研究发现，筛查组合中 hCG 对唐氏综合征患儿的检出率是 52％，游离 β-hCG 对唐氏综合征的检出率是 66％，在妊娠早、中期都有较高的检出率。因此，现在多用母血清中的β-hCG 来检测唐氏综合征胎儿。

3）uE$_3$。母血清中 uE$_3$ 水平随妊娠周的增加而增加，主要用于妊娠中期唐氏综合征筛查。uE$_3$ 在妊娠唐氏综合征患儿的妊娠妇女血清中浓度比正常值低，且在妊娠早、中期均显示低值，其原因可能与这些胎儿的所有脏器不成熟有关。当 uE$_3$ 显著降低时，染色体异常胎儿检出率为 40％，假阳性率为 4％～6％。多数学者对此持肯定态度，将其定为妊娠中期常用的联合筛查指标之一；也有学者认为 uE$_3$ 对唐氏综合征筛查价值较低。

为提高敏感性和特异性，将上述几项血清指标组合起来分析。1988 年英国伦敦Banholomews 医院 Wald 提出的 AFP＋uE$_3$＋hCG 三联试验被广泛应用。此三联试验可检出 66.7％年龄在 35 岁以下妊娠妇女的唐氏综合征患儿。而 Evans 等通过分析 24 504例妊娠 14～20 周的妇女，发现用上述三项指标和两项指标（AFP＋uE$_3$-hCG）筛查出的唐氏综合征比例差异无显著性，故认为测量 uE$_3$ 无必要。Forest 等指出，在妊娠早期 9～13 周用二联法［β-hCG 加妊娠相关血浆蛋白 A（PAPP-A）］筛查与妊娠中期血清筛查的价值相当。

4）妊娠蛋白。近年研究发现，妇女在妊娠期间血浆中出现与妊娠有关的多种含量较高的蛋白质，在非妊娠妇女中含量甚微。这些蛋白质可来源于胎儿、胎盘和母体，随妊娠时间增加含量逐渐升高，统称为妊娠蛋白。

①特异性 p1 糖蛋白（SPⅠ）：SPⅠ是胎盘合体滋养层细胞产生的一种糖蛋白。受精后 10d 出现于母体血液中，之后随妊娠进展逐渐升高，可用于协助确定胎龄。在妊娠早期，SPⅠ低值时染色体异常胎儿的检出率为 43％，假阳性率为 5％；妊娠 6～12 周，唐氏综合征胎儿母血 SPⅠ值明显高于正常对照组。

②PAPP-A：PAPP-A 是由胎盘合体滋养层细胞和蜕膜分泌的大分子糖蛋白，是近年来在妊娠妇女外周血中发现的一类蛋白质。妊娠早期即可在母体血中测出，随妊娠进展不断升高，足月时达高峰，产后 2～3d 消失。有学者指出，PAPP-A 和 β-hCG 是最能诊断及区别唐氏综合征的母血清标志物，唐氏综合征患儿 PAPP-A 减少，hCG 增多。值得注意的是，PAPP-A 在妊娠 1～3 周后就不再是很好的指标了。

5）抑制素 A。抑制素 A 是妊娠期卵巢和胎盘特有的激素，患唐氏综合征时其浓度增高，是一种妊娠早期的血清标记物。Aitken 等提出，在妊娠 7～18 周检查抑制素 A 妊娠唐氏综合征患儿的妇女血清浓度较正常妊娠妇女高 2 倍，结合 AFP、hCG 能提高唐氏综合征的检出率。

6）血清癌抗原（CA125）。1990 年，Cherk 等提出妊娠早期妊娠妇女血清 CA125 水平高于正常值，这可能与胎儿自发流产和唐氏综合征有关。此后，国外许多研究者对此褒贬不一。1997 年，Spencer 等对此仍持否定态度，认为 CA125 对唐氏综合征筛查价值不大。

7）胰岛素样生长因子结合蛋白-3（IGFBP-3）。IGFBP-3 是一种细胞生长抑制剂。通过放射性免疫分析，发现妊娠唐氏综合征患儿的妇女外周血中 IGFBP-3 浓度较正常妊娠者增高 2 倍，其机制尚不明确。IGFBP-3 结合 AFP 和 hCG，可检出 89％的唐氏综合征患儿。

8）妊娠妇女尿液高度糖化的 hCG。妊娠妇女尿液高度糖化的 hCG 是一个新的妊娠中期筛查指标。这一指标在唐氏综合征患儿的妊娠妇女血清中可高于正常妊娠妇女 9.5 倍。利用这一指标可以检测到 96％的唐氏综合征患儿。不过这项发现还没有经过大量临床证实，且其稳定性、重复性等都有待于进一步改善。

一个值得注意的发展方向是综合考虑妊娠早期血清和超声指标并加上妊娠中期血清指标来提高唐氏综合征产前筛查的成功率。有论文用统计学方法显示，结合妊娠早、中期血清指标再加上妊娠早期超声波检查可以将唐氏综合征的检出率提高到 94％，但假阳性率仍保持在 5％。

（2）早孕期超生像/母体血清筛查

在孕 10～11 周检测颈项透明层（nuchal translucency，NT）和鼻骨（nasal bone，NB），72％的唐氏综合征胎儿见有颈项透明层增厚，73％有鼻骨缺失。当颈项透明层为 3mm 时，唐氏综合征的发生风险增加 3 倍；4mm 时 18 倍，5mm 时 28 倍，6mm 时高达 36 倍。值得注意的是，超声波操作员必须经过严格的培训并取得证书，超声波扫描要求连续多次，并持续进行质保。其中的生化标记物主要包括母体血清 PAPP-A 和游离 β-hCG。

定 5.0%～7.0%为假阳性，唐氏综合征检出率根据母体血清筛查中检测的不同生化标记物而异（表3-4）。Malone 等指出，孕周的不同会影响对唐氏综合征的检出率。在 11 孕周使用 PAPP-A、游离 β-hCG 和 NT 组合时，对唐氏综合征的检出率是 86%，较在中孕期（15～18 孕周）使用四联体组合（AFP＋hCG＋uE$_3$＋Inhibin-A）为高；而在 13 孕周使用同样的组合时，唐氏综合征的检出率降为 83%，与中孕期使用四联体组合筛查时的无差别。

表 3-4　早孕期、早孕结合中孕期唐氏综合征项目及其检出率

筛查方案	检出率/%	假阳性率/%
孕妇年龄（≥35）	49	13.1
中孕期方案：孕妇年龄＋如下各不同成分组合		
MSAFP＋hCG	73	9.6
MSAFP＋hCG＋uE$_3$	78	7.8
MSAFP＋hCG＋uE$_3$＋Inhibin-A	82	6.9
早孕期方案：孕妇年龄＋如下各种不同的组合		
NT	74	5.1
β-hCG＋PAPP-A	75	8.6
NT＋β-hCG＋PAPP-A	86	4.2
NT＋NB	85	5.2
NT＋NB＋β-hCG＋PAPP-A＋AFP＋uE$_3$	＞95	6.1
早孕期、中孕期：孕妇年龄＋如下各种不同的组合		
PAPP-A＋MSAFP＋hCG＋uE$_3$＋Inhibin-A	87	4.9
NT＋PAPP-A＋MSAFP＋hCG＋uE$_3$＋Inhibin-A	93	2.6

（3）中孕期母体血清筛查

15～20 孕周（以 16～18 孕周为最佳）。母体血清标记物，常用的包括 AFP、hCG 和 uE$_3$，以及 Inhibin-A。如果用"三联"筛查（AFP、hCG 和 uE$_3$），其结果通常是"一高两低"，即高 hCG（平均值为 2.03MoM）、低 AFP（中位值为 0.7MoM）、低 uE$_3$（平均值为 0.73MoM）。在中孕期通过对母体血清标记物"三联"的检测，定 5%为假阳性，可将高达 70%的唐氏综合征检出。如果添加抑制素-A，可将唐氏综合征的检出率提高 10%。不同孕周使用不同的血清标记物组合或不同的假阳性率对唐氏综合征、开放性神经管缺陷和其他染色体异常的检出率有差异（表3-4～表3-6）。

表 3-5　孕中期 13 周 4 天到 22 周 3 天使用 AFP 和游离 β-hCG 二联对唐氏综合征等疾病筛查

	假阳性率/%	检出率/%	检出一例所需的羊膜腔穿刺数
开放性神经管缺陷	2.7	98	25
唐氏综合征	2.8	80	25
18 或 13 三体综合征	0.3	70	6

表 3-6 孕中期 16～20 周使用 AFP、hCG 和游离雌三醇三联对唐氏综合征等疾病筛查

	假阳性率/％	检出率/％	检出一例所需的羊膜腔穿刺数
开放性神经管缺陷	5.0	85	42
唐氏综合征	6.5	60	80
18 或 13 三体综合征	0.5	60	6

近年来 Wald 等的研究发现，参照先前妊娠母体血清唐氏综合征筛查结果不但能降低妊娠唐氏综合征筛查假阳性率，而且可以提高唐氏综合征的检测率，从而减少羊水穿刺的病例数，提高筛查的安全性。中孕期使用"三联"筛查方法，设 1：250 为分界值，可以检测 85％的唐氏综合征，并且可以将假阳性率从 10％降到 7.9％。

目前也提倡对高龄孕妇进行母体血清筛查。对阳性者做高灵敏度的声像检查，可将相当部分的唐氏综合征诊断出来，从而减少羊水穿刺的机会。

母体 AFP 浓度变化受多种因素的影响，主要包括孕妇体重、孕妇健康状况、多胎妊娠以及种族等。体重大的孕妇，血浆量大，可以把 AFP 稀释；患胰岛素依赖型糖尿病的孕妇的血清 AFP 值仅相当于正常对照组的 60％；黑人孕妇的血清 AFP 比白种人高出 10％～15％，东方人孕妇的血清 AFP 也比白种人稍高。因此，应该建立中国孕妇群在不同年龄组和不同孕周时血清标记物浓度中位值的数据库，并且不断更新，以保证筛查的准确性。

通过早、中孕期的母体血清标记物筛查，结合孕妇年龄、疾病史（特别是糖尿病）、种族、吸烟史、超声核实胎龄等，将数据输入有关计算机软件进行生物统计学处理。计算时，通常以风险率 1：270 作为分界值，≥1/270 定为筛查阳性（图 3-14）。必须对全部的筛查阳性者进行羊水胎儿染色体核型分析，以此来做诊断，在筛查过程中，必须提供遗传咨询。

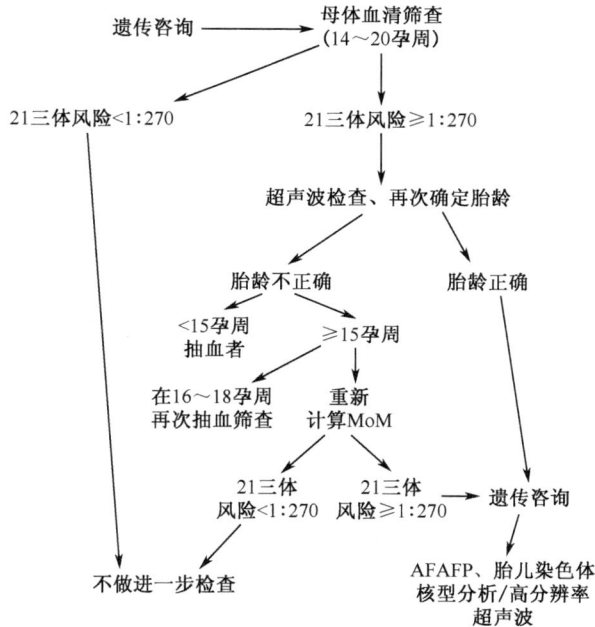

图 3-14 21 三体产前母体血清筛查程序

在筛查过程中，要特别注意孕周的准确性。低估胎龄是母体血清 AFP 升高的最常见原因，约占病例的 40％。用超声图像测量双顶径（biparietal diameter，BPD）所得到的胎龄最准确。因此，对于筛查结果阳性而通过月经周期推算胎龄的病例，都必须重新用超声图像再次确认胎龄，然后按照超声波胎龄重新计算风险率。如果超声波胎龄与原来由月经推算所得胎龄相差 10d 以上者，而且血清筛查抽血时的胎龄低于 15 孕周，必须待胎龄为 16～18 孕周时再次抽血筛查。但是，对于筛查结果阳性且超声图像确认的胎龄与原来的月经推算胎龄相差少于 10d 的病例，则不需要重新计算风险率。

其他能使母体血清 AFP 升高的原因还包括多胎妊娠、死胎、胎儿先天性畸形（包括多囊肾、泌尿通道塞、食管闭锁、十二指肠梗塞、畸胎瘤、水囊状淋巴管瘤、胎儿皮肤病、羊水过少、胎盘异常等）及孕妇肿瘤等。

母体血清筛查还能评估其他的妊娠异常。血清 AFP 升高可能是流产、早产、低体重或妊娠子痫等高危妊娠的预兆；而 hCG 水平升高也可能与死胎或新生儿死亡、早产、低体重以及妊娠子痫有关。此外，当胎儿患有某些单基因遗传病，如 X-连锁干皮病（X-linked ichthyosis）时，母体血清 uE_3 会明显降低甚至测不出来。

（4）妊娠超声检查

约 50％～77％ 的唐氏综合征胎儿有解剖结构异常。除了早孕期主要检测的是颈部透明层外，其他中孕期胎儿重要异常声像图表现包括：颈部皮褶（nuchal fold）、肠管强回声、心脏畸形、股/肱骨短小、肾盂扩张和脉络膜囊肿。

5. 产前诊断

目前临床上唐氏综合征产前诊断的取材方法大多是创伤性的，如绒毛取样术、羊水穿刺术等，其检出率仅为 20％，且这些方法对产妇及胎儿都存在不同程度的不安全因素。20 世纪 70 年代建立的利用患儿外周血、胎儿绒毛细胞或羊水细胞等为检材的染色体制片技术和高分辨显带技术对该疾病的诊断有重大突破，也是目前诊断唐氏综合征的金标准。因为检材必须是患者有核细胞，对胎儿有潜在创伤的可能，学者们努力寻找对胎儿无创的产前诊断方法，如检测母体血清生化指标、胎儿超声检查等，并将这两种方法联合应用来提高唐氏综合征产前筛查的敏感性和特异性。虽然这些方法很安全，但特异性不高，并存在相当比例的假阳性（5％）。由于在实际应用中有一定的风险，其最终的完善还需要漫长的过程。

（1）细胞学及分子生物学检查方法

荧光原位杂交（FISH） 1986 年，Pinckel 首先报道用原位杂交技术分析染色体数目。目前，已有国外学者应用 FISH 技术进行唐氏综合征的产前诊断。FISH 是细胞遗传学、分子生物学及免疫学技术相结合的全新技术，既可显示染色体中期的分裂相，又能显示未培养的间期核。FISH 是将荧光标记的染色体区带特异性或染色体特异性的 DNA 作为探针，与分裂期或间期细胞原位杂交，然后在荧光显微镜下观察染色体畸变。该方法具有快速、稳定、灵敏度高、特异性强的优点，在唐氏综合征的产前诊断中具有较好的运用前景，但与经典细胞遗传学方法相比，试剂费用较昂贵。

聚合酶链反应（PCR） 20 世纪 90 年代初出现的定量 PCR 技术为染色体数目畸变的诊断提供了一条新途径。近年来，国外学者成功地使用 PCR 方法检测了唐氏综合征，此后应用于产前诊断。定量 PCR 方法的原理是根据 PCR 反应指数增长特征，将 PCR 与荧光自动扫描相结合，寻找扩增与样本原始靶核苷酸之间量的关系，以达到对后者进行定量的目的。唐氏综合征患者 21 号染色体的基因剂量较正常人多 1/2，应用定量 PCR 的方法是可以检测出来的。定量 PCR 方法操作简便省时，整个实验 4 h 即可完成。但多种因素可影响定量 PCR 的扩增率，即使在同一时期使用同样的试剂和仪器，设立同样的反应条件，PCR 管与管之间的扩增也会产生明显差别。对于血性羊水、嵌合体型中三体细胞比例较少的患者也难于诊断，有漏诊的可能。近年来，国外学者成功地使用 FISH 技术结合 PCR 来诊断唐氏综合征，该方法最大的优点是可以从少量（1.5～2.5mL）未培养的羊水中提取 DNA，此方法 24h 即可得到结果，可同时对 36～96 个标本进行检测，大大缩短了检测时间。对于能否用 PCR（或 FISH）快速诊断实验来替代传统的核型分析还存在争议，而国外学者主张将核型分析和 PCR（或 FISH）快速诊断实验结合起来诊断唐氏综合征。

短串联重复序列（STR） 作为遗传标记的相关试验，STR 多位于基因非编码区以及染色体近端粒区，其高度多态性主要来源于串联重复序列的不同，呈孟德尔共显性方式遗传。STR 广泛分布于原核和真核生物基因组中，约占人基因组的 10%，其基本构成单位（核心序列）为 1～6bp，呈串联重复排列而成。STR 的产生现在认为主要是复制过程中滑动链与互补链碱基错配，导致一个或几个重复单位的插入或缺失。从遗传学角度分析，一个理想的多态标志应该有距目的基因近、在群体中变异范围大、杂合性高、重组率低等基本条件，而 STR 恰恰符合。1998 年，Vermal 等报道了利用染色体特异性 STR 基因座对 2000 多例自愿者羊水样本进行了唐氏综合征产前筛查，结果经细胞核型分析证实，其准确性和阳性检出率大于 99%。研究表明，染色体特异性 STR 基因座适宜唐氏综合征产前筛查。近年来。有学者广泛利用 21 号染色体上的 STR 作为遗传标记来诊断唐氏综合征。该方法用于快速诊断唐氏综合征受到了学者们的极力推荐，可以提示部分嵌合体，但不适于三体比例较低的嵌合体诊断，也不能用于平衡易位携带者的诊断。必要时，应结合 FISH 和核型分析等方法进行诊断。

（2）一些新的筛查方法

引物原位合成技术（PRINS） 近年发展起来的 PRINS 将极大地推动间期细胞检测的发展，采用这一方法对淋巴细胞或羊水细胞的培养分析只需短短 1h。对唐氏综合征患儿的检测，可直接在间期细胞进行诊断。

叶酸代谢关键酶（MTHFR）基因的应用 Hobbs 等报道了一个基于分子遗传学方法检测唐氏综合征的方法。认为一些发生在一个参与 MTHFR 基因里的突变可能与唐氏综合征有关，所以通过检查基因突变也可以帮助提高唐氏综合征产前筛查的准确性。1997 年，Isozaki 等经研究提出，对妊娠妇女尿 B 核心片段水平的检测可能最终代替血清筛查的方法。

预测唐氏综合征的评分系统 近来有学者将 Bayesian 定理和对数回归模型结合起来，建立了 piegelhalter-Knill-Jones（S-KJ）评分系统。该系统将产妇的年龄、血清 AFP 和 hCG 水平结合起来诊断唐氏综合征。该方法的灵敏度和特异性分别为 66.7% 和 92.6%，是一个简单有效的预测唐氏综合征的方法，有广泛的应用前景。

非创伤性产前诊断技术 在妊娠 9 周以后的妊娠妇女母体外周血中检测到的胎儿有

核红细胞（NRBC），具有单核的性质并含有胎儿所有的遗传信息，从妊娠6周至分娩持续存在于母体外周血中。妊娠唐氏综合征患儿的妊娠妇女NRBC的数量比正常妊娠妇女高。因此，使用其开展产前遗传性疾病的研究成为可能。另外，母体静脉血中富集胎儿NRBC，不会对胎儿造成任何影响，因而作为胎儿基因的携带者用于产前诊断具有安全、可靠的特点，并具有替代有创方法进行产前诊断的可能性。

20世纪90年代中期发展起来的母血中单个胎儿细胞的提取是一种非创伤性产前诊断技术，即在母血细胞分离的基础上，采用显微操作的方法提取单个NRBC，通过PCR及FISH等技术进行产前诊断和研究，是无创性产前诊断方法中令人瞩目的热点之一，已成为许多实验室研究的主要方向并已取得巨大进展。各种新兴技术在此方法中的应用使得母血中NRBC的临床应用具有了广阔的发展前景。目前，在已有的研究水平上已成功地运用从妊娠妇女外周血中分离到的胎儿NRBC来诊断唐氏综合征。虽然妊娠妇女外周血中存在NRBC已不容置疑，但要得到足够数量的NRBC并普及使用于非创伤性产前诊断中仍存在一定的问题，这是因为：①未找到特异性的抗原，导致分选上存在一定的困难；②在克隆方面，有关是否存在NRBC的克隆、细胞因子对胎儿细胞生长是否有差别性的作用等问题仍存在一定的分歧；③操作复杂，费用昂贵。

中国是一个人口大国，估计目前唐氏综合征患者已超过百万，在早期进行产前筛查和产前诊断，是提高出生人口素质的一项重要举措。建立一套安全、简便、高效、准确的产前诊断方法，将有助于减少唐氏综合征患儿的出生。

6. 风险评估与预防

（1）一般措施

唐氏综合征在新生儿中的发病率较高，与孕妇的高龄有关。另外，家庭遗传因素、药物因素、感染因素和辐射因素等都可能诱发染色体畸变。在受孕之前应避免电离辐射、过量用药和接触化学物质及病毒感染；注意个人卫生，保持良好的生活习惯，注意适量的体能锻炼，增强机体的抵抗能力。

（2）开展和落实产前诊断工作

建议所有孕妇进行产前母血清唐氏综合征筛查。35岁以上的孕妇、生育过唐氏综合征患儿者、夫妻有一方是21号染色体罗氏易位或其他核型异常、筛查阳性者等高风险人群，建议孕期进行产前细胞遗传诊断。

（3）随母亲年龄升高，唐氏综合征风险增加

当孕妇分娩时年龄为35岁者，风险率是1/350；40岁者，风险率增高到1/100；45岁者高达1/25。

（4）罗氏易位型唐氏综合征的再发风险

约75%的罗氏易位型唐氏综合征病例属新发性，25%属家族性，双亲之一是携带者。但属家族性的则可按表3-7评估。如果一方是21/21易位携带者，再发风险为100%，应向患者解释，避免生育。

表 3-7　唐氏综合征各种罗氏易位型再发风险率（%）

	D/21 或 21/22 易位	21/21 易位	21/其他染色体平衡易位
母源性	15.0	100	10.0
父源性	2.0	100	10.0
新发性	3.7	3.7	3.7

（5）有关标准型唐氏综合征的再发风险

凡有标准型唐氏综合征孕育史阳性者，可存活的唐氏综合征或其他常见的非唐氏综合征三体综合征（包括 13、18、XXX、XXY 三体）的再发生风险都比正常同龄孕妇的唐氏综合征发生率高；视孕妇年龄不同，升高范围在 2~8 倍之间（表 3-8）。

表 3-8　标准型三体综合征再发风险

先证者三体和相关孕妇分娩年龄	三体再发时相关孕妇分娩年龄	相同三体再发风险	非相同成活三体再发风险
21 三体			
任何年龄	任何年龄	升高 2.4 倍	升高 2.3 倍
小于 30 岁	小于 30 岁	升高 8.0 倍	
等于或大于 30 岁	等于或大于 30 岁	升高 2.1 倍	
所有成活三体			升高 1.6 倍
所有成活非 21 三体		升高 2.5 倍	
所有流产三体			升高 1.8 倍

（6）唐氏综合征注意事项

对于生育两个以上标准型唐氏综合征患儿的正常夫妇，要注意性腺嵌合体的可能；产前诊断确诊胎儿染色体核型为唐氏综合征时，要向孕妇及其家属解释其症状和预期后果，建议尽早终止妊娠。

（7）有关筛查的咨询

1）筛产前。帮助孕妇明确筛查与诊断的区别，筛查阳性不能说明胎儿一定患有唐氏综合征。解释导致 AFP 升高的原因（如开放性神经管畸形、腹壁裂、胎儿肾畸形、其他先天性畸形、死胎、胎儿宫内发育不良、未成熟儿、母-胎血型不相容性溶血以及正常胎儿等）和 AFP 降低的其他原因（如 13 三体、18 三体等其他常染色体三体、三倍体、卵巢萎缩、流产等）。

2）得到筛查阳性结果后。要注意对孕妇忧虑感心理的处理：孕妇要面对筛查阳性结果的进一步处理而紧张，对羊膜穿刺的风险害怕而采取等待态度。另外，孕妇对胎儿超声检查会产生额外的思想负担，在结果不肯定的情况下更是如此。

3）得到羊膜穿刺和超声检查结果后。针对得到的两种不同结果进行咨询。当结果异常时，孕妇首先对结果的准确性表示怀疑，然后表现出抵触情绪。当结果正常时，孕妇也会怀疑结果的准确性，认为不是全部的胎儿异常都能被检测出来。这样不肯定的思想包袱会一直持续到小孩出生为止，因为孕妇担心胎儿的健康状况。

4）母体血清筛查阴性结果不能完全排除唐氏综合征的可能。阴性者仍然会有 0.3% 的唐氏综合征风险。

（二）13三体综合征（trisomy 13 Patau's syndrome）

1960年Patau首先描述该病，故又称为Patau综合征。放射自显影和荧光分带技术研究证实该病是患者的13号染色体为三体型。

1. 发病率

新生儿中发病率约为1:25 000，女性明显多于男性。与13三体发生有关的因素知之甚少，母亲高龄可能是原因之一，患儿母亲的平均年龄为31.6岁，父亲的平均年龄为34.6岁。此外，有资料表明，大于9%的病例妊娠于寒冷季节（9~2月）。

2. 主要临床表现

患儿多发畸形，比18三体综合征及21三体综合征均严重，出现生长发育障碍、喂养困难、生活力差、智能迟钝、肌张力低下，常有骤发恐惧征和呼吸暂停及运动性惊厥发作，伴有脑电图高峰性节律不齐改变。患儿头小，前额后缩，颞部窄，前囟及骨缝宽，颅顶头皮有溃疡；睑裂呈水平线，可见不同程度的小眼至无眼，眼距宽，有白内障、虹膜缺损及视网膜发育异常，可见独眼畸形、大扁平三角嘴、薄嘴及小下颌。2/3病例见上唇裂，常为两侧性，并伴有腭裂；耳位低，耳轮较平而界限不清，且有耳聋；面、前额或颈背可有一个或多个血管瘤；颈部皮肤松；第12肋骨发育不良或缺失；骨盆发育不良伴髋臼角平。80%病例有先天性心脏病，主要为室间隔缺损、动脉导管未闭、房间隔缺损等。消化道畸形可见结肠旋转不良、脐和腹股沟疝、胰腺或脾组织异位等。手指屈曲重叠或有或无，常见六指（趾），指甲过度凸出。足呈摇椅底样足，足跟突出。30%~60%患儿有泌尿系畸形，可见多囊肾、肾盂积水、双肾及双输尿管。男性80%有隐睾，见阴囊畸形，女性可有双角子宫、阴蒂肥大及双阴道。X射线检查时，头颅骨及肋骨异常，有时缺乏第一及第二脊柱，可见骶骨增生，骨龄落后。皮肤皱褶异常为该病重要表现。60%有通贯手。轴三射极高，手指多弓形纹。无名指有桡侧箕纹。此外，尚有胎儿型血红蛋白持续过久的现象，中性多形核白细胞有无蒂的或有蒂的突起，呈镰刀状。

3. 染色体异常及表现

染色体检查发现：①13三体占80%，染色体组核型为47，XX（或XY），+13；②易位型约占15%，为与D组染色体易位，染色体组核型为46，XX（或XY），+13，t（13qDq）；③嵌合体型约5%，13三体与正常染色体嵌合，染色体组核型为47，XX（或XY），+13/46XX（或XY）。13三体综合征的死亡率很高，1周时为28%，1月时为44%，4月时为73%，1岁时为86%。仅5%能活过3岁。易位型和嵌合体型的存活率高于三体型病儿，文献曾报道1例活至33岁。存活病儿生活能力差，由于面部畸形不易喂养。常见窒息、癫痫小发作以及严重的智能障碍。

（三）18 三体综合征

18 三体综合征（trisomy 18 syndrome）于 1960 年 Edwards 等报道，故也称 Edwards 综合征。

1. 发病机制

在生殖细胞形成的第一次或第二次减数分裂过程中发生了 18 号染色体不分离，多数病例源自母龄所致的不分离。本病在新生婴儿中的发生率为 1：（3500～8000），多发生在年龄较大的父、母亲，52％超过 35 岁。女孩比男孩发生率高，为（3～4）：1。母亲秋、冬季受孕者发生率较高，且随生育时父母亲年龄增长发生率有所增加。母亲的平均年龄为 32.5 岁，以 25～30 岁和 40～45 岁为两个高峰，父亲平均年龄为 34.9 岁；少数患者与双亲年龄无关。母亲平均妊娠 42 周，常为过期生产，且母亲妊娠时感到胎动微弱，羊水多，胎盘小，常常只有一支脐动脉。

根据染色体分析，本病核型（图 3-15）可分为以下几种：①标准型 47，XX（XY），+18，占全部患儿的 80％以上；②双三体型 48，XXX，+18 或 48，XY，+18，+21；③易位型，此种类型病例较少，但易位型可引起部分 18 三体型病例；④嵌

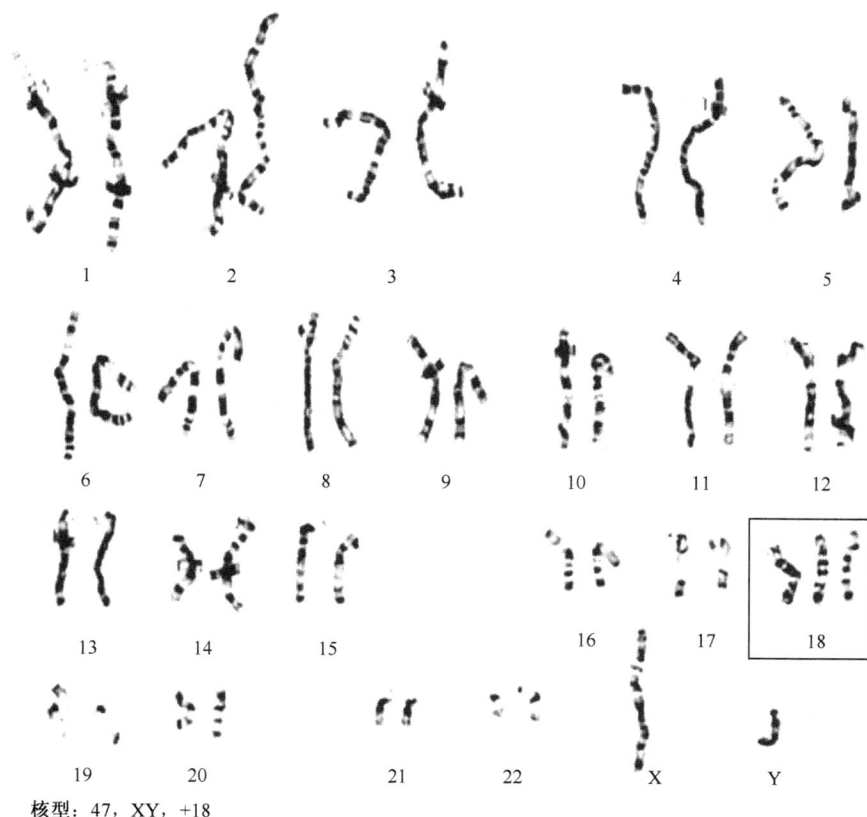

核型：47，XY，+18

图 3-15　18 三体综合征患者标准型核型

合型 47，XX（XY），＋18/46，XX（XY）约占全部患儿的 10％，症状较轻，存在时间稍长。18 三体综合征 90％有不同类型的先天性心脏病，最常见的为室间隔缺损及动脉导管未闭；4％有马蹄肾；20％有脐疝和腹股沟疝；男性多为隐睾，10％女性阴唇不明显；40％有消化道畸形。

2. 临床表现

多数畸形。手的姿势是 18 三体综合征的特征性表现：手指屈曲，拇指、中指及食指紧收，食指压在中指上，小指压在无名指上，手指不易伸直，如被动地伸直时，则中指及小指斜向尺侧，拇指及食指向挠侧，食指与中指分开，形成"V"字形（图 3-16）；指甲发育不良。患儿常将两手沿头侧上举。食指、中指常有并指、多指。第五掌骨短。拇指短且背屈。因肌张力增高，大腿外展受限。有先天性髋脱位。跟骨突出，呈摇椅形足。可见马蹄内翻足。此外，偶见短肢畸形（Phocomilia）。指纹特征包括 6 个以上弓形纹，第五指只有一横纹，30％有通贯手（猿线）以及轴三射远位。出生时体重与母亲妊娠时相比，相对较低，精神和运动发育迟缓，体格小，哺乳困难，对声响反应微弱，骨骼和肌肉发育不良，最初肌张力减退，以后增高。

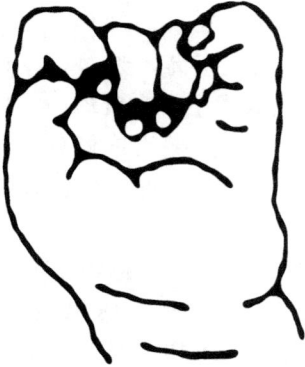

图 3-16 18 三体综合征的特征性手姿

颅面部 头前后径长、头围小、枕骨突出；两眼及眉距增宽、两侧内眦赘皮、角膜混浊、眼睑下垂、小眼畸形常见；鼻梁细长及隆起、鼻孔常向上翻；嘴小、腭弓高且窄、下颌小。耳有明显特征：耳位低，耳廓平，上部较尖。此外，偶见脑膜膨出、唇裂、腭裂、后鼻孔闭锁及外耳道闭锁等畸形。

胸部 颈短、颈皮过长呈蹼状；胸骨短、乳头小、发育不良、两乳头距离远。95％以上病例有心脏畸形，常见室间隔缺损及动脉导管未闭，房间隔缺损则少见，亦可见主动脉或肺动脉二瓣化、主动脉缩窄、法洛氏四联症、主动脉骑跨、右位心、右位主动脉弓等。这些心血管畸形常是死亡的原因。还可出现食管气管瘘，右肺异常分节或缺如。

腹部 腹肌缺陷多见脐疝、腹股沟疝及腹直肌分离；幽门狭窄、膈疝、美克尔憩室亦较多见；尚可见胰或脾异位，肠回转不良、胆石症、胆囊发育不良等；肾脏畸形包括多囊肾、异位肾与马蹄肾、肾盂积水、巨输尿管及双输尿管等，尤以马蹄肾、双肾、双输尿管为多见；骨盆狭窄比较常见。

生殖器 男孩 1/3 有隐睾，女孩 1/10 有阴蒂和大阴唇发育不良，常可见到会阴异常和肛门闭锁。卵巢发育不全、双角子宫及阴囊分裂都属少见。

内分泌系统 可有甲状腺发育不良，胸腺发育不良，肾上腺特别小，约 2g。

皮肤及皮纹 皮肤多毳毛，皱褶多，出现血管瘤。

X 射线检查 拇指及第一掌骨短，第三、四、五指向尺侧偏斜，颅骨穹窿菲薄，枕骨突出，上、下颌骨发育不良，锁骨内 1/3 发育不良或缺如，肋骨纤细削尖，胸骨发育不良，骨化中心减少，胸骨可有异常分节。

3. 治疗与预后

主要对症治疗。患儿预后差，大多生后不久死亡，平均寿命 70d。出生后一个月内死亡的患儿占 30％，50％两个月内死亡，一岁内死亡达 90％；幸运活至儿童期者，常伴有严重智力障碍和身体畸形。正常细胞比例高的镶嵌体患者可存活至 10 岁以上。

患儿不易存活。文献报道能活至 3 个月者约 30％，1 岁存活者不到 10％，活至 10 岁者仅 1％～2％。无先天性心脏病者一般存活时间较长，存活时间超过婴儿期者几乎均为女孩。北京儿童医院于 1973 年 8 月至 1977 年 10 月收治 4 例 18 三体综合征，两男两女，均有本病特征性多发畸形。分别于生后 12 日（男）、20 日（女）、21 日（男）及 120 日（女）死亡，存活时间较长的 1 例反复感染肺炎，并有肾上腺皮质功能不全的表现。

4. 实验室诊断

细胞遗传学检查 80％病例染色体为三体型 47，XX（XY），＋18，10％为嵌合体型 46，XY（XX）/47，XY（XX），＋18。其余可见双三体 48，XXY（XXX），＋18 或 D/E，E/G 易位型。

常规外周血染色体核型分析发现 18 三体。可以用 FISH 方法应用中心粒探针探测细胞中 18 号染色体的数目，羊水细胞培养胎儿染色体核型发现 18 三体即可确诊。

中孕期母体"三联"血清生化指标筛查结果为"三低"，中位值为 AFP≤0.75MoM，hCG≤0.55MoM 及 uE$_3$≤0.6MoM. 设假阳性为 5.0％，"三联"检查可检出约 60％～80％的 18-三体胎儿。

超声检查可发现特征性的握拳手指交搭、摇椅状足底、心脏畸形和羊水过多，有助于产前诊断。脐带囊性包块可在早孕期被超声检出，当持续存在到中、晚期时，与 18 三体可能有关。

18 三体综合征的畸形繁多，115 种以上，但非所有畸形在每个患者都存在。初看患儿无明显异常，但仔细观察可发现骨骼比例异常，枕骨突出，胸骨短，骨盆小。新生儿早期肌张力低，以后肌张力增高，因而限制大腿的充分外展能力。手指的病态为本病最明显的特征。指纹弓形纹常在 6 个以上，如果单有指纹弓形纹表现，可高度怀疑其为 18 三体综合征。对父母年龄较大，有智力及发育障碍并伴有多发畸形的患儿，要考虑有本病的可能。个别病例在出生后前几个月体格表现可能无明显特征。

18 三体综合征临床表现有很大的变异，而且没有一种畸形是 18 三体综合征特有的，因此，不能仅根据临床畸形做出诊断，必须做细胞染色体检查。

5. 鉴别诊断

有许多临床表现均可存在于 13 三体综合征和 18 三体综合征。多数病例有其各自的面容，可很快做出诊断，但少数患者面容表现不突出，一时不易鉴别。13 三体综合征主要特为小头、前额后缩、两颞窄、颅顶头皮常见溃疡、小眼、两眼距离过近或增宽、虹膜缺损、耳位低、唇裂、腭裂、常有毛细血管痣、指甲过度凸出、多指、马蹄内翻足、拇趾腓侧 S 状弓形纹等。18 三体综合征除没有虹膜缺损外，在少数病例中也可具有上述眼、耳及手足的表现，须检查染色体方可确定诊断。

1964年，Smith描述的多发畸形综合征（multiple anomaly syndrome）具有许多与18三体综合征相似的畸形，如发育障碍、小头、肌张力高、眼睑下垂、鼻孔上翻、通贯手、轴三射远位，第2、3趾并趾，男孩有尿道下裂及隐睾，手的位置也和18三体综合征相似及骨盆小等。但这种多发畸形没有胸骨短及室间隔缺损且弓形指纹不增多；细胞染色体检查正常，可排除18三体综合征，认为此综合征是由染色体基因突变所致。

6. 风险评估与预防

一般措施与唐氏综合征相同。孕期超声检查结合母体血清生化指标筛查可以将大部分的病例筛查出来。核型异常者建议终止妊娠。有18三体或其他三体妊娠史者，18三体和其他三体再发风险会增高，有18三体生育史者，再次怀孕时必须行产前诊断。

（四）5p-综合征

5p-综合征（chromosome 5p deletion syndrome），也称猫叫综合征（cat cry syndrome），是Lejeune及其同事于1963年报道的。

1. 发病机制

5p-综合征是由5号染色体短臂缺失所引起的一种较为罕见的染色体病，是常染色体结构畸变所导致疾病中常见的一种。新生儿发病率为1/50 000～1/20 000，其受累个体中女孩多于男孩。在严重智力障碍的患者中（IQ<20）发病率为1%，88%的患者为散发。在实验室遗传学检查上表现为5p-染色体缺失、缺失长度5～40Mb不等。缺失类型可分为：单纯的末端缺失、中间缺失、易位型缺失以及其他类型的缺失。其中单纯的5号染色体短臂缺失是最常见的类型，约占80%；染色体异位的占10%，环状染色体或嵌合体比较少见。引起5p-综合征的染色体畸变通常是新发生的，由亲代染色体重排导致的病例不多见。

Overhauser和Gersh利用分子细胞遗传学方法确定了两个不同的区域：5p15.3，典型猫叫样哭声相关区域；5p15.2，其他临床表型相关区域。Chuech发现了其他的关键区域，包括：语言功能迟缓相关区域、典型猫叫样哭声相关区域、儿童时期面部异型相关区域和成年时期面部异型相关区域。采用FISH方法确定基因型和表型关系的研究表明，染色体末端缺失个体其畸形（小头畸形、智力发育迟缓）程度介于携带5p15.2～p15.1微片段缺失个体和大片段缺失个体之间。而携带5p13区域缺失个体表现出特别严重的表型异常。

研究表明患者携带的染色体缺失包含多种类型：中间缺失，不平衡易位导致短臂的缺失，嵌合体和其他罕见的染色体重排。通过对带有中间缺失和染色体末端缺失患者的研究确定了两个不同关键区域的存在（一个是和同质异型、小脑畸形及智力发育迟缓有关的5p15.2；一个是p15.3区域，同其他临床症状有关）。最大的末端缺失的断裂点位于5p12处，约占短臂的80%；最小的末端缺失的断裂点位于5p15.32处，约占短臂的10%。最小的中间缺失为5p14.11-p14.33；最大的中间缺失为5p14.11- p15.31。Overhauser 通过研究在染色体远端确定了一个猫叫样哭声关键区域，并且验证了在 5p15.3 附近存在语言能力发育迟缓相关区域。此外，一些携带中间缺失和末端缺失染色体但不包含关键区域的个体并不表现出猫叫综合征的典型症状，这说明并不是所有的 5 号染色体短臂（5p）缺失都能够导致猫叫综合征的产生。

由于染色体非平衡易位导致 5 号染色体短臂（5p）缺失的个体受到其他染色体部分三体的影响，除了表现出典型猫叫综合征的表征外，还表现出其他的性状。在嵌合体个体内发现有两个重排的细胞系存在：一个是两个细胞系同时缺失；另一个是一个细胞系缺失，一个细胞系重复。在部分细胞内，猫叫综合征表型特征逐渐掩盖 5 号染色体短臂部分三体的效应。具有大量重复细胞系的个体表现出轻微的综合征症状，这表明缺失细胞系和重复细胞系之间存在相互补偿效应。Kitsiou 报道过一例患者在统一组织内包含有三个细胞系：5 号染色体短臂缺失（del5p）、5 号染色体短臂重复（dup5p）和正常细胞系，其中，正常的细胞系使个体表现轻微症状。染色体重复的细胞系中猫叫综合征关键区域的重复可能对个体的表型产生一定的影响。患者缺失的染色体大都来自父方，还没有发现印迹效应对患者表型产生影响。

2. 临床表现

新生儿高调的猫叫样哭声是具有诊断意义的特征，哭喊声呈奇怪的高频哀鸣，极似猫叫，多在吸气时发生。生长发育障碍和严重的智力低下，并具有特殊面容，如小头畸形（平均头围 31.8cm）、圆脸、眼距宽、内眦赘皮、眼睑下垂、眼裂斜向下方、斜视、小下颌、耳位低、鼻梁宽阔、下颌小而后缩等，此外还有拇指后屈、出生时低体重（平均为 2614g）、肌张力低下、肌张力异常、髋关节脱臼、脊柱侧凸、先天性心脏病（如心瓣膜缺损、动脉导管未闭）等。50% 以上的患者有心导管检查结果异常（表 3-9）。

表 3-9 猫叫（5p-）综合征症状

身体部位	症　状
全身	女性多见（1 男：2 女），婴儿期和幼童期有猫叫样哭声，存活年龄不确定
神经	智力、运动、生长均见障碍
头	小头畸形，满月脸，反常的警觉面容
眼	内眦赘皮，眼裂下斜，眼距过宽
口与颌	下颌后缩
心	20% 患者有先天性心血管畸形，最常见为室间隔缺损或动脉导管未闭
肤纹	轴三角远位（t'），斗纹增多，指嵴纹总数增高
发生率	约 1：50 000

3. 临床诊断

通过细胞遗传学和分子生物学分析已经对一些由家族性染色体平衡易位引起的新生儿猫叫综合征进行产前诊断。对于新生的 5 号染色体短臂缺失进行产前诊断的病例较少。曾报道有两例产前诊断检测出新生 5 号染色体短臂缺失：一例基于非免疫性胎儿水肿，一例基于胎儿中度两侧脑室巨大。有报道说胎儿脉络丛囊肿和（或）产妇血清中人绒毛膜促性腺激素水平异常同胎儿猫叫综合征有关。Chen 报道过对一个大龄产妇生育 5 号染色体嵌合体婴儿的产前诊断病例。通过超声检测发现，5 号染色体远端缺失嵌合体常同小头畸形、小脑发育不全相联系。产前诊断发现 5 号染色体短臂缺失同 Dandy-walker 综合征、胼胝体发育不全有关联。然而，很明显并不是所有的 5 号染色体短臂缺失都能导致猫叫综合征产生。5p15.3 区域内的短末端缺失个体只表现出轻微的精神运动性发育迟缓。此外，通过产前诊断及 6 个患者跟踪观察确定，在 5p14 区发生中间缺失及非平衡缺失个体表型完全正常。

在临床上，用猫叫综合征患者某一方面的表型，不足以对疾病进行诊断。但是如果把所有的表型统一起来考虑，则可以作为特殊的鉴别标准。例如，伴有特殊的哭声就可以在患者出生时判断为疑似患病。此外，对外周血细胞进行核型分析能够进一步确认诊断结果。具体诊断方法包括：①细胞遗传学方法，染色体常规显带技术分析（G 显带、R 显带、T 显带、C 显带、Q 显带）及高分辨显带分析；②分子遗传学方法，如体细胞杂种技术、限制性片段长度多态性（restriction fragment length polymorphism，RFLP）分析、短串联重复序列（short tandom repeat，STR）多态性分析、Southern 印迹技术、酵母人工染色体克隆（yeast artificial chromosome clone，YAC clone）技术、cD-NA 技术、转录图（transcriptional map）、显微切割（microdissection）和 DOP-PCR（变性寡核苷酸引物 PCR）技术等。

4. 治疗与预后

由于在胚胎发育的早期阶段发生染色体突变对神经系统造成的损害，目前对于猫叫综合征还没有特殊治疗方法。对于那些吮吸、吞咽有困难的婴儿，可以在出生的第一周进行治疗。如果新生儿有畸形迹象，应该建议进行特殊的诊断和专门的检查。对于神经系统方面的疾病，需要进行早期恢复疗法（生理治疗、心理治疗及语音治疗）。有些患者还并发有严重的神经性耳聋、语言发育迟缓，有必要对所有猫叫综合征儿童进行听力检测。在家人和医生的帮助下，患者能够通过康复疗法改善症状。此外，患者家人获取关于综合征最新信息十分重要，家庭教育和培养对于改善患者的社会适应能力有很大的帮助。

猫叫综合征患者出生一年后，生存概率较高，死亡率很低。Niehuhr 所作的研究中死亡率大约 10%。死亡的患者中，75% 死于出生后几个月内，90% 于出生后一年死亡。研究中有三个患者寿命超过 50 岁。近来，由于治疗方法改进，猫叫综合征患者的智力发育、自主性和社会适应能力都能够有很大的改善。

二、性染色体病

（一）性别和性染色体

1. 性别的决定

人类有 X 和 Y 两种性染色体，但决定个体的表型性别是 Y 染色体。从临床上看，凡有 Y 者皆为男性（除个别例外），否则均为女性。因为 Y 染色体上有决定睾丸发育的睾丸决定因子（testis determining factor，TDF），而睾丸的存在决定了个体的性别。

2. X 染色体的失活

哺乳动物的 X 染色体失活实现了雄性和雌性之间 X 连锁基因产物的剂量补偿。X 染色体失活是由 X 失活中心（X-inactivation centre，XIC）顺式控制，包含一系列复杂的过程，如启动（initiation）、扩展（spreading）、计数（counting）、选择（choice）、维持（maintenance）等。X 染色体失活一旦建立则保持稳定，其所有子细胞均失活同一条 X 染色体。

XIC 是 X 染色体失活的主控开关，携带 XIC 的 X 染色体可以顺式启动失活；相反，缺失 XIC 的 X 染色体不被失活，而包含 XIC 的常染色体易位失活可以蔓延到以 XIC 为中心的常染色体其余部分，表明 XIC 与 X 染色体失活的发生有关。但是，XIC 不是维持 X 染色体失活所必需的，缺失 XIC 后染色体的失活仍能存在。XIC 是一个约 1Mb 的编码序列，包含一些 X 失活相关单元，至少包含 4 个已知基因。其中 Xist（X inactive-specific transcript）长约 17 kb，由即将失活的 X 染色体转录，在活性 X 染色体上其转录受到抑制。Xist 转录产物是诱导 X 染色体失活的初始信号，覆盖于即将失活 X 染色体的有限关键位点，然后招募沉默复合物并向两端扩展，引起 X 染色体沉默的启动与传播。

X 染色体上的许多基因具有非常重要的生物学意义。例如，SH2D1A 基因［与 X 连锁淋巴组织增殖性疾病相关（XLP，OMIM 308240）］突变导致了一种新的 T 细胞和 NK 细胞之间信号转导调控物的发现，该调控物属于一个新的免疫调节蛋白家族。精神发育迟滞是临床遗传学重要疾病之一，对于男性的影响要远大于女性。到目前为止，X 染色体上的 16 个基因与非综合征型 X 连锁精神发育迟滞相关（NS-XLMR），它的唯一表现就是精神发育迟滞。这些基因编码的蛋白质中一些也与综合征型精神发育迟滞相关。例如，ARX 基因编码的一种转录因子既与非综合征型 X 连锁精神发育迟滞相关，也与综合征型精神发育迟滞相关，其中包括癫痫症（婴儿痉挛综合征，ISSX，OMIM 308350）或者张力痉挛性手动综合征（Partington 综合征，PRTS，OMIM 309510）。MECP2 基因编码一种甲基化 CpG 岛结合蛋白，最初被认为是与女性中的蕾特氏综合征（RTT，OMIM 312750）相关，但是后来在具有非综合征型 X 连锁精神发育迟滞的男性或女性中也发现会发生突变。分子检测仅仅确定了少数与非综合征型 X 连锁精神发育迟滞相关的基因家族，事实上，X 染色体上与非综合征型 X 连锁精神发育迟滞相关的基因可能多达上百个。

（二）性染色体数目畸变导致的疾病

1. Turner 综合征

Turner 综合征又称性腺发育不全综合征，1938 年，Turner 首先做了较详细的临床描述，其后即称此症为 Turner 综合征。1959 年，Ford 证实患者的核型为 45，X，即比正常女性少了一条 X 染色体，故其 X 染色体为阴性。发生率约为女新生儿 1/2500，但在自发流产儿中发生率为 7.5％，表明 "45，X" 胚胎多在胎儿期流产、死亡。

（1）主要临床表现

患者表型为女性，身材矮小，智力一般正常但常低于其同胞，面呈三角形，常有睑下垂及内眦赘皮等，上颌窄，下颌小且后缩，口角下旋呈鲨鱼样嘴，颈部的发际很低，可一直伸延到肩部，约 50％患者有蹼颈，双肩径宽，胸宽平如盾，乳头和乳腺发育差，两乳头距宽，肘外翻在本病十分典型，第 4、第 5 掌骨短而内弯，并常有指甲发育不全。泌尿生殖系统的异常主要是卵巢发育差（索状性腺），无滤泡形成，子宫发育不全，常因原发性闭经来就诊。由于卵巢功能低下，患者的阴毛稀少，无腋毛，外生殖器幼稚（图 3-17）。

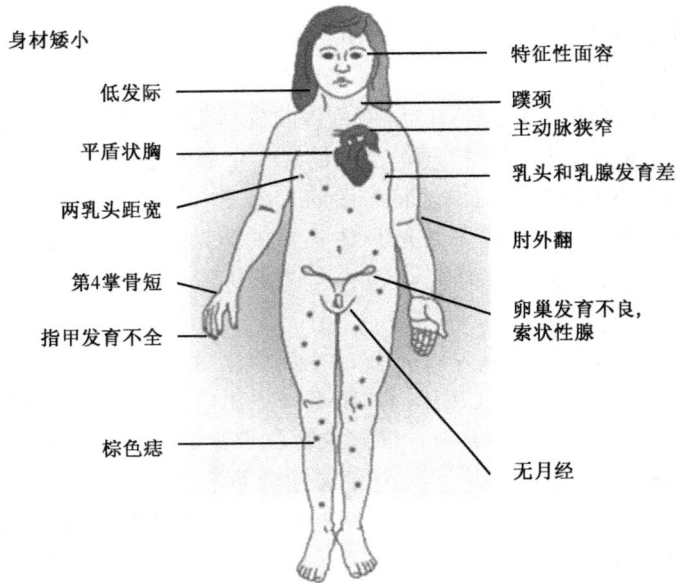

身材矮小 —— 特征性面容

低发际 —— 蹼颈

—— 主动脉狭窄

平盾状胸 —— 乳头和乳腺发育差

两乳头距宽 ——

—— 肘外翻

第4掌骨短 ——

指甲发育不全 —— 卵巢发育不良，索状性腺

棕色痣 —— 无月经

图 3-17　Turner 综合征患者

（2）遗传病理学

Turner 综合征的核型除典型的 45，X（约占 55％）外，还有各种嵌合体和结构异常的核型。最常见的是嵌合型 46，XX/45，X 和 46，X，i（Xq）。一般说来，嵌合型的临床表现较轻，而有 Y 染色体的嵌合型可表现出男性化的特征，身材矮小和其他 Turner 综合征的症状主要是由 X 短臂单体性决定的，但卵巢发育不全与不育则更多与长臂单体性有关。Turner 综合征的发病机理是双亲配子形成过程中的不分离，其中约 75％的染色体丢失发生在父方，约 10％的丢失发生在合子后早期卵裂时。

（3）治疗与预后

目前尚无有效治疗方法。除少数患者由于严重畸形在新生儿期死亡之外，一般均能存活，直到青春期才被检出。其智力发育障碍也较轻，应用激素在 14 岁以前开始治疗可以促进第二性征和生殖器官的发育、月经来潮、心理状态改变，但不能促进长高，个别患者可生育。

2. Klinefelter 综合征

Klinefelter 综合征（Klinefelter syndrome）又称 XXY 综合征，患者先天性睾丸发育不全。1942 年，Klinefelter 首先从临床角度描述此症，1959 年确证此病患者的核型为 47，XXY，它是由额外多余的 X 染色体所引起的。男性新生儿的发生率约为 1/1000，一般青春期后才出现症状。在男性精神发育不全症患者中发生率较高，约为 1/100，在男性不育症中约占 1/10。

（1）主要临床表现

患者男性身材高大，四肢细长。阴茎短小，睾丸不发育、小或隐睾，睾丸组织活检可见曲细精管萎缩，呈玻璃样变性，排列不规则，有大量间质细胞和支持细胞；无精子生成，故不育；阴毛呈女性分布，胡须、腋毛、阴毛稀少或缺如；无喉结。此外，患者皮肤较细嫩，部分患者有女性型乳房等（图 3-18）。实验室检查可见雌激素增多，19 黄体酮增高，激素的失调与患者的女性化可能有关。

（2）遗传病理学

绝大多数患者的核型为 47，XXY。大约有 15％患者为两个或更多细胞的嵌合体，其中常见的为 46，XY/47，XXY；46，XY/48，XXXY。由于多余的 X 染色体的效应，X 染色体越多，其症状越严重。47，XXY 的产生原因，约 60％的患者是由于其母亲的生殖细胞在减数分裂时发生染色体不分离的结果。

（3）治疗与预后

用睾丸酮治疗可取到一定的效果，它可促使第二性征发育并改善患者的心理状态。

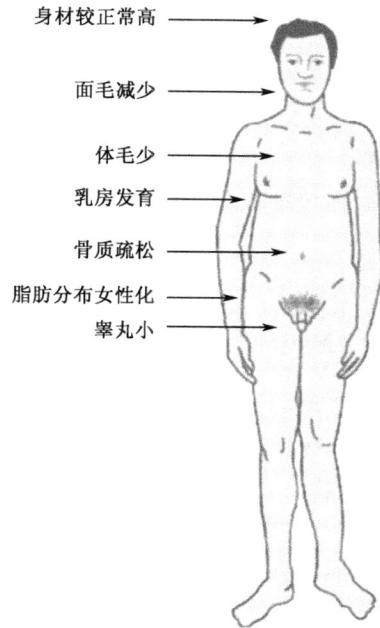

身材较正常高
面毛减少
体毛少
乳房发育
骨质疏松
脂肪分布女性化
睾丸小

图 3-18　Klinefelter 综合征患者

3. XYY 综合征

1961 年由 Sand burg 报道，发生率约占男性的 1/750～1/1500，监狱中和精神病院中的男性发病率较高，约占 3％。

（1）主要临床表现

多数为表型正常的男性，有生育能力，少数可见外生殖器发育不良。患者智力正常，但性格暴躁粗鲁，行为过火，常发生攻击性犯罪行为且犯罪时年龄一般较轻。据调查犯罪年龄平均为 13.1 岁。患者身材高大，有随身高增加发生频率增高的趋势。

（2）遗传病理学

除 47，XYY 核型外，尚有 48，XYYY；49，XYYYY；45，X/49，XYYYY 类型的患者，但较少见。47，XYY 核型的产生原因，主要是患者父亲的精子发生中，第二次减数分裂时发生了 Y 染色体不分离，而形成 24，YY 精子的结果。

4. XXX 综合征

又称 X 三体综合征，1959 年由 Jacobs 报道。在女性新生儿中，XXX 综合征的发病率约为 1/1000；在女性精神病患者中，发病率高约 4/1000。

（1）主要临床表现

多 X 女性的表现型与正常女性并无多大差异，大多数发育正常但有些人可表现为性发育幼稚，原发性闭经，伴有智力落后。亦有报道证实可出现继发性闭经，第二性征发育差。有些人性发育正常，亦有月经，并有生育能力，但智力发育较差。

（2）遗传病理学

患者核型多数为 47，XXX，细胞内查见两个 X 染色体；少数核型为 46，XX/47，XXX。XXX 患者的母亲生育年龄比女性平均生育年龄约大 4 岁，这表明染色体不分离主要发生在母亲一方。少数患者有 4 条甚至 5 条染色体，一般来说，X 染色体愈多，智力损害和发育畸形愈严重。

（三）性染色体结构畸变导致的疾病

1. X 染色体的结构异常

常见的 X 染色体结构异常有各种缺失、易位和等臂染色体。它们的临床表现多样，主要取决于涉及 X 染色体上的哪些区段异常，因为不同的区段载有的基因不同，缺失导致的症状也不同。

1）X 短臂缺失（XXp-）：Xp 远端缺失患者有诸如身材矮小等 Turner 综合征的体征，但性腺功能正常。Xp 缺失如包括整个短臂，则患者既有 Turenr 综合征的体征，又有性腺发育不全的体征。X 染色体长臂等臂染色体 ［X，i（Xq）］ 的临床表现与此类似，因为也缺失了整个短臂。

2）X 长臂缺失（XXq-）：缺失在 q22 以远者，一般仅有性腺发育不全，原发性闭经，不育，而无其他诸如身材矮小等 Turner 综合征的体征。缺失范围较大，包括长臂近端者，除性腺发育不全外，一些患者还有其他体征。X 染色体等臂染色体 ［Xi（p）］ 与此类似。Xq 中间缺失累及 q13～q26 者性腺功能正常，但有其他体征，可见中段缺失与 Turner 综合征的体征出现有关。通常部分缺失、形成环状或等臂染色体的 X 均选择性地失活，从而保证有一条正常的 X。

3）易位：当 X 染色体与常染色体发生易位时，由于基因平衡的保持，一般不会产生症状，此时失活的为正常的 X 染色体。但如果易位断点在 q13～q26 时，有活性的 X 在该区被分为两部分，就会导致性腺发育异常。此外，如常染色体节段易位到 X 染色体产生不平衡易位时，多数产生双着丝粒染色体，其表型取决于 Xp 或 Xq 上断裂点的位置。

2. Y 染色体的结构异常

Y 染色体归入 G 组染色体中，用荧光染色时，因长臂末端有宽阔的极明亮的荧光带，很容易与 21 号、22 号染色体区别。Y 染色体长臂的多态性非常明显，同时存在种族差异，大 Y 在中国人和日本人中的比例较高。

Y 染色体最重要的意义在于决定性别的分化。与 X 染色体不同，Y 染色体上定位的基因较少，其中最重要的是睾丸决定因子（TDF），一般认为它们位于 Yp 近着丝粒处。现知 TDF 决定胚胎生殖腺原基向睾丸分化，而睾丸产生雄性激素，从而决定男性表型。

Y 染色体的结构异常包括 Y 的长臂或短臂缺失、等臂染色体 i（Yq）和 i（Yp）、环状染色体和双着丝粒染色体（为两条 Y 的短臂相连或两条 Y 的长臂相连）、倒位和各种涉及 Y 的易位（即 Y 与常染色体、Y 与 X 染色体的易位等）。性逆转综合征就可能是由于 Y 染色体的结构异常所导致的疾病。因患者的核型与表型相反，故也称性反转综合征。

1）46，XX 男性

核型 46，XX。X 染色体阳性，Y 染色体阴性。临床表现为睾丸发育不良，隐睾，阴囊发育不良，阴茎有尿道下裂，精子少或无精子。可有喉结、胡须、腋毛稀疏，但阴毛呈女性分布。

2）46，XY 女性

核型为 46，XY。X 染色体阴性，Y 染色体阳性。患者身材较高、卵巢为条索状性腺、无子宫、盲端阴道、原发性闭经；青春期后外阴仍呈幼稚型，无阴毛、腋毛，乳房未发育。

有关性逆转综合征的病因，目前认为可能有以下原因。①患者体内存在 XX/XY 嵌合体，但由于对人体作染色体分析仅限于少数组织，因而未能检出。②Y 染色体与 X 染色体或常染色体相互易位，Y 染色体短臂上的睾丸决定基因（TDF）易位至 X 染色体或常染色体上。这时虽然未见 Y 染色体，但易位的 X 染色体或常染色体携带有睾丸决定基因，因而该个体亦可以有睾丸形成。这一点已为许多学者通过 Y 特异性 DNA 探针，用分子杂交的方法加以证实。③参与性别决定的其他基因突变的结果。

（四）两 性 畸 形

两性畸形（hermaphroditism）指患者的性腺或其内、外生殖器及副性征具有不同的两性特征，可分为两大类。

1. 真两性畸形

患者体内兼有两种不同性腺，或为一侧睾丸、一侧卵巢；或为两种性腺混合物，称为卵睾丸，皆为真两性畸形。患者外生殖器及第二性征不同程度地介于两性之间，其外表可为男性或女性。真两性畸形的核型主要为 46，XX；46，XY；或 46，XX/46，XY。

（1）46，XX 型

核型为 46，XX，X 染色体阳性，Y 染色体阴性，这是真两性畸形中较常见的类型。46，XX 真两性畸形患者的临床特征是具有两性畸形：患者一侧有卵巢、输卵管和发育良好的子宫，一侧有睾丸或卵巢睾，输精管发育不良。外阴为阴茎但有尿道下裂，无阴囊或有阴囊但无睾丸，阴毛呈女性分布。外观女性或男性，但有女性副性征，乳房发育。

一些 46，XX 型真两性畸形病例呈家族性，以常染色体隐性遗传方式传递。一些散发性 46，XX 型真两性畸形的发病原因是由于 Y 染色体的 SRY 基因易位于常染色体或 X 染色体的结果。

这类患者可作矫形手术，如向女性矫正，应切除睾丸以防癌变，外阴整形并做人工阴道。

（2）46，XY 型

核型为 46，XY，X 染色质阴性，Y 染色质阳性，患者一侧性腺为睾丸，另一侧为卵巢睾、输精管、输卵管和子宫发育均不良。外生殖器为男性，但阴囊中无睾丸，阴茎有尿道下裂，阴毛呈女性分布。外观男性，副性征似女性。此型的病因一般认为是患者体内有部分细胞具有 46，XX 或 45，X 核型的结果。

这类患者可做矫形手术，如睾丸不能引入阴囊，应及时切除以防癌变。

（3）46，XX/46，XY 嵌合型

患者核型 46，XX/46，XY，X 染色质和 Y 染色质均阳性。患者一侧有睾丸，一侧有卵巢；或一侧有卵巢或睾丸，另一侧有卵巢睾；也可以两侧都是卵巢睾。一般输精管、输卵管均可发育。根据两型细胞的比例，外阴可有不同分化，但是，如有阴道，可有阴蒂肥大，阴唇皮下有包块，阴毛呈女性分布；如有阴茎，可有尿道下裂。患者外观男性或女性，无须、无喉结、乳房发育、有月经或原发性闭经。该病的产生原因，一般认为是"双受精"引起的。

此类患者可根据外生殖器特点进行手术矫形。

2. 假两性畸形

假两性畸形的患者，其核型，性腺只有一种，但其外生殖器或副性征都有两性特征或畸形。其产生原因或者是性发育过程中因性激素水平异常，或者是胚胎发育过程中受到母体的异常激素的影响。例如，母亲怀孕早期使用了过多的黄体酮，可使女性胎儿性别发育趋向男性化，导致性发育异常而产生假两性畸形。

先天性皮质增生是导致女性假两性畸形最多见的原因，其中大约 90% 是由于 21-羟化酶缺乏。21-羟化酶缺乏使氢化皮质酮不足，从而使垂体的促肾上腺皮质激素分泌增多，肾上腺皮质增生，雄性激素合成过多。受累女孩发生男性化，如阴蒂肥大、大阴唇多皱襞甚至融合，常使性别判定发生困难。受累男孩有男性性早熟的特征。11-羟化酶缺乏使氢化皮质酮前体和脱氧皮质堆积，亦可引起本症。两者均为常染色体隐性遗传。

两性畸形的处理有以下原则：染色体性别并非患者应予指定性别的最终指标。作出决定的最重要的因素是患者的表现型和抚养性别。如果通过内科或外科治疗，患者作为某一性别的人可以有相对正常的性生活，不过是不育的，通常这是最佳选择。改变抚养性别一般是不明智的，除非在婴儿期。要对患者及早作出诊断，这既可防止可能发生的临床问题，又可避免改变抚养性别带来严重的心理创伤。

（陆一鸣）

主要参考文献

陈竺. 2005. 医学遗传学. 北京：人民卫生出版社

陈仁彪，冯波. 1994. 医学遗传学. 上海：上海科学技术文献出版社

杜传书，刘祖洞. 1992. 医学遗传学. 第二版. 北京：人民卫生出版社

李璞. 2004. 医学遗传学. 第二版. 北京：中国协和医科大学出版社

陆国辉. 2002. 产前遗传学诊断. 广州：广州科学技术出版社

陆国辉，徐湘民. 2007. 临床遗传咨询. 北京：北京大学出版社

孙树汉，胡振林，颜宏利. 2008. 染色体、基因与疾病. 北京：科学出版社

左伋，张克雄. 1998. 医学遗传学. 第二版. 上海：上海医科大学出版社

Brown T A. 1999. Genomes. London：John Wiley & Sons

第四章　单基因疾病的遗传与单基因遗传病

第一节　单基因遗传的概念

单基因遗传病简称单基因病（monogenic disease，single gene disorder），是指因一对主基因突变而引起的疾病，它的遗传符合孟德尔定律，因此也称孟德尔遗传病。孟德尔遗传一词指由单一基因对的遗传信息所决定的某一特性或某一组特性，此特性可能是正常的，也可能是遗传病的特性，之所以称为孟德尔遗传是因为该规律是在19世纪首先被修道士Gregor Mendel发现的。单基因病的遗传方式取决于缺陷基因是位于常染色体上还是位于性染色体上，以及使基因缺陷的突变是"隐性"的还是"显性"的。

基因为人体的生长、发育和功能提供信息，当基因发生了变化，那么其提供给细胞的信息也会发生变化。使基因发生缺陷的改变称为突变。某一突变（缺陷）的基因可能引起人体不同系统或器官的发育及功能的病理变化；当然，某些突变基因也可能是对人体有益的。这些突变的基因通常来自于双亲，而双亲的基因又来自于各自的父母。在一个既定位点上一个基因或DNA序列的替换形式即等位基因（alleles）。如果在一个基因座上的两个等位基因是相同的，则此个体在该基因座是纯合性的（homozygous）；若不同，则是杂合性的（heterozygous），这样的个体分别称为纯合子（homozygote）和杂合子（heterozygote）。一个个体的遗传结构或组成称为基因型（genotype）。基因型也可指一个特定的遗传基因座上的等位基因。基因型和环境因素相互作用所观察到的结果称为表型（phenotype），尤其是一个或一些特异基因的可见的表现。基因型和表型之间的关系可用乐谱和音乐的关系来比拟。基因型好比乐谱，对音乐的节奏、旋律、音符等进行了详细的规定；而表型好比经过指挥者、演奏人员、乐器、环境等共同作用而产生的声音。

研究人类性状的遗传规律不能采用动、植物遗传研究所普遍采用的杂交试验方法，因而必须要有一些研究人类遗传方式的特殊方法。系谱分析法（pedigree analysis）就是其中最常见的方法。在临床实践中，常用系谱分析法来判断某种疾病的遗传方式。所谓系谱（或系谱图）是从先证者入手，追溯调查其所有家庭成员（直系亲属和旁系亲属）的数目、亲属关系及某种遗传病（或性状）的分布等资料，并按一定格式将这些资料绘制而成的图解。先证者（proband）是在某个家系中第一个被医师或遗传研究者发现的罹患某种遗传病的患者或具有某种性状的成员。系谱中不仅要包括具有某种性状或患有某种疾病的个体，也应包括家族的正常成员。根据调查资料绘制成系谱图，可以对这个家系进行回顾性分析，以便确定所发现的某一特定性状或疾病在这个家族中是否有遗传因素的作用及其可能的遗传方式，并为其他具有相同遗传病的家系或患者的诊治提供依据。系谱图由遗传工作者或医生根据掌握的遗传病家系情况进行回顾性分析和咨询后绘制，其基本要素是系谱符号，常用的系谱符号见图4-1。在此基础上便于进行系谱分析，可对其遗传方式得出初步认识。

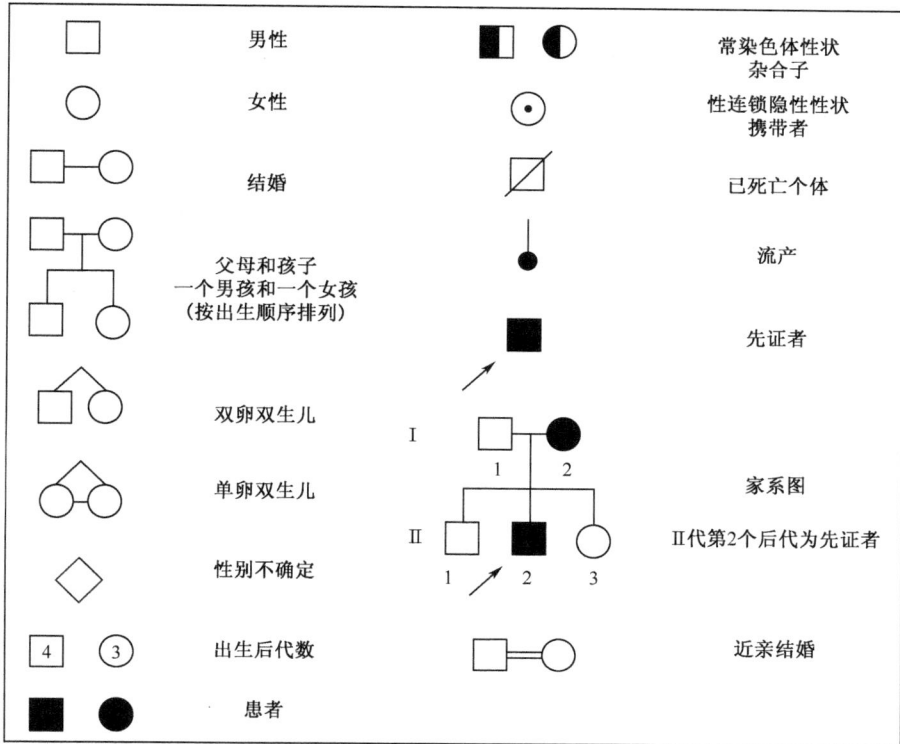

图 4-1　常用系谱符号

在医学遗传学相关的书籍和文献中通常对单基因的致病基因进行标号，如 Pelizae-us-Merzbacher 病（MIM * 169500）。其中，MIM（Mendelian inheritance in man，人类孟德尔遗传）是一个数据库，将目前所知的遗传病分类，并且连接相关的人类基因组中的基因。这个数据库出版了《孟德尔遗传定律说明》，最新的版本是第 12 版。它亦有网上版本，称为在线人类孟德尔遗传（Online Mendelian Inheritance in Man，OMIM）。这个数据库的资料是在 McKusick 医生的带领下，在约翰·霍普金斯大学收集及处理，并由一组科学作者及编辑协助。相关的文章经过鉴定、讨论及编写，在数据库内成为相关的条目。每一种疾病及基因会有一个独特的 6 位编号，编号的第一个号码是遗传方式的分类：如果第一个号码是 1，即指染色体显性遗传；若为 2，就是指染色体隐性遗传；如果是 3，则是 X 连锁（表 4-1）。无论如何编号，在第 12 版的 MIM 中，所有编号都会加上方括号，某些编号中会有 * 号代表已知的遗传模式；若在编号前标注♯，则代表病征是因 2 个或以上的基因突变而成。前文提到的 Pelizaeus-Merzbacher 病（MIM * 169500）就是指已知的、染色体上的、显性的、孟德尔遗传病。

单基因遗传病根据决定该疾病的基因所在染色体不同（常染色体或性染色体），以及该基因性质的不同（显性或隐性），可将人类单基因遗传病分为三种主要遗传方式：①常染色体遗传（autosomal inheritance），其中又包括常染色体显性遗传（autosomal dominant inheritance，AD）和常染色体隐性遗传（autosomal recessive inheritance，AR）；②X 连锁遗传（X-linked inheritance），包括 X 连锁显性遗传（X-linked dominant inheritance，XD）和 X 连锁隐性遗传（X-linked recessive inheritance，XR）；③Y 连锁遗传（Y-linked inheritance）。

表 4-1 MIM 标号首位数字对应的遗传病遗传方式

首位数字	MIM 编号范围	遗传方式
1	100 000～199 999	染色体显性位点及外显特质
2	200 000～299 999	染色体隐性位点及外显特质
3	300 000～399 999	X 连锁位点及外显特质
4	400 000～499 999	Y 连锁位点及外显特质
5	500 000～599 999	线粒体位点及外显特质
6	600 000～	染色体位点及外显特质

某些由缺陷基因引起的遗传病不遵循孟德尔遗传方式（单基因遗传）。这些遗传病的遗传方式包括"多因素遗传"、"线粒体遗传"等。

第二节 常染色体遗传病

一、常染色体显性遗传病

常染色体显性遗传方式指从家族中遗传一个位于常染色体上基因的"显性"突变。每个常染色体基因有两份拷贝，每一拷贝的基因传递信息给细胞产生某一特定的产物，如蛋白质等。如果该基因的其中一个拷贝因某种原因而产生缺陷，将无法行使正常的功能。而细胞仍将从另一正常拷贝的基因接受指令合成产物。既然缺陷基因导致产生非正常或错误的编码产物，则正常基因所对应的编码产物的总量就将减少。当正确的基因产物无法维持机体功能或生长，就会使个体由于缺陷基因的存在而产生病理变化；即便单一拷贝的正常基因能编码产生正确的基因产物，缺陷基因仍会对个体产生影响。这种缺陷的基因拷贝相对于正确的基因拷贝来说就是显性。某些情况下，某个体中两个基因拷贝中的一个出现显性突变则该个体在出生或以后的成长过程中会致病；另一些遗传病中，显性突变的存在意味着这些个体发病风险增加或更容易发病，这些个体有可能不会发病，除非受到环境因素的触发。

（一）婚配类型与子女发病风险

如果用 D 代表决定某种显性性状的基因，用 d 代表其相应的隐性等位基因，那么在完全显性（complete dominance）情况下，杂合子 Dd 与显性纯合子 DD 的表型完全相同，即在杂合子 Dd 中，显性基因 D 的作用完全表现出来，而隐性基因 d 的作用被完全掩盖，从而使杂合体表现出与显性纯合子完全相同的性状。

若双亲之一为常染色体显性突变的患者，其子代受累的情况如何呢？受精卵形成时，其双亲各将自身的一份遗传拷贝传递下去。因此，此后代是其父母遗传信息的混合体。当父母中的一个为常染色体显性遗传病的患者（或携带有常染色体显性突变的基因），那么她/他既可能传递给子代正确的基因，也可能将突变的基因传递给子代。如图4-2所示，双亲遗传信息的传递有4种组合方式，其中受累一方将含显性突变的基因传递给子代的可能性为1/2；而另一方只可能传递正确的基因信息，因此，该夫妇任何一个子代获得异常基因拷贝并因此而患病的可能性皆为1/2。另一方面，子代从受累的亲代获得正确基因的可能性也是1/2（从双亲中正常个体的一方获得的肯定是正常基因拷贝）。这种情况下，该子代不会受累，这个显性突变基因的传递在该个体上就终止了。因此，双亲之一为常染色体显性突变的受累者，则每次受孕时，产生受累子代的可能性为1/2。但这并不意味着后代中的一半肯定是（或肯定不是）受累个体。图4.2中显示的是父亲为显性突变的携带者。对于常染色体显性遗传病来说，若母亲一方为携带者，则子代的发病概率也是一样的。

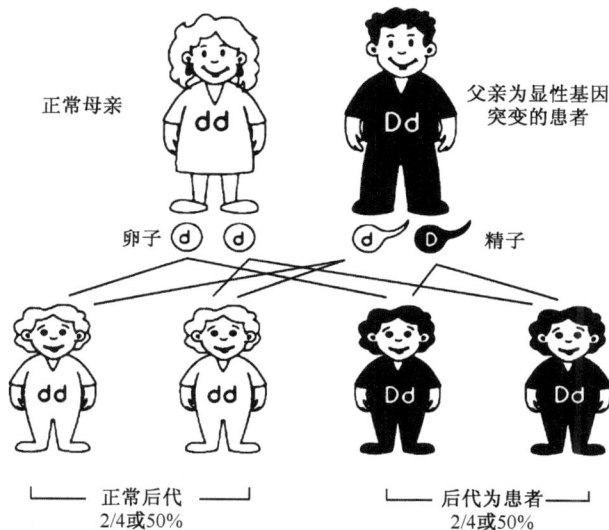

图 4-2　双亲之一为常染色体显性突变的患者

含显性突变的基因表示为"D"；正常基因拷贝表示为"d"

　　如果双亲皆为同一显性异常基因突变的患者，其子代受累及的情况如何呢？如图4-3所示，这种情况下，子代不受突变基因累及的可能性仅为1/4。若子代从双亲中获得了2个拷贝的突变基因时，如家族性高胆固醇血症，其疾病表型会更为严重。

　　为什么有时父母表型正常却会出生常染色体显性的后代？在卵子、精子或在受精过程中有时会产生基因突变，缺陷基因是新生的或是自发的。此种情况下，若突变是显性的，则由受精卵发育而来的个体携有缺陷基因，将成为家族中首个罹患个体。许多由显性突变致病的遗传病皆由这类新缺陷基因所致。这种情况下，家族中同辈或上辈成员发生同样疾病的可能性很低，因为这需要在同一个特定的基因上发生突变。然而，缺陷基因存在于受累个体的所有细胞中，在此家系中会被传递到子代。

　　常染色体显性方式遗传的遗传病有很多。一些在出生时症状就很明显，另一些症状不显现，直到老年才显现。亨廷顿舞蹈病、多发性神经纤维瘤、家族性腺瘤性息肉和家族性高胆固醇血症都为常染色体显性遗传病。

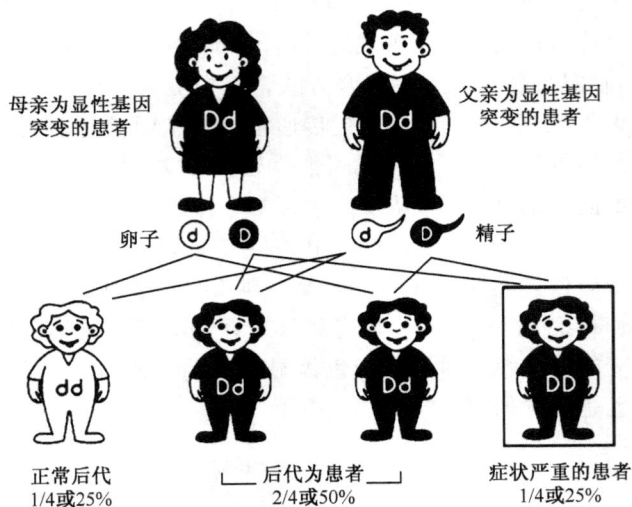

图 4-3 双亲皆为同一显性基因突变的患者

含显性突变的基因表示为 "D"；正常基因拷贝表示为 "d"

（二） 常染色体完全显性遗传的特征

1）由于致病基因位于常染色体上，因而致病基因的遗传与性别无关，即男女患病的机会均等。

2）患者的双亲中必有一个为患者，但绝大多数为杂合子，患者的同胞中约有 1/2 也为患者的可能性。

3）系谱中，可见本病连续传递，即通常连续几代都可以看到患者。

4）双亲无病时，子女一般不会患病（除非发生新的基因突变）。

根据上述特点，临床上可对常染色体完全显性的遗传病进行发病风险的估计。例如，夫妻双方中有一人患病（杂合子），那么子女患病的可能性为 1/2；两个患者（均为杂合子）婚配，则子女患病的可能性为 3/4。

（三） 几种常染色体显性遗传病

1. 亨廷顿舞蹈病

亨廷顿舞蹈病（Huntington's disease，HD；MIM♯143100）又称遗传性舞蹈病（hereditary chorea），是一种典型的常染色体显性遗传病，是第一个被发现的完全显性的人类遗传病。1872 年，美国的乔治·亨廷顿在长岛东端发现了这种疾病。他的研究发现，长岛的那几个病例是发源自新英格兰（美国东北部几个州的总称）的一个大家族的一部分。在这个家族 12 代的历史里，可以找到 100 多位患者，并且所有这些患者都是两个兄弟的后代。在他们的后代中，很多人被当成是巫婆，在萨勒姆（新英格兰地区的一个城市）被烧死。图 4-4 所示为一个亨廷顿舞蹈病的系谱图。

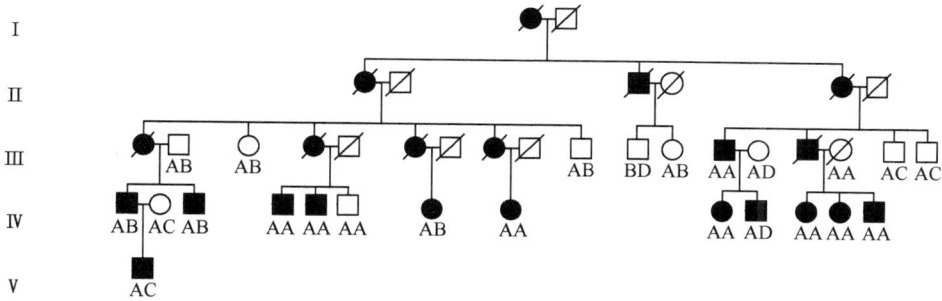

图 4-4　一个亨廷顿舞蹈病的系谱图

亨廷顿舞蹈病是一种以影响运动功能为主的神经退行性疾病。该病的发病率在北美和欧洲约为 5/100 000。HD 的症状通常在 45 岁以后出现，但也可能在儿童时期出现。HD 是一种致死性的神经退行性疾病，病程一般在 15 年左右。它的主要症状是不受控制的大肢体运动，伴有认知障碍和精神异常，表现为进行性加重的舞蹈样不自主运动（不能控制的痉挛和书写动作）和智力障碍。患者的舞蹈样运动的动作快，而且累及全身肌肉，但以面部和上肢最明显。每一阵舞蹈运动间有一较长间歇期。不自主运动在睡眠时消失。随着病情加重，可出现语言不清，甚至发音困难。精神症状常在不自主运动发生 1～2 年或数年后出现，也有发生在不自主运动之前者，主要表现为进行性加重的智力障碍，最终出现痴呆。患者大多有阳性家族史，且当父亲为患者时，其所生子女的发病年龄提前，临床症状加重，即遗传早现（anticipation）。亨廷顿舞蹈病的病变是纹状体投射性 GABA 神经元和大脑运动皮层锥体细胞过早死亡。患者有大脑基底神经节的变性，可引起广泛的脑萎缩，主要损害位于尾状核、豆状核（主要是壳核）和额叶。

导致该疾病的突变基因在 1993 年被发现。该突变基因位于人类 4 号染色体上，4p16.3 位点，编码一个相对分子质量为 3.5×10^5 的蛋白质，该蛋白质由 3144 个氨基酸组成，被命名为亨廷顿蛋白（Huntington，Htt）。其编码区 5′ 端 $(CAG)_n$ 的动态突变（编码 Htt 氨基端谷氨酰胺重复次数的变化）可导致疾病的发生，且 $(CAG)_n$ 重复的多少与疾病的早晚、严重程度呈正比。正常人的 $(CAG)_n$ 重复次数在 9～34 次，亨廷顿舞蹈病患者大于 36 次，最多超过 120 次。Htt 在全身各个器官包括中枢神经系统中表达，其正常功能尚未完全明了，可能与神经系统发育、细胞内吞和分泌以及抑制细胞凋亡有关。但 Htt 突变后如何选择性地引起某些神经元死亡的分子机制尚不清楚。

2. 短指(趾)症

短指（趾）症（brachydactyly A1，MIM ♯ 112500）是一种常染色体完全显性遗传病的典型例子。它的主要症状是患者指骨（或趾骨）短小或缺如，致使手指（或足趾）变短；致病基因定位于 2q35～q36。假设决定短指的基因为显性基因 A，正常指为隐性基因 a，则短指症患者基因型应为 AA 或 Aa。显性基因 A 在杂合状态下是完全显性的，因而在临床上，基因型为 AA 与 Aa 的患者在表型上完全不能区分。但实际上绝大多数短指症的基因型为 Aa，而不是 AA。如果患者 Aa 与正常人 aa 婚配，其所生子女中，大约有 1/2 是患者，也就是说，这对夫妇每生一个孩子，都有 1/2 的可能生出短指症的患儿。

1903 年，Farabee 报道了一个美国家族的短指症系谱，这是人类常染色体完全显性遗传的第一个例证。2001 年，我国学者贺林等在 3 个无血缘关系的中国人短指症大家系中发现了 3 个 *IHH* 基因的杂合子错义突变，从而认为导致印度刺猬病（Indian hedgehog；MIM♯600726）的 *IHH* 基因（位于 2q33～q35）的突变就是短指症的致病基因。

3. 家族性高胆固醇血症或高脂蛋白血症Ⅱa型

家族性高胆固醇血症（familial hypercholesterolemia，FH；MIM 143890）是一种常染色体显性遗传病，该病为一常染色体不完全显性（或半显性）的例子，杂合子和纯合子都发病，是脂质代谢单基因疾病中最常见且最严重的一种，又称 LDL 受体病或高脂蛋白血症Ⅱa型。就全世界范围的流行率而言，FH 是欧美地区及南非等国家最常见的遗传病之一。多数人群中纯合子频率约为 1/100 万，杂合子频率一般不低于 1/500。在心肌梗死的存活者中，杂合子频率约为 1/20。

该病最具特征的临床表现为低密度脂蛋白-胆固醇（LDL-C）水平增高、黄色瘤、角膜弓和早发性冠心病。杂合子血浆中胆固醇浓度通常是正常人的 2～3 倍，纯合子则较正常人高 6～8 倍。前者介于 300～400mg/dL，而后者介于 600～1200mg/dL。但也有些杂合子患者 LDL-C 增高不明显。纯合子的临床表现比杂合子严重得多。血浆 LDL-C 水平增高促使胆固醇在身体其他组织沉积。沉积在肌腱者称肌腱黄色瘤，以跟腱和手部伸肌腱多见，为 FH 的特有表现；在肘部和膝下也易形成结节状黄色瘤；眼睑处可形成扁平状黄色瘤。随着年龄的增长，肌腱黄色瘤更常见，但并非所有的 FH 患者都会出现。胆固醇在角膜浸润则形成角膜弓，纯合子患者在 10 岁以前即可出现，杂合子患者的多在 30 岁后出现。角膜弓不是 FH 的特有表现，也可见于其他类型的高脂蛋白血症。FH 患者常出现反复性的多关节炎和腱鞘炎，主要累及踝关节、膝关节、腕关节和近端指间关节，消炎药物不能抑制。

纯合子 FH 多在 10 岁左右就出现冠心病的症状和体征，颈主动脉、腹主动脉、胸主动脉和肺动脉主干易发生严重的动脉粥样硬化，心瓣膜和心内膜表面也可形成黄色瘤斑块，多在 30 岁以前死于心血管疾病，受体缺如的纯合子预后更差。男性杂合子 30～40 岁就可患冠心病，女性杂合子的发病年龄较男性晚 10 年左右。

FH 患者的临床表现取决于其基因型，非遗传因素也对其有影响。FH 基因型与表现型的关系比较复杂，即使带有相同突变，甚至属于同一家族的个体其临床表现差异也较大。另外，非遗传因素如高龄、男性、吸烟、饮食等也可显著影响 LDL 水平，增加冠心病的发生。在多数地区，来自不同 FH 家族的病例其突变形式各异，然而在某些地域或文化相对隔离的人群中，大多数 FH 由相同的低密度脂蛋白受体基因突变引起，被认为是祖先效应（founder effect）的结果。

该病的发病机制是细胞膜表面低密度脂蛋白受体（LDLR）基因突变，导致 LDLR 缺如或异常，体内低密度脂蛋白代谢障碍，血浆总胆固醇和低密度脂蛋白-胆固醇水平升高。过量的 LDL-C 沉积于吞噬细胞和其他细胞，形成黄色瘤和粥样斑块，最终导致心血管疾病的发生。

二、常染色体隐性遗传病

对于常染色体上的等位基因来说，若某个基因的一个拷贝正常而另一拷贝缺陷导致编码产物少于正常水平，但不影响人体的正常机能，则该个体就不体现出疾病表型。该个体即为携带有缺陷基因拷贝而不受影响的"携带者"。此时，突变引起的缺陷基因对于正确拷贝的基因是隐藏的或是"隐性"。这就像某些肝炎病毒携带者，体内携有致病因素，但机体仍维持正常状态，不表现疾病状态。但是，如果两个拷贝的基因都缺陷，就会导致细胞中错误产物过多、无基因产物或产物量严重不足，进而使该个体产生疾病症状。

子代可以从亲代获得隐性突变的基因拷贝，成为和亲代一样的不表现疾病表型的携带者。如果双亲携带同一基因的缺陷拷贝，则子代有 1/4 的可能性获得两份缺陷基因拷贝并显现出疾病表型。近亲结婚的条件下，夫妻双方携有同一个基因缺陷的可能增加。此外基因中的隐性突变也会由于某些原因在精子、卵子或受精卵开始分裂时产生，称为新的或自发隐性突变。如果自发突变的缺陷基因位于常染色体上，该个体将不会因单拷贝的缺陷基因而发病。因为仍有一个正确拷贝的基因为细胞提供信息编码正确的产物。人群中，几乎所有的人都是无症状的少量常染色体隐性突变基因的携带者。

由于常染色体隐性遗传病的致病基因为隐性基因，所以只有隐性纯合子才会发病。在杂合子时，隐性致病基因的作用被显性基因所掩盖，而不表现相应的疾病，表型与正常人相同，但是却可将致病基因遗传给后代。这种表型正常而带有致病基因的杂合子，称为携带者（carrier）。囊性纤维化、地中海贫血、Tay-Sachs 病和血色病等都属于此种遗传方式。

（一）婚配类型及子代发病风险

在常染色体隐性遗传病家系中最常见的是两个杂合子的婚配，每胎孩子得病的概率是 1/4，在患者的表现型正常同胞中杂合子占 2/3，因此该类婚配家庭的子女中将有 1/4 得病。实际上，人群中最多的婚配类型应该是杂合子与正常人婚配，子代表现型全部正常，但其中将有 1/2 是携带者。具体来说，如果双亲皆为同一隐性异常基因的携带者，夫妻双方分别传递给子代一份基因拷贝，因此子代的遗传信息是从其亲代继承的混合信息。当同一基因缺陷的双亲生育时，每个亲代都可能传递给子代缺陷或正常的基因拷贝。如图 4-5 所示，遗传信息由亲代传递给子代有 3 种组合，每个亲代传递缺陷基因的可能性为 1/2。子代从父母获得 2 个缺陷基因的概率为 1/4，此时，该子代因无法产生正常的基因产物而发病。因此，当双亲为同一遗传病的携带者时，每一胎子代的发病概率都为 1/4。当然，如图 4-5 所示，子代获得双份拷贝的正常基因的可能性也为 1/4。同样，若子代分别获得 1 拷贝的正常和缺陷基因，也会像其亲代一样是缺陷基因的携带者。

当双亲之一为"隐性"突变缺陷基因的携带者时，如图 4-6 所示，所生子代都不会得病，但其成为缺陷基因携带者的可能性为 1/2。

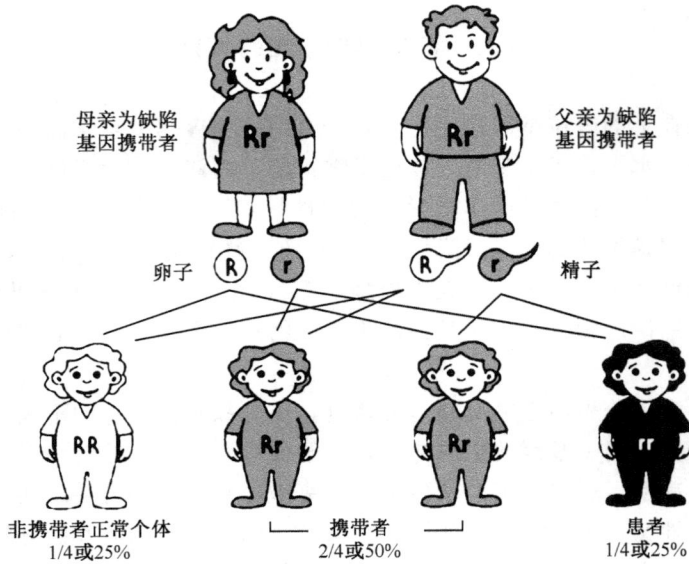

图 4-5 双亲皆为同一隐性异常基因的携带者

隐性突变基因拷贝显示为"r"；正常基因拷贝显示为"R"

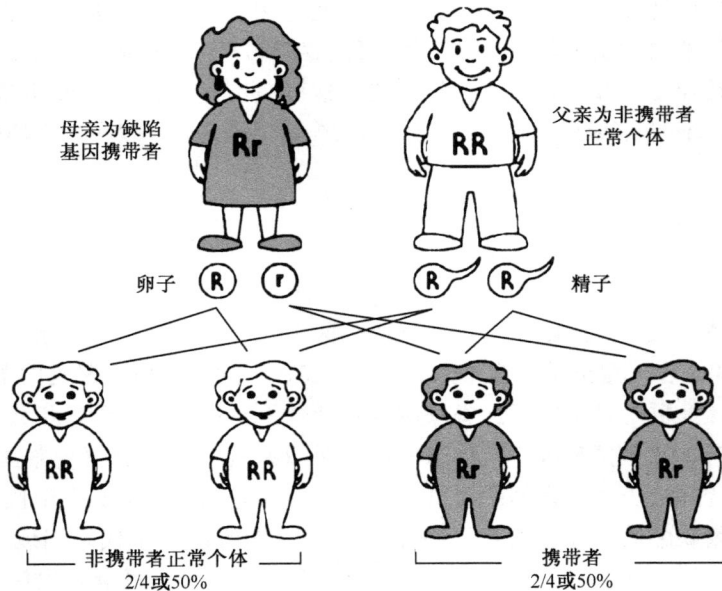

图 4-6 双亲之一为常染色体隐性突变基因的携带者

隐性突变基因拷贝显示为"r"；正常基因拷贝显示为"R"

杂合子与患者婚配可能发生于近亲婚配时，子女中将有一半为患者，另一半为携带者。这种家系由于连续两代出现患者，子女比例类似显性遗传格局，称为类显性遗传（quasidominant inheritance），不易与常染色体显性遗传区分。在近亲婚配家庭中出现这种遗传格局时，应考虑常染色体隐性遗传的可能性。患者相互婚配时，子女无疑将全部受累。由于隐性致病基因少见，这种婚配的可能性极少，只有在发病率高的隐性遗传病中才能见到。

（二）常染色体隐性遗传的遗传特征

1）由于基因位于常染色体上，所以它的发生与性别无关，男女发病机会相等。

2）系谱中患者的分布往往是散发的，通常看不到连续传递现象，有时在整个系谱中甚至只有先证者一个患者。

3）患者的双亲表型往往正常，但都是致病基因的携带者，此时出生患儿的可能性约占 1/4，患儿的正常同胞中携带者的可能性为 2/3。

4）近亲婚配时，子女中隐性遗传病的发病率要比非近亲婚配者高得多。这是由于他们来自共同的祖先，往往具有某种共同的基因。

（三）几种常染色体隐性遗传病

1. Tay-Sachs 病

Tay-Sachs 病（MIM♯272800）也称为黑蒙性痴呆或婴儿 GM2 神经节苷脂储积症，是一种常染色体隐性遗传病。该病在北美洲的 Ashkenazi 犹太人（遗传上隔离群体）中很常见，我国极少见。患儿于出生后 3～6 个月开始出现运动无力，对声音过敏；6 个月后症状明显，肌张力低下；1 岁半以后出现进行性耳聋、失明、惊厥发作、肌张力增高，最终呈去大脑强制状态。95％以上患儿眼底有樱桃红斑，一般在 3 岁以前死于支气管肺炎。

Tay-Sachs 病是溶酶体累积病中神经节苷脂代谢缺陷病的一种，由于 β-己糖胺酶 A（hexosaminidase A，hex A）完全缺乏，GM2 神经节苷脂不能水解而储积在溶酶体中，使细胞发生功能损害，是神经节苷脂代谢缺陷病中最常见的一种。

溶酶体存在于细胞质内，含有多种酶，其中任何一种酶有缺陷时，基质即不能被分解而沉积于溶酶体中。当分解鞘脂的水解酶活性减低或消失时，鞘脂不断蓄积在细胞内产生脑脂质累积病。Tay-Sachs 病患者由于编码 hexA α 亚单位的基因突变，酶活性缺失，不能使神经节苷脂降解，从而因堆积导致病症的发生。

本病诊断多依赖于酶学检测。β-己糖胺酶有 A、B 两种同工酶，同工酶 A 或 B 占 β-己糖胺酶总活性的百分率可区分不同类型。A 完全缺乏时导致 Tay-Sachs 病，部分缺乏时则为少年型；A、B 酶均缺乏者为 Sandhoff 病。

2. 囊性纤维化

囊性纤维化（cysticfibrosis，CF）是一种侵犯多脏器的遗传性疾病。主要表现为外分泌腺的功能紊乱，黏液腺增生，分泌液黏稠，汗液氯化钠含量增高。临床上有肺脏、气道、胰腺、肠道、胆道、输精管、子宫颈等的腺管被黏稠分泌物堵塞从而引起一系列的症状，其中以呼吸系统损害最为突出。

囊性纤维化是由于位于第 7 对染色体 CF 基因突变引起的常染色体隐性遗传病，患者是纯合子，其双亲是杂合子。患者的同胞中 1/2 可带有隐性基因，而 1/4 可得病。一般带有隐性基因的杂合子占出生新生儿的 2%～5%，在 2000～2500 个新生儿中有一个患儿。囊性纤维化外分泌腺机能障碍的发病机理尚不清楚。据研究提示，患者的上皮细胞氯离子通道调节有缺陷；呼吸道黏膜上皮的水、电解质跨膜转运有障碍；黏液腺分泌物中酸性糖蛋白含量增加，改变了黏液流变学的特性，可能是分泌物变黏稠的原因。

  本病主要发生在白种人，北欧、美国发病率较高，黑种人较少，亚洲人极少见。各地区患病率不一致，患者与新生儿的比例为 1：500～1：3500。婴幼儿时期发病主要发生于儿童，约 3% 在成年后作出诊断，死亡率高。近年来由于早期诊断与合理、积极的治疗，患者存活率已有所提高，至少有 25% 的患者可活到成年，9% 年龄超过 30 岁。

第三节　X 连锁遗传病

  当突变基因位于 X 染色体上，则男性和女性所受影响不同。男性有一条 Y 染色体和一条 X 染色体，因此 X 染色体上的基因仅有 1 个拷贝，而女性 X 染色体上的基因有两个拷贝。然而，在女性的每一个细胞中都有一条 X 染色体被"关闭"或失活（X 染色体失活，详见本章第五节），这意味着无论男性还是女性在每个细胞中仅有一个活性 X 染色体。X 染色体失活的过程是随机的，因此部分细胞会有正确编码的基因产物，而另一些细胞的缺陷基因导致编码产物错误、减少或缺乏。

  根据显、隐性的不同，X 连锁遗传分为 X 连锁显性遗传和 X 连锁隐性遗传。

一、X 连锁显性遗传病

  由性染色体的基因所决定的性状在群体分布上存在着明显的性别差异是性连锁遗传的特征。如果决定某种性状或疾病的基因位于 X 染色体上，并且此基因对其相应的等位基因来说是显性的，这种遗传病的遗传方式称为 X 连锁显性遗传（X-linked domi-nant inheritance，XD）。从分子水平来理解，某些基因产物需要在女性细胞中获得完全表达才能维持机体的正常需求，若 X 染色体上的相应基因发生突变缺陷会影响细胞产生此类产物并进而表现出疾病表型，此类突变称为"X 连锁显性突变"。当 X 染色体上的基因为显性突变，则由该缺陷基因导致的遗传病的遗传方式为 X 连锁显性遗传。女性因两拷贝基因都为缺陷而发病的极少。男性只有一条染色体，其 X 染色体上的基因在 Y 染色体上缺少与之对应的等位基因，因此男性只有成对基因中的一个成员，故称半合子（hemizygote），其 X 染色体上有此基因才表现出相应性状或疾病。而女性有两条 X 染色体，其中任何一条 X 染色体上有此基因，都可以表现出相应的性状。因此 X 连锁显性遗传病的发病率女性要比男性约高 1 倍，但在病情上男重于女。事实上，属于 X 连锁显性遗传的遗传病非常少，Rett 综合征和抗维生素 D 佝偻病是 X 连锁显性遗传的例子。

（一）婚配类型和子代发病风险

  X 连锁显性遗传病的致病显性突变基因在 X 染色体上，只要一条 X 染色体上有此突变基因（即女性杂合子或男性半合子）即可致病。X 连锁显性突变的女性患者有 1/2 的概率将显性 X 连锁突变传递给儿子或女儿，由于缺陷 X 连锁显性致病基因的存在，被传递的子女会发病。

　　具体来说，如图 4-7 所示，当母亲的一条 X 染色体上的基因拷贝为显性突变，而父亲携有一拷贝相应的正常 X 连锁基因时，子代基因的组成有 2 种可能的方式。与 X 连锁隐性遗传不同的是，男孩和女孩从母亲处获得携有缺陷基因（"D"）而发病的概率都为 1/2。同样，从母亲处获得正常基因（"d"）而成为正常个体的可能性也是 1/2。这种类型的遗传方式与常染色体显性遗传极为相似。

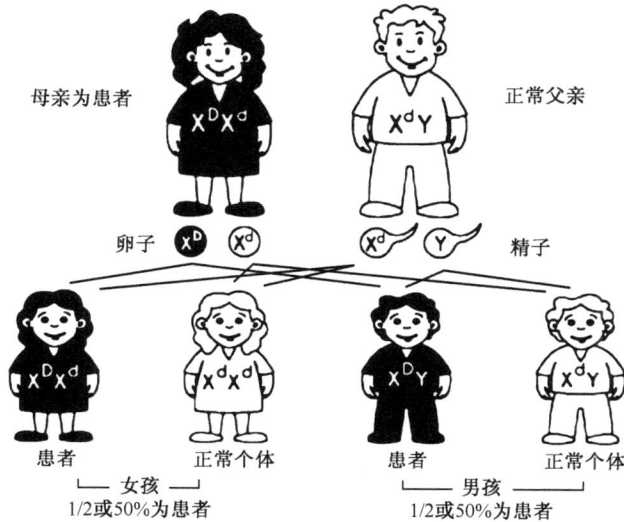

图 4-7　母亲的一条 X 染色体上的基因拷贝为显性突变
含缺陷突变的 X 连锁基因拷贝显示为 "D"；正常基因拷贝以 "d" 显示

　　当父亲为 X 连锁显性基因突变受累者时，儿子因只能从其获得 Y 染色体，因此不可能获得缺陷（图 4-8），全部为正常。但其所有的女儿都将因继承其唯一的携有缺陷基因（"D"）的 X 染色体而发病。

　　如果调查分析的只有女性患者的子代，这时的系谱格局不能与常染色体显性遗传相区别，关键在于没有父到子传递；X 连锁显性遗传患者女性多于男性，约呈 2：1。

（二）X 连锁显性遗传的遗传特征

1）人群中女性患者比男性患者约多 1 倍，前者病情常较轻。
2）患者的双亲中必有一名是该病患者。
3）男性患者的女儿全部都为患者，儿子全部正常。
4）女性患者（杂合子）的子女中各有 50% 的可能性是该病的患者。
5）系谱中常可看到连续传递现象，这点与常染色体显性遗传一致。

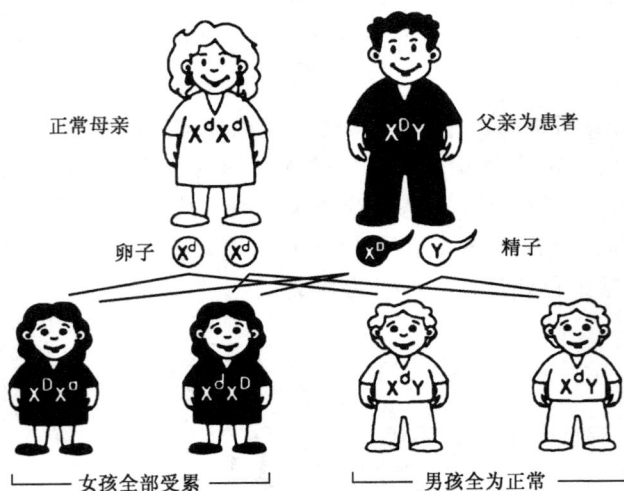

图 4-8　父亲为 X 连锁显性基因突变受累者

含缺陷突变的 X 连锁基因拷贝表示为"D"；正常基因拷贝以"d"表示

（三）几种 X 连锁显性遗传病

1. 抗维生素 D 佝偻病

抗维生素 D 佝偻病（vitamin D-resistant richets；MIM ♯ 307800）又称低磷酸盐血症（hypophosphatemia），是一种因低磷酸盐血症导致骨发育障碍为特征的遗传性骨病。患者由于肾小管对磷酸盐的再吸收产生障碍，从而血磷下降，尿磷增多，肠道对磷、钙的吸收不良而影响钙化，形成佝偻病。患儿多于 1 岁左右发病，最先出现的症状为 O 形腿，严重的有进行性骨骼发育畸形、多发性骨折、骨疼、不能行走、生长发育缓慢等症状。临床观察，女性患者多为杂合子，其中正常 X 染色体的基因还发挥一定的作用。

该病基因已定位于 Xp22.2～p22.1，基因也已被克隆，称为 PHEX（phosphate regulated gene with homologies to endopeptidases），该基因编码 749 个氨基酸残基，缺失和单个碱基置换是导致疾病发生的主要原因。

2. 雷特综合征

雷特综合征（Rett syndrome，RS；MIM ♯ 312750）又称大脑萎缩性高氨血症（cerebroatrophic hyperammonemia），是一种 X 连锁显性遗传病。该病的分子机制主要在于 MECP2 基因（methyl CpG binding protein 2）的突变，该基因的突变会破坏成熟脑细胞的功能。雷特综合征患者中，85% 以上可检测到 MECP2 编码区的突变。本病遗传方式为半合子男性致死的 X 连锁显性遗传，而且每一病例都应是新突变。RS 患者中从上代遗传获得疾病性状的情况很少（＜1%）。绝大多数病例由精子生成时出现的散发突变导致。该病于 1965 年首先报告，1984 年维也纳国际专题学术会议正式命名。RS 在儿科的发病率约为 1/15 000，仅限于女性发病，男性于胚胎早期即死亡，无种族、国籍、地区与社会阶层差异。本病的严重性及发生频率均与苯丙酮尿症（PKU）具有同等重要性。

雷特综合征是一种严重影响儿童精神运动发育的神经发育性遗传病。患者主要是女孩，一般从半岁到一岁半时起病。突出表现为精神运动发育倒退、手失用症、典型的"绞拧手、拍手、洗手"征、腿失用症、失语症、痴呆、小头、癫痫发作、脊柱侧弯等。根据病程不同阶段的表现，将临床分为 4 期。I期（早期发育迟缓期）：年龄在 0.5～1.5 岁，病程持续数月，主要表现为发育迟缓、对外界反应减少、无正常婴儿玩耍及模仿动作。II期（迅速退化期）：年龄 1～4 岁，病程持续数周至数月，患儿运动与智能发育迅速倒退，失语，严重痴呆，孤独症以及不能辨别视、听、触觉，手共济失调及"绞拧手、拍手、洗手"征更为显著。III期（相对静止期）：此期患儿为学龄前期到学龄早期，可持续数年。此期手的功能与语言能力均达最低水平，但智力不再退化。手、腿失用及反射性躯干共济失调显著，孤独症相对缓解，有的则出现脊柱侧弯，多数开始癫痫发作。IV期（晚期运动损害期）：年龄在 5～35 岁或更长，持续数十年。患者停留在严重痴呆水平，表现多发性障碍综合征；语言能力恢复甚微或无改善；第二性征发育正常或早熟。

二、X 连锁隐性遗传病

如果决定某种性状或疾病的基因位于 X 染色体上，且为隐性基因，这种基因的遗传方式称为 X 连锁隐性遗传（X-recessive inheritance，XR），以 XR 方式遗传的疾病称为 X 连锁隐性遗传病。

若一女性 X 染色体上的一个基因发生突变，而另一染色体上的等位基因为正常，则该个体为基因突变的携带者（X 连锁遗传携带者）。由于女性 X 染色体之一是随机失活的，一部分细胞所含的活性 X 染色体上为正确拷贝的基因，而另一部分细胞所含活性 X 染色体上对应的为缺陷基因。因此，一部分细胞含有编码正确产物的基因信息，而另一部分细胞由于缺陷基因而使对应产物为异常、总量减少或没有，故女性 X 连锁基因携带者一半的细胞具备编码正确产物的基因信息。若此时基因产物的总量对于机体无影响，则该女性不会表现出 X 连锁突变基因的相应表型，仅为健康的缺陷基因"携带者"。对于正常基因拷贝来说，对应的突变缺陷基因被掩盖或显示"隐性"。每次生育，X 连锁隐性基因女性携带者有 1/2 的概率将隐性 X 连锁突变传递给儿子或女儿。继承了缺陷 X 连锁基因的儿子将表现出疾病表型，因为他们体内细胞没有提供编码正确产物的基因信息。而女儿通常会像她们的母亲一样不受该 X 连锁基因的影响。

X 染色体失活（详见本章第五节）是随机的。但少数情况下，失活偏向携有正常基因拷贝的 X 染色体而使相对较多的携有缺陷基因的 X 染色体保持活性，这样该女性 X 连锁隐性基因携带者也会有相应的疾病表型。此时，该女性体内含更多的携有缺陷基因的活性 X 染色体，导致正常基因编码产物减少进而导致缺陷基因表型，但严重程度比男性低。一般的人类群体中，每个人都携有不引起症状的多个隐性突变的缺陷基因。由于几乎每个基因都有一个"同伴"或"储备"拷贝，因此即便体内同时有多个隐性突变存在，另一正确的基因拷贝将使个体避免因缺陷基因而发病。当然，这还取决于突变的类型、对基因的影响及产物的情况。男性 X 染色体上的基因若为缺陷的，则无法为细胞提供表达正确基因产物的遗传信息。因此，即便突变是隐性的，男性也会因细胞中缺陷基因的表达而显出疾病表型。

脆性 X 染色体综合征、血友病 A 和 Duchenne-Becker 型肌营养不良等遗传病属于 X 连锁隐性遗传病。

（一）婚配类型和子代发病风险

在 X 连锁隐性遗传谱系中最常见的是表现型正常的杂合子携带者女性与正常男性婚配，子代中将有半数儿子受累，半数女儿为携带者。具体来说，若母亲是隐性突变的 X 连锁基因的携带者，而父亲具同一基因的正确拷贝。子代从双亲获得遗传信息的可能组合方式有 4 种。如图 4-9 所示，如果儿子从母亲处获得携有缺陷基因的 X 染色体，细胞产生正确产物的能力就无或不足，因此导致疾病表型。儿子患病的可能性为 1/2，而从母亲处获得正常基因拷贝的可能性也为 1/2，这样就不会得病。若子代为女儿则情况不同，女儿从母亲继承 X 连锁基因的正确拷贝的可能性为 1/2，此时，她们既不发病也不是 X 连锁缺陷基因的携带者。同样，对每一个女性子代来说，也都有 1/2 的可能性获得缺陷基因拷贝成为不发病的携带者。

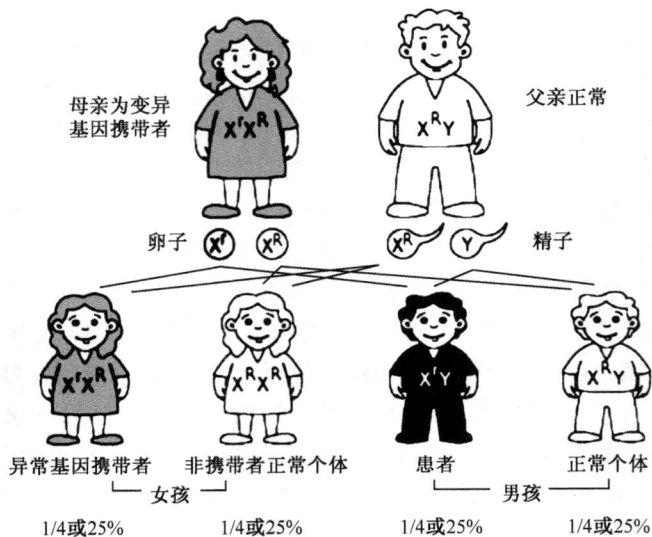

图 4-9　母亲为 X 连锁隐性突变基因的携带者
缺陷基因拷贝以"r"表示；正常基因拷贝表示为"R"

半合子男性患者与正常女性婚配，所有儿子和女儿的表现型都正常，但父亲的 X 染色体一定给女儿，因此所有女儿均为杂合子携带者。具体来说，若父亲为 X 连锁隐性缺陷基因的患者，如图 4-10 所示，其将 Y 染色体传递给儿子，将 X 染色体传递给女儿。这样，其所有的儿子都不会获得缺陷基因，为正常个体；所有的女儿都将成为缺陷基因的携带者，但通常都不发病。

通常，X 连锁隐性遗传病在一个家族中有多代人发病，如血友病在英国皇室男性中

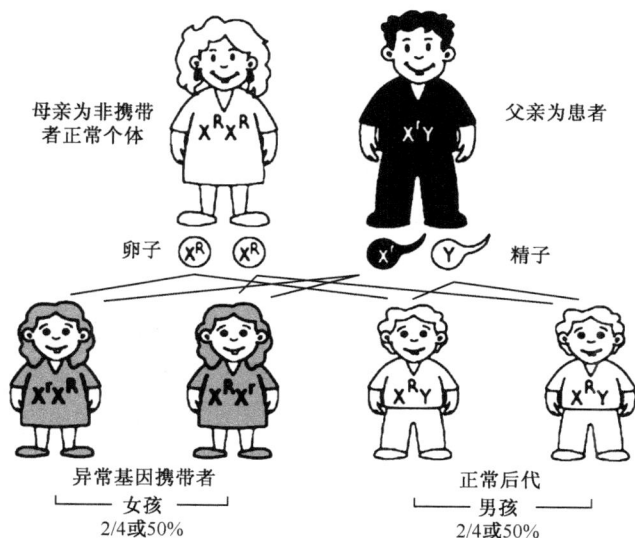

图 4-10　父亲为 X 连锁隐性突变基因的患者

缺陷基因拷贝以"r"表示；正常基因拷贝表示为"R"

的传递。有时，因 X 连锁隐性缺陷基因致病的男性却没有其他男性家族成员发病的家族史。此男性的缺陷基因可能源于其母亲的卵细胞或受精卵分裂初期的新生或"自发"突变。若其母亲不是缺陷基因的携带者，这种情况下，只有当另一卵细胞也发生相同 X 连锁隐性基因的缺陷才有可能导致所生的其他儿子再发相同的遗传病。当然，发生这种情况的概率是非常低的，而该男性有可能将其缺陷的 X 连锁基因传递给他的子代，如图 4-10。

另一些无家族史的例子中，母亲是 X 连锁缺陷基因的携带者。缺陷基因突变起源于该母亲亲代的精子、卵细胞或发育早期受精卵的首次分裂。该母亲是其家族中首个携有缺陷基因的个体，并将其传给了她的子代。此外，突变也可能起源于若干代之前，并在家族中传递，但碰巧仅限于女性而没有男性因继承该缺陷基因而显现疾病表型。在家族中出现首个男性患者之后，可以建立遗传诊断方法确定家族中的女性成员是不是 X 连锁隐性缺陷基因的携带者，并可用于对其生育的指导。

（二）X 连锁隐性遗传的遗传特征

1）人群中男性患者远较女性患者多，系谱中往往只有男性患者。

2）双亲无病时，儿子可能发病，女儿则不会发病；儿子如果发病，母亲肯定是携带者，女儿也有 1/2 的可能性为携带者。

3）男性患者的兄弟、外祖父、舅父、姨表兄弟、外甥、外孙等也有可能是患者。

4）如果女性是患者，其父亲一定也是患者，母亲一定是携带者。

(三) 几种 X 连锁隐性遗传病

1. 血友病 A

血友病 A (hemophilia A；MIM♯306700) 又称经典型血友病或第Ⅷ因子缺乏症。本病患者自幼在轻微外伤后出血不止，但大量出血罕见。皮肤出血可形成皮下血肿，关节、肌肉出血累及膝关节时，可导致跛行，不经治疗者往往造成关节永久性畸形。严重者可因颅内出血而致死。

这是一种 X 连锁隐性遗传病，基因定位于 Xq28，基因全长为 186kb，编码第Ⅷ凝血因子，参与凝血过程。突变形式包括点突变、缺失和插入等。历史上一个著名的第一代血友病基因携带者为英国的维多利亚女王，致病基因通过通婚而传到欧洲多个国家的皇室成员，因此血友病 A 又被称为"皇室病"。

2. 脆性 X 染色体综合征

脆性 X 染色体综合征 (fragile X syndrome，FXS；MIM 309550)，是常见的遗传性智力低下疾病，多属 X 连锁隐性遗传，也是常见的染色体病之一。由于 Martin 和 Bell 在 1943 年首次报道该病家系，因而此病亦称 Martin-Bell 综合征。本病在男性中的发病率为 1/1000～1/1500，仅次于先天愚型。在所有男性智力低下患者中，约 10％～20％为本病所引起。

脆性 X 染色体是指在 Xq27～q28 带之间的染色体呈细丝样，导致其相连的末端呈随体样结构。由于这一细丝样部位易发生断裂，故称脆性部位 (fragile site)。将 Xq27 处有脆性部位的 X 染色体称为脆性 X 染色体 (fragile X chromosome)，简称 fra X，因此所导致的疾病称为脆性 X 染色体综合征。

该病的发生原因是由于脆性 X 染色体上智力低下基因 1 (fragile X mental retardation 1，FMR1) 5′非翻译区遗传不稳定的 $(CGG)_n$ 三核苷酸重复序列。$(CGG)_n$ 在正常人中为 8～50 拷贝，而在正常男性传递者和女性携带者中增多到 52～200 拷贝，同时相邻的 CpG 岛未被甲基化，称为前突变 (premutation)，前突变者无或只有轻微症状。女性携带者的 CGG 区不稳定，在向后代传递过程中拷贝数逐代递增 (即动态突变)，以致在男性患者和脆性部位高表达的女性中，CGG 重复数目达到 200～1000 拷贝，相邻的 CpG 岛也被甲基化，称为全突变 (full mutation)。几乎所有患者不表达或只有低表达的 FMR1 mRNA，从而出现临床症状，这是动态突变的典型疾病之一。另一种位于 Xq28 的 FMR2 基因的动态突变导致脆性 E 智力低下症，与该基因 5′非编码区的 GCC 重复片段有关，正常重复数目为 7～35，前突变为 130～150，全突变为 230～750。

该病主要临床表现为中度到重度的智力低下，其他常见的特征尚有身高和体重超过正常、发育快、前额突出、面中部发育不全、下颌大而前突、大耳、高腭弓、唇厚、下唇突出，另一个重要的表现是大睾丸症。一些患者还有多动症、攻击性行为或孤僻症。20％患者有癫痫发作。过去曾认为由于女性有两条 X 染色体，因此女性携带者不会发病，但由于两条 X 染色体中有一条失活，女性杂合子中约 1/3 有轻度智力低下。

一般根据本病典型的临床症状可基本作出诊断。利用染色体核型分析，可对脆性 X

染色体综合征进行确诊。脆性 X 染色体的检出率受培养基成分和时间的影响，去除培养基中的叶酸或添加诱变剂有利于检出，女性杂合子的检出率随年龄增加而降低。利用 Southern 杂交或扩增片段长度多态性（AFLP）检测方法可对脆性 X 染色体综合征作出准确的基因诊断和产前基因诊断。*FMR1* 基因编码蛋白的特异性抗体检测 FMRP 蛋白，也是脆性 X 染色体综合征诊断的常用方法。

家系分析时，与本病相关的非经典孟德尔遗传方式包括动态突变、基因组印迹和遗传早现，要特别注意本病前突变的传递方式。表型正常的男性传递者的前突变基因传递给女儿时，重复片段不变或减少，而无临床症状的前突变女性携带者在传递给下一代时，重复数目明显增加，后代可出现男性患者。通常前突变发生动态扩增为全突变的概率约 80%，前突变的重复数目越多，女性配子减数分裂过程中动态扩增的可能性越大，就越容易产生全突变。这一规则在产前诊断和遗传咨询中非常重要。例如，一个男性前突变与正常女性所育胎儿，如果是男胎，不会有患病风险；如果是女胎，则只能是前突变携带者，不会是全突变患者。如果该女性携带者将来与正常男性结婚后，他们所育男胎则有可能出现全突变患者。假定前突变动态扩增为全突变的概率为 80%，则有 $1/2 \times 80\% = 40\%$ 的概率生育男性患儿，而只有 10% 的概率生育正常男胎。同理可推断，他们所育女孩，有 40% 的概率为全突变携带者，10% 概率为完全正常女性。由于 X 染色体选择性失活，30%～50% 的女性携带者也有临床症状。本病嵌合体（即同时存在前突变和全突变者）的男性出现智力低下的风险与全突变女性携带者相同。

目前本病尚无有效疗法，产前诊断和选择性流产是本病预防的主要手段。

3. Duchenne-Becker 型肌营养不良

Duchenne-Becker 型肌营养不良是由遗传因素所致的以进行性骨骼肌无力为特征的一组原发性骨骼肌坏死性疾病，临床上主要表现为不同程度和分布的进行性加重骨骼肌萎缩和无力，又称为假肥大型肌营养不良，可累及心肌。它是主要发生在学龄前和学龄期的进行性肌营养不良症，是小儿时期最常见的遗传性肌病，无种族或地区差异。临床上将其分为下列两种类型。

1）Duchenne 型营养不良症（DMD）：几乎仅见于男孩，初期走路笨拙，易于跌倒，不能奔跑及上楼，站立时脊髓前凸，腹部挺出，两足撒开，呈特殊的"鸭步"步态，当由仰卧态转为走立时非常困难，必先翻身俯卧，再双手攀缘两膝，逐渐向上支撑起立。亦可见于肢近端肌肉、股四头肌及臀肌。

2）Becker 型营养不良症（BMD）：首发症状为骨盆带及股部肌肉力弱，进展缓慢，病程长。

DMD 与 BMD 代表本病的两种不同类型，其临床表现相似，但轻重明显差异，后者症状较轻，DMD 发病率为 1/3600 男婴，BMD 仅为前者的 1/10。男孩患病，但个别女孩除携带突变基因外，由于另一 X 染色体功能失活也可发病，本病主要表现包括以下几种。

1）进行性肌无力和运动功能倒退：患儿出生时或婴儿早期运动发育基本正常，少数有轻度运动发育延迟，或独立行走后步态不稳，易跌倒。一般 5 岁后症状开始明显，髋带肌无力日益严重，行走摇摆如鸭步态，跌倒更频繁，不能上楼和跳跃，肩带和全身肌力随之进行性减退，大多数 10 岁后丧失独立行走能力，20 岁前大多出现咽喉肌肉和呼吸肌无力，声音低微，吞咽和呼吸困难，很易发生吸入性肺炎等继发感染死亡。BMD 症状较轻的，可能存活至 40 岁左右。

2）Gower 征：由于髋带肌肉早期无力，一般 3 岁后患儿即不能从仰卧位直接站起，必须先翻身成俯卧位，然后两脚分开，双手先支撑于地面，继而一只手支撑到同侧小腿，并与另一手交替移位支撑于膝部和大腿上，使躯干从深入鞠躬位逐渐竖直，最后成腰部凸的站立姿势。

3）假性肌肥大和广泛肌萎缩：早期即有骨盆和大腿进行性肌肉萎缩，但腓肠因脂肪和胶原增生而假性肥大，与其他部位肌萎缩对比鲜明，当肩带肌肉萎缩后，举臂时肩胛骨内侧远离胸壁，形成"翼状肩胛"。自腋下抬举患儿躯体时，患儿两臂向上，有从检查者手中滑脱之势。脊椎肌肉萎缩可导致脊椎弯曲畸形，疾病后期发生肌肉萎缩，引起膝、髋关节或上臂屈曲畸形。

4）其他：多数患儿有心肌病，甚至发生心力衰竭，但其严重度与骨骼肌无力并不一致。几乎所有患儿患有不同程度的智力损害，与肌无力严重度也不平行，其中 2%～30% 较明显，IQ 小于 70。

DMD 与 BMD 的病因是由于抗肌萎缩蛋白（dystrophin）编码基因的异常变化，该基因位于 X 染色体，属 X 连锁隐性遗传病。一般是男性患病，女性携带突变基因。然而，实际上仅 2/3 患者的病变基因来自母亲，另 1/3 患者是自身抗肌萎缩蛋白基因的突变，此类患儿的母亲不携带该突变基因，与患儿的发病无关。

抗肌萎缩蛋白对肌肉细胞的正常功能非常重要，位于肌细胞膜脂质中，对稳定细胞膜，防止细胞坏死、自溶起重要作用。定量分析显示，DMD 患者肌细胞内抗肌萎缩蛋白近乎完全缺失，故临床症状加重，而 BMD 仅部分减少，预后相对良好。由于该蛋白也部分地存在于心肌、脑细胞核周围神经结构中，故部分患者可并发心肌病变、智力低下或周围神经传导功能检测障碍。

第四节　Y 连锁遗传病

人类基因组计划完成后，有 89 个基因被定位在 Y 染色体上。其中很多基因指导胚胎发育为男性，若没有这些基因，胚胎将向女性方向发育。少数情况下，如 Klinefelter 综合征患者染色体核型为 47，XXY。尽管存在 2 条 X 染色体，个体因 Y 染色体上的基因作用而仍表现为男性。

如果决定某种性状或疾病的基因位于 Y 染色体，那么这种性状（基因）的传递方式称为 Y 连锁遗传（Y-linked inheritance）。Y 连锁遗传的传递规律比较简单，因为具有 Y 连锁基因者均为男性，这些基因将随 Y 染色体进行传递，父传子、子传孙，因此称为全男性遗传。目前已经知道的 Y 连锁遗传的性状或遗传病比较少，肯定的有 H-Y 抗原基因、外耳道多毛基因和睾丸决定因子基因等。

第五节 影响单基因遗传病分析的若干因素

根据基因突变的性质,通常把与其所控制的相应表型分为显性遗传和隐性遗传两大类。理论上,两者在群体中呈现出各自的分布规律,但某些突变基因性状的遗传存在着许多例外情况。

一、完全显性遗传

凡是致病基因杂合状态(Aa)时,表现出像纯合子一样的显性性状或遗传病者,称为完全显性(complete dominance)。短指(趾)症(brachydactyly)可作为完全显性遗传的实例,本症为较常见的手(足)部畸形,由于指骨或掌骨变短,或指骨缺如,致使手指(趾)变短(图4-11)。

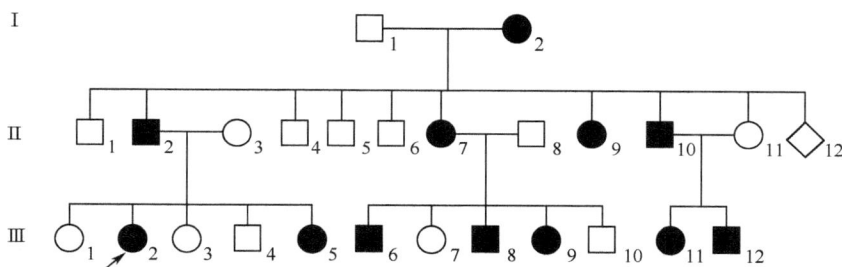

图4-11 一例短指(趾)症系谱

从系谱分析(图4-11),男女都可发病,与性别无关,所以本病是由某对常染色体上的基因决定的。设短指(趾)症患者的基因型是Aa,正常人的基因型是aa。因为A对a是显性的,基因A的作用在杂合子时表现出来,所以短指(趾)症的遗传方式是常染色体显性遗传。短指(趾)症的基因型有两种,纯合子(AA)和杂合子(Aa),它们在临床表现上无区别,故为完全显性。但临床上常见的情况都是杂合子患者(Aa)和正常人(aa)之间的婚配,后代中短指(趾)症患者与正常人的比例应为1:1,也就是说,后代将有约1/2子女发病,当两个短指(趾)症杂合子患者婚配时,其后代约3/4的子女将发病,只有约1/4子女正常。

图4-11的每个患者基因型都是杂合子(Aa),他们的致病基因A一定来自双亲中的一方,所以双亲中的一方也是Aa,当然也是患者,这样就出现三代连续传递的现象。正常人的基因型是aa,因此,患者的正常亲属也应都是aa,其子女都可能完全正常。该家系共26人,短指(趾)症患者12人(男5女7),发病比例接近1/2。应该指出,这种比例在大样本的观察中方能反映出来,在子女数较少的小家庭往往不能反映出这种特点而出现较大的偏差。上述系谱基本反映了完全显性遗传的特点,表现在:①连续三代发病;②患者子女中约1/2发病;③男女发病概率大致均等。

二、外显率与表现度

外显率（penetrance）是某一显性基因（在杂合状态下）或纯合隐性基因在一个群体中得以表现的百分比。以多指（趾）症为例，在调查某一群体后，推测具有该致病基因的个体数为 25 人，而实际具有多指（趾）表型的个体数为 20 人。因此，所调查群体中该致病基因的外显率为 $20/25 \times 100\% = 80\%$。外显率等于 100% 时为完全外显（complete penetrance），低于 100% 时则为外显不全。

表现度（expressivity）是基因在个体中的表现程度，或者说具有同一基因型的不同个体或同一个体的不同部位，由于各自遗传背景的不同，所表现的程度可有显著的差异。例如，常染色体显性遗传的成骨发育不全症，以耳聋、蓝色巩膜、骨质脆弱以至易于骨折为主要症状。由于表现度的不同，有的只表现蓝色巩膜；有的除蓝色巩膜外，还表现耳聋；严重者除三大症状全部表现外还有牙齿半透明、指甲发育不全等症状。

外显率与表现度是两个不同的概念，切不可混淆。其根本的区别在于前者阐明了基因表达与否，是全和无的概念，是个"质"的问题；而后者要说明的是在表达前提下的表现程度如何，是个"量"的问题。

三、基因的多效性与遗传异质性

基因的多效性（pleiotropy）是指一个基因可以决定或影响多个性状。在生物个体的发育过程中，很多生理生化过程都是互相联系、互相依赖的。基因的作用是通过控制新陈代谢的一系列生化反应而影响到个体发育的方式，从而决定性状的形成。这些生化反应按照特定的步骤进行，每一基因控制一个生化反应。因此，一个基因的改变直接影响其他生化过程的正常进行，从而引起其他性状的相应改变。例如，半乳糖血症是一种糖代谢异常症，患者既有智能发育不全等神经系统异常，也有黄疸、腹水、肝硬化等消化系统症状，甚至还可出现白内障。造成这种多效性的原因，并不是基因真正地具有多重效应，而是基因产物在机体内复杂代谢的结果。

与基因多效性相反，遗传异质性（genetic heterogeneity）是指一种性状可以由多个不同的基因控制。例如，智能发育不全这种异常性状，可由半乳糖血症的基因控制，也可由苯丙酮尿症的基因、黑蒙性痴呆基因所决定。如临床上表现相似的糖原累积症，现在已发现多种类型，每种类型都有其自身的基因缺陷。

四、遗传早现与延迟显性

遗传早现（anticipation）是指一些遗传病（通常为显性遗传病）在连续几代的遗传中，发病年龄提前而且病情程度增加。例如，遗传性小脑运动共济失调（Marie 型）综合征是一种常染色体显性遗传病，其发病年龄一般为 35～40 岁，临床表现早期为行走困难，站立时摇摆不定，语言不清；晚期下肢瘫痪。

有些显性遗传病并非出生后即表现出来，而是到较晚期才出现症状，这种情况称为延迟显性（delayed dominance），如 Huntington 舞蹈病（见本章第二节）。此病为染色体显性遗传病，杂合子（Aa）在 20 岁时只有 1％发病，40 岁有 38％发病，60 岁有 94％发病。这里，年龄对发病是一个重要的限制因素。可见本病杂合子在个体发育早期，致病基因并不表达，但到一定年龄后，致病基因的作用方可表现出来，称为延迟显性。延迟显性的特点之一是最年轻一代的患者比例常不足 1/2。

五、不完全显性遗传与不规则显性遗传

不完全显性（incomplete dominance）也称为半显性（semidominance）遗传或中间型遗传（intermediate inheritance）。杂合子 Dd 的表现型介于显性纯合子 DD 和隐性纯合子 dd 的表现型之间，即在杂合子 Dd 中显性基因 D 和隐性基因 d 的作用均得到一定程度的表现。例如，人类对苯硫脲（PTC）的尝味能力就是不完全显性遗传的典型性状。苯硫脲是一种白色结晶状物质，因含有 N-C＝S 基团而有苦涩味。有人能尝出其苦味，称 PTC 尝味者；有些人不能尝出其苦味，叫 PTC 味盲者；有的人则介于两者之间。β 地中海贫血也是不完全显性遗传实例，致病基因 β^0 纯合子——基因型为 $\beta^0\beta^0$ 者病情严重，杂合子基因型为 $\beta^0\beta^A$ 者病情较轻，而正常基因 β^A 纯合子——基因型为 $\beta^A\beta^A$ 者无症状。从临床症状的轻重来看，杂合子 $\beta^0\beta^A$ 的病情界于 $\beta^0\beta^0$ 与 $\beta^A\beta^A$ 之间（详见本章第六节）。

不规则显性（irregular dominance）遗传是杂合子的显性基因由于某种原因而不表现出相应的性状，因此在系谱中可以出现隔代遗传的现象。换言之，在具有某一显性基因的个体中，并不是每个个体都能表现出该显性基因所控制的性状，但是带有显性基因的某些个体本身虽然不表现出显性性状，却可以生出具有该性状的后代。显性基因不能表达的原因还不清楚，生物体的内外环境对基因表达所产生的影响和不同个体所具有的不同遗传背景可能是引起不规则显性的重要因素。

六、共显性遗传

共显性（codominance）是指一对等位基因之间没有显性和隐性的区别，在杂合子时两种基因的作用都完全表现出来。例如，人类的 ABO 血型、MN 血型和组织相容性抗原等的遗传属于这种遗传方式。ABO 血型决定于一组复等位基因（multiple allele）。复等位基因是指在一个群体中，一对特定的基因座位上的基因不是两种（如 A 和 a），而是三种或三种以上，有时可达数十种。但是，对每一个人来说只能具有其中的任何两个等位基因。复等位基因是由于一个基因发生多种突变，从而产生多种基因型的结果。ABO 血型的基因定位于 9q34，在这一座位上，由 IA、IB、和 i 三种基因组成复等位基因。基因 IA 对基因 i 为显性，基因 IB 对基因 i 也是显性。基因型 IAIA 和 IAi 都决定红细胞膜上抗原 A 的产生，这种个体为 A 型血；基因型 IBIB 和 IBi 都决定红细胞膜上抗原 B 的产生，这种个体为 B 型血；基因型 ii 决定 H 物质的产生而不产生抗原 A 和抗原 B。就 IA、IB、i 这一组复等位来说，复等位基因的数目是 3 个，所以共有：$n(n+1)/2 = 3(3+1)/2 = 6$ 种基因型。在共显性时，有 4 种表现型。如果纯合子（IAIA）A

型血的人与纯合子（IBIB）B 型血的人结婚只能出生杂合子（IAIB）AB 型血的子女；如果两个杂合子（IAIB）AB 型血的人结婚则会导致 1（IAIA）∶2（IAIB）∶1（IBIB）的比率，这样，3∶1 的比值就被 1∶2∶1 的比值所代替，这是两个等位基因共显性的结果。

根据孟德尔分离律的原理，已知双亲血型就可以估计出子女中可能出现的血型和不可能出现的血型（表 4-2），这在法医学的亲子鉴定中有一定意义。

表 4-2 双亲和子女之间血型遗传的关系

双亲的血型	子女中可能出现的血型	子女中不可能出现的血型
A×A	A，O	B，AB
A×O	A，O	B，AB
A×B	A，B，AB，O	—
A×AB	A，B，AB	O
B×B	B，O	A，AB
B×O	B，O	A，AB
B×AB	A，B，AB	O
AB×O	A，B	AB，O
AB×AB	A，B，AB	O
O×O	O	A，B，AB

此外，人类 MN 血型、人类组织相容性抗原（human lecocyte antigen，HLA）系统等都是共显性遗传的例子。

七、从性遗传与限性遗传

从性遗传（sex-conditioned inheritance）是指位于常染色体上的基因，由于性别的差异而显示出男女性分布比例上的差异或基因表达程度上的差异。例如，秃顶是常染色体显性遗传，是一种从头顶中心向周围扩展的进行性对称性脱发。一般 35 岁左右开始出现秃顶，而且男性秃顶明显多于女性。这是因为杂合子男性表现秃顶，杂合子女性则不会表现。经研究表明，秃顶基因能否表达还要受到雄性激素的影响。如果带有秃顶基因的女性，体内雄性激素水平升高也可出现秃顶，这点可作为诊断女性是否患某种疾病的辅助指标，因为肾上腺肿瘤可产生过量雄性激素，导致秃顶基因的表达。

限性遗传（sex-limited inheritance）是指常染色体上的基因，由于基因表达的性别限制，只在一种性别表现，而在另一种性别则完全不能表现。这主要是由于解剖学结构上的性别差异造成的，也可能受到激素分泌方面的差异限制，如女性的子宫阴道积水症、男性的前列腺癌等。

八、遗 传 印 记

越来越多的研究显示，一个个体的同源染色体（或相应的一对等位基因）分别来自其父方或母方，进而表现出功能上的差异，因此当它们基因其一发生改变时，所形成的表型也有不同，这种现象称为遗传印记（genetic imprinting）或基因组印记（genomic imprinting）、亲代印记（parental imprinting）。

在人类，由于印记效应，一些单基因遗传病的表现度和外显率也受到突变基因亲代来源的影响。例如，亨廷顿舞蹈病的基因如果经母亲传递，则其子女的发病年龄与母亲的发病年龄一样；如果经父亲传递，则其子女的发病年龄比父亲的发病年龄有所提前，在一些家系中，子女的发病年龄可能提前到 20 岁左右。但是这种发病年龄提前的父源效应经过一代传递即消失，早发型男性的后代仍然为早发型，而早发型女性的后代的发病年龄并不提前。

九、X 染色体失活

使一条 X 染色体上多数基因失活的现象可见于所有的哺乳动物，又称为莱昂化（另见第二章第三节），得名于 1962 年第一个清楚阐明此机制的 Mary Lyon，该现象发生于人类胚胎发育的早期。

发育阶段女婴的每个体细胞中都会有一条染色体变得短而浓缩，以致其上携有的大部分基因信息不能被细胞读取，显微镜下可观察到女性细胞中的一个暗体（称为 Barr 小体）即为失活的 X 染色体。如果一个细胞有多于两条的 X 染色体（如 XXX 综合征），就可看见两个"Barr 小体"。XXY 综合征的男孩同样会有 X 染色体的失活现象，因此罹患该病的男孩也与其他男孩一样，仅有一条活性 X 染色体。已知，XX 受精卵细胞的正常发育需两个活性 X 染色体，那么 X 失活现象仅发生在体细胞中。体细胞中的这一失活系统通常是随机的，因此女性体细胞就失活的 X 染色体来说是一个混合体。一些细胞中来源于母亲的 X 染色体关闭（失活的母源 X 染色体）；另一些细胞中源于父亲的 X 染色体关闭。由于 X 染色体失活是完全随机的，因此，女性个体之间携有活性的母源或父源染色体的细胞是不同的（即便是同卵双生）。

那么是否失活的 X 染色体上的基因全部被"关闭"了呢？实际情况是，X 失活影响 X 染色体上的多数基因，但不是全部。一些 X 染色体上的基因在 Y 染色体上有对应的匹配基因。例如，ZFK 基因编码产生一种卵子和精子中都有的蛋白质，因此在男性的细胞中，这一基因的两个拷贝都是活性的：一条在 X 染色体，一条在 Y 染色体上。所以，女性个体细胞中为保持相同数目的该活性基因，这些在 X 染色体上的基因是不被失活的。女性个体中此类基因的两个拷贝都不被失活。此外，目前认为 X 染色体上控制失活过程的 Xist 基因是不能被"关闭"的。

X 失活过程是随机的吗？当女性为 X 染色体缺陷基因（如血友病、进行性假肥大性肌营养不良）的携带者时，体内部分细胞的缺陷基因是活性的，而另一部分细胞保持活性的是对应的正常基因。通常，X 失活的随机过程意味着女性有足够数量的细胞携有正常拷贝的基因编码正确产物，所以不会因缺陷基因而发病。然而，极少数情况下某些女性体内携有缺陷基因为活性 X 染色体的细胞占多数，会显现出某种程度的遗传病症状，这极少数的个体中，X 失活是"偏向"而非随机的。少数情况下，女性的 X 染色体之一发生了结构变化，可能缺失了一段，也可能以某种方式重排，通常这种异常的 X

染色体比正常 X 染色体易被失活。这是细胞的一种保护机制，很可能是因为那部分携有正常基因拷贝的异常 X 染色体的细胞无法存活。

另有些情况是，女性染色体发生重排，某条 X 染色体易位至常染色体。这些女性体内的细胞中，正常的 X 染色体比易位的 X 染色体更多地被失活。若易位染色体被失活，不仅 X 染色体上的基因被"关闭"，连同与其连接的常染色体上的基因也被"关闭"。被失活的易位染色体所在细胞因缺失了大量常染色体上的重要基因而不能存活。

第六节　血红蛋白病

突变的基因通过改变多肽链的质和量，使得蛋白质发生缺陷，由此引起遗传病。如果疾病的发生由一对等位基因控制，即为单基因遗传病。根据缺陷蛋白对机体所产生的影响不同，通常把这类疾病分为分子病和先天性代谢缺陷两类（其中先天性代谢病内容见本章第七节）。

分子病是指由于基因突变使蛋白质的分子结构或合成的量异常，直接引起机体功能障碍的一类疾病，包括血红蛋白病、血浆蛋白病、受体病、膜转运蛋白病、结构蛋白缺陷病、免疫球蛋白缺陷病等。

Neel（1949）在研究一种呈常染色体隐性遗传的镰状细胞贫血病时，发现无症状的父母（杂合子）具有与患者相似的红细胞形态异常，只是其程度较轻。同年，后来曾两度获得诺贝尔奖的著名学者 L. Pauling 认为这可能是由于血红蛋白分子的缺陷所致，并提出了分子病（molecular disease）这一概念。事实上，随着现代医学进入分子医学时代，许多非遗传性疾病也列入分子病之中。

血红蛋白（hemoglobin，Hb）是存在于红细胞中具有重要生理功能的蛋白质。血红蛋白分子合成异常引起的疾病称血红蛋白病（hemoglobinopathy），习惯上分为异常血红蛋白病（qulitive abnormalities in globin）和珠蛋白生成障碍性贫血（地中海贫血）两类。异常血红蛋白病表现为血红蛋白分子的珠蛋白肽链结构异常。如果发生在重要功能部位的氨基酸被替代，将影响到血红蛋白的溶解度、稳定性等生物学功能；珠蛋白生成障碍性贫血的特征是珠蛋白肽链合成速度降低，导致 α 链和非 α 链合成的不平衡，在临床上表现为溶血性贫血。分子遗传学研究表明，不管是异常血红蛋白病还是珠蛋白生成障碍性贫血，其分子基础是共同的，都是珠蛋白基因的突变或缺陷所致。

全世界至少有 1.5 亿人携带异常血红蛋白病或地中海贫血的基因，他们主要分布于非洲、地中海地区和东南亚人群中。血红蛋白病在我国的总发生率为 0.24%～0.33%，以云南、贵州、广东、广西和新疆等地为最高；而 α 地中海贫血和 β 地中海贫血的发生率分别为 2.64% 和 0.66%，多见于华南、西南和华东地区。

一、血红蛋白分子的结构及发育变化

（一）血红蛋白分子的结构

血红蛋白是红细胞的主要成分，是血液中红细胞携带、运输氧气和二氧化碳的载体。血红蛋白是一种结合蛋白，蛋白质部分称为珠蛋白（globin），辅基为血红素，结构为两对单体（亚基）组成的球形四聚体，其中一对由两条类 α 珠蛋白链（α 链或 ζ 链）各结合一个血红素组成；另一对由两条类 β 珠蛋白链（ε、β 或 δ 链）各结合一个血红素组成（图 4-12）。α 链长 141 氨基酸，β 链则由 146 个氨基酸组成。在人个体发育的不同阶段，类 α 链和类 β 链的不同组合构成了人类常见的几种血红蛋白。

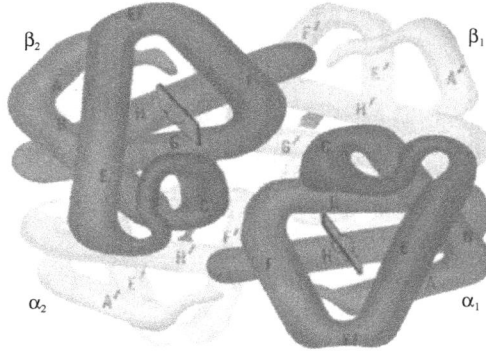

图 4-12　血红蛋白的分子结构图

（二）珠蛋白基因及其表达特点

人的 6 种珠蛋白链各由相应的珠蛋白基因编码，包括类 α 珠蛋白基因和类 β 珠蛋白基因两类，它们各包含数个相同或相似的基因，紧密排列在 DNA 的特定区域，构成了基因簇。人的类珠蛋白基因簇中存在着一些假基因（pseudogene），如 ψα、ψβ。

类 α 珠蛋白基因簇定位于 16pter～p13.3（MIM≠141800），按 5′→3′ 方向排列顺序为：5′-ζ2-ζ1-ψα1-α2-α1-3′，总长度为 30kb。每条 16 号染色体有 2 个 α 基因，正常的二倍体细胞有 4 个 α 基因，每个 α 基因表达的 α 珠蛋白数量相同。类 α 珠蛋白基因的排列顺序与发育过程中表达顺序相一致。即发育早期是 5′ 端 ζ 表达，正常成人主要是 3′ 端的 α 基因表达（图 4-13）。

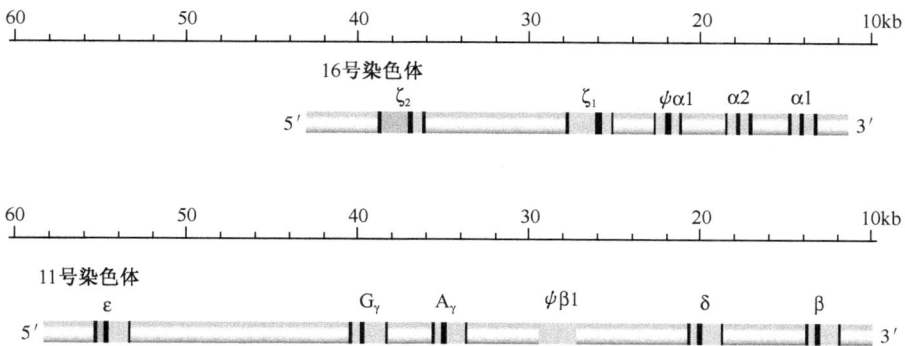

图 4-13　α 珠蛋白基因簇和 β 珠蛋白基因簇

人的类 β 珠蛋白基因簇定位于 11p15.5（MIM≠141900），按 5′→3′ 方向排列为：

$5'-\varepsilon-G\gamma-A\gamma-\psi\beta1-\delta-\beta-3'$，总长度为 60kb。每条 11 号染色体只有 1 个 β 基因（正常人的 β 基因用 β^A 表示），正常的二倍细胞有 2 个 β 基因。类 β 珠蛋白基因的排列先后与发育过程的表达顺序有关，发育早期是 5′ 端 ε、γ 基因表达，成人期主要为 3′ 端 β 基因表达（图 4-13）。

各种珠蛋白基因均含有 3 个外显子（E）和 2 个内含子（I）。α 珠蛋白基因的 I1 位于 31 位和 32 位密码子之间，长 117bp。I2 位于 90 位和 100 位密码子之间，含 140bp。β 珠蛋白基因中的 I1 位于 30 位和 31 位密码子之间，为 130bp；而 I2 位于 104 位和 105 位密码子之间，约 850bp。

珠蛋白基因的表达受到精确的调控，表现出典型的组织特异性和时间特异性（图 4-14）。胚胎早期（妊娠后 3～8 周），卵黄囊的原始红细胞发生系统中，类 α 珠蛋白基因簇中的 ζ、α 基因和类 β 珠蛋白基因簇中的 ε、γ 基因表达，进而形成胚胎期血红蛋白（Hb GowerⅠ、Hb GowerⅡ、Hb Portland）。胎儿期（妊娠 8 周至出生），血红蛋白合成的场所由卵黄囊移到胎儿肝脾中，类 α 珠蛋白基因簇的表达基因由 ζ 全部变成 α 基因，而类 β 珠蛋白基因簇基因的表达由 ε 全部转移到 γ 基因，形成胎儿期血红蛋白 HbF（$\alpha_2\gamma_2$）。成人期（出生后），血红蛋白主要在骨髓红细胞的发育过程中合成，主要是 α 基因和 β 基因表达，其产物组成 HbA（$\alpha_2\beta_2$）（图 4-15）。

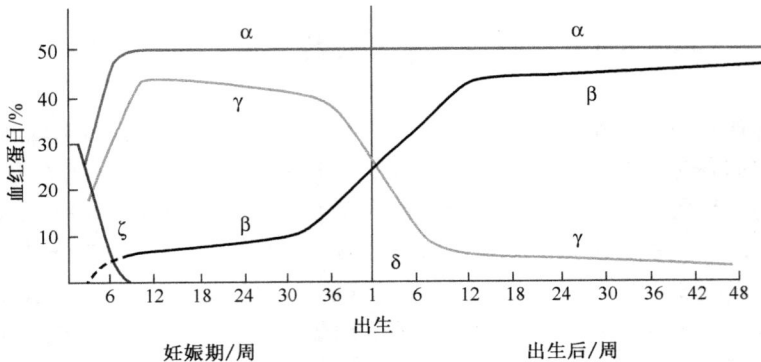

图 4-14　人血红蛋白表达的发育变化

从类 α 珠蛋白基因簇和类 β 珠蛋白基因簇的组成可知，每个二倍体个体带有 4 个 α 基因和 2 个 β 基因，但通过特殊的调控机制，正常人体中 α 珠蛋白和 β 珠蛋白的分子数量相等，正好构成 HbA（$\alpha_2\beta_2$）。这说明 β 基因的表达效率是 α 基因的 2 倍。类 α 和类 β 珠蛋白的平衡是人体正常生理功能的需要。

二、珠蛋白基因突变的类型

无论是血红蛋白病还是珠蛋白生成障碍性贫血，都是以珠蛋白结构异常为特征，由珠蛋白基因突变所致，包括碱基置换、移码突变、融合基因等多种类型。

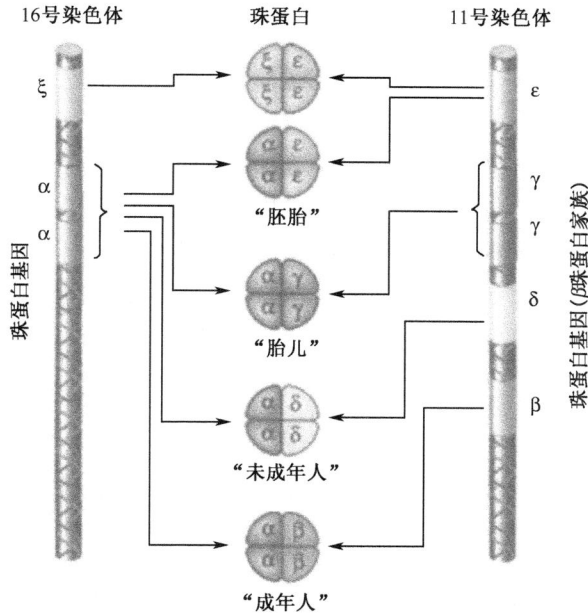

图 4-15　不同类型的珠蛋白分子和相应的编码基因

1. 单个碱基替代

这是血红蛋白疾病最常见的一种突变类型，见于绝大多数血红蛋白病和 β 珠蛋白生成障碍性贫血。

2. 移码突变

由于珠蛋白基因中发生一两个碱基的丢失或嵌入，致使后面的碱基排列依次位移，导致重新编码，使珠蛋白肽链的结构或合成速率改变。例如，Hb Wayne 是由于 α 珠蛋白基因第 138 位的丝氨酸密码子 TCC（mRNA 为 UCC）丢失 1 个 C，导致其后的 3′ 端碱基向 5′ 端依次位移，重新组合及编码，结果使原来 142 位的终止密码子 UAA 变成可读密码子 AAG（赖氨酸），使翻译至下一终止密码（147 位）才终止，α 链延伸为 146 个氨基酸。

3. 密码子的缺失和插入

已发现有一些异常血红蛋白缺失或插入部分氨基酸。这是由于在细胞减数分裂时，同源染色体发生错配和不等交换，导致编码密码子的 DNA 三联碱基缺失或插入。

4. 无义突变

无义突变是指突变使正常密码子变为终止密码子，因此蛋白质链的合成便提前终止，导致珠蛋白生成障碍性贫血。例如，Hb Mckees-Rock，其 α 链正常，β 链缩短为 144 个氨基酸。原因是 β 珠蛋白基因第 154 位酪氨酸密码子 TAT 突变成终止密码子

TAA（T→A），对应的 mRNA 变化为 UAU→UAA，使肽链合成提前终止。

5. 终止密码子突变

由于编码终止密码子（UAA、UAG 或 UGA）的 DNA 序列发生突变，珠蛋白链的合成就不在正常的位置上终止，而继续合成至新的终止密码子，因此生成了延长的异常珠蛋白链。例如，Hb constant spring 是由于 α 珠蛋白基因第 142 位终止密码子 TAA 变为谷氨酰胺密码子 CAA（T→C），对应 mRNA 的变化为 UAA→CAA，结果 α 链合成完 141 个氨基酸时并不停止，而是继续合成到下一个终止密码子（173 位）才终止，使 α 链延长为 172 个氨基酸。该突变基因转录的 mRNA 不稳定，易降解，导致 α 链合成减少，从而引发一种典型的非缺失型 α 珠蛋白生成障碍性贫血。

6. 基因缺失

由于缺失的基因及部位不同，导致不同的珠蛋白肽链合成异常和不同类型的地中海贫血。

7. 融合基因

融合突变的实质是两种不同基因局部片段的拼接。这种由两种不同基因局部片段拼接而成的 DNA 片段称为融合基因，它们可编码融合蛋白。例如，Hb Lepore，其 α 链结构正常，但非 α 链是由 δ 和 β 链连接而成，其 N 端像 δ 链，C 端像 β 链，称为 δ-β 链。与此相反，另一种融合链的异常血红蛋白 Hb anti-Lepore，其 N 端像 β 链，C 端像 δ 链，称为 β-δ 链。这是由于染色体的错误联合和不等交换，形成了融合基因 δ-β 和 β-δ，合成了融合链的异常血红蛋白。β 和 δ 基因的融合意味着 β 基因的减缺，合成 β 链减少，表现为 β 珠蛋白生成障碍性贫血的临床症状。

三、常见的血红蛋白病

（一）镰状细胞贫血症（血红蛋白 S 病）

镰状细胞贫血症（sickle cell anemia；OMlM ≠603903）是因 β 珠蛋白基因缺陷所引起的一种疾病，呈常染色体隐性遗传。患者 β 珠蛋白基因的第 6 位密码子由正常的 GAG 突变为 GTG（A→T），使其编码的 β 珠蛋白 N 端第 6 位氨基酸由正常的谷氨酸变成了缬氨酸，形成 HbS。这种血红蛋白分子表面电荷改变，出现一个疏水区域，导致溶解度下降。在氧分压低的毛细血管中，溶解度低的 HbS 聚合形成凝胶化的棒状结构，使红细胞变成镰刀状。镰状细胞引起血黏性增加，易使微细血管栓塞，造成散发性的组织局部缺氧，甚至坏死，产生肌肉骨骼痛、腹痛等痛性危象。同时镰状细胞的变形能力降低，通过狭窄的毛细血管时，不易变形通过，挤压时易破裂，导致溶血性贫血。杂合子（HbA/HbS）不表现临床症状，但在氧分压低时可引起部分细胞镰变。

本病主要分布在非洲，也散发于地中海地区，在东非某些地区 HbS 基因频率高达 40%，因此镰状细胞贫血症成为世界范围内最严重的血红蛋白病。Saiki 等于 1986 年将

PCR 技术首先应用于镰状细胞贫血症的基因诊断获得成功，标志着对于镰状细胞血红蛋白和其他血红蛋白疾病的基因诊断进入了一个新的时期。

有意思的是，流行病学研究表明，疟疾和常见血红蛋白病之间存在密切联系。例如，镰状细胞贫血病患者对恶性疟原虫不易感。在非洲，患镰状细胞贫血症儿童的恶性疟的感染率低于正常儿童，且前者的重症疟疾及因疟疾而死亡的比例远少于后者。这是因为在缺氧条件下红细胞内钾离子浓度下降，可造成疟原虫死亡；由于镰状细胞血红蛋白较难溶于水，使疟原虫的吞噬和胞饮作用发生障碍；在氧分压较低时血红蛋白可形成微结晶并刺入疟原虫的表膜，从而影响其生存。葡萄糖-6-磷酸脱氢酶（G6PD）缺乏者对疟原虫也具有先天抵抗力，临床研究证实，G6PD 缺乏的儿童可以免遭重症恶性疟疾。缺乏者的红细胞对氧化剂特别敏感，而疟原虫的发育需利用宿主细胞内的还原型辅酶 Ⅱ，因此受感染的红细胞在疟原虫成熟前就有自然溶解的倾向。研究先天抵抗力的遗传因素有助于抗疟疫苗及抗疟药物的开发。相反，地中海贫血者由于其红细胞内 ATP 水平较低，有利于疟原虫的发育，因此，此类患者对疟原虫的抵抗力较差，罹患疟疾时病死率较高。

（二）血红蛋白 M 病

本病又称高铁血红蛋白症，呈常染色体显性遗传。

正常血红蛋白（HbA）血红素中的铁原子与珠蛋白链上特定的组氨酸连接（α87His，β92His）和作用（α58His，β63His），保证二价铁离子（Fe^{2+}）的稳定，以便结合氧。血红蛋白 M（HbM）患者的珠蛋白基因中，由于上述某个氨基酸的密码子发生碱基置换，使珠蛋白链与铁原子连接或作用的有关氨基酸发生替代（多数情况下，α 或 β 肽链中的近端或远端组氨酸由酪氨酸替代），导致部分血红素的二价铁离子（Fe^{2+}）变成高价铁离子（Fe^{3+}），形成高铁血红蛋白（methemoglobin），影响携氧能力，使组织细胞供氧不足，产生发绀症状。

血红蛋白 M 病的发病率很低，迄今约有 200 多例报道，杂合子 HbM 的含量通常在 30％以内，可出现发绀症状，溶血多不明显，有异常血红蛋白吸收光谱，高铁血红蛋白含量增高。本症必须与获得性高铁血红蛋白血症及由 NADH（还原型辅酶Ⅰ）-高铁血红蛋白还原酶缺乏引起的先天性高铁血红蛋白血症相区别。血红蛋白 M 病纯合子不能存活，杂合子生后出现症状（如为 β 肽链异常约于 3 个月后出现症状），表现为紫绀持续不退，但不出现杵状指（趾），亦无心肺异常体征。紫绀轻重随患儿血中血红蛋白 M 的含量高低而定。血红蛋白 M 可用分光镜作分光分析进行测定，亦可将血红蛋白 M 用高铁氰化钾处理后用 pH7.0 皂粉胶电泳进行检查。

（三）珠蛋白生成障碍性贫血

患者由于某种或某些珠蛋白链合成速率降低，造成一些肽链缺乏，另一些肽链相对过多，出现肽链数量的不平衡，导致溶血性贫血，称为珠蛋白生成障碍性贫血。按照合成速率降低的珠蛋白链类型，可以把珠蛋白生成障碍性贫血分为多种不同的类型：α 珠蛋白链合成减缺的称为 α 珠蛋白生成障碍性贫血，β 珠蛋白链合成减缺的称为 β 珠蛋白生成障碍性贫血，γ 珠蛋白链合成减缺的称为 γ 珠蛋白生成障碍性贫血，δ 和 β 链合成减缺的称为 δβ 珠蛋白生成障碍性贫血，以此类推。

按照珠蛋白链合成速率降低的程度，珠蛋白生成障碍性贫血又可区分为不同的类型。例如，α 珠蛋白生成障碍性贫血，如果同一条 16 号染色体上的两个 α 珠蛋白基因均不能表达，使 α 链的合成完全缺乏，称为 α^0 珠蛋白生成障碍性贫血；如果只有一个 α 珠蛋白基因表达，使 α 链部分合成，称为 α^+ 珠蛋白生成障碍性贫血。由这两种珠蛋白生成障碍性贫血基因可以组合成各种不同的综合征：α^0 珠蛋白生成障碍性贫血基因纯合子（α^0/α^0）完全不能合成 α 链，而合成 HbBart's（γ_4），导致死胎、死产或新生儿死亡，称为血红蛋白 Bart's 胎儿水肿综合征；α^0 和 α^+ 双重杂合子（α^0/α^+）只有少量 α 链合成，多余的 β 链聚合成 HbH（β_4），导致一种溶血性贫血病，称为血红蛋白 H 病。同样，完全不能合成 β 链的称为 β^0 珠蛋白生成障碍性贫血，能部分合成 β 链的称为 β^+ 珠蛋白生成障碍性贫血。β^0 珠蛋白生成障碍性贫血基因纯合子（β^0/β^0）以及 β^0 和 β^+ 珠蛋白生成障碍性贫血基因双重杂合子（β^0/β^+）都表现严重的溶血性贫血症状。对珠蛋白生成障碍性贫血的分子生物学研究表明，患者珠蛋白链合成的缺乏是由于相应的珠蛋白基因缺失或者发生点突变所致。

1. α 珠蛋白生成障碍性贫血

α 珠蛋白生成障碍性贫血（α-thalassemia）主要分布在热带和亚热带地区。该病在我国也相当常见，尤其在南方，发病率很高。因此，α 珠蛋白生成障碍性贫血已成为一个较严重的公共健康问题。根据临床表现，本病可分成不同的类型。不同类型的 α 珠蛋白生成障碍性贫血患者，体内缺失（或缺陷）的 α 珠蛋白基因数目各不相同，缺失的 α 基因越多，病情越严重。常见的 α 珠蛋白生成障碍性贫血有以下几种。

（1）HbBarr's 胎儿水肿综合征

患儿发病于胎儿期，基因型为 α^0 珠蛋白生成障碍性贫血基因纯合子（α^0/α^0），4 个 α 珠蛋白基因全部缺失。由于不能合成 α 链，γ 链便聚合为 γ 四聚体（γ_4）。γ_4 首先发现于 St Bartholomew 医院，故命名为 Hb Bart's。这种胎儿全身水肿，肝脾肿大，四肢短小，腹部因有腹水而隆起，故名 Hb Bart's 胎儿水肿综合征。HbBart's（γ_4）具有很高的氧亲和力，在氧分压低的组织中，不易释放出氧，造成组织缺氧，故 Hb Bart's 水肿胎儿多于妊娠 30～40 周时死亡或早产，且早产儿于产后半小时内即死亡。如果胎儿父母为 α^0 珠蛋白生成障碍性贫血基因杂合子（$\alpha^0/\alpha\alpha$）或已生育过一胎 Hb Bart's 水肿胎儿者，在妊娠中期孕妇有妊娠高血压和严重水肿，B 超检查见胎儿异常，常提示为本病胎儿。

（2）HbH 病

患者为 α^0 珠蛋白生成障碍性贫血基因和 α^+ 珠蛋白生成障碍性贫血基因的双重杂合子，基因型为（α^0/α^+）。由于 4 个 α 珠蛋白基因中有 3 个缺失或缺陷，使 α 链的合成受到严重影响，大量的 β 珠蛋白链过剩而聚合为 β 四聚体 Hb H（β_4）。HbH 的氧亲和力为 HbA 的 10 倍，在正常的生理条件下不易释放出氧。更为重要的是 Hb H 是一种不稳定的四聚体，其 β 链上的巯基（—SH）易被氧化，导致 β_4 的解体，生成游离的 β

链。游离 β 链不能稳定地存在于红细胞内，结果沉淀聚积形成 H 包含体，附着于红细胞膜上，使红细胞膜受损，红细胞失去柔韧性，易被脾脏破坏，导致慢性溶血性贫血。Hb H 病患儿在出生时几乎无明显的症状，只有轻度贫血，但 Hb Bart's 的相对含量可高达 25%。在发育过程中 Hb Bart's 逐渐被 Hb H 替代，至 1 周岁左右便出现 HbH 病的临床症状。这时患儿有贫血，贫血的程度可以是 Hb 含量在 70～100g/L 的轻度或中度，多数患者伴有肝、脾肿大及轻度黄疸。少数患者病情较重，Hb 含量可低至30～40g/L，并有骨骼变化及特殊贫血面容。感染和服用氧化性药物及妊娠均可使贫血加重。

（3）标准型 α 珠蛋白生成障碍性贫血

患者可能为 α^0 珠蛋白生成障碍性贫血基因的杂合子，基因型为（$\alpha^0/\alpha\alpha$）；或是 α^+ 珠蛋白生成障碍性贫血基因的杂合子，基因型为（α^+/α^+），均缺失 2 个 α 基因。前一种类型在我国较多见，基因分析为东南亚型 α 珠蛋白基因缺失，后一种类型多见于黑人。由于能合成相当量的 α 珠蛋白链，所以仅表现出轻度溶血性贫血或无症状。

（4）静止型 α 珠蛋白生成障碍性贫血

该类型为 α^+ 珠蛋白生成障碍性贫血基因的杂合子，基因型为（$\alpha^+/\alpha\alpha$），缺失 1 个 α 基因。由于只有一个基因缺失或突变，故临床上无症状，仅在出生时血液中含有 1%～2% 的 Hb Bart's，可以通过血红蛋白电泳检出。

2. β 珠蛋白生成障碍性贫血

β 珠蛋白生成障碍性贫血（β-thalassemia）是一组以血红蛋白 β 珠蛋白肽链（β 链）合成减少（β^+）或缺失（β^0）为特征的遗传性血液病。该病在世界范围内广为流行，全世界至少有 1.5 亿人携带 β 珠蛋白生成障碍性贫血基因。β 珠蛋白生成障碍性贫血好发于地中海沿岸国家和地区，如意大利、希腊、马耳他、塞浦路斯等，以及东南亚各国的广大地区。临床上根据患者溶血性贫血的严重程度，将 β 珠蛋白生成障碍性贫血分为重型、中间型和轻型三种类型。

（1）重型 β 珠蛋白生成障碍性贫血

患者可能是 β^0/β^0、β^+/β^+ 或 $\delta\beta^0/\delta\beta^0$（$\delta\beta^0$ 为融合基因）等纯合子，也可能是 β^0 和 β^+ 珠蛋白生成障碍性贫血基因的双重杂合子（β^0/β^+）。其共同特点是患者不能合成 β 链，或合成量很少，结果 α 链便过剩而沉降到红细胞膜上，引起膜的性能改变，发生严重的溶血反应，同时它们可与代偿性表达的 γ 链组合成 HbF（$\alpha_2\gamma_2$）。患儿出生后几个月便可出现溶血反应。由于组织缺氧，促进红细胞生成素分泌，刺激骨髓增生，骨质受损变得疏松，可出现鼻塌、眼肿、上额前突、头大、额隆等特殊的珠蛋白生成障碍性贫血面容。

（2）中间型 β 珠蛋白生成障碍性贫血

一般是 β^+ 珠蛋白生成障碍性贫血基因的纯合子，患者的基因型通常为 β^+（高 F）/ β^+（高 F）或 $\beta^+/\delta\beta^+$。前者为 β 珠蛋白生成障碍性贫血变异型的纯合子，伴有 HbF（$\alpha_2\gamma_2$）的明显升高。后者为两种不同变异型珠蛋白生成障碍性贫血的双重杂合子。患者的症状介于重型和轻型之间，故称为中间型。

（3）轻型β珠蛋白生成障碍性贫血

发生于 β^0 或 β^+ 珠蛋白生成障碍性贫血基因的杂合子，无任何临床症状，需通过实验室检查才能确诊。患者主要是 β^+/β^A、β^0/β^A 或 $\beta^0/\delta\beta^A$ 等杂合子，都带有 1 个正常的 β 基因 β^A，所以可以合成相当量的 β 珠蛋白链。患者的 HbA_2（$\alpha_2\delta_2$）和 HbF（$\alpha_2\gamma_2$）可代偿性增高。

大量研究资料表明，β珠蛋白生成障碍性贫血除极少数是由于基因缺失引起以外，绝大多数是由于 β 珠蛋白基因不同类型的点突变（包括单个碱基的取代、个别碱基的插入或缺失）所致。这些点突变分别导致转录受阻，mRNA 前体剪接加工错误，翻译无效，或合成不稳定的珠蛋白链而阻碍 α-β 二聚体形成，使珠蛋白链不平衡等。

在本节我们学习了人类珠蛋白基因中发生的大量突变事件，目前这个系统是人类一系列基因座中研究最为透彻的，由于我们对分子遗传学认识的提高，这一系列丰富的突变事件有利于许多其他基因的研究。对于医学遗传学的学习，这些突变的详细内容并不特别重要，然而重要的是其体现的原理及了解这些突变的发生机制对正常基因功能所具有的深刻含义。

第七节　先天性代谢病

先天性代谢缺陷（inborn errors of metabolism）也称遗传性酶病，指由于遗传上的原因（通常是基因突变）而造成的酶的分子结构或数量的异常所引起的疾病。

根据酶缺陷对机体代谢的影响不同，将先天性代谢缺陷分为糖代谢缺陷、氨基酸代谢缺陷、脂类代谢缺陷、核酸代谢缺陷、内分泌代谢缺陷、溶酶体沉积病、药物代谢缺陷和维生素代谢缺陷等。

从分子水平上看，先天性代谢缺陷可能有两种原因：一是由于编码酶蛋白的结构基因发生突变，引起酶结构异常或缺失；二是基因的调控系统发生异常，使之合成过少或过多的酶，引起代谢紊乱。绝大多数先天性代谢缺陷为常染色体隐性遗传，也有少数为X 连锁隐性遗传。

先天性代谢缺陷的种类繁多，但它们有一些共同的特征。这些特征有助于人们理解这类疾病，在临床上正确处理这些疾病。

1. 酶缺陷与酶活性

在机体内，酶的正常数量是大大超过维持机体新陈代谢所必需的数量，因此杂合状态下所残存的 50% 的活性能保证杂合体的正常代谢。事实上，5%～10% 的酶活性即可使该酶所催化的代谢反应正常进行并维持底物和产物在适当的水平上。当然也有一些酶需要有较高活性才能使机体代谢途径正常进行。

2. 底物堆积和产物缺乏

由于酶的生理功能是催化底物转变为产物，因此几乎所有因酶缺陷所引起的病理改变都直接或间接地与底物的堆积或产物的缺乏或兼而有之有关。当然，在不同的疾病类型中常以某一种情况（或底物堆积或产物缺乏）为主造成病理损害。

3. 底物分子的大小与性质

先天性代谢缺陷有时是全身性的，有时是局部性的，这取决于底物分子的大小及理化性质。大分子物质（如黏多糖）不易扩散，因此在酶缺陷时常堆积在某些组织、细胞或细胞器中；而小分子物质（如苯丙氨酸）则易于扩散，由酶缺陷所引起的堆积往往弥漫至全身多种组织、细胞而引起全身性病变。

4. 临床表型与酶缺陷的关系

在某些情况下，某一基因的突变可导致多种不同的酶活性改变，表现为多种复杂的临床表型；在另一些情况下，同样的病理、临床特征可由多种不同的基因所引发。这些都为先天性代谢缺陷的病理、生化及临床分析带来了一定的困难，需谨慎对待。

（郭瀛军　陈蕊雯）

主要参考文献

陈仁彪，冯波. 1994. 医学遗传学. 上海：上海科学技术文献出版社

杜传书，刘祖洞. 1992. 医学遗传学. 第二版. 北京：人民卫生出版社

中国遗传咨询网. 2008. www.gcnet.org.cn

左伋，张克雄. 1998. 医学遗传学. 第二版. 上海：上海医科大学出版社

Centre for Genetics Education. 2008. http://www.genetics.com.au/sitemap.html

Friedman J M et al. 1996. Genetics. 2nd ed. New York：Williams & Wilkins

Gardner E J，M J Simmons，Snustad. 1991. Principles of Genetics. 8th ed. New York：John Wiley & Sons，Inc

McKusick V A. 1998. Mendelian Inheritance in Man. 12th ed. Baltimore：The Johns Hopkins University Press

Russell P J. 1998. Genetics. 5th ed. California：The Benjamin Cummings Publishing Co

Vogel F，Motulsky A G. 1996. Human Genetics. 3rd ed. BerLin：Springer-Verlag

第五章　多基因遗传与复杂性疾病

有些遗传性状或遗传病的遗传基础不是一对基因，而是受若干对基因控制，每对基因彼此之间没有显性和隐性的区分，而是共显性。这些基因对该遗传性状形成的作用是微小的，故称为微效基因（minor gene）。但是，若干对基因作用累积之后，可以形成一个明显的表型效应，称为累加效应（additive effect），这些基因也称为累加基因（additive gene）。因此，这种性状或疾病的遗传方式称为多基因遗传（polygenic inheritance）或多因子遗传（multifactorial inheritance）。多基因遗传除了上述微效基因的累加作用之外，还受环境因子的影响，因此，这类性状也称为复杂性状，这类遗传病也称为复杂性疾病（complex disease），如糖尿病、哮喘、精神分裂症等。目前的研究认为多基因遗传因素中，微效基因发挥的作用并不是等同的，可能存在一些起主要作用的，即所谓的主基因（major gene），其外显度相对较高，对疾病的易患性有实质性影响。

第一节　数量性状的遗传基础

一、质量性状与数量性状

受单基因控制的性状个体间的差异是明显的，如果随机取样分析群体中某一性状变异的分布，会发现可明显分出具有或不具有该性状的2～3群，这2～3群个体间的差异显著，即性状的变异分布是不连续的，这样的性状称为质量性状（qualitative character）。如图5-1是侏儒症患者身高的变异分布，该疾病是由单基因控制，患者的平均身高仅130cm，决定于基因型 AA、Aa、aa。身高变异的分布呈不连续的特点，即变异个体间可以区分为几个群。多基因遗传性状的变异在群体中的分布是连续的，有一个峰，即平均值。不同个体差异只是量的变异，因此又称为数量性状（quantitative character），如人的身高、体重、智力、血压、肤色等。如果调查任何一个群体的身高，则很高和很矮的个体只占少数，大部分个体接近平均身高。如果把这种身高变异分布绘成曲线，可以看出变异呈正态分布（图5-2）。

二、数量性状的多基因遗传

多基因遗传的基因也是按孟德尔遗传规律分离和自由组合，因此多基因遗传与单基因遗传有共同的遗传基础。数量性状的变异受多基因遗传基础的控制，也受环境因素的影响。多基因遗传或者说数量性状的遗传具有如下特点：①在一个随机杂交的群体中，多基因性状变异范围很大，多数个体表现为中间类型，极端变异个体很少；②如果两个纯合的极端个体杂交，F_1 代都是中间类型，但是也有一定范围的变异，这是环境因素影响的结果；③两个中间类型的 F_1 代个体杂交，F_2 代大部分仍为中间类型，并且变异

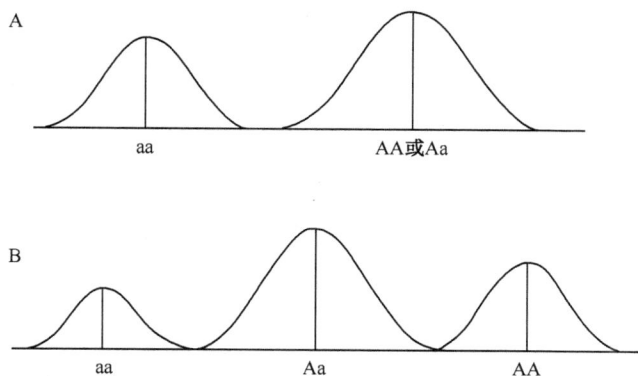

图 5-1　质量性状的变异

A. 完全显性时的变异；B. 不完全显性时的变异

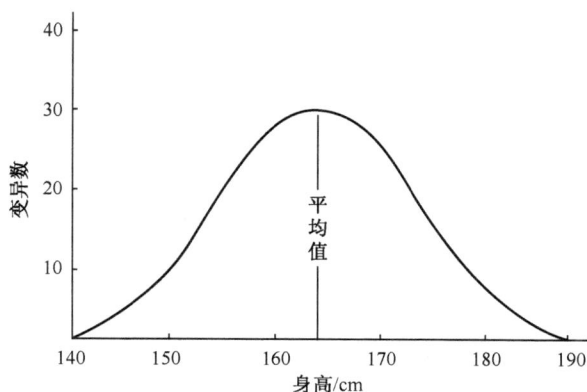

图 5-2　数量性状（人身高）变异分布

的范围比 F_1 代更为广泛，还会出现极端变异的个体。这里，除了环境因素的影响外，基因的分离和自由组合对变异的产生也有一定效应。

　　现以人的身高为例来说明多基因遗传的特点。人的身高是由许多数目不详、作用微小的共显性基因所决定的。假设有三对非连锁的决定身高的基因：AA'、BB'、CC'，频率都是 0.5。这三对基因中 A、B、C 三个基因各使人的身高在平均身高的基础上增加 5cm；而 A'、B'、C' 各使人的身高在平均身高的基础上减少 5cm。假如一个身高极高的个体（AABBCC）与一个身高极矮的个体（$A'A'B'B'C'C'$）婚配，子 1 代都将具有杂合基因型（$AA'BB'CC'$），从理论上讲，都具有中等身高。然而由于环境因素的影响，子 1 代个体间在身高上仍会有一定的差异。子 1 代的不同个体间如果进行婚配，子 2 代的变异首先受这三对基因分离和自由组合的影响，它们可产生 8 种精子或卵子，精卵随机结合，其子代可排成 64 种基因型（表 5-1），将各基因型按高矮数目分组，可以归并成 7 组，即 $6'0$（表示 6 个均带$'$的身高降低基因、0 个不带$'$的身高增高基因）、$5'1$、$4'2$、$3'3$、$2'4$、$1'5$、$0'6$，它们的频数分布分别为 1、6、15、20、15、6、1。再将这 7 组基因型组合频数分布做成柱状图，该图以横坐标为组合类型，纵坐标为频数，各柱形顶端连接成一线，即可得到趋势近于正态分布的曲线（图 5-3）。

表 5-1 人身高三对基因遗传的基因组合

配子	ABC	A'BC	AB'C	ABC'	A'B'C	AB'C'	A'BC'	A'B'C'
ABC	AABBCC	AA'BBCC	AABB'CC	AABBCC'	AA'BB'CC	AABB'CC'	AA'BBCC'	AA'BB'CC'
A'BC	AA'BBCC	A'A'BBCC	AA'BB'CC	AA'BBCC'	A'A'BB'CC	AA'BB'CC'	A'A'BBCC'	A'A'BB'CC'
AB'C	AABB'CC	AA'BB'CC	AAB'B'CC	AABB'CC'	AA'B'B'CC	AAB'B'CC'	AA'BB'CC'	AA'B'B'CC'
ABC'	AABBCC'	AA'BBCC'	AABB'CC'	AABBC'C'	AA'BB'CC'	AABB'C'C'	AA'BBC'C'	AA'BB'C'C'
A'B'C	AA'BB'CC	A'A'BB'CC	AA'B'B'CC	AA'BB'CC'	A'A'B'B'CC	AA'B'B'CC'	A'A'BB'CC'	A'A'B'B'CC'
AB'C'	AABB'CC'	AA'BB'CC'	AAB'B'CC'	AABB'C'C'	AA'B'B'CC'	AAB'B'C'C'	AA'BB'C'C'	AA'B'B'C'C'
A'BC'	AA'BBCC'	A'A'BBCC'	AA'BB'CC'	AA'BBC'C'	A'A'BB'CC'	AA'BB'C'C'	A'A'BBC'C'	A'A'BB'C'C'
A'B'C'	AA'BB'CC'	A'A'BB'CC'	AA'B'B'CC'	AA'BB'C'C'	A'A'B'B'CC'	AA'B'B'C'C'	A'A'BB'C'C'	A'A'B'B'C'C'

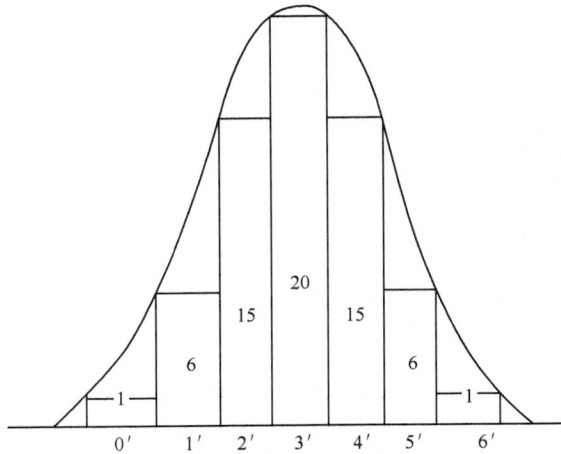

图 5-3 F_2 代身高变异分布图

第二节 复杂性疾病的遗传

一些常见的先天畸形或疾病，常常表现有家族倾向。即当调查患者一级亲属的发病率时，会发现它比一般群体的发病率高（一般群体的发病率常为 1/1000 以上），但又不如单基因遗传病那样可高达 1/2 或 1/4，而是要低很多，常常是 1%～10%。这些先天畸形或疾病就可以看做是多基因病，即所谓的复杂性疾病。

一、易患性和阈值

1. 易患性

在多基因遗传病中，个体的患病是由遗传基础和环境因素共同决定的，其中，一个个体在遗传基础和环境因素共同作用下患某种多基因病的风险称为易患性（liability）；而仅由遗传基础决定的一个个体患某种多基因病的风险称易感性（susceptibility）。易感性与易患性是两个不同的概念，即易感性是由若干个微效、累加的致病基因使个体具备了患病的遗传基础，而易患性则是考虑遗传基础和环境因素共同作用下的患病风险。个体的易患性高，患病的可能性就大；易患性低，患病的可能性就小。

2. 阈值

易患性大小的变异呈正态分布，在一个随机分布的群体中，大部分个体的易患性都接近平均值，易患性很高和很低的都很少。当一个个体的易患性达到一定限度时，这个个体就将患病，这个易患性限度就被称为阈值（threshold）。群体被阈值分成了不连续的两部分，易患性在阈值以上的是患者。实际上，在环境条件相同的前提下，阈值代表了发病所必需的最低的基因数量。

一个个体易患性的高低目前尚无法测量，但是，一个群体的易患性平均值可以根据该群体的发病率做出估计。一个群体易患性平均值的高低，可以用易患性平均值与阈值间的距离来衡量。衡量的标准是正态分布的标准差（δ），即阈值与易患性平均值（μ）之间的距离。根据正态分布曲线下的总面积为 1（即 100%），可推算得到均数加减任何数量标准差的范围内，曲线与横轴之间所包含面积占曲线下总面积的比例。例如，

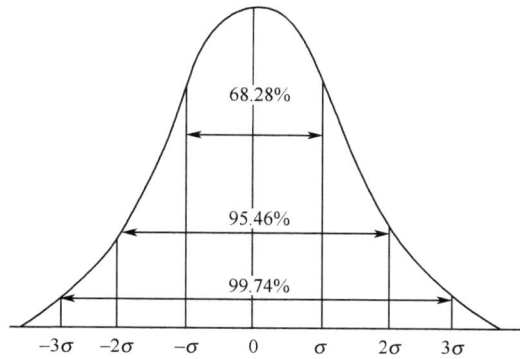

图 5-4　正态曲线下面积的分布规律

在 $\mu \pm \delta$ 范围内，包含全部面积的 68.28%，此范围以外的面积共占 31.72%，左右两侧各占 15.86%；在 $\mu \pm 2\delta$ 范围内的曲线下面积占曲线下总面积的 95.46%，此范围以外的面积为 4.54%，左右两侧各占 2.27%，接近于 2.3%；在 $\mu \pm 3\delta$ 范围内的曲线下面积占曲线下总面积的 99.74%，此范围以外的面积占 0.26%，左右两侧各占约 0.13%（图 5-4）。

多基因遗传病易患性正态分布曲线下的面积代表总人数，其易患性超过阈值的那部分面积为患者所占的百分数，即患病率。所以人群中某一种多基因遗传病的患病率即为超过阈值的那部分面积。从其患病率就可以得出阈值距离均数有几个标准差，这只要查阅正态分布表即可。易患性正态分布曲线右侧尾部的面积代表患病率。例如，冠心病的群体患病率为 2.3%～2.5%，其阈值与易患性平均值距离约 2δ；而先天性畸形足的群体患病率为 0.13%，其阈值与易患性平均值距离约 3δ。可见，一种多基因遗传病的易患性的平均值与阈值越近，表明易患性高、阈值低，群体患病率高；相反，易患性的平均值与阈值越远，表明易患性低、阈值高，群体患病率低。

二、遗传度及其估算

在多基因病中，易患性的高低受遗传基础和环境因素的共同作用，其中遗传基础所起作用的大小称为遗传率或遗传度（heritability），一般用百分率（％）来表示。某种疾病如果完全由遗传基础决定，则遗传度为100％，这种情况是很少见的。在遗传度高的疾病中，遗传度可高达70％～80％，表明遗传基础在决定疾病易患性变异上起主要作用，环境因素的作用较小；在遗传度低的疾病中，遗传度仅为30％～40％，表明在决定易患性变异上，环境因素起主要作用，而遗传因素的作用不显著。一些常见的多基因病和先天畸形的遗传度如表5-2所示。

表 5-2　常见多基因病与先天畸形的遗传度

疾病	一般群体发病率/％	患者一级亲属发病率/％	遗传度/％	疾病	一般群体发病率/％	患者一级亲属发病率/％	遗传度/％
唇裂±腭裂	0.17	4	76	各型先天性心脏病	0.5	2.8	35
腭裂	0.04	2	76	原发性高血压	4～10	15～30	62
脊柱裂	0.3	4	60	青少年型糖尿病	0.2	2～5	75
无脑儿	0.5	4	60	先天性髋关节脱位	0.1～0.2	男先证者 4	70
原发性肝癌	0.05	5.45	52			女先证者 1	
原发性癫痫	0.36	3～9	55	先天性幽门狭窄	0.3	男先证者 2	75
冠心病	2.5	7	65			女先证者 10	
哮喘	4.0	20	80	强直性脊椎炎	0.2	男先证者 7	70
消化性溃疡	4.0	8	37			女先证者 2	
先天性畸足	0.1	3	68	先天性巨结肠	0.02	男先证者 2	80
精神分裂症	1.0	10	80			女先证者 8	

计算人类多基因病遗传度的高低在临床实践上具有重要意义，其计算方法有两种：Holzinger 公式法和 Falconer 公式法。

（一）Falconer 公式法

该方法是根据先证者亲属的患病率与遗传度有关而建立的，亲属患病率越高，遗传度越大，所以可通过调查先证者亲属患病率和一般人群患病率，算出遗传度（h^2），按以下公式计算：

$$h^2 = \frac{b}{r} \quad (1)$$

$$b = \frac{x_g - x_r}{a_g} \quad (2)$$

$$b = \frac{p_c\ (x_c - x_r)}{a_c} \quad (3)$$

$$V_b = \left(\frac{1}{a_g}\right)^2 \cdot \left(\frac{p}{a_r{}^2 A}\right) \quad (4)$$

$$\mathrm{SE}h^2\ \frac{1}{r} \cdot \sqrt{V_b} \quad (5)$$

式中，b 为亲属易患性对先证者易患性的回归系数；h^2 为遗传度；x_g 为一般群体易患性平均值与阈值之间的标准差数；x_r 为先证者亲属易患性平均值与阈值之间的标准差数；x_c 为对照组亲属易患性平均值与阈值之间的标准差数；V_b 为方差；SEh^2 为遗传度的标准误；A 为先证者亲属中的患病人数；$p=1-q$；q 为发病率；r 为亲缘系数（一级亲属为 1/2，二级亲属为 1/4，三级亲属为 1/8）；a_g 为一般群体易患性平均值与患者易患性平均值的差；a_c 为对照组易患性平均值与患者易患性平均值的差。

公式的具体应用方法是：先按公式求出 b 值，即群体调查中，用公式（2）求 b 值；临床病例中，用公式（3）求 b 值；然后把 b 值代入公式（1）求 h^2 值。再按公式（4）、公式（5）求出遗传度的标准误。公式（2）和公式（3）中的 x 值和 a 值可通过查正态分布的 x 和 a 值表（表 5-3）得到，查表的前提是要知道 q 值，q 值可通过实际调查资料获得。

表 5-3　正态分布的 x 值和 a 值表（Falconer 表）

$q\%$	x	a	$q\%$	x	a	$q\%$	x	a	$q\%$	x	a
0.01	3.719	3.960	0.27	2.782	3.081	0.53	2.556	2.873	0.79	2.414	2.744
0.02	3.540	3.790	0.28	2.770	3.070	0.54	2.549	2.868	0.80	2.409	2.740
0.03	3.432	3.687	0.29	2.759	3.060	0.55	2.543	2.862	0.81	2.404	2.736
0.04	3.353	3.613	0.30	2.748	3.050	0.56	2.536	2.856	0.82	2.400	2.732
0.05	3.291	3.554	0.31	2.737	3.040	0.57	2.530	2.850	0.83	2.395	2.728
0.06	3.239	3.507	0.32	2.727	3.030	0.58	2.524	2.845	0.84	2.391	2.724
0.07	3.195	3.464	0.33	2.716	3.021	0.59	2.518	2.839	0.85	2.387	2.720
0.08	3.156	3.429	0.34	2.706	3.012	0.60	2.512	2.834	0.86	2.382	2.716
0.09	3.121	3.397	0.35	2.697	3.003	0.61	2.506	2.829	0.87	2.378	2.712
0.10	3.090	3.367	0.36	2.687	2.994	0.62	2.501	2.823	0.88	2.374	2.708
0.11	3.062	3.341	0.37	2.678	2.986	0.63	2.495	2.818	0.89	2.370	2.704
0.12	3.036	3.317	0.38	2.669	2.978	0.64	2.489	2.813	0.90	2.366	2.701
0.13	3.012	3.294	0.39	2.661	2.969	0.65	2.484	2.808	0.91	2.361	2.697
0.14	2.989	3.273	0.40	2.652	2.962	0.66	2.478	2.803	0.92	2.357	2.693
0.15	2.968	3.253	0.41	2.644	2.954	0.67	2.473	2.798	0.93	2.353	2.690
0.16	2.948	3.234	0.42	2.636	2.947	0.68	2.468	2.797	0.94	2.349	2.686
0.17	2.929	3.217	0.43	2.628	2.939	0.69	2.462	2.789	0.95	2.346	2.683
0.18	2.911	3.201	0.44	2.620	2.932	0.70	2.457	2.784	0.96	2.342	2.679
0.19	2.894	3.185	0.45	2.612	2.925	0.71	2.452	2.779	0.97	2.338	2.676
0.20	2.878	3.170	0.46	2.605	2.918	0.72	2.447	2.775	0.98	2.334	2.672
0.21	2.863	3.156	0.47	2.597	2.911	0.73	2.442	2.770	0.99	2.330	2.669
0.22	2.848	3.142	0.48	2.590	2.905	0.74	2.437	2.766	1.00	2.326	2.665
0.23	2.834	3.129	0.49	2.583	2.898	0.75	2.432	2.761	1.01	2.323	2.662
0.24	2.820	3.117	0.50	2.576	2.892	0.76	2.428	2.757	1.02	2.319	2.658
0.25	2.807	3.104	0.51	2.569	2.886	0.77	2.423	2.753	1.03	2.315	2.655
0.26	2.794	3.093	0.52	2.562	2.880	0.78	2.418	2.748	1.04	2.312	2.652

续表

$q\%$	x	a	$q\%$	x	a	$q\%$	x	a	$q\%$	x	a
1.05	2.308	2.649	1.45	2.183	2.537	1.85	2.086	2.449	4.5	1.695	2.106
1.06	2.304	2.645	1.46	2.181	2.534	1.86	2.084	2.447	4.6	1.685	2.097
1.07	2.301	2.642	1.47	2.178	2.532	1.87	2.081	2.445	4.7	1.675	2.088
1.08	2.297	2.639	1.48	2.175	2.529	1.88	2.079	2.444	4.8	1.665	2.080
1.09	2.294	2.646	1.49	2.173	2.527	1.89	2.077	2.442	4.9	1.655	2.071
1.10	2.290	2.633	1.50	2.175	2.525	1.90	2.075	2.440	5.0	1.645	2.063
1.11	2.287	2.630	1.51	2.167	2.522	1.91	2.073	2.438	5.1	1.635	2.054
1.12	2.283	2.627	1.52	2.165	2.520	1.92	2.071	2.436	5.2	1.626	2.046
1.13	2.280	2.624	1.53	2.162	2.518	1.93	2.068	2.434	5.3	1.616	2.038
1.14	2.277	2.621	1.54	2.160	2.515	1.94	2.066	2.432	5.4	1.607	2.030
1.15	2.273	2.618	1.55	2.157	2.513	1.95	2.064	2.430	5.5	1.598	2.023
1.16	2.270	2.615	1.56	2.155	2.511	1.96	2.062	2.428	5.6	1.589	2.015
1.17	2.267	2.612	1.57	2.152	2.508	1.97	2.060	2.426	5.7	1.580	2.007
1.18	2.264	2.609	1.58	2.149	2.506	1.98	2.058	2.425	5.8	1.572	2.000
1.19	2.260	2.606	1.59	2.147	2.504	1.99	2.056	2.423	5.9	1.565	1.993
1.20	2.257	2.603	1.60	2.144	2.502	2.00	2.054	2.421	6.0	1.555	1.985
1.21	2.254	2.600	1.61	2.142	2.499	2.1	2.034	2.403	6.1	1.546	1.978
1.22	2.251	2.597	1.62	2.139	2.497	2.2	2.014	2.386	6.2	1.538	1.971
1.23	2.248	2.594	1.63	2.137	2.495	2.3	1.995	2.369	6.3	1.530	1.964
1.24	2.244	2.591	1.64	2.135	2.493	2.4	1.977	2.353	6.4	1.522	1.957
1.25	2.241	2.589	1.65	2.132	2.491	2.5	1.960	2.338	6.5	1.514	1.951
1.26	2.238	2.586	1.66	2.130	2.489	2.6	1.943	2.323	6.6	1.506	1.944
1.27	2.235	2.583	1.67	2.127	2.486	2.7	1.927	2.309	6.7	1.499	1.937
1.28	2.232	2.580	1.68	2.125	2.484	2.8	1.911	2.295	6.8	1.491	1.931
1.29	2.229	2.578	1.69	2.122	2.482	2.9	1.896	2.281	6.9	1.483	1.924
1.30	2.226	2.575	1.70	2.120	2.480	3.0	1.881	2.268	7.0	1.476	1.918
1.31	2.223	2.572	1.71	2.118	2.478	3.1	1.866	2.255	7.1	1.468	1.912
1.32	2.220	2.570	1.72	2.115	2.476	3.2	1.852	2.243	7.2	1.461	1.906
1.33	2.217	2.567	1.73	2.113	2.474	3.3	1.838	2.231	7.3	1.454	1.899
1.34	2.214	2.564	1.74	2.111	2.472	3.4	1.825	2.219	7.4	1.447	1.893
1.35	2.211	2.562	1.75	2.108	2.470	3.5	1.812	2.208	7.5	1.440	1.887
1.36	2.209	2.559	1.76	2.106	2.467	3.6	1.799	2.197	7.6	1.433	1.881
1.37	2.206	2.557	1.77	2.104	2.465	3.7	1.787	2.186	7.7	1.426	1.876
1.38	2.203	2.554	1.78	2.101	2.463	3.8	1.774	2.175	7.8	1.419	1.870
1.39	2.200	2.552	1.79	2.099	2.461	3.9	1.762	2.165	7.9	1.412	1.864
1.40	2.197	2.549	1.80	2.097	2.459	4.0	1.751	2.154	8.0	1.405	1.858
1.41	2.194	2.547	1.81	2.095	2.457	4.1	1.739	2.144	8.1	1.398	1.853
1.42	2.192	2.544	1.82	2.092	2.455	4.2	1.728	2.135	8.2	1.392	1.847
1.43	2.189	2.542	1.83	2.090	2.453	4.3	1.717	2.125	8.3	1.385	1.842
1.44	2.186	2.539	1.84	2.088	2.451	4.4	1.706	2.116	8.4	1.379	1.836

$q\%$	x	a	$q\%$	x	a	$q\%$	x	a	$q\%$	x	a
8.5	1.372	1.831	12.4	1.155	1.651	16.3	0.982	1.511	20.2	0.834	1.394
8.6	1.366	1.825	12.5	1.150	1.647	16.4	0.978	1.508	20.3	0.831	1.391
8.7	1.359	1.820	12.6	1.146	1.643	16.5	0.974	1.504	20.4	0.827	1.389
8.8	1.353	1.815	12.7	1.141	1.639	16.6	0.970	1.501	20.5	0.824	1.386
8.9	1.347	1.810	12.8	1.136	1.635	16.7	0.966	1.498	20.6	0.820	1.383
9.0	1.341	1.804	12.9	1.131	1.631	16.8	0.962	1.495	20.7	0.817	1.381
9.1	1.335	1.799	13.0	1.126	1.627	16.9	0.958	1.492	20.8	0.813	1.378
9.2	1.329	1.794	13.1	1.122	1.623	17.0	0.954	1.489	20.9	0.810	1.375
9.3	1.323	1.789	13.2	1.117	1.620	17.1	0.950	1.485	21.0	0.806	1.372
9.4	1.317	1.784	13.3	1.112	1.616	17.2	0.946	1.482	22.0	0.772	1.346
9.5	1.311	1.779	13.4	1.108	1.612	17.3	0.942	1.479	23.0	0.739	1.320
9.6	1.305	1.774	13.5	1.103	1.608	17.4	0.938	1.476	24.0	0.706	1.295
9.7	1.299	1.769	13.6	1.098	1.605	17.5	0.935	1.473	25.0	0.674	1.271
9.8	1.293	1.765	13.7	1.094	1.601	17.6	0.931	1.470	26.0	0.643	1.248
9.9	1.287	1.760	13.8	1.089	1.597	17.7	0.927	1.467	27.0	0.613	1.225
10.0	1.282	1.755	13.9	1.085	1.593	17.8	0.923	1.464	28.0	0.583	1.202
10.1	1.276	1.750	14.0	1.080	1.590	17.9	0.919	1.461	29.0	0.553	1.180
10.2	1.270	1.746	14.1	1.076	1.586	18.0	0.915	1.458	30.0	0.524	1.159
10.3	1.265	1.741	14.2	1.071	1.583	18.1	0.912	1.455	31.0	0.496	1.138
10.4	1.259	1.736	14.3	1.067	1.579	18.2	0.908	1.452	32.0	0.468	1.118
10.5	1.254	1.732	14.4	1.063	1.575	18.3	0.904	1.449	33.0	0.440	1.097
10.6	1.248	1.727	14.5	1.058	1.572	18.4	0.900	1.446	34.0	0.412	1.075
10.7	1.243	1.723	14.6	1.054	1.568	18.5	0.896	1.443	35.0	0.385	1.058
10.8	1.237	1.718	14.7	1.049	1.565	18.6	0.893	1.440	36.0	0.358	1.039
10.9	1.232	1.714	14.8	1.045	1.561	18.7	0.889	1.437	37.0	0.332	1.020
11.0	1.227	1.709	14.9	1.041	1.558	18.8	0.885	1.434	38.0	0.305	1.002
11.1	1.221	1.705	15.0	1.036	1.554	18.9	0.882	1.431	39.0	0.279	0.984
11.2	1.216	1.701	15.1	1.032	1.551	19.0	0.878	1.428	40.0	0.253	0.966
11.3	1.211	1.696	15.2	1.028	1.548	19.1	0.874	1.425	41.0	0.228	0.948
11.4	1.206	1.692	15.3	1.024	1.544	19.2	0.871	1.422	42.0	0.202	0.931
11.5	1.200	1.688	15.4	1.019	1.541	19.3	0.867	1.420	43.0	0.176	0.913
11.6	1.195	1.684	15.5	1.015	1.537	19.4	0.863	1.417	44.0	0.151	0.896
11.7	1.190	1.679	15.6	1.011	1.534	19.5	0.860	1.414	45.0	0.126	0.880
11.8	1.185	1.675	15.7	1.007	1.531	19.6	0.856	1.411	46.0	0.100	0.863
11.9	1.180	1.671	15.8	1.003	1.527	19.7	0.852	1.408	47.0	0.075	0.846
12.0	1.175	1.667	15.9	0.999	1.524	19.8	0.849	1.405	48.0	0.050	0.830
12.1	1.170	1.663	16.0	0.994	1.521	19.9	0.845	1.403	49.0	0.025	0.814
12.2	1.165	1.659	16.1	0.990	1.517	20.0	0.842	1.400	50.0	0.000	0.798
12.3	1.160	1.655	16.2	0.986	1.514	20.1	0.838	1.397			

例1：有人对先天性房间隔缺损进行了调查，在一般群体中的发病率为1‰，在100个先证者家系中调查，其一级亲属共有总人数669人，其中有22人发病，发病率为33‰，将以上资料整理并查表得到 x 值和 a 值，列表5-4后根据公式进行计算。

表 5-4 先天性房间隔缺损调查资料汇总表

	全部	患者	发病率（q）	$p=1-q$	x 值	a 值
一般群体	—	—	0.1‰	0.999	3.090	3.367
患者亲属	669	22	3.3‰	0.967	1.838	2.231

$$b = \frac{x_g - x_r}{a_g} = \frac{3.090 - 1.838}{3.367} = \frac{1.252}{3.367} = 0.372$$

将 b 值代入 $h^2 = \frac{b}{r} = \frac{0.372}{0.5} = 0.744（74.4\%）$

再按公式（4）和公式（5）求出 SEh^2：

$$V_b = \left(\frac{1}{a_g}\right)^2 \times \left(\frac{p}{a_r^2 A}\right) = \left(\frac{1}{3.367}\right)^2 \times \left[\frac{0.967}{(2.231)^2 \times 22}\right] = 0.0882 \times 0.0088 = 0.000\,776$$

$$SEh^2 = \frac{1}{r} \times \sqrt{V_b} = 2 \times \sqrt{0.000\,776} = 2 \times 0.027\,85 = 0.0557（5.57\%）$$

结论是：先天性房间隔缺损的遗传度是（74.4±5.57）%。

例2：有人对肾结石的发病情况进行了调查，在先证者的一级亲属中，有36人患肾结石；在年龄与性别均与先证者相对应的无病对照者的1473名一级亲属中，有36人患肾结石（表5-5）。

表 5-5 肾结石发病情况调查资料汇总表

	调查人数	患者	发病率（q）	$p=1-q$	x 值	a 值
对照者一级亲属	1473	6	0.407%	0.99593	2.652	2.962
先证者一级亲属	1473	36	2.505%	0.97495	1.960	2.338

$$b = \frac{p_c(x_c - x_r)}{a_c} = \frac{0.99593 \times (2.652 - 1.960)}{2.962} = 0.233$$

$$h^2 = \frac{b}{r} = \frac{0.233}{0.5} = 0.466 = 46.6\%$$

再按公式（4）和公式（5）求出 SEh^2：

$$V_b = \left(\frac{1}{a_c}\right)^2 \times \left(\frac{p}{a_r^2 A}\right) = \left(\frac{1}{2.962}\right)^2 \times \left[\frac{0.975}{(2.323)^2 \times 36}\right]$$
$$= 0.114 \times 0.000\,496\,7 = 0.000\,57$$

$$SEh^2 = \frac{1}{r} \times \sqrt{V_b} = \frac{1}{r} \times \sqrt{0.000\,57} = 2 \times 0.0238 = 0.0477$$

由此得出结论：肾结石的遗传度是（46.6±4.77）%。

（二）Holzinger 公式法

Holzinger 公式法（Holzinger formula）是根据遗传度越高的疾病，一卵双生的患病一致率与二卵双生患病一致率相差越大而建立的。

一卵双生（monozygotic twin，MZ）是由一个受精卵形成的两个双生子，他们的遗传基础理论上是完全相同的，其个体差异主要由环境决定；二卵双生（dizygotic twin，DZ）是由两个受精卵形成的两个双生子，相当于同胞，因此他们的个体差异由遗传基础和环境因素共同决定。

所谓患病一致率是指双生子中一个患某种疾病，另一个也患同样疾病的频率。

$$h^2 = \frac{C_{MZ} - C_{DZ}}{100 - C_{DZ}}$$

式中，C_{MZ} 为一卵双生子的同病率；C_{DZ} 为二卵双生子的同病率。

例如，对躁狂抑郁性精神病的调查表明，在 15 对单卵双生子中，共同患病的有 10 对；在 40 对双卵双生子中，共同患病的有 2 对。依此来计算单卵双生子的同病率为 67%，双卵双生子的同病率为 5%。代入上式：

$$h^2 = \frac{C_{MZ} - C_{DZ}}{100 - C_{DZ}} = \frac{67 - 5}{100 - 5} = 0.65 = 65\%$$

以上结果表明，在躁狂抑郁性精神病中，遗传因素的贡献为 65%。

第三节 复杂性疾病再发风险的估计

一、多基因遗传病的特点

由于多基因病是多基因遗传基础和环境因素共同作用的结果，因此与单基因病有明显的区别，主要表现在：①虽然多基因病也有家族聚集现象，患者一级亲属的发病率高于群体发病率，但不符合单基因病的 1/2 或 1/4，而且不能用单基因病遗传方式（AD、AR、XD、XR）的特点来加以说明；②近亲婚配时，子女的患病风险也高于随机婚配时子女的患病风险，但不如常染色体隐性那样显著；③发病率有种族和民族的差异，这与不同种族遗传基础不同有关；④亲属级别降低，发病风险则也迅速降低，尤其是群体发病率越低的疾病，这种下降就越明显；⑤每种疾病的群体发病率均高于 1‰，由于一级亲属的亲缘系数相同，发病的风险也相同，与常染色体隐性遗传时患者双亲一般不发病，而只是携带者有区别。

二、多基因病再发风险估计

多基因病的再发风险涉及许多因素，因此它的确定只能是一个简略的估计，一般按以下几个方面考虑。

1. 发病率与群体发病率和遗传度的关系

在多基因病中，患者一级亲属的易患性与群体的易患性均呈正态分布，但数值有较大的差异，而阈值却是相同的，这样就表现出患者一级亲属的发病率要比群体患病率高出许多。考虑到这个因素，在相当多的情况下，可以应用 Edward 公式来估计发病风险，该公式的内容是：当群体发病率为 $0.1\% \sim 1\%$，遗传度为 $70\% \sim 80\%$ 时，$f = \sqrt{p}$，这里 f 表示一级亲属的发病率，p 为群体发病率。例如，腭裂的群体发病率为 0.04%，遗传度为 76%，患者一级亲属的发病率则为 2%。

当遗传度低于 70% 时，患者一级亲属的发病率将低于群体发病率的开方值，当遗传度高于 80% 时，患者一级亲属的发病率也将高于群体发病率的开方值。这时我们可以借助图 5-5 来查出。例如，消化性溃疡的群体发病率为 4%，遗传度为 37%，我们在图 5-5 的横坐标上查出 4.0 的点，作一垂直线与纵坐标平行，然后在图中找出遗传度为 37% 的斜线，这条斜线与 4.0 的垂直线相交于一点，从这个点作一横线到纵轴就可以看出患者一级亲属的发病率接近 8%。

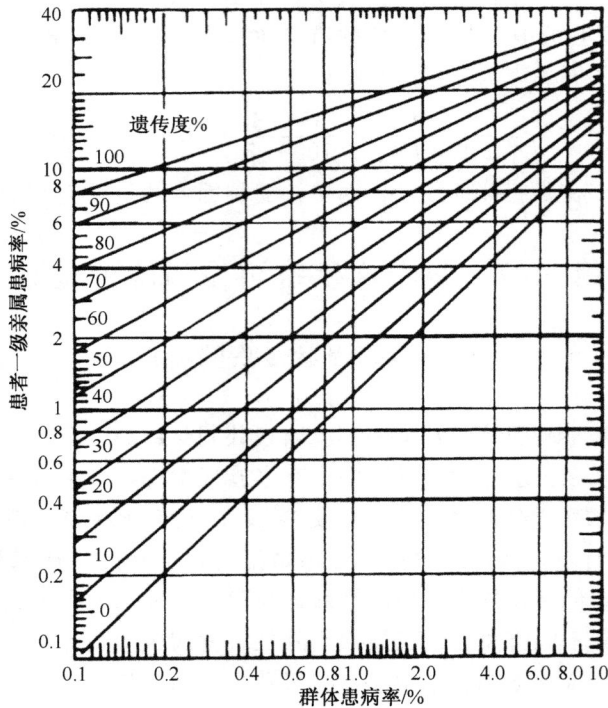

图 5-5　多基因遗传的群体发病率、遗传度与患者一级亲属发病率的关系

2. 患者亲属再发风险与亲属中受累人数有关

一个家庭中的患病人数越多，则发病风险越大。例如，一对夫妇表现型正常，生第一个子女患唇腭裂的风险与群体相同，是 0.17%；如果他们已生了一个唇腭裂的患儿，则第二个子女患唇腭裂的风险将为 4%；如果第二个子女仍为唇腭裂的患儿，表明这对夫妇带有较多的易感性基因，他们的易患性更接近阈值，则第三个子女的再发风险将增高 $2 \sim 3$ 倍，上升为 10%。

3. 患者病情的严重程度

病情严重的患者，表明其带有较多的易感性基因，其父母也带有更多的易感性基因，父母的易患性更接近于阈值，再生育子女的患病风险也相应增高。例如，单侧唇裂的患儿其同胞的再发风险为 2.46%；如果是单侧唇裂并发腭裂，同胞的再发风险将为 4.21%；两侧唇裂并发腭裂的同胞再发风险为 5.74%。

4. 患病率存在性别差异时影响再发风险

当一种多基因病的群体患病率存在性别差异时，表明不同性别的发病阈值也不同，发病率低的性别必然携有较多的易感性基因，他们的同胞或子女复发风险也要高，尤其是与患者性别相反者，风险将明显地增高。例如，先天性幽门狭窄在男性群体中发病率为 0.5%，在女性群体中的发病率为 0.1%，男性发病率是女性的 5 倍。女性患者的儿子复发风险为 20%，女儿为 7%；男性患者的儿子复发风险为 5.5%，女儿为 1.4%（图 5-6）。

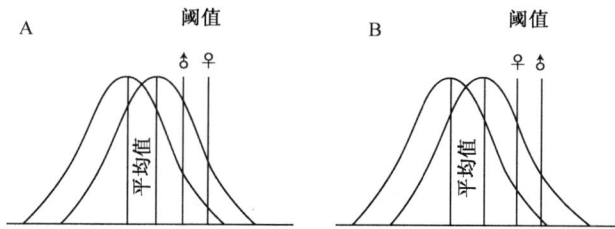

图 5-6　阈值有性别差异时易患性分布

5. 患病率与亲属级别的关系

随着亲属级别的降低，复发风险也迅速降低。这是由于二级亲属易患性平均值位于一级亲属易患性平均值与群体易患性平均值的 1/2 处；三级亲属的易患性平均值将在二级亲属易患性平均值与一级亲属易患性平均值的 1/2 处，它们表现的是一种几何级数的关系。

第四节　肿　瘤　遗　传

肿瘤（tumor）是指生长失去正常调控而无限制地自主增生的细胞群。研究证实，体细胞遗传物质的突变是肿瘤形成的直接原因，所有恶性肿瘤都是遗传物质改变的结果。肿瘤细胞是积累了不同基因突变的体细胞，这些突变共同导致细胞增殖的失控，从而形成大量细胞的集合——肿瘤，因此肿瘤是体细胞遗传病。

流行病学研究也表明，在有些肿瘤的发生中，遗传基础起了重要的作用。例如，一些肿瘤的发生具有明确的种族倾向性：日本人松果体瘤的发生比其他种族高十几倍；中国人鼻咽癌的发病率比印度人高 30 倍，比日本人高 60 倍，而且这种高发病状况并不随中国人移居他国而降低。然而，环境污染及生活方式，如吸烟，与肿瘤的发生也有很大的关系。事实上，同许多其他疾病一样，肿瘤的发生也是遗传因素和环境因素共同作用的结果。物理的、化学的和生物的致癌因子在一定条件下可以诱发肿瘤，但是尽管人们都接触各种致癌因子，却远非人人都发生肿瘤，这表明还存在个体易感性的差异，而易感性在很大程度上是遗传因素决定的。

自 20 世纪 70 年代以来，肿瘤的遗传学研究取得一系列重要进展。癌基因、抑癌基因、肿瘤转移基因和肿瘤转移抑制基因的发现，促进了对细胞周期及细胞凋亡机制的深入了解，使人们对肿瘤的发生和发展的认识也日趋深入。

一、癌家族与家族性癌

癌家族和家族性癌表现了肿瘤发病的家族聚集现象。癌家族（cancer family）是指在一个家系中恶性肿瘤的发病率高且发病年龄较低的现象。早在 1913 年，Warthin 就报道了一个癌家族（称为 G 家族，图 5-7），此项调查始于 1895 年，1913 年首次报道，后来经 Henser（1936）和 Lynch（1965，1971，1976）继续调查，获得较完整的资料。在这个家系中，各种腺癌的发病率最高，家族的 10 个支系 842 人中，有 95 名癌患者，其中结肠腺癌 48 人，子宫内膜腺癌 18 人。95 名癌患者中有 13 人为多发性（占 14%），19 人癌发生于 40 岁之前（占 20%）；在 95 名患者中有 72 人双亲之一患癌，且男女患者之比为 47 : 48（1 : 1），符合常染色体显性遗传的特点。

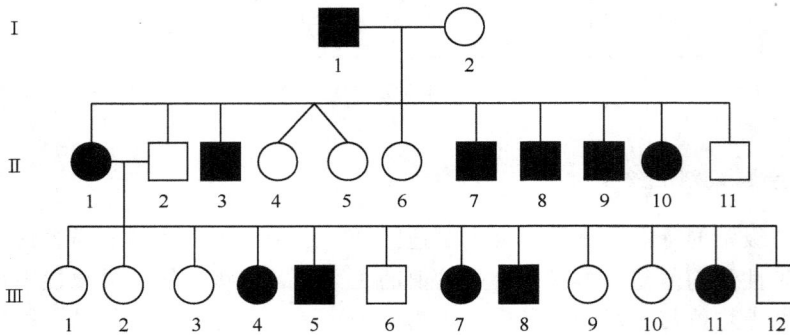

图 5-7　一个癌家族部分系谱图

家族性癌（familial carcinoma）是指一个家族中有多个成员罹患同一类型的肿瘤。例如，约 12%～25% 的结肠癌患者有结肠癌家族史，因而，结肠癌可认为是一种家族性癌。有人应用双生子调查法，对 77 对患白血病的双生子研究发现，同卵双生者发病一致率非常高；另有调查发现，20 对同卵双生子均患同一部位的同样肿瘤。许多常见的肿瘤如乳腺癌、肠癌、胃癌等，虽然通常是散发的，但其一级亲属的发病率却高于一般人群 3～5 倍，表明这些肿瘤有家族聚集性，或家族成员对这些肿瘤的易感性增高。需要指出的是，所谓家族性癌不一定是遗传性的，其遗传方式尚不明了。

二、遗传性肿瘤与遗传性癌变综合征

一些恶性肿瘤是由单个基因的突变引起的，通常以孟德尔式遗传方式传递，这类肿瘤称遗传性肿瘤。如视网膜母细胞瘤、肾母细胞瘤（Wilms 瘤）、神经母细胞瘤、皮肤鳞癌、嗜铬细胞瘤和多发性神经纤维瘤等。人类单基因遗传的肿瘤种类虽然不少，但在全部人类肿瘤中所占的比例不大。还有一些单基因遗传的疾病和综合征，大部分呈常染色体显性遗传，它们有不同程度的患恶性肿瘤的倾向，通常把这类疾病或综合征称为遗传性癌变综合征，如家族性结肠息肉、恶性黑素瘤和基底细胞痣综合征等。

（一）遗传性肿瘤

1. 视网膜母细胞瘤

视网膜母细胞瘤（retinoblastoma）为眼球视网膜的恶性肿瘤，每 20 000 个活婴中即有一个罹患此病。遗传型视网膜母细胞瘤发病年龄较早，多在 1 岁半以前发病，常累及双眼，呈常染色体显性遗传，可有家族史。此外，在人群中还有一种视网膜母细胞瘤呈散发状态，发病年龄较晚，一般在 2 岁以后，多为单侧性（图 5-8）。视网膜母细胞瘤临床表现因就诊时疾病所处的阶段不同而不同。早期为眼底视网膜感觉层内的透明或半透明病灶，朦胧可见视网膜血管的白色混浊团块，一般无自觉症状。继后肿块侵入玻璃体，使瞳孔呈黄色光反射，称为"猫眼"，这时才易被发现。视网膜母细胞瘤的恶性程度很高，可随血液循环转移，或直接侵入颅内。

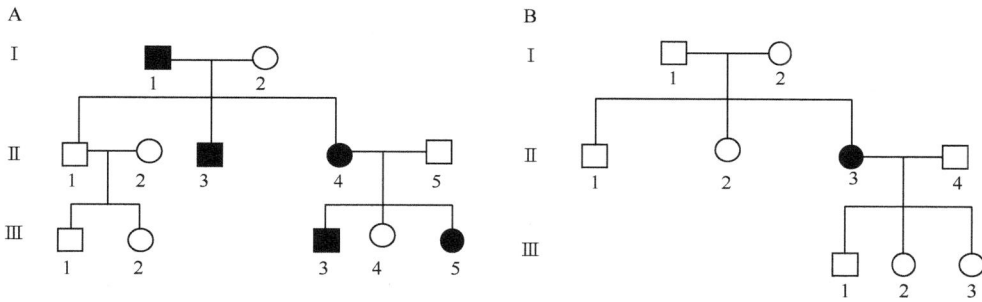

图 5-8　视网膜母细胞瘤家系
A. 遗传型家系；B. 散发型病例

有研究发现，13 号染色体长臂缺失综合征患者可伴发视网膜母细胞瘤。这类患者典型表现包括程度各异的畸形，如小头畸形、鼻梁过宽且突出、上睑下垂、颈短且常有颈蹼、耳大位低、男性生殖器畸形、精神运动以及智力发育迟滞等。对具有上述畸形特征的儿童，染色体核型分析可发现 13 号染色体长臂缺失（del）（13q），同时应注意视网膜母细胞瘤的发生。

视网膜母细胞瘤的发生机制可以用"二步突变论"说明。在分子水平研究中，从视网膜母细胞瘤中克隆并鉴定了人类第一个抑癌基因 Rb。正常人为该基因的显性纯合子（RBRB），经生殖细胞突变后形成杂合子（RBrb），由于突变基因是隐性的，所以杂合子仍具有抑癌功能。但如再发生一次遗传事件，导致杂合性丢失，形成纯合子（rbrb）或半合子（rb），则丧失抑癌功能而导致细胞恶性转化。

2. 肾母细胞瘤

肾母细胞瘤（nephroblastoma）也称 Wilms 瘤，是一种婴幼儿肾的恶性胚胎性肿瘤，约占全部肾肿瘤的 6%，活婴中的发病率约 1/10 000，3/4 在 4 岁以前发病。Wilms 瘤也可分为遗传型（38%）和非遗传型（62%），遗传型多为双侧性，发病年龄较早，呈常染色体显性遗传，有明显的家族性。Wilms 瘤主要临床表现为患者在腹部出现无痛性肿块，表面光滑，质地坚硬，可伴有无虹膜症、半侧肥大、假两性畸形以及智力低下等。

染色体研究发现，一些 Wilms 瘤的无虹膜症患者有 11 号染色体短臂 1 区（11p1）缺失，而在 Wilms 瘤细胞中也曾发现 11p13 的缺失。现在认为，11p13 和 11p15 上有 2 个与肿瘤有关的基因，它们的异常都可能与 Wilms 瘤的发生有关。

WT1 基因是最早发现与证实的与 Wilms 瘤发生发展相关的基因，位于 11p13，全长 345kb，含有 10 个外显子，转录的 mRNA 长 3kb，WT1 蛋白具有抑制肿瘤生长与激活基因转录的双重功能，是一个双向转录因子，调控细胞生长，抑制其过度增殖，如果 WT1 基因突变则可导致细胞过度生长增殖，形成肿瘤。进一步的研究发现 Wilms 瘤的发生、发展远较人们最初想象的复杂，可能是一个多步骤、多基因参与、相互影响的过程，WT1 基因在其中的作用亦不仅是抑制细胞增殖，它同时具有激活其他基因表达及自我负调控作用，WT1 蛋白亦与 WT1 基因启动子的多个位点结合，抑制 WT1 基因的转录，WT1 的负调节功能在正常肾的发育中有重要作用。WT1 基因的突变最常见为缺失，其次为点突变，在高达 30% 的 Wilms 瘤中存在这种改变，而合并有 WAGR、DDS 或 BWS 等综合征的 Wilms 瘤有高达超过 50% 的 WT1 突变率，且 Wilms 瘤多为双侧、发病早，提示有生殖细胞的突变。

3. 神经母细胞瘤

神经母细胞瘤（neuroblastoma）是一种常见于儿童的恶性胚胎瘤，起源于神经嵴，活婴中的发病率为 1/10 000。神经母细胞瘤为常染色体显性遗传性肿瘤。有的神经母细胞瘤还合并有来源于神经嵴的其他肿瘤，如多发性神经纤维瘤、节神经瘤、嗜铬细胞瘤等。

（二）遗传性癌变综合征

家族性结肠息肉（familial polyposis coli，FPC）又称为家族性腺瘤样息肉症，呈常染色体显性遗传，在人群中的发病率为 1/10 000。患者在结肠上或偶尔在肠道的其他部位可出现数百个小息肉，息肉呈腺瘤性。尽管这些息肉没有症状，但在十几岁以后有发展为结肠癌的趋势，患者到 40 岁时，大多将恶变为结肠癌。在成年早期进行全结肠切除可完全防止这种结果。

APC 基因是由 Herrera 于 1986 年在 1 例 Gardner 综合征患者中发现的一个新的抑癌基因。研究发现，该基因与家族性结肠腺瘤息肉病有关，而且，还与许多散发性结直肠癌有关。Bodmer 及 Leppert 于 1987 年对家族性结肠腺瘤息肉进行研究时发现 5q2 上有缺失现象，随后采用基因链锁分析的方法证明 APC 基因定位于 5q21。White 及 Vogelstin 鉴定并确定了 APC 基因的全长 cDNA。其 cDNA 克隆序列分析显示为一 8535 bp 生成的可读框，共有 21 个外显子，编码一个 2843 个氨基酸组成的蛋白质，分子质量为 300 kDa，是一亲水性蛋白。*APC* 基因在许多组织中均有表达，被认为是唯一一个在结肠上皮增殖中起"看门"（gate-keeper）作用的基因。遗传了突变 APC 一个拷贝的个体仅需一次体细胞 APC 突变即可发生肿瘤。而散发性肿瘤则需两次体细胞的 *APC* 基因的突变。但也有研究者提出，某些 *APC* 基因的突变可能是一种显性负效应方式，阻断了野生型 APC 蛋白的功能，因此，不需第二次"打击"，即可致癌。APC 突变主要形式有点突变和移码突变，前者包括无义灾变、错义突变和拼接错误，后者包括缺失和插入。点突变大多数为 C→T 的转变，且大部分集中在 CpG 和 CpA 位点上。APC 突变细胞可形成大量与着丝点无效结合的有丝分裂纺锤体，这些细胞含有异常数目的染色体。据此，认为 APC 可能在基因组的稳定中发挥作用。

关于家族性结肠息肉、Gardner 综合征及 Turcot 综合征，以前认为是三种独立的疾病，最近的研究表明三者均系 *APC* 基因突变所致，区别之处仅在于突变位点的不同。因此将三者同归于家族性结肠腺瘤息肉病（familial adenomatous polyposis）。

三、肿瘤的遗传易感性

上述遗传性恶性肿瘤或癌前病变由单基因决定，按照经典的孟德尔方式传递。然而，在大多数情况下，人类癌症不能用单基因遗传方式来解释，复杂的多基因基础和环境因子共同作用，在决定肿瘤易患性上起重要作用，就是说上一代遗传给下一代的只是对肿瘤的易感性，即易感基因。例如，20 世纪 80 年代末期，通过定位克隆的方法鉴定了两个乳腺癌易感基因，即 *BRCA1* 和 *BRCA2*，这两个基因在亲代生殖细胞突变后，其后代中的女儿一生中患乳腺癌风险为 60%～90%，患卵巢癌的风险为 20%～60%。在个体易感的状态下如再发生体细胞突变，突变细胞就容易转化为肿瘤细胞。肿瘤的遗传易感性既包括基因水平的改变，也包括染色体水平的改变。目前，对肿瘤的遗传易感因素如何发挥作用了解得很少，但一些证据表明它们可能通过生化的、免疫的和细胞分裂的机制促进肿瘤发生。

（一）个体对环境中致癌剂的代谢特征与肿瘤

肿瘤发生多由外部环境中的某些因素诱发，这些环境因子的代谢则受机体遗传基础的控制。所以，某些基因可通过对环境中致癌剂的代谢控制而决定对肿瘤的遗传易感性。这里以芳烃羟化酶的活性与肺癌的发生为例予以说明。

众多研究提示，吸烟为肺癌的主要诱因，但遗传因素在肺癌的发生中起了重要作用。芳烃羟化酶（arylhydrocarbon hydroxylase，AHH）的活性便与肺癌易感性相关联。AHH 是一种氧化酶，又是一种诱导酶，其诱导活性的高低受遗传控制。AHH 的诱导活性在人群中具有遗传多态性，人群中 45% 呈低诱导，46% 呈中等诱导，9% 呈高诱导。肺癌患者几乎没有低诱导表型，其高诱导表型达 30%。已知 AHH 可与体内其他氧化酶一起，使吸入体内的多环碳氢化合物活化为致癌环氧化物，提示 AHH 活性高者易将香烟的多环碳氢化合物活化为致癌物，故易患肺癌。

（二）　免疫缺陷与肿瘤

机体的免疫功能与肿瘤的发生有密切关系。对此，20 世纪 60 年代末，Burnet 提出了免疫监视学说，认为机体的免疫系统通过细胞免疫机制能识别并杀伤突变细胞，但免疫缺陷使突变细胞得以逃脱这种监视而发展成为肿瘤。正常机体每天有许多细胞可能发生突变，并产生有恶性表型的瘤细胞，但由于免疫机制的作用，不断地把这些新产生的恶性细胞杀灭。所以，只要一个人的免疫机制正常，一般不会发生肿瘤。许多免疫缺陷患者都有易患肿瘤的倾向。世界卫生组织（WHO）报告，原发性免疫缺陷尤其是 T 细胞免疫缺陷者恶性肿瘤的发病率比同龄正常人群高 100～300 倍，以白血病和淋巴系统肿瘤等居多。1952 年，Bruton 报道了首例低丙球蛋白血症，也称 Bruton 低丙球蛋白血症，是最常见的先天性 B 淋巴细胞免疫缺陷病，患儿血清 IgG、IgM、IgA 水平很低或检测不出。该病由携带有缺陷基因但表型正常的母亲传给儿子，基因定位于 X 染色体 q21.3-22。现进一步研究证明该病并非由 X 染色体上单一基因的缺陷而是多基因异常的结果。Bruton 低丙球蛋白血症患者易患白血病和淋巴系统肿瘤等。

（三）　染色体不稳定综合征与肿瘤

人类的一些以体细胞染色体断裂为主要特征的综合征，多具有常染色体隐性、显性或 X 连锁隐性遗传方式，统称为染色体不稳定综合征，它们具有不同程度的易患肿瘤的倾向。

1. 共济失调性毛细血管扩张症

共济失调性毛细血管扩张症（ataxia telangiectasia，AT）是一种罕见的常染色体隐性遗传病，发病率为 1/40 000～1/100 000，1 岁左右即可发病，表现为小脑性共济失调，6 岁后眼和面、颈部出现瘤样小血管扩张。其他特征包括对射线的杀伤作用异常敏感，常有免疫缺陷，患者常死于感染性疾病。AT 患者染色体不稳定性增加，细胞中有较多的染色体断裂。患者易患各种肿瘤，在 45 岁之前患肿瘤的人数比正常人群增加 3 倍，主要是淋巴细胞白血病、淋巴瘤、网织细胞肉瘤等。

1995 年，Shilon 等发现在他们研究的 AT 病例中，都有一个相同的基因发生突变，推测该基因即为致病基因，命名为 ATM，并克隆了部分序列。随后 Svitsky 和 Uziel 克隆了 AT 基因的全长序列，该基因编码一个有 3056 个氨基酸、分子质量为 350kDa 的蛋白质。野生型 AT 基因具有修复 DNA 损伤、抑制凋亡、控制免疫细胞对抗原的反应和阻止基因重排等多种作用。已发现在 AT 患者中，有 100 多种 AT 基因突变形式，分布于整个编码序列，其中绝大多数突变会造成 AT 基因的截短和大片段缺失，从而导致 AT 蛋白失活。

2. Bloom 综合征

Bloom 综合征（Bloom syndrome，BS）由 Bloom 首先报道，患者常见的临床表现包括身材矮小，慢性感染，免疫功能缺陷，日光敏感性面部红斑和轻度颜面部畸形，且多在 30 岁前发生各种肿瘤和白血病。BS 多见于东欧犹太人的后裔，发病具有明显的种族差异性。家系调查发现本病符合常染色体隐性遗传方式。

研究表明，染色体不稳定性或基因组不稳定性是 BS 患者细胞遗传学的显著特征，主要表现在以下几方面。①患者外周血培养细胞的染色体易发生断裂并易形成结构畸变；短期培养的 BS 淋巴细胞中常出现四射体结构。②染色体断裂部位易发生于同源序列之间，形成姐妹染色单体交换（SCE）现象。③不但在编码序列之间，而且在非编码序列之间也同样存在 BS 体细胞的断裂性突变。④患者细胞如颊黏膜细胞在分裂间期常可见多个微核结构。

BS 分子遗传学研究也取得很大进展。1992 年，McDanel 最先将 BS 的编码基因（BLM）定位于 15 号染色体长臂，而 German 又进一步将 BLM 基因限定于 15q26.1，Ellis 等克隆了 BLM 基因的全长 cDNA，并发现 BLM 基因突变是 BS 综合征发病的分子基础。

3. Fanconi 贫血症

Fanconi 贫血症（Fanconi anemia，FA）在临床上相当罕见，发病率约为 1/350 000，属于常染色体隐性遗传病，是一种儿童期的骨髓疾病，主要表现为各类起源于骨髓细胞的血细胞发育受阻（全血细胞减少症）。患者有贫血、易疲乏、易出血和感染等症状，主要的身体和发育异常有：骨骼畸形、脑损伤、心脏和胃肠道缺陷，大拇指或桡骨发育不良（或缺如），皮肤色素沉着等。儿童期癌症发生的危险性增高，尤其易患急性白血病。

FA 患者的染色体自发断裂率明显增高，单体断裂、裂隙等染色单体畸变很多，双着丝粒染色体、核内复制也很常见。培养的 FA 细胞也普遍存在染色体不稳定性，包括染色体断裂等。在细胞培养体系中加入丝裂霉素 C 或双环氧丁烷等 DNA 交联剂，一条 DNA 链内或两条互补链之间的两个核苷酸交联，当交联剂达到一定浓度时，细胞停止生长并死亡，所以检测培养细胞对丝裂霉素 C 的敏感性成为诊断 FA 的一个有效方法。

FA 贫血具有遗传异质性，目前应用基因定位的方法，已经确定 FAA 基因位于 16q24.3，FAC 基因位于 9p13。FAC 基因被证明与 XRCC9 基因相一致，XRCC9 基因在 DNA 修复中起重要作用并可能参与细胞周期调控。

4. 着色性干皮病

着色性干皮病（xeroderma pigmentosum，XP）是一种罕见的常染色体隐性遗传病，发病率为 1/250 000。患者临床主要表现为皮肤对紫外线非常敏感，在皮肤受到阳光照射部位发生色素沉着、红斑、水疱、结疤等，最后可发展成为基底细胞癌或鳞状上皮癌而致死，患者很少能活过 20 岁。

紫外线作用于机体细胞的 DNA 后，能促进相邻的嘧啶形成稳定的联结，这种成对共价联结的核苷酸称为二聚体。但正常情况下，机体核苷酸切除修复（NER）系统可切除这些受损的核苷酸并重建正常的核苷酸序列。研究证实，XP 患者由于 NER 系统缺陷，所以对紫外线高度敏感。已发现着色性干皮病至少有 7 种变异型，推测至少有 7 种不同的基因产物参与 NER。

四、染色体异常与肿瘤

(一) 肿瘤细胞的染色体畸变

自 1960 年 Nowell 和 Hungerford 首次证明特征性的染色体改变（Ph 染色体）与肿瘤（慢性粒细胞性白血病）相关以来，这方面的研究特别引人注目，人们不仅认识到染色体异常是肿瘤细胞的一大特征，还对肿瘤发生的染色体机制有了认识。

1. 肿瘤染色体数目异常

正常人体细胞为二倍体细胞，大多数恶性肿瘤细胞存在染色体非整倍性变化，其中包括：①超二倍体和亚二倍体，许多肿瘤常见 8、9、12 和 21 号染色体的增多或 7、22、Y 染色体的减少；②异倍体，染色体数目的改变通常不是完整的倍数，故称为高异倍性，如亚三倍体、亚四倍体等。许多实体肿瘤染色体数目或者在二倍体数上下，或在 3～4 倍体数之间，而癌性胸腔积液的染色体数目变化很大，可见到六倍体、八倍体等染色体不同的细胞。

同一肿瘤细胞染色体异常可以是相同的，也可以是不同的，这与肿瘤起源是单克隆或者是多克隆的特性有关。恶性肿瘤发展到一定阶段往往出现 1～2 个比较突出的细胞系，细胞系内全部细胞的染色体数目和结构都相同。在某些肿瘤中，如果某些细胞系生长占优势或细胞百分比占多数，此细胞系就称为该肿瘤的干系（stem line），干系的染色体数目称为众数（modal number）；细胞生长处于劣势的其他核型的细胞系称为旁系（side line）；在恶性肿瘤中，众数可以是 46（多为假二倍体），也可为其他数目，但众数细胞百分比较低，一般约为 20%～30%。

2. 肿瘤的染色体结构异常

在肿瘤细胞中常见到结构异常的染色体。肿瘤的染色体结构异常包括易位、缺失、重复、环状染色体和双着丝粒染色体等多种情况。有些染色体异常不属于某种肿瘤所特有，即同一肿瘤内可能有不同的染色体异常；或同一类的染色体异常可出现于不同肿瘤中。如果一种异常的染色体较多地出现在某种肿瘤的细胞内，就称为这种肿瘤的标记染色体（marker chromosome）。标记染色体分为两种：一种为只见于少数肿瘤细胞，对整个肿瘤来说不具有代表性，称为非特异性标记染色体；另一种为经常出现在某一类肿瘤细胞，对该肿瘤具有代表性，称为特异性标记染色体。特异标记染色体的存在支持肿瘤起源于一个突变细胞（单克隆起源）的假说。下面介绍几种重要的特异性标记染色体。

（1）Ph 染色体

Ph 染色体因在美国费城（Philadelphia）首次报道而得名。Ph 染色体为慢性粒细胞性白血病的特异性标记染色体。最初认为 Ph 染色体是 22 号染色体的长臂缺失所致，后经显带证明是 22q 断裂片段易位到了 9 号染色体长臂末端，即 t（9；22）（q34；q11）（图 5-9），形成一个小于 G 组的异常染色体，命名为 Ph 染色体（Philadelphia chromosome)。Ph 染色体具有重要的临床意义，大约 95% 的慢性粒细胞性白血病病例都是 Ph 阳性，因此 Ph 染色体可以作为诊断的依据，也可以用以区别临床上相似，但 Ph 为阴性的其他血液病（如骨髓纤维化等）。有时 Ph 先于临床症状出现，故又可用于早期诊断。另外，Ph 染色体与慢性粒细胞性白血病的预后有关，研究发现，Ph 阴性的慢性粒细胞性白血病患者对治疗反应差，预后不佳。

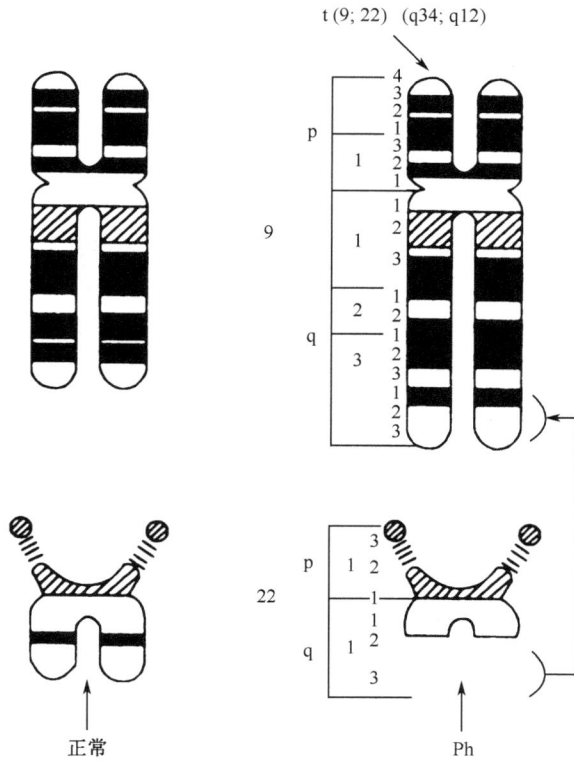

图 5-9　Ph 染色体的形成

　　Ph 染色体形成中，易位使 9 号染色体长臂（9q34）上的原癌基因 *abl* 和 22 号染色体长臂（22q11）上的 *bcr* 基因重新组合成融合基因。后者具有增高了的酪氨酸激酶活性，这是慢性粒细胞性白血病的发病原因。

　　（2）14q$^+$ 染色体

　　在 90% 的 Burkitt 淋巴瘤病例中可以看到一个长臂增长的 14 号染色体（14q$^+$），这是易位的结果，即 t（8；14）（q24；q32），由 8 号染色体长臂 8q24 处断裂，易位到 14 号染色体长臂 14q32；14 号染色体长臂 14q32 处断裂，易位到了 8 号染色体 8q24，形成了 8q$^-$ 和 14q$^+$ 两个异常染色体。

　　此外，还有一些肿瘤特异的染色体标志，如视网膜母细胞瘤中的 i（6p）、del（13）（q14.1）、甲状腺瘤的 inv（10）（q11q21）、脑膜瘤中的 22q$^-$ 或 −22、急性白血病中的 −7 或 +9、慢性粒细胞白血病急性变中的 +8 和 17q$^+$、结肠息肉中的 +8 或 +14、Wilms 瘤中的 11 号染色体短臂缺失（11p13→p14）、黑色素瘤中的 +7 或 +22、小细胞肺癌中的 3 号染色体短臂中间缺失（3p14→p23）、鼻咽癌的 t（1；3）（q41；p11）以及乳腺癌中的涉及 1q 的易位等。

肿瘤中染色体变化是复杂的，上述特异性染色体异常中，易位常可使细胞癌基因经不同机制被激活；染色体缺失则可导致相应部位的抑癌基因丢失而失去抑癌功能，从而发生相应的肿瘤。此外，一些染色体异常虽是非特异性的，但也是非随机性的，它们在肿瘤的发生、发展中，也有一定的作用。一般说来，原发性的染色体改变，是致癌因子直接作用的结果，可能是非随机的，甚至是特异性的；继发性的改变则往往是癌变过程中，细胞分裂过程紊乱的产物，可能是随机的、多样的。总之，染色体畸变可能是细胞癌变过程的重要环节。

（二）染色体脆性部位与肿瘤

在人类染色体上有一些易发生断裂的部位，称为可遗传的脆性部位（fragile site）。它是一段非特异性含有胸腺嘧啶的核苷酸 DNA 片段，其结构松散、对各种致癌物、腺苷缺乏以及某些射线极为敏感，并使这一区域的复制受到干扰，且不能在形成染色体时正常包装，而导致脆性部位的表达。现已有 113 个脆性部位在染色体上被确认，除 21号染色体以外，每条染色体都存在脆性部位。按遗传特异性和表达频率，脆性部位可分为罕见型和普通型两类。某些肿瘤的染色体畸变的断裂点，往往与罕见型脆性部位一致，例如，Burkitt 淋巴瘤患者染色体 t（12；14）（q13；q32）易位中的断裂点与罕见型脆性部位 12q12 一致；急性粒细胞性白血病患者染色体 inv（16）（p12q32）的断裂点与罕见型脆性部位 16q32 一致。因此认为，这些脆性部位的表达是肿瘤染色体断裂和重排的基础。普通型脆性部位存在于一般人群中，表达率很低，是否与恶性肿瘤染色体畸变有关，现还无定论。

五、基因突变与肿瘤

基因的改变是肿瘤起源与发展的分子基础。这些与肿瘤有关的基因可分为两大类，即癌基因（oncogene）和抑癌基因（tumor suppressor gene），这两类基因的作用相反，它们的异常或增强细胞的生长和增殖，或去除正常的生长抑制，结果都会导致肿瘤发生。

（一）癌　基　因

癌基因最初的定义是指能在体外引起细胞转化、在体内诱发肿瘤的基因。目前将能够使细胞癌变的基因统称为癌基因。它们原是细胞中的一些正常基因，是细胞生长发育所必需的。一旦这些基因在表达时间、表达部位、表达数量及表达产物结构等方面发生了异常，就可以导致细胞无限增殖并出现恶性转化。

1. 癌基因的类型

许多已定性的人类癌基因往往与从致癌的 RNA 病毒中分离的病毒癌基因（viral

oncogene，v-onc）有一定的关联。从病毒中分离的遗传物质可以使正常细胞发生转化而癌变，因此这类遗传物质（病毒癌基因）在肿瘤的发生中起关键作用。1911年，Rous发现含有肉瘤病毒的鸡肉瘤无细胞滤液注入鸡体内可诱发新的肿瘤。研究证实，鸡Rous肉瘤病毒的 src 基因可使细胞转化。此外，对从Rous肉瘤病毒中得到的 src 癌基因的分析显示，src 癌基因并不是病毒本身的基因，而是由其祖先病毒经转导而携带出的宿主基因，这个相应的宿主基因就是原癌基因（proto-oncogene，proto-onc）。

逆转录病毒所携带的癌基因可能是由于这类病毒特殊的增殖方式从宿主细胞中捕获的，由于碱基序列的突变导致所编码的蛋白质产物超活化或失去控制，最终导致肿瘤的形成。相对于病毒癌基因，后来发现许多原癌基因都有其相应的RNA肿瘤病毒。此外，DNA肿瘤病毒（如SV40和多形瘤病毒）的病毒癌基因，不是从原癌基因转导而来，而是病毒本身的基因。

细胞中的原癌基因被称为细胞癌基因（cellular oncogene，c-onc），它们在进化上有高度的保守性。例如，原癌基因 H-ras 和其对应的蛋白质在酵母和人等生物体中均有发现，表明其蛋白质对维持基本的生命活动是必不可少的。研究表明，原癌基因的蛋白质产物在信号转导和细胞生长、增殖和分化的调控方面起重要作用，当这些调节或转导发生改变时，细胞即可能发生恶性转化。

病毒癌基因及原癌基因的名称通常是由3个字母缩写构成的，部分是由携带特殊病毒癌基因的逆转录病毒命名（表5-6）。其后，当人类肿瘤中观察到突变的原癌基因时，这些等位基因被称为癌基因。

表5-6　逆转录病毒癌基因及其引起的肿瘤类型

病毒癌基因	逆转录病毒名称	起源	肿瘤类型
v-abl	Abelson 鼠白血病毒	小鼠	白血病
v-erbA	鸟成红细胞增多症病毒	鸡	成红细胞增多症
v-fes	猫肉瘤病毒	猫	肉瘤
v-fgr	Gardner-Rasheed 猫肉瘤病毒	猫	肉瘤
v-fos	Finkel、Biskis、Jinkins 鼠骨肉瘤病毒	小鼠	骨肉瘤
v-mos	Moloney 肉瘤病毒	小鼠	肉瘤
v-myb	鸟成髓细胞血症病毒	鸡	成髓细胞血症
v-myc	鸟成髓细胞血症病毒 MC29	鸡	白血病
v-Hras	Harvery 鼠肉瘤病毒	大鼠	肉瘤
v-Kras	Kirsten 鼠肉瘤病毒	大鼠	肉瘤
v-rel	鸟网状内皮组织增多症病毒	龟	造淋巴组织增多症
v-ros	鸟肉瘤病毒 UR2	鸡	肉瘤
v-sis	猴肉瘤病毒	猴	肉瘤
v-ski	Sloan-Kettering 病毒	鸡	癌
v-src	Rous 肉瘤病毒	鸡	肉瘤
v-yes	鸟肉瘤病毒 Y73	鸡	肉瘤

细胞癌基因按照其功能不同可以分为以下 4 种类型：①蛋白激酶类；②信号传递蛋白类；③生长因子类；④核内转录因子类（表 5-7）。目前已知的癌基因编码的蛋白质与细胞生长调控的许多因子有关，这些因子参与细胞生长、增殖和分化途径各环节的调控。也就是说，癌基因所表达的蛋白质未必都有转化活性，因此不能认为所有的癌基因都具有致癌活性。目前认为广义的"癌基因"应当是：凡是能编码生长因子、生长因子受体、细胞内生长信息传递分子以及与生长有关的转录因子的基因均属于癌基因的范畴。

表 5-7　癌基因的基本类型及作用

癌基因的类别	癌基因	同源的细胞基因
1. 蛋白激酶类		
（1）跨膜生长因子受体	*erb B1*	EGF 受体
	neu（*erb B2*、*HER-2*）	EGF 受体相似物
	fms、*ros*、*kit*、*ret*、*sea*	M-CSF 受体
（2）与膜结合的酪氨酸蛋白激酶	*src* 族、*abl*	
（3）可溶性酪氨酸蛋白激酶	*met*、*trk*	
（4）胞浆丝氨酸/苏氨酸蛋白激酶	*raf*（*mil*、*mht*）、*mos*	
	cot、*pl-1*	
（5）非蛋白激酶受体	*mas*	血管紧张素受体
	erb A	甲状腺激素受体
2. 信号转导蛋白类		
与膜结合的 GTP 结合蛋白	*H-ras*、*K-ras*、*N-ras*	
3. 生长因子类	*sis*	PDGF-2
	int-2	FGF 家族成员
4. 核内转录因子	*c-myc*、*N-myc*、*L-myc*	转录因子
	fos、*jun*	转录因子 AP-1

2. 原癌基因的激活

正常情况下，细胞癌基因不表达或微量表达，有的还具有一定的生理功能，特别是在胚胎发育和组织再生的情况下。但是，在病毒感染、化学致癌物或辐射作用等致癌因子作用下，可以通过多种方式被激活，导致基因表达或过度表达，也可能在不该表达的时期进行表达。不同的癌基因其激活机制不同，一般分为以下 4 类。

（1）点突变

细胞内的原癌基因在射线或化学致癌剂作用下，可能发生单个碱基的替换即点突变，产生异常的表达产物；也可由于点突变使基因失去正常调控而过度表达。原癌基因点突变是癌的早期变化，它具有明显的始动作用。早先人们研究膀胱癌细胞系的 *ras* 基因时发现，癌基因与对应的原癌基因仅有一个碱基的差异，即第 12 位密码子 GGC 突变为 GTC，使甘氨酸变为缬氨酸，异常的蛋白质产物可能刺激细胞发生恶性转化。Ras

蛋白是存在于细胞膜上的信号转导蛋白，当接受细胞外因子刺激时，从 GDP 状态变为有活性的 GTP 状态，产生刺激细胞生长的信号；而突变的 Ras 蛋白始终处于被激活的 GTP 活性状态，现已在许多肿瘤中发现了 *ras* 基因的点突变。

（2）病毒诱导与启动子插入

获得启动子和增强子。逆转录病毒基因组含有长末端重复序列（long terminal repeat sequence，LTR），内含较强的启动子和增强子。当逆转录病毒感染细胞时，LTR 插入细胞癌基因附近或内部，可以启动下游邻近基因的转录，从而使原癌基因表达或过度表达，导致细胞癌变。

（3）基因扩增

细胞癌基因通过复制可使其拷贝数大量增加，癌基因蛋白质过度表达，从而激活并导致细胞恶性转化。原癌基因扩增通常在某一特定染色体区域复制时才发生，该区域产生一系列重复 DNA 片段，即特殊的复制染色体区带模式，称为均染区（homogeneously staining region，HSR）。若染色体区域重复复制的许多 DNA 片段释放到胞浆中，经 DNA 染色，呈连在一起的双点样形状，称为双微体（double minute，DM）。研究发现，在 40％的神经母细胞瘤细胞中，*N-myc* 原癌基因被扩增了 200 倍以上，这种基因扩增被认为可产生原癌基因的过量表达。此外，在人类肿瘤中，约有 95％的病例有 DM 或 HSR。

（4）染色体易位

染色体断裂与重排使细胞癌基因在染色体上的位置发生改变，当原来无活性或低表达的原癌基因移至一个强大的启动子、增强子或转录调控原件附近，原癌基因被活化，表达增强。或由于易位而改变了基因的结构并与其他高表达的基因形成所谓的融合基因（fusional gene），改变了原癌基因的正常调控，具有致癌活性。在慢性粒细胞白血病中，可在造血干细胞中观察到 9 号染色体与 22 号染色体的易位，22 号染色体上的原癌基因 *abl* 易位到 9 号染色体的 *bcr* 基因处，表达一个嵌合蛋白，比正常的 Abl 蛋白要长，但酪氨酸激酶活性增强。尽管 Abl 蛋白和 Bcr 蛋白的功能还不清楚，但嵌合蛋白被认为改变了造血细胞中 Abl 正常蛋白的表达和功能。用逆转录病毒载体构建的 *bcr* 和 *abl* 融合基因导入正常鼠的骨髓中，结果实验鼠发生了血细胞癌，其中包括慢性粒细胞白血病，表明 Ph 染色体的这种易位可能是引起癌变的原因。

（二）抑　癌　基　因

抑癌基因也称肿瘤抑制基因，是一类抑制细胞过度生长、增殖从而遏制肿瘤形成的基因。与癌基因相比，抑癌基因的发现与分离较晚，20 世纪 60 年代研究发现正常细胞与肿瘤细胞融合产生的杂交细胞致癌性降低或消失的现象，表明在正常细胞中可能含有调节细胞正常生长、抑制肿瘤形成的基因，即抑癌基因的存在。一般来说，在细胞增殖调控中，大多数原癌基因是促进作用（正调控作用），而肿瘤抑制基因则是抑制作用（负调控作用）。这两类基因相互制约，维持正、负调节信号的相对稳定。前已述及，原癌基因的激活与过量表达与肿瘤的形成有关。同时，抑癌基因的丢失或失活也可能导致肿瘤的发生。自 1986～1987 年首次分离鉴定第一个抑癌基因——人视网膜母细胞瘤 *Rb1* 基因以来，目前已发现和确认了十几种抑癌基因（表 5-8）。

表 5-8　一些常见的抑癌基因

抑癌基因	染色体定位	功能	相关的肿瘤类型
Rb1	13q14	编码 P105 Rb1 蛋白（转录因子）	视网膜母细胞瘤、骨肉瘤、肺癌、乳癌
p53	17p13	编码 P53 蛋白（转录因子）	多种肿瘤
WT1	11p13	编码锌指蛋白（转录因子）	Wilms 瘤、儿童肾细胞瘤
APC	5q21	可能编码 G 蛋白（信号转导）	家族性腺瘤性结肠息肉、结肠癌
NF1	17q11	催化 Ras 失活（信号转导）	神经纤维瘤Ⅰ型、肉瘤、胶质瘤
NF2	22q12	连接膜与细胞骨架	神经纤维瘤Ⅱ型、脑膜瘤
MTS1	9p21	调节细胞周期	黑色素瘤、角质瘤、肺癌、白血病
WAF/CIP1	6p21	调节细胞周期	非小细胞肺癌、卵巢癌、肾癌
p27	12p13	调节细胞周期	多种肿瘤
p16	9p21	编码 P16 蛋白	黑色素瘤
DCC	18q21	编码表面糖蛋白（细胞黏着分子）	结肠癌
VHL	3p26-25	转录调节蛋白	小细胞肺癌、宫颈癌

（三）肿瘤转移基因和肿瘤转移抑制基因

在细胞基因组中，具有促进肿瘤细胞浸润和（或）转移潜能的基因称为肿瘤转移基因（tumor metastasis gene），这类基因亦称为肿瘤转移促进基因（tumor metastasis-enhancing gene）。肿瘤细胞的浸润和转移是一个十分复杂而多阶段的过程。在每一步中，有多种基因的参与，而且还有一些相关因子、酶类和蛋白质等的共同作用及其调节。这些作用和调节主要通过原发肿瘤细胞的恶性增殖、肿瘤细胞分泌有关的细胞因子和蛋白酶类、肿瘤细胞的黏附、迁移和运动以及在靶器官中的恶性增殖形成转移灶等几个主要阶段而实现。其中比较有代表性的有 *mst1*、*Tiam-1* 和 *CD44* 基因等；可能与肿瘤转移有关的癌基因和抑癌基因有 *ras*、*myc*、*sis*、*v-src*、*v-fos*、*v-mos*、*C-erbB-2* 和突变型 *p53* 等；酶类包括基质金属蛋白酶类、内糖苷酶和丝氨酸酶类等。在这些基因中，有的不仅与肿瘤的转移有关，而且还与其发生和发展有关，这种相互交叉的作用构成肿瘤极其复杂的性质。

肿瘤转移抑制基因（tumor metastasis-inhibiting gene）亦称抗肿瘤转移基因，这是近年来随着分子克隆技术的发展而认识和提出的一类与肿瘤有关的基因。此类基因在非转移肿瘤中高表达，而在转移肿瘤中低表达，故认为其与抑制肿瘤的转移作用有关，因此而得名。可见在细胞基因组中除存在癌基因与抑癌基因外，同时存在肿瘤转移和抗转移两大正、负调节的基因系统。但这两大系统是否亦存在像癌基因与抑癌基因那样一种激活与灭活的关系，其具体的调控机制尚不清楚。目前认为，具有肿瘤转移抑制作用的基因主要有 *nm23*、*KAI-1*、*KISS*、*MHC*、*E-Cadherin*、*MKK4*、*BrMS1*、*DCC*、*TIMP-1*、*TIMP-2*、*SeeCK*、*gelsolin*、*CD9*、*CD63*、*CSK*、*WDNM-1* 和 *WDNM-2* 等。

nm23 基因（non-metastasis 23）分 nm23-H1 和 nm23-H2 两个亚型，均定位于

17q21.3-22。其编码产生的蛋白质具有 3 种酶活性：核苷二磷酸激酶活性、丝氨酸自身磷酸化作用和组氨酸激酶活性。以往研究显示，nm23 产物与二磷酸核苷激酶（nucleotide diphosphate kinase，NDPK）作用相似或一致，其表达异常可影响微管聚合，导致染色体畸变和非整倍体形成从而驱动肿瘤转移，也可通过影响细胞骨架构成或 G 蛋白介导的细胞信号转导通路参与肿瘤的发生和发展。近年来，nm23 蛋白组氨酸激酶的活性引起人们关注，*nm*23 高表达可使其组氨酸激酶活性增高，通过 Ksr、Map 信号转导通路而发挥转移抑制作用。

KAI1 基因定位于 11p11.2，基因表达产物与 CD82 结构相同，属于跨膜 4 超家族（trans-membrane 4 superfamily，TM4SF）成员。该家族大部分成员为白细胞表面蛋白，参与调节细胞黏附、迁移、生长及分化。KAI1 抑制转移的机制仍不清楚，可能是通过改变细胞与细胞、细胞与基质的相互作用而影响癌细胞的侵袭转移。KAI1 蛋白能与膜蛋白 E-钙黏附蛋白（E-cadherin）、β1 整合素及表皮生长因子（EGF）受体相互作用。EGF 受体、β1 整合素能增加肿瘤细胞自发性转移的数目，促进其在转移部位生长。

KISS1 基因定位于人类染色体 1q32-41。*KISS*1 调节肿瘤细胞生长的机制可能与 NF-κB、Map 信号转导通路有关。研究发现 *KISS*1 基因编码的 COOH-terminally 酰胺化活性肽是一种新的 G 蛋白偶联受体配体。受体与配体相结合激活磷脂酶 C，也可能参与 *Galphaq* 基因介导的 PLC-Ca^{2+} 信号转导，进而抑制细胞的转移。

人类 *HLA* 基因的 3 个功能区中：Ⅰ区有 A、B、C 位点，主要编码 HLA-Ⅰ类抗原，其受体在 T 淋巴细胞上；Ⅱ区编码 HLA-Ⅱ类抗原，其受体位于巨噬细胞和 B 淋巴细胞上，参与抗原抗体反应；Ⅲ区由 G 位点组成，其功能尚不清楚，初步认为和制造 C3、C4 等补体及 B 因子有关。MHC 对免疫调节表现为 T 和 B 淋巴细胞限制性识别：即所有抗原只有经过 MHC 处理并和 MHC 结合才能为 T、B 淋巴细胞识别。肿瘤细胞的 MHC 表达减弱，是肿瘤不呈现或仅呈弱的抗原性以及逃避监视而发生转移的主要原因。无论是自发肿瘤还是外源性物质引起的肿瘤均有异于正常细胞，肿瘤细胞的异质性是肿瘤呈特异抗原的基础。

E-钙黏附蛋白也称上皮钙黏附素或 CAM120/180，其基因定位于染色体 16p11-16qter 上，DNA 全长达 100kb，含 16 个外显子，cDNA 全长 4.8kb，于 1993 年被克隆成功。其编码的蛋白质是一类重要的钙黏附蛋白，分子质量为 124kDa。该蛋白是一类介导同种细胞互相黏附的钙依赖性跨膜蛋白，参与形成和维护正常细胞间的连接，通过连接素与细胞骨架形成一复合物，它的活性也可影响紧密连接、缝隙连接和桥粒连接。当 *E-Cadherin* 基因突变或甲基化时，E-Cadherin 的黏附功能失调，使癌细胞发生脱离而转移，所以它是一个重要的肿瘤转移抑制基因。

六、肿瘤发生的遗传学说

（一）肿瘤的单克隆起源假说

一个肿瘤的瘤细胞染色体常有许多共同的异常，这可以用它们都来源于一个共同的突变细胞，即肿瘤发生的单克隆学说来解释。按照这个学说的观点，肿瘤细胞是由单个突变细胞增殖而成的，也就是说肿瘤是突变细胞的单克隆增殖细胞群。肿瘤的细胞遗传学研究认为，几乎所有肿瘤都是单克隆起源，即起源于一个前体细胞。最初是一个关键的基因突变或一系列相关事件导致单一细胞向肿瘤细胞的转化，随后产生不可控制的细胞增殖，最终形成肿瘤。

女性 X 连锁基因的分析为肿瘤克隆性提供了最初证据。我们知道，女性细胞包含两条 X 染色体，在早期胚胎形成中有一条随机失活，因此每一位女性在细胞构成上来说是嵌合的，一部分细胞中其中一条 X 染色体失活，另一些细胞中则是另外一条 X 染色体失活。如果一条 X 染色体上的基因与另一条 X 染色体上的等位基因不同，就可以区分这两种细胞。例如，葡萄糖-6-磷酸脱氢酶（G6PD）基因是一个 X 连锁基因，在部分人群中存在高突变率，杂合子个体一条 X 染色体上有一个野生型 *G6PD* 基因，另一条 X 染色体上相应的等位基因失活。失活的 X 染色体可以通过依赖于 G6PD 活性的细胞染色检测出来。在研究女性肿瘤时发现，一些恶性肿瘤的所有癌细胞都含有相同失活的 X 染色体，表明它们起源于单一细胞。

另外，淋巴瘤细胞都有相同的免疫球蛋白基因或 T 淋巴细胞受体基因重排，同一肿瘤中所有肿瘤细胞都具有相同的标记染色体等都证明肿瘤的克隆特性。近年来，通过荧光标记原位杂交方法直接检测癌组织中突变的癌基因或肿瘤抑制基因也证实了肿瘤的克隆特性。

（二）二次突变假说

20 世纪 70 年代，Knudson 在研究遗传性视网膜母细胞瘤发病机制时，提出了二次突变假说。由于遗传型视网膜母细胞瘤患儿的双亲之一患病或携带有突变基因，或者父母的生殖细胞发生突变，患儿出生时全身细胞已有一次 *Rb* 基因的突变，出生后某个视网膜母细胞再发生一次突变（第二次突变），就会转变成为肿瘤细胞。故遗传型的视网膜母细胞瘤发病很早，并多为双侧性。非遗传型的视网膜母细胞瘤的发生则需要同一个细胞在出生后积累两次 *Rb* 基因的突变，而且两次都发生在同一座位，通常需要较长时间的积累，所以发病较晚，并多为单侧性，但该座位如果已发生过一次突变，则较易发生第二次突变，这也是非遗传型视网膜母细胞瘤并不少见的原因。所以，二次突变假说认为，一些细胞的恶性转化需要两次或两次以上的突变。第一次突变可能发生在生殖细胞或由父母遗传得来，为合子前突变；第二次突变则均发生在体细胞本身。二次突变假说对一些遗传性肿瘤如视网膜母细胞瘤的发生作出了合理的解释（图5-10）。

（三）肿瘤的多步骤遗传损伤学说

1983 年，Weinberg 等就提出癌的发生是两种以上癌基因独自而又分阶段合作的过程。例如，用癌基因 *ras* 转染体外培养的大鼠胚胎成纤维细胞，不能使之转化为肿瘤细胞；只有将 *ras* 与癌基因 *v-myc* 共同转染，才能产生一个完整的癌细胞表型。由此提出在细胞癌变过程中，不同的阶段需要不同癌基因的激活。癌细胞表型的最终形成需要这

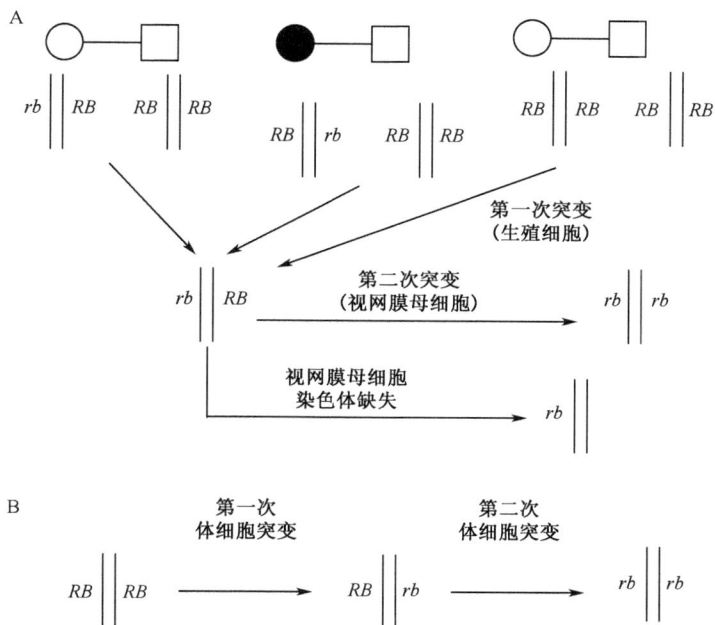

图 5-10 视网膜母细胞瘤的发生机制
A. 遗传型；B. 散发型

些被激活癌基因的共同表达。这个观点后来得到越来越多实验结果的证实，并逐渐发展为被人们普遍认同的多步骤致癌假说，也称多步骤遗传损伤学说。

多种癌基因在细胞癌变中的协同作用及在细胞转化中的可能途径还不十分清楚。多步骤致癌假说认为，细胞癌变多阶段演变过程中，不同阶段涉及不同的肿瘤相关基因的激活与失活，这些基因的激活与失活在时间和空间位置上有一定的次序。在起始阶段，原癌基因激活的方式主要表现为逆转录病毒的插入和原癌基因点突变，而演进阶段则以染色体重排、基因重组和基因扩增等激活方式为主。不同肿瘤在发生时其癌基因活化途径并不相同，其变化形式可概括为两个方面。第一，转录水平发生改变。如在强启动子插入和 DNA 片段扩增等激活方式下，癌基因转录活性增高，继而产生过量的与肿瘤发生有关的蛋白质，导致细胞向恶性表型转化。这类癌基因激活中主要是量的变化而没有质的改变。第二，转录产物的结构发生变化。在基因点突变和基因重组等激活方式下，癌蛋白结构异常或者癌基因摆脱了调控基因的控制出现异常表达，从而导致细胞恶性转化。这类癌基因激活涉及质变。总而言之，各种原癌基因的异常表达（包括量变和质变），导致细胞分裂与分化的失控，通过多阶段演变从而转化为肿瘤细胞。

（徐瑞成）

主要参考文献

陈仁彪，冯波 . 1994. 医学遗传学 . 上海：上海科学技术文献出版社
杜传书，刘祖洞 . 1992. 医学遗传学 . 第二版 . 北京：人民卫生出版社
吴旻 . 2004. 肿瘤遗传学 . 北京：科学出版社

左伋，张克雄 . 1998. 医学遗传学 . 第二版 . 上海：上海医科大学出版社

Fred Bunz. 2008. Principles of Cancer Genetics. Baltimore：Baker & Taylor Books

Hodgson S V，Maher E R. 2006. A Practical Guide to Human Cancer Genetics. 3 ed. Cambridge：Cambridge University Press

Weaver，R F，Hendrick P W. 1997. Genetics. Chicago：Wm. C. Brown Publishers

第六章　线粒体病

线粒体作为真核细胞的能量代谢中心，早已被人们认知。1963 年 Nass 首次从鸡卵细胞线粒体中发现 DNA，Schatz 于同年分离得到完整的线粒体 DNA（mitochondrial DNA，mtDNA），从而揭开了线粒体分子遗传学研究的篇章。目前已认识清楚，mtDNA 编码了线粒体内膜上呼吸链酶复合体的亚单位，有 13 种蛋白质。mtDNA 还编码了线粒体蛋白质合成系统中需要的 tRNA 和 rRNA。但是维系线粒体功能的大部分蛋白质还是由细胞核 DNA（nDNA）编码，从这一点上看，线粒体在遗传上具有半自主性（图 6-1）。

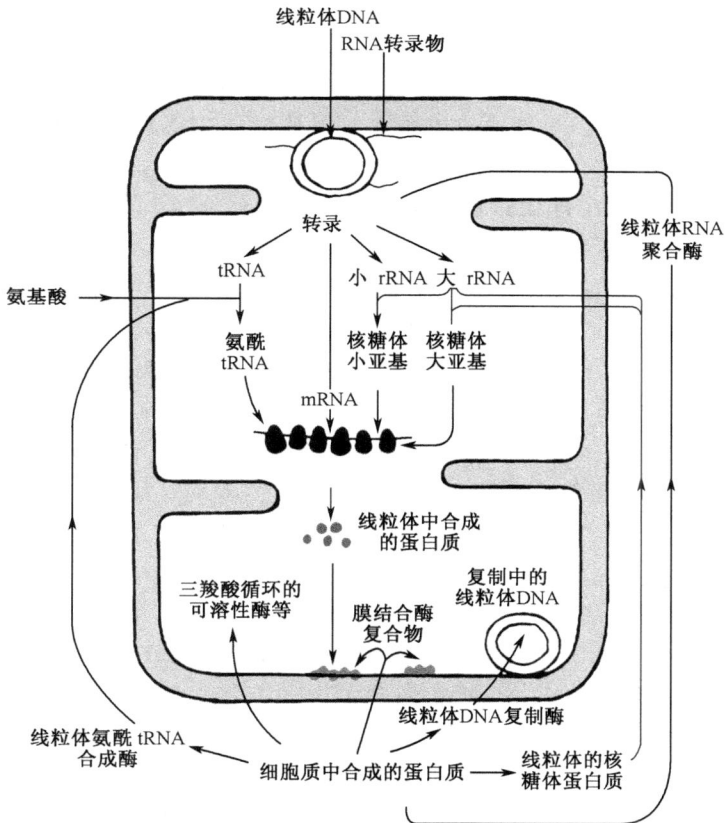

图 6-1　mtDNA 与 nDNA 的协同效应

由于线粒体存在于细胞质中，所以在有性生殖中，受精方式的限制决定了线粒体遗传属于母系遗传，其遗传特点表现为非孟德尔遗传方式，又称核外遗传。早期有学者提出，某些疾病可能为细胞质遗传，但直到 1987 年 Wallace 等通过对 mtDNA 突变和 Leber 遗传性视神经病之间的关系的研究后，才明确地提出 mtDNA 突变可引起人类的疾病。迄今已发现人类 100 多种疾病与线粒体 DNA 突变所致的功能缺陷有关。

第一节　线粒体病的遗传规律

一、线粒体 DNA 的结构特点

mtDNA 构成线粒体基因组，它是人类基因组的重要组成部分，全长 16 569bp，不与组蛋白结合，呈裸露闭合双链环状，根据其转录产物在 CsCl 中密度的不同分为重链（H 链）和轻链（L 链）。外链富含鸟嘌呤，为重链；内链富含胞嘧啶，为轻链。mtDNA 分为编码区和非编码区，编码区为保守序列，不同种系间 75% 的核苷酸具有同源性，此区含 37 个基因：13 个基因编码与线粒体氧化磷酸化有关的蛋白质，这 13 个基因序列都以 ATG（甲硫氨酸）为起始密码，并有终止密码结构，长度均超过可编码 50 个氨基酸多肽所必需的长度，由这 13 种基因编码的蛋白质均已确定，其中 7 个为 NADH-CoQ 还原酶复合体（复合体 Ⅰ）的亚基（ND1、ND2、ND3、ND4L、ND4、ND5 和 ND6）；3 个为构成细胞色素 c 氧化酶（COX）复合体（复合体 Ⅳ）催化活性中心的亚单位（COX Ⅰ、COX Ⅱ 和 COX Ⅲ），这三个亚基与细菌细胞色素 c 氧化酶是相似的，其序列在进化过程中高度保守；2 个为 ATP 酶复合体（复合体 Ⅴ）F_0 部分的 2 个亚基（A6 和 A8）；还有 1 个编码的蛋白质为 $CoQH_2$-细胞色素 c 还原酶复合体（复合体 Ⅲ）中细胞色素 b 的亚基。线粒体基因组的 37 个基因中还有 22 个编码线粒体中的 tRNA，2 个编码线粒体中核糖体的 rRNA（16S、12S），各基因之间排列极为紧凑，部分区域还出现重叠。无启动子和内含子，缺少终止密码子，仅以 U 或 UA 结尾。基因间隔区只有 87bp，占 mtDNA 总长度的 0.5%。非编码区是约 1122bp 的 D 环区（displacement loop region，D-loop），该区包含 mtDNA H 链复制的起始点（O_H）、H 链和 L 链转录的启动子（P_{H1}、P_{H2}、P_L）以及 4 个高度保守序列（分别在 213～235 bp、299～315 bp、346～363 bp 和终止区 16 147～16 172 bp）（图 6-2）。

mtDNA 分子上无核苷酸结合蛋白，缺少组蛋白的保护，而且线粒体中无 DNA 损伤修复系统，这就使 mtDNA 易于发生突变。所有线粒体均含多拷贝的 mtDNA，一个细胞内通常有数百个线粒体，每个线粒体内含 2～10 个 mtDNA，因此每个细胞中有数千个 mtDNA，而每个分子都可能发生突变，故 mtDNA 的突变率极高，多态现象比较普遍。两个无关个体的 mtDNA 总碱基变化率可达 3%，尤其 D 环区是线粒体基因组中进化速度最快的 DNA 序列，极少有同源性，而且参与的碱基数目不等，其 16 024～16 365 bp 及 73～340 bp 两个区域为多态性高发区，分别称为高变区 Ⅰ（hypervariable region Ⅰ，HV Ⅰ）和高变区 Ⅱ（hypervariable region Ⅱ，HV Ⅱ），这两个区域的高度多态性导致了个体之间的高度差异，适用于群体遗传学研究，如生物进化、种族迁移、亲缘关系鉴定等。

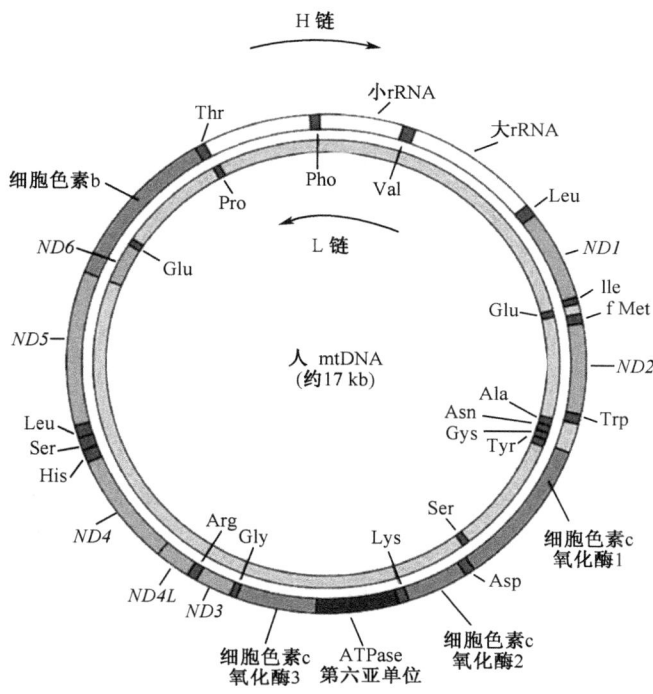

图 6-2　人类 mtDNA 的结构

二、线粒体 DNA 的遗传特性

mtDNA 与 nDNA 相比，具有以下几个主要特点。

1. 遗传上的半自主性

与其他细胞器诸如溶酶体和过氧化物酶体等特化的膜囊结构相比，线粒体具有自己的遗传物质，所以一些人将 mtDNA 称为 25 号染色体，另一些人则称之为 M 染色体。mtDNA 能够独立地复制、转录和翻译，但维持线粒体结构和功能的主要大分子复合物和大多数氧化磷酸化酶蛋白亚单位是由 nDNA 编码，故其功能又受核基因的影响，因而线粒体是一种遗传上具有半自主性的细胞器。

2. 线粒体基因组所用的遗传密码与通用密码不同

在线粒体遗传密码中，有 4 个密码子与核基因的通用密码不同。例如，UGA 编码色氨酸，而非终止密码；tRNA 简并性也较强，仅用 22 个 tRNA 来识别多达 48 种密码子（表 6-1）。

表 6-1　线粒体与细胞核遗传密码的比较

	细胞核遗传密码	线粒体遗传密码
终止密码	UAA、UGA、UAG	UAA、UAG、AGA、AGG、
起始密码	AUG 和 AUA	AUN（多肽内部甲硫氨酸密码子有 2 个：AUG. AUA）
色氨酸	UGG	UGA
精氨酸	CGU、CGC、CGA、CGG、AGA、AGG	CGU、CGC、CGA、CGG

3. mtDNA 为母系遗传

人类受精卵中的线粒体绝大部分来自卵母细胞，也就是说来自母系，这种传递方式称为母系遗传（maternal inheritance）。这可能是因为线粒体只位于精子的中段，在受精过程中不能进入卵细胞的缘故。也发现有少量父源性线粒体，但迄今为止，还没有发现它们与疾病的发生有关。人类的每个卵细胞中大约有 10 万个 mtDNA，但只有随机的一小部分（2～200 个）可以进入成熟的卵细胞传给子代，这种卵细胞形成期 mtDNA 数量剧减的过程称为"遗传瓶颈效应"。通过"瓶颈"的 mtDNA 复制、扩增，构成子代的 mtDNA 种群类型。瓶颈效应限制了下传的 mtDNA 的数量和种类，造成子代个体间明显的异质性差异，甚至同卵双生子也可表现不同的异质性水平。因此，一个线粒体疾病的女患者或女性携带者（因细胞中异常 mtDNA 未达到阈值或因核基因的影响而未发病）可将突变 mtDNA 传递给子代，子代个体之间异质的 mtDNA 的种类、水平可以不同，由于阈值效应，子女中得到较多突变 mtDNA 者将发病，得到较少 mtDNA 者不发病或病情较轻（图 6-3 和图 6-4）。

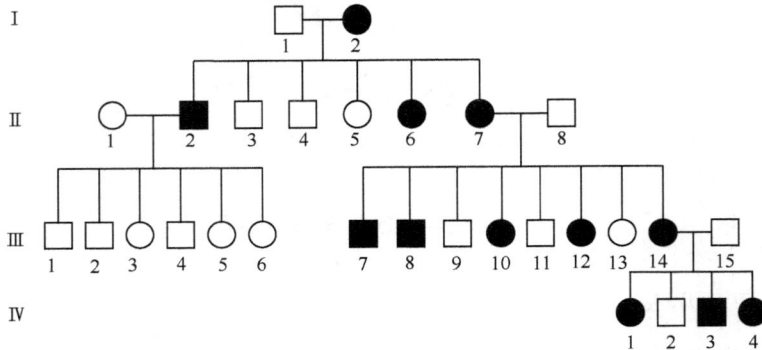

图 6-3　线粒体病系谱图

4. 同质性与异质性

如果同一组织或细胞中的 mtDNA 分子都是一致的，称为同质性（homoplasmy）。如果 mtDNA 发生突变，这将影响部分线粒体基因组，可能造成在同一细胞或同一组织中有两种或两种以上 mtDNA 共存，一种为野生型，另一种为突变型，称为异质性（heteroplasmy）。异质性细胞经过有丝分裂和减数分裂，随机分配到两个子细胞中的突变型和野生型 mtDNA 的比例发生改变，mtDNA 基因型分别向纯合突变型和纯合野生型漂变，经过无数次分裂后细胞可达到同质性。氧化磷酸化缺陷与突变型 mtDNA 的比例成正比，氧化磷酸化酶活性的变化范围可在正常活性的 0～100%。异质性和复制分离使相同核基因型的细胞或个体如同卵双生子，可具有不同的细胞质基因型，从而具有不同的表型。

线粒体的异质性可分为序列异质性（sequence-based heteroplasmy）和长度异质性（length-based heteroplasmy），一般表现为：①同一个体不同组织、同一组织不同细胞、同一细胞甚至同一线粒体内有不同的 mtDNA 拷贝；②同一个体在不同的发育时期产生不同的 mtDNA。

mtDNA 的异质性可以表现在编码区，也可以表现在非编码区，编码区的异质性通常与线粒体疾病有关。由于编码区和非编码区突变率以及选择压力的不同，正常人 mtDNA 的异质性高发于 D-环区。

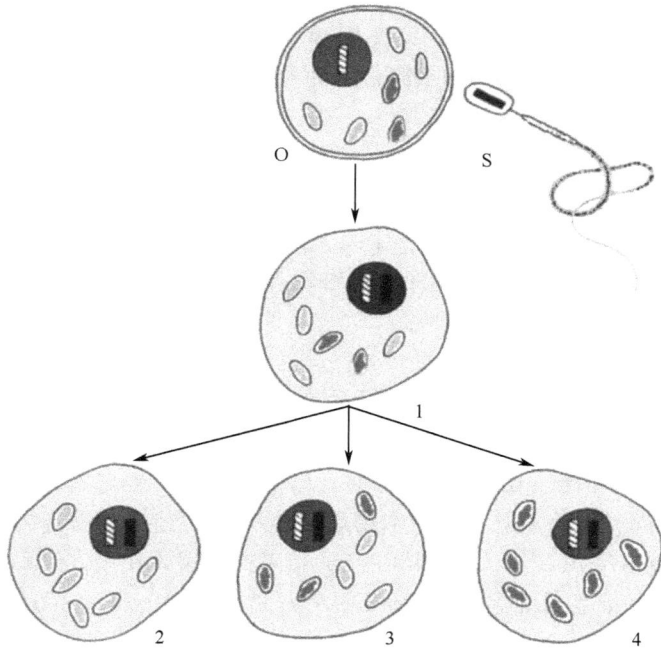

图 6-4　线粒体的母系传递
O. 卵子；S. 精子；1. 受精卵；2、3、4. 子代细胞（深灰色的为突变线粒体）

5. 阈值效应

mtDNA 突变所致异常表型的出现，是由某种组织野生型与突变型 mtDNA 的相对比例以及该组织对能量的依赖程度决定的。突变的 mtDNA 数量达到一定程度时，才引起某种组织或器官的功能异常，这称为阈值效应。在特定组织中，突变型 mtDNA 积累到一定程度超过阈值时，能量的产生就会急剧下降到正常的细胞、组织和器官的功能最低需求量以下，引起某些器官或组织功能异常，其能量缺损程度与突变型 mtDNA 所占比例大致相当。

阈值是一个相对概念，易受突变类型、组织、老化程度变化的影响，个体差异很大。例如，缺失 5kb 的变异 mtDNA 比率达 60%，就急剧地丧失产生能量的能力。线粒体脑肌病合并乳酸血症及卒中样发作（MELAS）患者，tRNA 点突变的 mtDNA 达到 90% 以上，能量代谢急剧下降。

不同组织和器官对能量的依赖程度是不同的，脑、骨骼肌、心脏、肾脏、肝脏对能量的依赖性依次降低。当 mtDNA 突变，ATP 产生减少，低于维持各组织、器官正常功能最低值时，临床就有异常表现，最先受损的是中枢神经系统，其后为肌肉、心脏、胰腺、肾脏和肝脏等。ATP 产生越少，累及器官越多，症状越严重。同一组织在不同功能状态对氧化磷酸化损伤的敏感性也不同。如线粒体脑疾病患者在癫痫突然发作时，对 ATP 的需求骤然增高，脑细胞中高水平的突变型 mtDNA 无法满足这一需要，导致细胞死亡，表现为梗塞或梗死。

线粒体疾病的临床多样性也与发育阶段有关。例如，肌组织中 mtDNA 的部分耗损或耗竭在新生儿中不引起症状，但受损的氧化磷酸化系统不能满足机体生长对能量代谢日益增长的需求，就会表现为肌病。突变型 mtDNA 随年龄增加在细胞中逐渐积累，因而线粒体疾病常表现为与年龄相关的渐进性加重。

6. mtDNA 的突变率极高

mtDNA 的突变率比 nDNA 高 10～20 倍。mtDNA 的高突变率造成个体及群体中其序列的极大不同。人群中存在多种中性到中度有害的 mtDNA 突变，且高度有害的 mtDNA 突变不断增多。但有害的突变会通过选择而消除，故线粒体遗传病表型并不常见，突变的基因型却很普遍。

三、线粒体基因的突变与修复

自 1987 年发现第一个 mtDNA 突变以来，已发现 100 多个与人类疾病相关的点突变、200 多种缺失和重排。大约 60% 的点突变影响 tRNA，35% 影响编码氧化磷酸化酶复合体的亚单位，5% 影响 rRNA。鉴于线粒体在能量代谢中的重要作用，mtDNA 的高频率突变无内含子及无完整的修复系统等特征，mtDNA 突变在许多疾病中存在，这些疾病包括具有母系遗传特征的疾病、中老年时发生的一些退行性疾病，甚至衰老过程等。

确定一个 mtDNA 是否为致病性突变，有以下几个标准：①突变发生于高度保守的序列或发生突变的位点有明显的功能重要性；②该突变可引起呼吸链缺损；③正常人群中未发现该 mtDNA 突变类型，在来自不同家系但有类似表型的患者中发现相同的突变；④有异质性存在，而且异质性程度与疾病严重程度呈正相关。

mtDNA 突变类型主要包括点突变、大片段重组和 mtDNA 拷贝数减少。

1. 点突变

点突变的效应因发生的位置而不同。在已知的由 mtDNA 突变引起的疾病中，2/3 以上的点突变位于编码 tRNA 和 rRNA 的 mtDNA 序列，使 tRNA 和 rRNA 的结构异常，影响了酶复合体亚基的整个多肽链的翻译过程。当点突变发生于编码 mRNA 的序列，将导致多肽链合成过程中的错义突变，即氨基酸的替代突变，影响氧化磷酸化相关酶的结构与活性，使细胞氧化磷酸化功能下降。

2. 大片段重组

mtDNA 的大片段重组包括缺失和重复，以缺失较为常见。大片段的缺失往往涉及多个基因，可导致线粒体氧化磷酸化功能下降。8483～13 459 位碱基之间 5.0kb 片段的缺失最为常见，该缺失导致 ATPase8、ATPase6、COXⅢ、ND3、ND4L、ND4、ND5 和部分 tRNA 基因的丢失，多发生于 Kearns-Sayre 综合征和缺血性心脏病等；另一个较为常见的缺失是 8637～16 073 位碱基之间 7.4 kb 的片段，导致 ATPase6、COXⅡ、

ND3、ND4L、ND4、ND5、ND6、细胞色素 b、部分 tRNA 和 D-环区基因的丢失，多见于与衰老有关的退行性疾病；第三种常见的缺失是 4389～14 812 位碱基之间 10.4kb 的片段，由于大部分基因丢失，能量代谢受到严重影响。

3. mtDNA 拷贝数减少

mtDNA 拷贝数目突变表现为 mtDNA 拷贝数大大低于正常，这种突变较少，仅见于一些致死性婴儿呼吸障碍、乳酸中毒或肌肉、肝、肾衰竭的病例。mtDNA 数量的减少可为常染色体显性或隐性遗传，即提示该病由核基因缺陷引起。

4. mtDNA 突变的修复

mtDNA 突变的修复机制主要有两种。一种为切除修复，内切核酸酶先切除损伤 DNA 片段，然后 DNA 聚合酶以未损伤链为模板，复制正确的核苷酸序列以填补形成的空缺。线粒体内存在上述过程所需要的几种酶。另一种是转移修复，通过转移酶识别突变的核苷酸（如甲基化核苷酸），并将该突变核苷酸清除。线粒体中虽然存在修复该类型所需要的某些酶，但种类较少，清除突变碱基的能力远低于 nDNA，而且在分裂旺盛的组织中有酶活性，在分裂终末组织（如脑组织）中则无酶活性。

第二节　线粒体遗传病

一、线粒体遗传病的分类

凡是因线粒体的结构或功能异常导致的疾病统称为线粒体遗传病，包括线粒体自身 DNA 突变引起的疾病，也包括编码线粒体蛋白质的细胞核 DNA 突变引起的疾病，后者表现为孟德尔式遗传。从病因和病理机制角度，线粒体遗传病有生化分类和遗传分类两种。生化分类主要涉及线粒体的代谢功能方面的缺陷，分为 5 种类型：电子传导缺陷、氧化磷酸化偶联缺陷、底物转运缺陷、底物利用缺陷和 Krebs 循环缺陷（表 6-2）。遗传分类是根据缺陷的遗传原因划分的，分为 3 种类型：mtDNA 缺陷、nDNA 缺陷、mtDNA 与 nDNA 联合缺陷（表 6-3）。由于线粒体基因组和生化代谢的复杂性，线粒体遗传病发病机制非常复杂，表现型很不一致。不同的 mtDNA 突变可导致相同的疾病，而同一突变也可引起不同表型，并且通常与突变 mtDNA 的异质性水平和组织分布相关（表 6-4）。

表 6-2　线粒体疾病的生化分类

序号	生化分类
1	电子传导缺陷
	复合体Ⅰ、Ⅴ缺陷
	复合体Ⅱ缺陷
	复合体Ⅲ缺陷
	复合体Ⅳ缺陷
	复合体Ⅰ、Ⅲ和Ⅳ联合缺陷

序号	生化分类
2	氧化磷酸化偶联缺陷
	Luft 病
	复合体 V 缺陷
3	底物转运缺陷
	肉碱棕榈酰基转移酶（CPT）缺陷
	肉碱缺陷（肉碱转运体缺陷）
4	底物利用缺陷
	丙酮酸脱氢酶复合体（PDHC）缺陷
	β-氧化缺陷
5	Krebs 循环缺陷
	延胡索酸酶缺陷、乌头酸酶缺陷
	α-酮戊二酸脱氢酶缺陷

表 6-3　线粒体疾病的遗传分类

缺陷位置	遗传方式	遗传特征	生化分析
mtDNA 缺陷			
点突变	母性遗传	多系统、异质性	特异单酶病变
			广泛性酶病变
缺失	散发	PEO、KSS、Pearson	广泛性酶病变
nDNA 缺陷			
组织特异基因	孟德尔式	组织特异综合征	组织特异单酶病变
非组织特异基因	孟德尔式	多系统疾病	广泛性酶病变
nDNA 和 mtDNA 联合缺陷			
多发性 mtDNA 缺失	AD/AR	PEO	广泛性酶病变
mtDNA 缺失	AR	肌病、肝病	组织特异多酶病变

表 6-4　一些 mtDNA 突变相关的疾病

突变	相关基因	表型
nt-8993	A6	NARP/LEIGH
nt-11778	ND4	LHON
nt-4160	ND1	LHON
nt-3460	ND1	LHON
nt-7444	COXI	LHON
nt-14484	ND6	LHON
nt-15257	Cyt6	LHON
nt-3243	tRNA^{Leu}（UUR）	MELAS、PEO、NIDDM/耳聋

突变	相关基因	表型
nt-3256	tRNA^{Leu} (UUR)	PEO
nt-3271	tRNA^{Leu} (UUR)	MELAS
nt-3303	tRNA^{Leu} (UUR)	心肌病
nt-3260	tRNA^{Leu} (UUR)	心肌病/肌病
nt-5730	tRNA^{Asn}	肌病 (PEO)
nt-8344	tRNA^{Lys}	MERRF
nt-8356	tRNA^{Lys}	MERRF/MELAS
nt-15990	tRNA^{Pro}	肌病
nt-4269	tRNA^{Ile}	心肌病

二、线粒体遗传病

1. Leber 遗传性视神经病

Leber 遗传性视神经病 (Leber hereditary optic neuropathy, LHON) 是人类母系遗传的典型病例。本病起病为急性或亚急性眼球后神经炎,导致双侧视神经萎缩和大片中心暗点而突然丧失视力,周围视力通常无损害,其他伴随症状包括反射亢进、小脑共济失调、心脏节律紊乱等。发病高峰年龄是 18～30 岁,但任何年龄均可发病,男女发病比例为 4∶1。

LHON 是在人类发现的第一种母系遗传病,迄今尚未发现有一个男性患者将此病传给后代的例子。现已发现 mtDNA 上许多位点的突变与 LHON 有关。1987 年 Wallace 最先发现 mtDNA 第 11 778 位点的 G 转换成了 A,使 NADH 脱氢酶亚单位 4 (ND4) 蛋白质中第 340 位精氨酸变成了组氨酸,从而影响了线粒体能量的产生。大约 50％的 LHON 病例由该位点突变引起。利用 11 778 点突变可以对一半的 LHON 家系进行基因诊断。除此之外,现在已发现 10 多个点突变存在于该病中,它们分布于 ND1、ND2、ND3、ND4、ND6、细胞色素 b 的基因位点内 (表 6-5)。最近还发现 X 染色体上一基因位点突变与 LHON 的视萎缩有关,这也许可以解释为何 LHON 男性患者较多。

表 6-5　与 LHON 病相关的 mtDNA 突变

ntDNA 突变	相关基因
nt. 11 778 G→A	ND4
nt. 15 257 G→A	Cyb
nt. 3460 G→A	ND1
nt. 4160 T→C	ND1
nt. 7444 G→A	COX I
nt. 3394 T→C	ND1
nt. 14 484 T→C	ND6

2. 肌阵挛性癫痫伴碎红纤维病

肌阵挛性癫痫伴碎红纤维病（myoclonnus epilepsy and ragged-red fibers，MERRF）是一种线粒体肌病，它除了具有破碎的肌红纤维和形态异常的线粒体外，还伴有失调的阵挛性癫痫（周期性抽搐）。本病有明显的母系遗传特点，患者的母系亲属常表现一定症状，如脑电图异常、感觉神经听力丧失、痴呆、呼吸异常、扩张性心肌病等。

MERRF 综合征家系与多种氧化磷酸化受损有关，主要是呼吸链酶复合物 I 和 IV 受到损伤，而这两种复合物的亚单位由 mtDNA 编码。80%～90%的患者的 mtDNA 的 tRNA^{Lys} 基因 8344 位存在 A→G 突变，小部分患者同一基因的 8356 位存在 T→C 突变，这些突变使 tRNA 结构改变，蛋白质合成受阻。

3. 线粒体肌病脑病伴乳酸中毒及脑卒中样发作综合征

线粒体肌病脑病伴乳酸中毒及脑卒中样发作综合征（mitochondrial myopathy，encephalopathy，lactic acidosis and stroke-like episode，MELAS）患者常在 40 岁以前出现症状，表现为突发呕吐、乳酸中毒、肌肉组织病变、有碎红纤维。少数患者伴有痴呆、耳聋、周围性偏头痛、眼外肌无力或麻痹、身体矮小等。约 80% MELAS 病例 mtDNA 编码的 tRNA^{Leu} 基因 3243 位点有 A→G 突变，另外 4 种少见的突变出现在该基因的 3291、3271、3256 和 3252 位点。这些突变改变了 tRNA 的结构，并使 tRNA 基因和 rRNA 基因下游紧密结合的转录终止子失活，因此 MELAS 突变可能降低转录活性并改变线粒体 rRNA 和 mRNA 转录的比例。具有 mtDNA 突变的个体也常随年龄的增长而加重病情。

4. 眼肌病

眼肌病又称 Kearns-Sayre 综合征（Kearns-Sayre syndrome，KSS）。常见临床表现是进行性眼外肌麻痹和视网膜色素变性。KSS 的表现还包括心肌传导功能异常、共济失调、耳聋、痴呆和糖尿病。发病年龄一般低于 20 岁，大多数患者在确诊后几年内死亡。

研究发现，几乎所有的 KSS 患者均有 mtDNA 的缺失，缺失片段大小范围为 2.0～2.7kb，有 30%～50%的 KSS 患者的缺失片段为 4977bp，断裂点分别位于 ATP 酶亚单位 8 和 ND5 基因的 13 446 位点。mtDNA 的缺失可导致呼吸链酶复合体（I、III、IV）部分缺陷。KSS 的变异型可与单纯散发型进行性外眼肌麻痹伴破碎样红肌纤维重叠，部分患儿也可同时有 KSS 和 MELAS 的临床特征。

5. 线粒体心肌病

线粒体心肌病累及心脏和骨骼肌，患者常有严重心力衰竭，表现为劳力性呼吸困难、心动过速、全身无力、水肿、心脏和肝脏增大等。原发性、肥厚性和扩张型心肌病患者心肌细胞 mtDNA 缺失，有人报道位于 ATP 酶 6 和 D-环区之间，长达 7.5kb 的缺失。非常染色体显性遗传的肥厚型心肌病患者心肌 mtDNA 中，存在大量点突变，突变可发生在蛋白质编码区，也可发生在 tRNA 和 rRNA 编码区。另外，缺血性心肌病患者也常有 mtDNA 的点突变。

心肌内 mtDNA 突变发生率随年龄增大而升高，这种趋势在 35 岁以后更明显。这是由于年老后冠状动脉硬化，使心肌缺血、缺氧，mtDNA 易发生突变，突变后线粒体功能受到影响，从而反过来加重心肌缺氧，呈恶性循环趋势。

6. 线粒体基因突变与衰老

衰老的发展过程与线粒体功能异常有密切关系。现在，科学界普遍认为衰老是由自由基引起的损耗造成的，而自由基的损耗是在线粒体中产生的。依据氧化损伤理论，线粒体在释放能量的同时产生氧自由基促成人体衰老。通过在线粒体中加入可以同氧自由基反应生成水的过氧化氢酶，则可以尽可能地减少自由基氧化。多项研究报道，与年龄相关的线粒体 4977 bp 缺失在脑和肌肉呈高水平聚集，与 MELAS 和 MERRF 有关的碱基置换也随年龄增加而出现聚集，这种突变线粒体的聚集将导致与年龄相关的氧化磷酸化能力降低。此外，呼吸链能力下降特别是复合物 I 和 V 的活性下降程度均随年龄增长而增加。在 Alzheimer 及帕金森病等老年性疾病的突变中，有 5% 的患者存在线粒体的纯质性突变，发生在 mtDNA 的 4336 bp，导致 tRNA 突变体。在 mtDNA 缺失所致疾病中，大多数在成年期才表现出症状，且随年龄增长症状逐渐加重，这是由于 mtDNA 突变的积累，使线粒体氧化磷酸化的能力逐渐降低，使细胞产生的 ATP 越来越少。

7. mtDNA-nDNA 的相互作用与疾病

在线粒体氧化磷酸化系统中有 5 个酶复合物是由 mtDNA 和 nDNA 共同编码的，而 mtDNA 的复制、转录和翻译过程所需要的几十种酶均由 nDNA 编码（表 6-6），所以线粒体的遗传自主性受核基因的一定限制，若编码这些酶的核基因发生突变也可能导致线粒体功能障碍。例如，Friedreich 共济失调症，该病临床以进行性步态和肢体共济失调、腿部肌腱反射消失、构语障碍和肥大性心肌病为特点，其病因为 Frataxin 蛋白功能异常。Frataxin 蛋白是一种调节线粒体铁转运的线粒体蛋白质，基因定位于 9q13.3。核基因突变导致 Frataxin 蛋白缺乏，造成线粒体基质中铁超负荷，导致氧自由基增加，继而破坏依赖于 Fe-S 的呼吸链复合物（I、II 和 III）及乌头酸酶，使细胞中呼吸链的复合物 I、II 和 III 的功能下降而发病。

表 6-6 mtDNA 和 nDNA 编码的氧化磷酸化途径中有关酶复合物亚单位

基因位置	NADH 脱氢酶复合物	泛醌-细胞色素 c 还原酶复合物	细胞色素 c 还原酶复合物	ATP 合成酶	总计
mtDNA	7	1	3	2	13
nDNA	≥33	10	10	10	≥63

8. 核基因突变引起的线粒体疾病

这类疾病主要表现为线粒体功能障碍，但呈孟德尔式遗传。鸟氨酸氨基转移酶（ornithine aminotransferase，OAT）是一个单体性线粒体基质酶，催化鸟氨酸和谷氨酸 γ-半醛之间的相互转化。OAT 活性的缺失会引起脉络膜和视网膜变性而导致成人失明，其遗传方式为常染色体隐性遗传。*OAT* 基因定位于 10q26，该基因突变的结果可能改变了 OAT 蛋白的构象并阻止其进入线粒体基质。

  Paraplegin 基因突变造成常染色体隐性遗传性截瘫。*Paraplegin* 基因定位于 16q24.3，其编码的产物与已知的线粒体金属蛋白酶极为相似，包含 ATP 酶的结合位点。Paraplegin 蛋白存在于线粒体内膜，它具有线粒体膜内蛋白水解作用，分子伴侣样活性，与线粒体蛋白翻译后的装配、多肽链的错误折叠或翻译有关。在 *Paraplegin* 基因突变的两名患者的活检组织分析中发现存在典型的线粒体氧化磷酸化缺陷，提示此缺陷可能是该型痉挛性截瘫神经变性的一种发病机制。

（徐瑞成）

主要参考文献

陈仁彪，冯波 . 1994. 医学遗传学 . 上海：上海科学技术文献出版社

杜传书，刘祖洞 . 1992. 医学遗传学 . 第二版 . 北京：人民卫生出版社

李璞 . 2004. 医学遗传学 . 第二版 . 北京：中国协和医科大学出版社

左伋，张克雄 . 1998. 医学遗传学 . 第二版 . 上海：上海医科大学出版社

Gelehrter，Thomas D，Francis S. 1998. Collins and David Ginsburg. Principles of Medical Genetics. Baltimore：Williams & Wilkins

Jorde L B，John C C，Raymond L. 1996. Medical genetics. St. Louis：Mosby

第七章　免疫遗传学

免疫遗传学（immunogenetics）是免疫学和遗传学交叉的边缘学科，主要研究免疫系统的结构和功能如免疫应答、抗体的多样性等的遗传基础。此外，它也应用免疫学的方法来识别个体间的遗传差异（如血型、表面抗原等）以作为遗传规律分析的指标。免疫遗传学是现代医学临床实践的重要理论基础之一，是输血、器官移植、母-胎不相容和亲子鉴定的理论基础，对阐明免疫系统的演化、人种差异和生物进化也有重要意义。本章主要介绍抗原遗传、MHC 与疾病的关联、自身免疫病的遗传基础和免疫缺陷病的遗传基础 4 个方面。

第一节　抗原遗传

一、红细胞抗原遗传

（一）红细胞血型抗原

人类红细胞血型抗原是研究最早的抗原，迄今已发现 29 个血型系统（表 7-1）。除 Xg 血型和 XK 血型为 X 连锁遗传外，其余均为常染色体遗传。其中 ABO 血型系统和 Rh 血型系统在人类遗传学及临床医学中意义最重要。

表 7-1　人类红细胞 29 个血型系统

编码	系统命名	系统符号	基因命名	染色体定位
001	ABO	ABO	ABO	9q34.1～q34.2
002	MNS	MNS	GYPA，GYPB，GYPE	4q28～q31
003	P	P1	P1	22q11.2～qter
004	Rh	Rh	RHD，RHCE	1q36.2～p34
005	Lutheran	LU	LU	19q12～q13
006	Kell	KEL	KEL	7q33
007	Lewis	LE	FUT3	19p13.3
008	Duffy	FY	FY	1q22～q23
009	Kidd	JK	JK	18q11～q12
010	Diego	DI	AEI	17q12～q21
011	Yt	YT	ACHE	7q22
012	Xg	XG	XG	Xp22.32
013	Scianna	SC	SC	1p36.2～p22.1
014	Dombrock	DO	DO	未知

编码	系统命名	系统符号	基因名称	染色体定位
015	Colton	CO	AQP1	7p14
016	Landsteiner Wiener	LW	LW	19p13.2~cen
017	Cbido/Rodgers	CH/RG	C4A，C4B	6p21.3
018	Hh	H	FUT1	19q13
019	XK	XK	XL	Xp21.1
020	Gerbich	GE	GYPC	2q14~p21
021	Cromer	CROM	DAF	1q32
022	Knops	KN	CR1	1q32
023	Indian	IN	CD44	11p13
024	OK	OK	BSG	19p13.3
025	Raph	RAPH	CD151	11p15.5
026	John milton Hagen	JMH	SEMAATA	15q24.1
027	I	I	$GCNT_2$	6p24.2
028	Globoside	GLOB	B3GALT3	3q26.1
029	Giu	GL	AQP3	9p13.3

　　红细胞血型抗原是由位于红细胞膜外层的蛋白质、糖蛋白或糖脂类结构所组成。红细胞抗原有些突出在细胞表面，如 ABO 抗原；有些镶嵌在细胞膜内，如 Rh 抗原。抗原与抗体发生特异反应的部分叫做抗原决定簇。血型抗原决定簇的化学组成有的已经清楚，但大部分不清楚。有些血型在体液中存在可溶性抗原，叫做血型物质。从人体分离出来的 ABO 及 Lewis 血型物质是糖蛋白，即在肽链的骨架上连接着一些糖的侧链，这些糖链便是特异性决定簇。ABO 及 Lewis 血型物质的特异性决定簇很相似，只是在糖链上个别糖的种类或同一种糖由于存在位置不同，就显出不同的抗原特异性。比如 A 与 B 的抗原特异性，只是在糖链上有一个糖不相同，便显示出不同的抗原特异性。A 抗原决定簇在糖链的终末端是一个 N-乙酰半乳糖胺，而 B 抗原决定簇在糖链的终末端却是一个 D-半乳糖。

1. ABO 血型系统

　　ABO 血型系统包括 A、B、O、AB 4 种血型。A 型红细胞具有 A 抗原，其中又分 A1 和 A2 两种亚型。B 型红细胞具有 B 抗原，O 型红细胞具有 H 物质，但无 A、B 两种抗原，AB 型红细胞则具有 A、B 两种抗原。在 A 型血清中有作用于 B 抗原的 β 抗体；B 型血清中有作用于 A 抗原的 α 抗体；而 O 型血清具有 α、β 两种抗体；AB 型血清中则不存在 α 和 β 抗体。每种抗体对相应的抗原型红细胞有凝集作用。

　　（1）ABO 抗原的生化和遗传特征

　　ABO 血型系统抗原的合成受位于 9 号染色体长臂（9q34）上的 I^A、I^B 和 i 三个等位基因控制。I^A 和 I^B 为共显性，i 为隐性基因，由此构成 6 种基因型和 4 种表型（表 7-2）。

表 7-2　ABO 血型

表型	基因型	红细胞抗原	血清中抗体
A	$I^A I^A$，$I^A i$	A	β
B	$I^B I^B$，$I^B i$	B	α
O	ii	—	α，β
AB	$I^A I^B$	AB	—

现在知道 A 抗原和 B 抗原的合成是以 H 物质为前体的，O 型红细胞也有 H 物质但不能产生 A 抗原和 B 抗原，所以 ABO 血型又称为"ABH 血型"。在 ABO 血型物质合成过程中，首先是 H 基因控制 L-岩藻糖转移酶的合成，它使一分子的岩藻糖（Fuc）加在血型前体物质上，形成 H 物质（H 抗原）。然后 I^A 基因合成 α-N-乙酰基半乳糖转移酶，它使一个 N-乙酰基半乳糖加在 H 物质末端糖残基上，形成 A 抗原；I^B 基因控制合成 α-D-半乳糖转移酶，它将一个半乳糖分子加在 H 物质末端糖残基上，形成 B 抗原。A、B 两种抗原的差异只在于一个单糖残基的不同。i 基因为无效等位基因，所以 O 型红细胞只有 H 物质，不能由此形成 A 抗原或 B 抗原。AB 型红细胞受 I^A、I^B 基因控制，能产生 A 和 B 两种抗原。

1952 年，在印度孟买发现一种特殊的血型，这种红细胞既无 A 抗原和 B 抗原，也无 H 抗原。他们的基因型为 hh，不能产生 H 物质，即使有 I^A 和（或）I^B 基因，也不能形成 A 抗原和（或）B 抗原。但 I^A、I^B 基因可向后代遗传，这种特殊的血型称为孟买型（Bombay phenotype），用 Oh 表示。

ABO 血型还有一些亚型，例如，A 型抗原可分为 A1 和 A2 两种亚型，B 型和 O 型血清中有抗 A 和 A1 两种抗体。可被抗 A 与抗 A1 两种抗体凝集的 A 型红细胞称为 A1型；可被抗 A 凝集，但不被 A1 凝集的 A 型红细胞血型称为 A2 型。同时 AB 型红细胞也可分为 A1B 和 A2B 两种亚型。A2 型抗原性较弱，可能将 A2 型误判为 O 型，A2B型误判为 B 型。

ABO 血型抗原不仅见于红细胞中，而且广泛存在于人体多种细胞和组织内，如白细胞、表皮细胞、毛细胞血管内皮细胞及胃、十二指肠、胆囊等组织细胞内。在体液中以唾液、胃液中最为丰富。在体液中存在 A 抗原和（或）B 抗原者称为分泌型；不存在 A 抗原和（或）B 抗原者称为非分泌型。分泌型和非分泌型受控于 19 号染色体（19p13～q13）上的一对等位基因 Se 和 se，前者为 Se/Se 或 Se/se，后者为 se/se。

（2）ABO 血型在不同人种和民族中的分布

ABO 血型在不同人种和民族中的分布存在明显的差异。例如，美国白种人中的表型频率：A 型为 45%，B 型为 8%，O 型为 43%，AB 型为 4%；而美国黑人中的 A 型29%，B 型 17%，O 型 50%，AB 型 4%。我国汉族人中 A 型 31%，B 型 28%，O 型31%，AB 型 10%（表 7-3）。

表 7-3 我国 5 个民族 ABO 血型系统的表型频率和基因频率

民族	调查人数	表型频率				基因频率		
		A	B	O	AB	I^A	I^B	i
汉族	40 980	0.3131	0.2806	0.3086	0.0977	0.2325	0.2117	0.5558
维吾尔族	1 513	0.2922	0.3192	0.2750	0.1136	0.2284	0.2468	0.5248
壮族	1 487	0.2125	0.2757	0.4728	0.0390	0.1352	0.1727	0.6921
回族	1 355	0.2723	0.2834	0.3594	0.0849	0.1983	0.2052	0.5965
哈萨克族	885	0.2282	0.2983	0.3797	0.0938	0.1645	0.2072	0.6283

ABO 血型在中国人群中的分布，从北向南的方向，B 基因频率逐渐下降，而 O 型基因频率升高；云贵川和长江中下游地区 A 基因频率升高。如果粗略划分，从 ABO 血型分布上看，中国人群可分为北方和南方两大群，前者 B 基因频率较高，后者 O 基因频率较高。

（3）ABO 血型的检测

ABO 抗体一般为天然抗体，在出生后数月即可形成，5～6 岁时就具有较高效价。因此，临床上可用血清学方法鉴定。ABO 定型方法包括正向定型（红细胞定型）和反向定型（血清定型）两种。正向定型是用已知抗体型特异性的血清试剂检查未知红细胞的抗原，反向定型是用已知血型的红细胞检查血清中的未知抗体。

近年来分子生物学技术引入到红细胞血型研究，1990 年，Yamamoto 等对编码 ABO 血型中糖基转移酶基因克隆和测序，发现 ABO 血型基因编码区由 1059 个核苷酸组成，编码 353 个氨基酸。I^A 和 I^B 基因有 7 个核苷酸不同，其中 4 个影响到所编码的氨基酸。在一些实验室中已开始应用 ABO 基因分型方法进行 ABO 血型鉴定分析。

2. Rh 血型系统

（1）Rh 血型系统的发现

1940 年，Landsteiner 和 Wiener 将恒河猴（*Macacus rhesus*）的红细胞注入家兔体内，这些兔血清可使恒河猴红细胞发生凝集反应，说明恒河猴的红细胞含有某种抗原，称为 Rh 因子，经其免疫的家兔血清中则含有 Rh 抗体。经检查发现 85% 的白种人红细胞可以被兔抗恒河猴血清所凝集，说明这些人具有 Rh 因子，即为 Rh 阳性血型（Rh⁺），其余 15% 的人的红细胞则不被凝集，为 Rh 阴性血型（Rh⁻）。Rh 血型的分布也有国家和地区人群差异，中国人 Rh 阳性血型在 98% 以上，Rh 阴性血型仅占 1%。Rh 血型是输血和临床医学中与 ABO 血型同样重要的血型系统，也是造成新生儿溶血症的重要抗原。

与 ABO 血型系统不同，Rh 抗原没有天然抗体，只有通过输血或妊娠时胎儿 Rh⁺的红细胞进入母体循环中发生免疫作用后，才能产生抗体。因此，当 Rh 阴性的孕妇妊娠 Rh 阳性的胎儿时，可由于接触 Rh 阳性胎儿红细胞而被致敏，母体所产生的抗体经胎盘进入胎儿体内，导致新生儿溶血症。

（2）Rh 血型系统的遗传机制

Rh 血型系统的遗传机制长期以来是一个有争议的问题，以前主要有以 Fisher-

Race（CDE）和 Weiner（RH-Hr）为代表的两种不同命名法和遗传假说。最近，由于分子克隆和测序技术的应用才解开了 Rh 遗传之谜。编码 Rh 抗原的基因位于 1 号染色体短臂（1p34-p36.2），*Rh* 基因座位由两个相关的结构基因 *RHD* 和 *RHCE* 组成。*RHD* 基因和 *RHCE* 基因都由 10 个外显子组成，长度为 75 kb。*RHD* 基因产物为 417 个氨基酸的多肽，有 D（＋）和 D（－）两种表型。造成 Rh⁻ 的最常见的原因是由于整个 *RHD* 基因缺失，也可由 D 基因突变而不产生 D 抗原。*RHCE* 基因产物也可为 417 个氨基酸的多肽，通过不同的剪切机制编码了 C/c 和 E/e 蛋白，可形成 cE、ce、Ce 和 CE4 种抗原。

3. 其他血型抗原

Lewis 血型抗原实际上是血浆中的抗原，红细胞上的 Lewis 抗原是从血浆中吸附来的。I 抗原在分泌液中虽有可溶性抗原，但不存在于血浆中。另外有些血型在血浆中存在可溶性抗原，分泌液中却不存在。Bg 抗原实际是白细胞的抗原，可能从白细胞脱落到血浆中，再从血浆中吸附到红细胞上，表现为红细胞的抗原。Chido 血型及 Rodger 血型的抗原与血浆中的补体第四成分（C4）有关。用电泳方法分析人的 C4，可以见到三种类型：泳动快的（F）；泳动慢的（S）；快慢两种成分都有的（FS）。血浆中只有 F 成分的人，红细胞上有 Rodger 抗原；只有 S 成分的人，红细胞上有 Chido 抗原；两种成分全有的人，红细胞上同时具有 Chido 及 Rodger 两种抗原。

各种血型抗原在红细胞上的分布是不同的，有的密集，有的疏松。抗原数目的多少决定了抗原的强弱。用放射性碘标记的兔抗 A 及抗 B 血清检查人的红细胞，根据每个细胞上的放射性强度，可推算出每个红细胞上的抗原数目。

各种血型抗原在个体发育不同阶段强度是不相同的。新生儿的 ABO 及 Lewis 抗原与其相应的抗体之间的反应较成人弱。不到 10 cm 的胎儿红细胞就能与抗 P1 血清发生反应，但其反应强度较成人红细胞弱。新生儿的红细胞吸收抗 I 的能力几乎与成人红细胞一样，但凝集反应强度远较成人红细胞弱。可是与抗 i 血清的凝集却比成人红细胞强。Yta 及 Xga 抗原在新生儿红细胞上稍较成人红细胞弱，而 Rh、Kell、Duffy、JK、MNS、DI 及 DO 等系统的抗原在出生时已发育完全。Cbido 血型的抗原在新生儿血浆中可以检出，但在红细胞上不能发现。

红细胞抗原的多态性用于监控输入红细胞在体内的存活力，以及在遗传学、法医学及人类学的研究。

4. 红细胞血型抗原和抗体与疾病的关联

血型抗原的表型可用来预测与某一基因编码密切相关的疾病的关系。某种血型的存在与否，可提示对某种疾病是易感还是抵抗。

（1）抗原与红细胞形态

与改变了的红细胞形态有关或其他临床表现有联系的无效（null）表型，综合于表 7-4。在特定的情况下，血型抗原的表达，结合特殊的红细胞形态，可用于临床上的鉴别诊断。例如，Kell 抗原的表现减弱以及 Kx 抗原的缺如，结合棘形红细胞是典型的 McLeod，可与其他原因引起的棘形红细胞相区别。

表 7-4　无效表型伴有红细胞形态改变与不同临床表现的关联

红细胞表型	红细胞形态	临床表现
Rhnull	口形红细胞	代偿性溶血性贫血
Genull	椭圆形红细胞	代偿性溶血性贫血
		膜蛋白减少
McLeod	棘形红细胞	代偿性溶血性贫血
		肌肉萎缩
		神经元退变
		弱 Kell 抗原
Lu（a-b-）	棘形红细胞	无
Jk（a-b-）	盘形红细胞	不能最大限度地浓缩尿液
		红细胞抵抗由尿素引起的溶血

（2）红细胞血型抗原与疾病的其他关联

血型抗原与临床疾病的关联有三种机制。①与抗原有关的对某种感染的易感性，例如，疟疾，Duffy 抗原是间日疟原虫受体，Fy（a-b-）个体缺少 Duffy 抗原，有抵抗疟原虫感染的能力；In 抗原是脊髓灰质病毒受体；MN 血型糖蛋白 GPA 是恶性疟原虫受体；En（a-）个体有抵抗疟原虫感染的能力；JMH、Holley/Gregory/Dombrock 是与造血细胞分化作用有关的抗原。②由基因重组引起的 A、B、H 或 D 抗原表达的改变，如 CML、骨髓纤维化；白血病或恶性肿瘤可引起血型减弱；由菌血症或败血症引起的 T、Tn 或 Tk 表达的改变；③由体内异常生物合成引起的 A、B、H 或 I 抗原表达的改变，例如，骨髓增生异常综合征、应急造血、地中海贫血症、镰状血红细胞贫血症，以及酸化血清试验阳性的遗传性有核红细胞增多症。

（3）血型同种抗体

虽然血型抗原在输入人体时并不立刻引起不良反应，但在输血前的实验中必须检出具有临床意义的相应抗体。血型抗体的测定与鉴定，可以提供安全输血的保证。不配合的同种输血，母婴血型不合，自身免疫性溶血性贫血以及器官移植时，血型抗体对免疫性红细胞破坏具有重要的临床意义。

在血型定型中，大多数试验涉及血球凝集试验。在不同的试验阶段，红细胞凝集均作为可测到的终点。第一个血型抗原是在盐水介质中被发现的，其红细胞血型抗原与已知抗体凝集反应呈阳性，这种抗体常常是 IgM，可以用来测定糖类抗原，包括 A、B、P1、Lea、Leb、H 及 I。

ABO 血型系统中的抗体是最具临床意义的抗体。其他抗体一般认为是具有潜在临床意义的抗体。根据其频率排列为：抗-D、抗-K、抗-E、抗-C、抗-Fya、抗-c、抗-JKa、抗-S、抗-JKb。

血型抗体与疾病的关联：血型抗体的出现，或者代表一组临床上明确的疾病或异常的病理生理学，或者为某些疾病的副现象（epiphenomena）（表 7-5）。输血反应或新生儿溶血症的发生，事先必须有血型抗原致敏。血型抗体出现于其他临床症状的副现象，是常规免疫血液学中遇到的普遍问题，显然，这些抗体在临床上常常是"沉默抗体"。

它们偶尔可引起严重溶血（如感染、淋巴细胞增生异常、自身免疫病）。

表 7-5　血型抗体与疾病的关联

病理生理学	导致抗体产生的靶抗原
作为疾病原因的抗体	
输血反应：血管内溶血	ABO、Kidd、P、Vel 等
输血反应：血管外溶血	Rh、Kell、Duffy 等
新生儿溶血	Rh、ABO 等
温性自身免疫性溶血性贫血	Rh、Kell、MNS、Ge 等
寒冷性血球凝集病	I，偶见 i
阵发性寒冷性血红蛋白尿	P（Donath-Landsteiner 抗体）、Pr
作为疾病副现象的抗体	
传染性单核细胞增多症	i
支原体肺炎	I
病毒感染	Rx、P、Pr、I
寄生虫病	P1、I
肿瘤（如霍奇金病）	LW、I
淋巴瘤	Pr
自然流产	抗-PP1Pk

（4）血清学现象与临床的关联

血清学试验时，观察到的某些现象有助于临床表现的判断。例如，红细胞缗钱现象或在加聚乙二醇后所见到的血清蛋白沉淀，表示蛋白浓度增加，伴有白、球蛋白比例倒置。这种现象表示浆细胞恶液质或慢性活动性肝炎。抗-Ch/Rg 或抗-Kna 的鉴定分别可见于补体 C4 或 CR1 的表达降低，还可见于系统性红斑狼疮。抗-A/抗-B 的缺乏或变弱，可提示无丙种球蛋白血症或低丙种球蛋白血症。多凝集现象可见于败血症或感染；意外的血球凝集现象，必须立即引起注意。混合视野凝集，特别是 ABO 定型，可见于输注红细胞后或骨髓移植后。

二、移植抗原遗传

（一）主要组织相容性复合体

不同种属或同种不同系别的个体之间进行移植后会发生免疫排斥反应，引起这种排斥反应的抗原称为移植抗原或组织相容性抗原。动物和人具有多种组织相容性抗原，根据引起排斥反应的移植抗原的强度将组织相容性抗原分为：①主要组织相容性抗原系统，编码这一组抗原的是一组连锁基因，称为主要组织相容性复合体（major histocompatibility complex，MHC），或主要组织相容性系统（major histocompatibility system，MHS）；②次要组织相容性抗原，由次要组织相容性复合体（minor histocompatibility complex）或次要组织相容性系统（minor histocompatibility system）所编码。在人类中的 MHC 称为人类白细胞抗原（human leucocyte antigen，HLA），是迄今为止所知的人类最复杂的基因族。

各种动物 MHC 的作用基本相似，包括：①MHC 编码的抗原广泛分布于淋巴细胞和其他有核细胞的表面，与同种内移植排斥有关，也是刺激混合淋巴细胞反应（MLR）和移植物抗宿主反应（GVHR）的主要刺激抗原；②控制机体对抗原的免疫应答或免疫抑制，以及免疫活性细胞之间的相互作用；③编码补体系统中的某些组分；④MHC 中某些抗原出现的频率与其对某些疾病的易感性有关。

1. *HLA* 基因及其遗传特征

HLA 基因群定位于 6 号染色体的短臂（图 7-1）。HLA-Ⅰ区有 A、B、C 三个经典的Ⅰ类 MHC 基因座，每个基因座又各自有几十到 200 多个复等位基因。在Ⅰ类区里还发现有 E、F、G 等基因座，称为Ⅰ类样基因（class Ⅰ-likegenes）。HLA-Ⅱ类区内有 DQ、DR、DP、DO、DM 等基因座，每个基因座也分别有几个到 100 多个复等位基因。HLA-Ⅲ类区里有补体 C2、C4、Bf 等基因座。

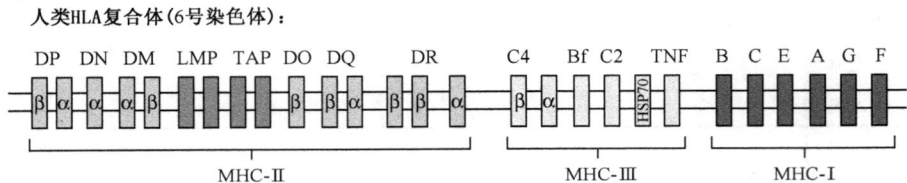

图 7-1　HLA 基因图

HLA 可用于亲子关系的鉴定，而且比红细胞的 ABO 血型更为有效。如果同时用 ABO、MN、Rh 和 P 这 4 种红细胞血型系统做鉴定，排除亲子关系的总概率是 41.64%，而用 HLA 系统作鉴定则可达 83.10%。

在群体遗传学研究中，HLA 各基因座在群体中的频率也是一个十分有用的遗传指标。不同地理区域的人群和不同民族之间，某些等位基因的频率有很大差别。因此，HLA 基因座频率可作为一种特定的标志研究人群的婚配和迁徙及各民族之间遗传上的关系。

（1）HLA-Ⅰ类分子

所有的 HLA-Ⅰ类分子均含有两条分离的多肽链，一条是由 *MHC* 基因编码的 α 链或称重链（44kDa）。晶体结构分析显示，Ⅰ类分子可分为 4 个区（图 7-2）。①氨基端胞外多肽结合区。该区由两个相似的各包括 90 个氨基酸残基的片段组成，分别称为 α1 和 α2。该功能区含有与抗原结合的部位。后者呈深槽状，其大小与形状适合于已处理的抗原片段，约容纳 8～10 个氨基酸残基。Ⅰ类分子的多态性残基也位于该区域；②胞外 Ig 样区。该区又称为重链的 α3 片段，包括 90 个氨基酸残基，与免疫球蛋白的恒定区具有同源性。Ⅰ类分子与 TC 细胞表面 CD8 分子的结合部位即在 α3 片段。Ⅰ类分子的 β 链又称 β2 微球蛋白，也结合于该区。β 链由 15 号染色体的基因编码，它不插入细胞膜而游离于细胞外。β2 微球蛋白与 α1、α2、α3 片段的相互作用对维持Ⅰ类分子天然构型的稳定性及其分子表达有重要意义；③跨膜区。该区氨基酸残基形成螺旋状穿过浆膜的脂质双层，将Ⅰ类分子锚定在膜上；④胞浆区。该区位于胞浆中，可能与细胞内外信息传递有关。

（2）HLA-Ⅱ类分子

所有的Ⅱ类分子均由两条以非共价键连接的多肽链（α、β）组成。两条链的基本结构相似，但分别由不同的 *MHC* 基因编码，且均具有多态性。虽然Ⅱ类分子的晶体衍射结构尚未得到，但光谱分析已证明与Ⅰ类分子具有某种相似性。Ⅱ类分子两条多肽链也可分为 4 个区（图 7-3）。①肽结合区：α链与β链的胞外部位均可再分为两个各含 90 个氨基酸残基的片段，分别称为 α1、α2 和 β1、β2。肽结合区包括 α1 和 β1 片段，这两个片段构成肽结合的裂隙（cleft），约可容纳 14 个氨基酸残基。Ⅱ类

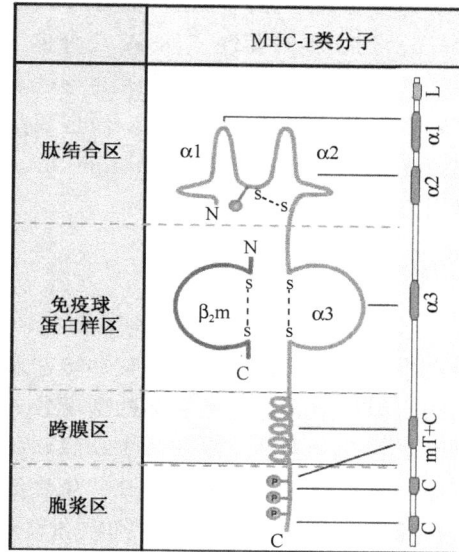

图 7-2　MHC-Ⅰ类分子

分子的多态性残基主要集中在 α1 和 β1 片段，这种多态性决定了多肽结合部位的生化结构，也决定了与肽类结合以及 T 细胞识别的特异性和亲和力；②Ig 样区：此区由 α2 和β2 片段组成，两者均含链内二硫键，并属于 Ig 基因超家族。在抗原呈递过程中，TH细胞的 CD4 分子与Ⅱ类分子结合的部位即位于该 Ig 样非多肽区域；③跨膜区和胞浆区：此二区与Ⅰ类分子 α 链的相应区域结构相似。

（3）MHC 遗传特征

1）单倍型遗传。HLA 复合体是紧密连锁的，连锁在一条染色体上的等位基因称为一个单倍型（haplotype）。每一基因都是显性基因，都编码相应抗原，因此，子代个体的细胞表面有两个单倍型表达的抗原，当亲代的遗传信息传给子代的时候，HLA 单倍型作为一个单位遗传下去，子女的 HLA 染色体中，其中一个单倍型与父亲相同，另一个与母亲相同。

2）高度多态性。多态性（ploymorphism）是指处于随机婚配的群体中，同一基因座位可存在两种以上的基因产物，有些多达几十种，即存在两种或两种以上的基因型，根据目前已知的各座位上等位基因总数（7 个座位共有 148 个）来估算单倍型可以在群体中表达高于 380 000 000 个，个体表现型和基因型则更多，远远超过全世界总人口数，很难找到两个单倍型完全相同的人。HLA 的高度多态虽然对维持种群的生存具有重要

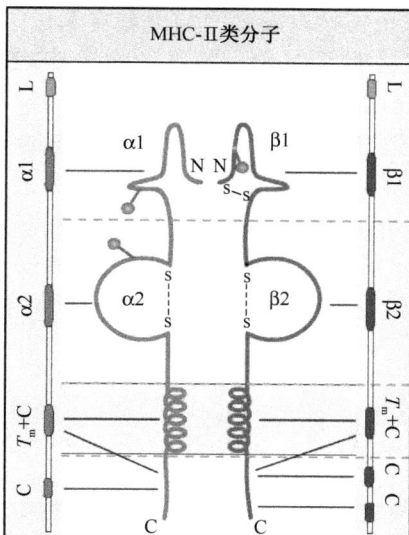

图 7-3　MHC-Ⅱ类分子

的生物学意义，但同时也对器官移植找到合适的配型增加了很大的难度。

3）连锁不平衡性。HLA 复合体上各等位基因都有各自的基因频率。基因频率是指某一特定等位基因出现的机会与该基因座中全部等位基因总和的比例。实际上，连锁的基因不是随机组合在一起，而是某些基因比其他基因更多或更少地连锁在一起，从而出现连锁不平衡（linkage disequilibrium）。在 HLA 复合体中已发现有 50 对以上等位基因显示连锁不平衡。

2. HLA 抗原的组织分布

各类 HLA 抗原的组织分布不同。Ⅰ类抗原广泛分布于体内各种有核细胞表面，包括血小板和网织红细胞。除某些特殊血型者外，成熟的红细胞一般不表达Ⅰ类抗原。不同的组织细胞表达Ⅰ类抗原的密度各异。外周血白细胞和淋巴结、脾细胞所含Ⅰ类抗原量最多，其次为肝、皮肤、主动脉和肌肉。但神经细胞和成熟的滋养层细胞不表达Ⅰ类抗原。Ⅱ类抗原主要表达在某些免疫细胞表面，如 B 细胞、单核/巨噬细胞、树突状细胞、激活的 T 细胞等，内皮细胞和某些组织的上皮细胞也可检出 HLA-Ⅱ抗原。另外，某些组织细胞在病理情况下也可异常表达Ⅱ类抗原。Ⅰ、Ⅱ类抗原主要分布在细胞表面，但也可能出现于体液中，血清、尿液、唾液、精液及乳汁中均已检出可溶性 HLA-Ⅰ、Ⅱ类抗原。HLA-Ⅲ类抗原一般指几种补体成分，它们均分布于血清中。

3. HLA 抗原表达的调控

在各类型细胞表面，HLA 分子表达与否以及表达的密度，可以受不同的因素调节。一般认为，调控 HLA 分子表达的主要环节是转录速率。可能影响 HLA 分子表达的因素有以下几个。①组织细胞的分化阶段：HLA 分子是造血干细胞和某些免疫细胞的分化抗原，在细胞分化、成熟的不同阶段，各类 HLA 抗原的表达可有改变。例如，HLA-DQ 分子是人单核细胞的成熟标记，Ⅱ类抗原仅表达在激活的 T 细胞表面。②某些疾病状态：某些传染性疾病、免疫性疾病、造血系统疾病以及肿瘤均可影响 HLA 抗原表达。如 AIDS 患者单核细胞 HLA-Ⅱ类抗原表达明显减少，某些肿瘤细胞表面 HLA-Ⅰ类抗原表达减少。③生物活性物质：某些细胞因子，如三类干扰素（α、β、γ）以及 TNFα、THFβ 均可增强不同类型细胞 HLA-Ⅰ类抗原表达；具有Ⅱ类抗原诱生能力的细胞因子包括 IFNγ、TNFα、IL-6 及 GM-CSF 等。此外，某些激素、某些神经递质和神经肽也可影响 HLA 分子表达。

HLA 分子在免疫应答与免疫调节中是一类关键的分子，故各种因素对 HLA 分子表达的调控可能是体内免疫调节网络的重要组成部分。同时，受各种调节因子的影响，HLA 分子的异常表达也参与某些疾病的发病机制。

（二）次要组织相容性复合体

即使 MHC 完全相合的同胞之间的造血干细胞移植，仍有约 40% 的急性移植物抗宿主病（graft versus host disease，GVHD）发生率和大于 50% 的慢性 GVHD 发生率，研究资料表明，次要组织相容性抗原是发生这部分 GVHD 的重要原因。

次要组织相容性抗原与主要组织相容性抗原的不同之处主要是它不参与对外来抗原的提呈，而仅仅是不同种族人群之间非免疫性分子的一种多态性。其来源非常广泛，既可能来源于核基因组，也可能来源于线粒体基因，还可能是同一基因产物不同剪接方式造成的。对次要组织相容性抗原的研究是对人类所有多态性基因的研究，是人类基因组计划完成后关于人类基因研究的重要课题。次要组织相容性抗原的应用前景主要在两方面：①预防移植后 GVHD 的发生，对供受体进行次要组织相容性抗原配型；②用来作为引发移植物抗白血病反应的诱导物，克服白血病易于复发等问题。上述两方面的作用虽然截然相反，但它们很可能是由不同的抗原分别起作用的，随着研究的逐步深入，相信会给临床造血干细胞移植带来新的突破。

第二节　MHC 遗传多态性与疾病的关联

HLA 检测最初用于器官移植，移植物能否存活很大程度上取决于供者与受者之间 HLA 型别是否相符。但随着对 HLA 研究的深入，人们逐渐意识到在众多与免疫调节有关的疾病中，HLA 作为免疫遗传基因所扮演的重要角色不可忽视。HLA 作为免疫遗传基因参与某些与免疫调节有关的疾病的发生和发展。如果明确某些特殊的 HLA 基因型与临床疾病易感性的关系，一方面可有助于疾病的诊断、预后判断，另一方面有助于了解疾病的易感基因与抵抗基因，从而进一步应用于疾病的基因治疗。

Lilley 于 1964 年在动物实验中证明小鼠 Gross 病毒所致白血病的发病与 HLA 相关，并由此开创了研究 HLA 与疾病相关性的先河。在人类中则是 Amiel 在 1967 年召开的第三届国际组织相容性会议上首先报道霍奇金病（Hodgkin disease）患者中抗原 4C 的频率明显高于正常对照组，后来发现抗原 4C 是由 B5＋B35＋B18 组成的一个"宽"的 HLA。自 1976 年 6 月在巴黎举行 HLA 系统与疾病的相关性的第一次国际性综合会议以后，世界各地陆续报道了 HLA 与疾病的相关性研究结果，然而，在至今已研究的 500 余种疾病中，大部分疾病与 HLA 的关联都很弱，只有 10 余种疾病与 HLA 呈强关联，后者主要包括强直性脊柱炎（ankylosing spondylitis，AS）、类风湿性关节炎（rheumatoid arthritis，RA）、多发性硬化症（multiple sclerosis，MS）、系统性红斑狼疮（systemic lupus erythematosus，SLE）、1 型糖尿病（insulin-dependent diabetesmellitus 1，IDDM）、银屑病（psoriasis，PSORS）、发作性睡眠病和乳糜泻等（表 7-6）。

表 7-6　与 HLA 相关联的多基因遗传病

疾病	HLA 分子	频率/%			风险比	人类孟德尔遗传编号
		患者	对照	相对危险率		
强直性脊柱炎	B27	＞95	9	＞150	46	106 300
类风湿性关节炎	DR4	81	33	9	5～8	180 300
多发性硬化症	DR2，DQ6	86	33	12	30	126 200
系统性红斑狼疮	DR2，DR3，C4A* Q0	75	33	6	10～20	152 700
1 型糖尿病	DQ8	81	23	14	15	222 100
银屑病	Cw6	87	33	7	7	177 900

一、强直性脊柱炎

强直性脊柱炎（ankylosing spondylitis，AS）是一种多发于青壮年男性、以中轴关节慢性炎症为主，也可累及内脏及其他组织的慢性进展性风湿性疾病。近 30 年的研究表明，AS 在免疫医学领域与人类白细胞抗原 2B27（HLA2B27）密切相关。流行病学调查显示，HLA2B27 阳性率在 AS 患者高达 96％以上，而正常群体中仅有 4％～7％，HLA2B27 携带者患 AS 的相对危险率达 70％。家系分析提示，在 HLA2B27 阳性的 AS 患者一级亲属中，HLA2B27 阳性者占 31.3％，并且这些亲属患 AS 的相对危险率达 120.4％，其危险性高出正常家庭对照组的 10.8 倍。这在已知的 HLA 与疾病的关联中是最强和最典型的，因而备受瞩目。

自 1973 年发现 HLA2B27 抗原与 AS 强相关以来，许多证据均表明其直接参与了 AS 的发病。AS 的发病机制与 B27 各亚型共有序列特征，即与 B27 特异性抗原决定基因相关。不同人种的主要 HLA2B27 型分布频率虽有差异，但其临床症状基本一致，为 AS 表现，这提示与 AS 相关可能是 B27 的特异性结构，而不是各亚型的特异基因。目前已在 AS 患者检测到 B＊2701、B＊2702、B＊2703、B＊2704、B＊2707 和 B＊2710 亚型，其中，白种人 AS 患者与 B＊2705、B＊2702 有关；亚洲人种 AS 患者与 B＊2705、B＊2704、B＊2707 有关；B＊2703 仅见于西非 AS 患者。目前比较肯定的易感基因有 B＊2705、B＊2704、B＊2702，而 B＊2701 和 B＊2710 与 AS 的关系因样本数量不大而需进一步证实。有人认为 B＊2703 和 B＊2707 与 AS 呈负相关。B＊2706 被认为是一种保护性基因，该亚型在泰国人群中显示出极大的保护分数（PC＜10^{26}，PF＝1）；在新加坡华人中也呈保护性；印度尼西亚健康人的 B＊2706 占 81％，似乎与 AS 无相关性。B＊2709 也可能为保护性基因，在种族和地理分布上仅限于撒丁人，其保护作用尚需进一步证实；与 B＊2705 只相差一个氨基酸的 B＊2709 与 AS 不相关。研究 AS 相关和不相关 B27 亚型的差异，有助于了解 HLA2B27 在 AS 发病机制中的实际作用。

AS 是一种具有高度遗传性的疾病，它的易感性大部分（＞90％）由遗传因素决定，大约 50％的基因是 HLA 连锁基因，其中 HLA2B27 占 16％，还有一些非 HLA 基因参与。关于非 HLA2B27 遗传标记的初步筛选结果显示，有意义的位点在 2、10 和 6 号染色体上。微卫星及微阵列技术的应用将为揭示遗传因素与 AS 发病的相关性提供新的线索。

二、类风湿性关节炎

类风湿性关节炎（rheumatoid arthrits，RA）是以关节滑膜慢性炎症为主的自身免疫性疾病，引起关节肿痛，继而导致软骨破坏、关节间隙变窄，晚期关节畸形，最终出现不同程度的残疾。其主要表现为：滑膜炎持久、反复发作，关节内软骨、骨遭破坏，皮下结节、动脉炎等关节外系统的表现也很常见。统计表明，RA 在全世界均有发病，平均发病率为 1％。

国内外的研究显示 HLA-DR4、DR1 及 HLA-DQβ1 均与类风湿关节炎的发病相关。

Gonzalez 等及 Jaini 等发现在智利和印度北部的人群中 RA 患者的 HLA-DRβ130403 亚型与 RA 的发病有一定的关系，并发现 DRβ130403 亚型在 DR4 等位基因中占 19%～34.8%，而 30407、30406 亚型较少见。Reviron 等在法国人群的一项研究中显示 DRβ130403、30406、30407、30901、31107 等亚型对 RA 的发病无明显影响。Carcassi 等报道了一组对意大利 Sardinia 人群的研究中，在 RA 患者中仅观察到 DRβ130403 和 30405 两种基因亚型。中国台湾的一项研究显示 RA 的发生与 DRβ130405 相关，而与 DRβ130403 无关，但未提及 DRβ130406 和 30407 与 RA 的关系。另有研究进一步证明了 DK/RRAA 序列（包括 HLA-DRβ13040130404 和 30405 亚型）是 RA 的易感氨基酸序列，携带此序列的 RA 患者易发生关节畸形，并与晨僵、RF、AKA 的阳性率密切相关。

三、系统性红斑狼疮

系统性红斑狼疮（systemic lupus erythematosus，SLE）是以 B 淋巴细胞多克隆活化增殖、大量的自身抗体产生、循环免疫复合物增高、补体降低和多器官病理性炎症为特点的自身免疫病。

HLA Ⅰ类抗原与 SLE 的相关性研究始于 1971 年，Grumet 利用细胞毒试验发现多数 SLE 患者的发病与 HLA-A8 明显相关，随后日本也报道 SLE 患者与 HLA-A11、B35、B40 表现型有关。

HLA Ⅱ类抗原基因 *DR*、*DQ*、*DP*、*DO*、*DN*、*DM* 等位点中，以研究 *DR*、*DQ* 与疾病的相关性最为重要。业已表明，SLE 与 HLA-D 区多态性基因相关，且不同种族和地区的 SLE 患者与 HLA 的关联不同。Yen 等的报道认为 SLE 发病与 HLA-DMA30104 相关，而最近日本人的研究则认为 DMB30101 有促进 SLE 发病的作用。HLA Ⅱ类区域内与免疫反应有关的基因有肽链转运（TAP）基因和蛋白酶体相关（LMP）基因，它们均参与免疫反应过程。

四、HLA 与疾病相关性的机制

1. 分子模拟学说（molecular mimicry hypothesis）

某些病原微生物的抗原与 HLA 抗原分子结构相似，即为共同抗原。共同抗原使得机体在免疫应答时出现两种结果：①机体对这种病原微生物产生交叉免疫耐受，不产生有效的免疫应答，保护了病原微生物；②病原微生物刺激机体产生了相应的抗体，机体在对病原微生物的免疫反应时发生了交叉反应，损伤了机体的自身组织。分子模拟学说在 20 世纪 70 年代被提出后便被越来越多的资料支持，很早就有人从血清学证实与 AS 相关密切的克雷白杆菌和 HLA-B27 抗原有共同抗原性，在 B27 抗原特异氨基酸排列和肺炎克雷白杆菌蛋白之间有 6 个共同部分。Szopa 等的报道认为与 1 型糖尿病相关联的风疹病毒膜蛋白，具有与 1 型糖尿病特异的 HLA-Ⅱ类抗原 β 链相同排列的氨基酸部分。

2. 受体学说 (receptor hypothesis)

细胞表面某种特异性的 HLA 分子可能是某些病原微生物的受体，因此机体对该病原微生物有特异的亲和力，导致对此病易感。Slephen Mcadam 等对 HLA 研究后认为，某些 HIV 变异体肽链复合体附着于 HLA-B8 抗原上，从而导致了针对 HIV 感染后的免疫反应丧失，导致 AIDS 发病。

3. 连锁不平衡学说 (linkage unequilibrium hypothesis)

HLA 基因与疾病的真正易感基因处于连锁不平衡状态，HLA 并非是引起疾病的直接原因，而只是一种可供检出的遗传标志，真正起作用的是该病的易感基因。有报道称几乎所有的发作性睡眠病患者都是 DR2、DQ1 在 DNA 分型上出现 DQA1×0102/DQB1×0602 组合，目前克隆出的 *DR2*、*DQ1* 基因本身与健康人相比并没有什么不同，因而推测该病的发生和存在与这些基因旁的未知基因有关。

4. 免疫应答基因学说 (IR gene hypothesis)

IR 在免疫机制（特别是针对病原微生物）中有特殊的作用，*IR* 基因通过其产物 Ia 抗原影响巨噬细胞呈递抗原或与其他细胞之间的作用，使机体对某些疾病易感。例如，已证明在白人 IDDM 患者中 *DR*、*DQ* 基因无特异性排列，DQβ 链 57 号氨基酸的结构与是否患 IDDM 的敏感性、抵抗性密切相关，95％以上的 IDDM 患者的 DQ-57 是非 Asp 的纯合子。基于这些事实，认为 DQ-57 的非 Asp 性决定了患 IDDM 的敏感性。

5. 补体基因缺陷或扩展单倍体型连锁不平衡学说 (complement gene deficience or expeded hyplotype linkage hypothesis)

如已阐明的缺乏 21-羟化酶引起的先天性肾上腺增生症与 HLA B47 有关，患者中常常带有 HLA-A3、B47、DR7 单倍型，且处于高度连锁。这种单倍型在 C4A 补体基因座上总有一个裸等位基因（null allele）提示在 C4A 附近可能有编码 21-羟化酶的基因缺失，通过对正常人和患者 DNA 的 Southern 印迹分析，证实了 HLA-B47 阳性的个体确实伴有 21-羟化酶基因的缺失。

6. 共表位学说 (coepitope hypothesis)

一些共同序列作为潜在的功能单位，存在于免疫分子的表面上，作为构象决定因子可能发挥相似免疫调节或者抗原呈递功能，以至于它们在疾病易感方面也相似。近年来有国外的研究认为 HLA 衍生肽在自身免疫调节和免疫耐受方面的作用机制可能如此。

7. 非免疫性竞争学说 (non-immunologic competetation hypothesis)

HLA 抗原与某些激素的细胞膜受体分子结合部位结构相似，可以与激素结合。由于 HLA 在人体中的广泛存在使其具有较强的竞争力。此方面的典型例子如国外 Robison 等报道的 B101D2/nSnJ 系小鼠 H-2 控制血清睾丸素水平以及靶器官对睾丸素的敏感性等。

8. HLA-Ⅰ/HLA-Ⅱ抗原失衡学说（antigen of HLA-/HLA-Ⅱ disequilibrium hypothesis）

HLA-Ⅰ类和Ⅱ类抗原群体之间可能存在一个相互抑制的平衡，两者之间的调控有交叉，并有两群体的相关分子存在，病原微生物或其特异性抗体提供一种攻击两者平衡的慢性刺激，导致一种抗原增多或另一种抗原降低，从而打破平衡，导致对此病的易感。此学说是 Cancer 等在研究 AIDS 和 GVHD 的相似性时提出的，并认为 HIV 模拟同种异体抗原并引发相似于 GVHD 的慢性自身免疫病。

第三节 自身免疫病的遗传因素

自身免疫病是一类常见的临床疾病，它包括器官特异性疾病如自身免疫性溶血性贫血、特发性血小板减少性紫癜、自身免疫性肾小球肾炎、Goodpasture 综合征、溃疡性结肠炎、慢性活动性肝炎、恶性贫血、萎缩性胃炎、原发性肾上腺皮质萎缩、青少年型糖尿病、多发性硬化、重症肌无力和器官非特异性的类风湿性关节炎、系统性红斑狼疮、硬皮病、多发性肌炎和皮肌炎、干燥综合征等 40 多种。自身免疫病主要是由针对自身组织的免疫反应所引起的相应组织甚至全身性的损伤、功能障碍，且出现一组相应的免疫学异常与临床表现的一类疾病，31 人中有 1 人患一种或几种自身免疫病，并且女性多发。

目前人们普遍认为自身免疫性疾病是由遗传因素和环境因素相互复杂作用的结果。多代家系和大量双胞胎的流行病学调查清晰地显示自身免疫病遗传因素的存在。自身免疫病不是一种简单的孟德尔遗传模式，而是一种复杂的多基因遗传。

一、1 型糖尿病

1 型糖尿病（type 1 d3abetes mellitus，TIDM）是与自身免疫有关的疾病，在其动物模型中已经定位出 10 多个易感基因。Davies 较早在糖尿病家系中进行遗传分析，发现易感位点 IDDM1 位于 6p21 与 MHC 相关，IDDM2 位于 11p15 与胰岛素基因位点相关，ID-DM4 位于 11q13，IDDM5 位于 6q 上的某一位点。后来 Copeman 又发现 IDDM7 位于 2q31～q33（相当于鼠模型的 Idd5），IDD8 位于 6q27，IDDM12（CTLA24）位于 2q33，IDD6 位于 18q21，IDD10 位于 10p11～q11，IDDM13（包括候选基因 *NRAMPI*、*IA-2* 和 *IL-1*）位于 2q34，IDDM9 位于 3q22～q25。Paterson 认为各个实验结果不同的一个可能的解释是在 1 型糖尿病中有高度的易感位点异质性，患者的性别、发病的年龄和父母的起源可能是这些异质性的基础。在设计实验时把这些因素考虑进去，可降低易感位点的异质性，同样的原理也可用于其他复杂的疾病。

在非肥胖型糖尿病鼠模型（NOD）中，Prochazka 较早发现 NOD 鼠与三个易感位点有关，Idd1 位于 17 号染色体与 H22K 位点紧密连锁，Idd2 位于 9 号染色体 Thy21/A1p21 基因簇近端。Idd3 当时未定位，后来 Idd5 定位于 1 号染色体近端。Idd4、Idd5、Idd6、Idd7、Idd8、Idd9、Idd14、Idd15 分别位于 11、1、6、7、14、4、13 和 5 号染色体上，Idd16 位于 17 号染色体上，Idd13 位于 2 号染色体上，Idd11 位于 4 号染色体上。Podoin 发现 Idd3 位于 3 号染色体上又可分为 Idd3、Idd10、Idd17、Idd18 几个位点与预防糖尿病有关。

在糖尿病易感 BB 鼠模型（BB）中，它的一个特异性特征是 T 淋巴细胞严重减少，很可能是由单个基因 *Lyp* 引起的隐性遗传，*Lyp* 与神经多肽 Y 基因连锁位于 4 号染色体，命名为 Iddm1，另一个易感位点 Iddm2 位于 20 号染色体上。后来 Kloting 发现易感位点 Iddm3 位于 18 号染色体上，Iddm5r 位于 1 号染色体上，保护位点 Iddm4 位于 6 号染色体上，可预防糖尿病的发生。

NOD 是自身免疫性内分泌病（1 型糖尿病）和自身免疫病外分泌病（干燥综合征）的共同鼠模型。Brayer 又研究了干燥综合征的易感位点，发现位于 1 号染色体的 Idd5 是一种易感位点，而位于 3 号染色体的 Idd3 是一种保护位点。这也说明，疾病的遗传性重叠现象是存在的，可能不是包含的。

二、多发性硬化

多发性硬化（multiple sclerosis，MS）是一种中枢神经系统的脱髓鞘性自身免疫性疾病，它在人群中的发病率为 0.1%，而在同胞对中为 3%～5%，说明它与遗传有关。在遗传分析中较为一致的结果为位于 6 号染色体的 6p21（MHC），与 17q 位点有研究发现有关。另有研究，在芬兰人和斯堪迪纳维亚人家系中发现连锁，而在美国和法国人家系中没有发现连锁。Xu 等在瑞典人家系中发现与 12q23 和 7ptr215 位点连锁，而不与其他位点相连锁。以上结果说明 MS 也是一种复杂的疾病，与多个易感基因有关，但又存在异质性，也与种族有关。

在 MS 的动物模型实验性自身免疫脑脊髓炎中，Sundvall 等发现该疾病易感基因 *eae1* 与 MHC 连锁位于 17 号染色体，*eae2* 位于 15 号染色体，*eae3* 位于 3 号染色体。后来 Butterfiled 等又定位出的 *eae4*、*eae5*、*eae6*、*eae7*、*eae8*、*eae9*、*eae10* 分别位于 7、17、11、11、2、9 和 3 号染色体，*eae11*、*eae12*、*eae13* 分别位于 16、7 和 13 号染色体上。其中 *eae7* 与自身免疫睾丸炎的 Orch3，1 型糖尿病的 Idd4 位点相同。

三、哮　喘

哮喘（asthma）是一种炎性的气道疾病，有间歇性呼吸道症状，支气管高反应性和可逆性的气流阻塞。来自多中心研究发现非洲源的美国家系中易感位点有 5p15、17p11.12q11.2，高加索家系中有 11q15、19q13、5q23～31、6q21.3～23、12q14～24.2、13q21.3～qter 和 14q11.2～13，在西班牙家系中有 2q33、21q21 和 12q14～24.2。Wjst 研究发现在德国人家系中有 4 个位点 D2S2298(2)、D6S291(6)、D12S351(12)、D9S178(9) 与 IgE 抗体产生有关。在意大利人家系的儿童中 Malerba 研究发现位点 D12S390 与哮喘有关，D19S601 与过敏有关，D14S617 与气道高反应性有关。在法国人家系中 Dizier 等发现与 IgE 高水平有关的位点是 11p13 和 11q13，与嗜酸粒细胞增多有关的位点有 12q24 和 13q31，与哮喘有关的是 1p131 和 17q12221，与气道高反应性有关的是 19q13。Yokouchi 研究日本人家系中发现其易感基因位点与高加索人家系有相似之处，分别为 5q31233、

4q35、13q11、6q22～21.3、12q21223 和 13q14.1214.3，但与高加索人不完全相同，说明两种人群有相同之处但也有差异。

四、自身免疫性甲状腺疾病

Hashimoto's 甲状腺炎（HT）和 Graves's 病（GD）是自身免疫性甲状腺疾病（AI-TD），也是遗传和环境因素相互作用的结果。Tomer 等采集 56 个家系，涉及 354 个人，利用 387 个微卫星标志进行全基因组扫描发现 6 个易感位点，AITD21 位于 6 号染色体（LOD2.980CM）与 HT 和 GD 都有关，HT21 和 HT-2 分别位于 13 号染色体（LOD2.196CM）和 12 号染色体（LOD3.897CM）仅与 HT 有关，而 GD-1 位于 14 号染色体（LOD2.599CM），GD-2 位于 20 号染色体（LOD3.556CM），后来进一步分析定位于1CM，GD-3 位于 X 染色体（LOD2.5114CM）与 GD 的发病有关。Vaidya 等研究发现位于 2q31～33 位点的 CTLA-4（LOD2.2），6p21 的 MHC（LOD1.6）位点共同显示 GD50％的易感性，后来又发现位于 18q21 的 D18S48 位点（LOD 3.46），该位点也存在于糖尿病（IDDM6）、类风湿性关节炎和 SLE，说明该位点与几种自身免疫病有关。

五、遗传易感基因的作用机制

关于易感基因在自身免疫病中的作用机制，也有几种假说，如早期 Bias 等在研究人类自身免疫病后认为，在人类自身免疫病中存在一个主要的致病基因，是发生自身免疫病所必需的。另外存在一些次要的自身免疫基因包括 MHC，决定自身免疫病的表型，临床发病需要环境的激发作用。而 Vyse 等在研究动物模型后认为，没有哪一个单一位点能引起自身免疫病，各个位点的作用几乎是相等的，几个位点的联合可引起疾病的发生，在某一个体中存在的易感位点越多，发生该疾病的风险越大。Mackay 则提出自身免疫病易感基因可能通过两种途径起作用。一种是通过直接参与对特别自身抗原反应来决定组织和疾病的特异性。例如，编码自身主要组织相容性复合物分子的基因能决定哪一种自身抗原被递呈给免疫系统，编码 T 和 B 淋巴细胞上特异抗原受体的基因可能影响哪一种分子被进攻，有些基因可能影响对自身免疫进攻的特别靶组织的易感性。另外一种途径是对自身免疫的一般易感性，如影响耐受、凋亡和炎症反应。这些基因可解释在家系中自身免疫发生的趋势和患者的不同基因表达。一些主要组织相容性复合物的等位基因可能起保护作用，缺乏这些基因可引起易感性。

第四节　免疫缺陷病的遗传机制

目前已发现的原发性免疫缺陷病（primary immunodeficiency disease，PID）有 100 多种，涉及免疫应答过程中任何方面的缺陷。这些缺陷可以发生在免疫器官（如胸腺），也可以发生在免疫活性细胞（如淋巴细胞和吞噬细胞等）和免疫分子（如细胞因子、补体和细胞表面分子等）。因此其临床症状具有高度的异质性，可以单纯表现为对致病微生物的易感性增高，也可以表现为变态反应、淋巴组织增生和自身免疫反应等。

原发性免疫缺陷病与遗传有关，但各种疾病具体的病因尚未完全清楚。在许多情况下，遗传损伤可以导致基因新的变异，这些基因往往与免疫细胞发育和效应细胞功能密切相关，并维持着免疫系统的自身稳定，这一稳定对避免自身免疫性疾病和恶性肿瘤的发生至关重要。到目前为止，通过研究人类基因组等已建立的方法，已经发现近百种与原发性免疫缺陷病相关的基因异常，这些发现不仅为了解免疫系统作用机制提供了线索，也为临床诊断、遗传咨询、预后判断和潜在的干预性治疗提供了重要的启示。

一、与 B 淋巴细胞发育缺陷相关的原发性免疫缺陷病

对先天性无丙种球蛋白血症的认识，最早是 X 连锁无丙种球蛋白血症（X-linked agamma globulinemia，XLA）。1993 年其病因被阐明，是由于 Btk 基因突变所引起。虽然至今已有 100 多种 Btk 基因突变类型被辨认，但是大约还有 10%～20% 的患儿其临床和实验室特征与 XLA 相似而没有 Btk 基因的突变，罹患者甚至为女性。这些现象提示可能存在着非 Btk 基因突变的先天性无丙种球蛋白血症，或非 X 连锁无丙种球蛋白血症（non-XLA）。

目前有许多研究证明，当 B 淋巴细胞发育被抑制在前 B 淋巴细胞阶段时，就可以引起原发性免疫缺陷病，例如，通过 pre-BCR 阻止细胞的信号转导就可以导致成熟 B 细胞的缺乏，免疫球蛋白合成能力的下降。pre-BCR 是由替代轻链成分（即 λ5/14.1 和 V_{pre-B} 的基因产物构成）和重排的 μ 链所组成，并与 Igα/Igβ 连接形成了 pre-BCR 复合物，表达在前 B 细胞表面，因此无论是 μ 重链、λ5、共受体 Igα 的缺陷，还是信号转导成分——B 细胞连接蛋白（B-cell linker protein，BLNK）和 Btk 的缺陷，均可以使 B 淋巴细胞发育停止在前 B 细胞阶段，而导致先天性无丙种球蛋白血症。

已知 μ 重链基因突变可使小鼠或人的 B 细胞发育完全被阻断，并且绝大多数 non-XLA 都是由 μ 重链基因（位于染色体 14q32.2）突变所引起。迄今为止，已发现 4 种不同的基因突变可引起 μ 重链的断裂，包括 14 号染色体上 75～100kb 的基因片段纯合子缺失（其中有编码 μ 链 C 区的 C 基因）；μ 重链基因的选择性剪切位点 1 上纯合子碱基对的置换（G→A）；μ 重链基因密码子 536 位的单个碱基对置换（T→G）；全部的 D 基因片段和 J 基因片段缺失，以及除编码 α2 和 ε 链 C 区外所有的 C 基因和部分 V 基因片段的缺失。

λ5 基因突变也可以阻断原 B 细胞分化成为前 B 细胞，但在小鼠中这种阻断是不完全的，而在人类中这种阻断则是完全的，并且已在人类中发现了一小部分的 non2XLA 是因为 λ5/14.1 基因（位于染色体 22q11.22）突变所致。λ5 基因突变会造成编码蛋白的异常折叠，易于退化、降解，从而阻断了 B 细胞的正常发育。

Igα 基因（即 mb21 基因）突变是 non-XLA 的又一病因。Igα 编码基因的缺失、碱基对置换和转录跳转均可导致表达的蛋白质结构异常，使其不能与 pre-BCR 连接形成 pre-BCR 复合物而阻断 B 细胞的分化。

在 BLNK$^{-/-}$ 小鼠体内，B 细胞分化停止在 B220$^+$ CD43$^+$ 原 B 细胞到 B220$^+$ CD43$^-$ 前 B 细胞阶段。外周血中只有极少量的 IgM，检测不到同时表达 IgM 和 IgD 的成熟 B 细胞。并且近年来也发现 BLNK 基因（位于常染色体 10q23.22）无效突变的患儿，其临床表现与 XLA 非常相似，与小鼠相比，人类 BLNK 基因突变对 B 淋巴细胞发育的影响更为严

重，患者体内无成熟 B 细胞。

有关先天性无丙种球蛋白血症基因突变的研究，国内已有较多报道，但是均为 XLA，尚未发现 non-XLA 的报道。

二、与免疫球蛋白类别转换障碍相关的原发性免疫缺陷病

高 IgM 血症（hyper IgM syndrome，HIGM）是一种罕见的原发性免疫缺陷病，其缺陷与免疫球蛋白类别转换（immunoglobulin class-witch recombination，Ig CSR）障碍有关，因此参与 CSR 的任何分子（如 CD40L、AID、CD40、UNG、NEMO 等）缺陷都可以引起 HIGM。目前根据缺陷分子的不同将 HIGM 主要分为 4 种类型。

HIGM1 是由 CD40L 基因（位于 Xq26.3～q27.1）突变所引起，又称为 X 连锁 HIGM。CD40L 可作用于 CD40 分子，使 B 淋巴细胞分泌的免疫球蛋白发生类别转换。CD40L 基因一旦发生突变，可使 T 淋巴细胞表面 CD40L 表达降低，或导致 CD40L 不能与 CD40 分子结合，或影响 CD40 分子三聚体的形成。CD40L 基因突变具有高度的异质性，目前已发现 100 多种 CD40L 基因突变类型。本研究室也曾在国内报道了 1 例 X 连锁 HIGM 基因突变。

此外，还有一部分 X 连锁 HIGM 是由转录因子 NF-κB 必需调节分子（NF-κB essential modulator，NEMO 或 IKKγ）编码基因（位于 Xq28）突变所引起。NEMO 基因突变可导致 CD40 与 CD40L 相互作用，使所介导的 NF-B 抑制蛋白 I-κB 不能降解，NF-κB 不能活化和转位，因此 B 淋巴细胞不能发生免疫球蛋白类别转换。

NEMO 基因突变引起的 HIGM 往往还同时伴有无汗性外胚层发育不良。HIGM2 是由活化诱导的胞苷脱氨酶（activation induced cytidine deaminase，AID）基因（位于常染色体 12p13）突变所引起。由于 AID 的脱氨基作用最终可导致 DNA 损伤和双链破坏，而 DNA 双链破坏系 IgCSR 和体细胞高频突变共有的中间过程，故 AID 缺陷可导致 IgCSR 障碍。目前已发现了多种不同的 AID 基因突变，包括 7 种分布于 AID 基因全长的错义突变和基因的完全丢失，提示 AID 基因突变具有高度异质性。

尿嘧啶 DNA 转葡糖基酶（uracil DNA glycosylase，UNG）是一种碱基切割修复酶，其缺陷也可以引起常染色体遗传性 HIGM。由于 UNG 参与了 AID 作用下 DNA 双链的破坏，从而影响到了免疫球蛋白类别的转换。

HIGM3 则是由 CD40 基因（位于常染色体 20q12～q13.2）突变所引起。该突变使 B 细胞表面 CD40 分子表达降低，因此与 CD40L 缺陷一样可导致 IgCSR 障碍。但 HIGM3 患者的 B 细胞在体外存在 B 细胞活化剂的情况下也不能发生 IgCSR，提示患者的 B 细胞可能还存在内在缺陷，即两种缺陷共同导致了 IgCSR 障碍。

HIGM4 的发病机制目前尚不清楚，HIGM4 患者的 AID 基因和 AID 诱导的 DNA 双链破坏均正常，并且体细胞高频突变也完全正常又可排除 UNG 异常，故认为引起 HIGM4 的异常发生在 AID 作用于 DNA 并使其双链破坏之后，推测可能与 DNA 修复过程中的免疫球蛋白类别转换特异性因子选择性缺陷或已发生类别转换的 B 淋巴细胞存活障碍有关。

三、与膜蛋白和胞浆蛋白缺陷相关的原发性免疫缺陷病

重症联合免疫缺陷病（severe combined immunodeficiency disease，SCID）的病因十分复杂，其发病主要与 T 细胞的某些膜蛋白和胞浆内的蛋白缺陷有关。目前根据遗传类型、免疫学特征和基因分型主要将其分为以下几类。

1. 细胞因子依赖的 T 细胞和 NK 细胞前体信号转导缺陷

由该机制导致的 SCID 约占 52%～60%，其中包括了 γc 链、JAK23 和 IL27Rα 链缺陷。γc 链缺陷可引起 X 连锁 SCID，由 IL-2、IL-4、IL-7、IL-9、IL-15 和 IL-21 共有的受体 γ 链（γc）编码基因（定位于 Xq13.1）突变所引起。由于 IL-2 在 T 细胞活化的信号转导过程中起重要作用，故 γc 基因突变可导致 T 细胞活化障碍，同时也可影响 B 细胞和 NK 细胞功能，临床表型为 $T^-B^+NK^-$ SCID。γc 基因突变的类型包括点突变、插入或缺失突变以及拼接位点的突变。目前对 87 种不同的突变进行分析发现，突变并不是均匀地分布于全长的基因中，其中 5 号外显子有 23 种突变，3 号外显子有 16 种突变，4 号外显子有 14 种突变，6 号和 7 号外显子分别有 11 种突变，而 8 号外显子仅有 1 种突变。突变高发于 CpG 序列，并且还有两个高突变点，分别是 879 位的 C→T，产生终止密码子，以及 868 位的 G→A，导致错义突变。

JAK23 缺陷引起常染色体隐性遗传性 SCID，是由于 JAK23 编码基因（定位于 19p13.1）突变所致。JAK23 是唯一与 γc 相关的信号分子，胞内段与 JAK23 在细胞内结合后，可以通过一系列细胞内蛋白磷酸化实施信号转导，以调控淋巴细胞的发育和分化，因此 *JAK23* 基因突变引起的 SCID 在表型上与 X 连锁 SCID 相同。研究发现，*JAK23* 基因突变散布在整个基因上，并没有特定的高突变点。*JAK23* 基因突变能影响蛋白质的表达和稳定性，造成表达蛋白质变异并失去功能，虽然错义突变和小片段缺失仍可有蛋白质的表达，但蛋白质的酶活性降低，与 γc 的结合及细胞内转运受到阻断。

另外，在 T 细胞分化发育过程中还需要 IL27 的作用，因此 IL27Rα 链基因突变可导致单一的 T 细胞缺陷。尽管 IL27 在 B 细胞存活和分化过程中起作用，但是 IL27Rα 缺陷不影响 B 细胞分化发育，其临床表型为 $T^-B^+NK^+$ SCID。

2. ADA 缺陷导致嘌呤代谢加速引起未成熟细胞死亡

腺苷脱氨酶（adenosine deaminase，ADA）缺陷约占常染色体隐性遗传性 SCID 的 40%，全部 SCID 的 14%。ADA 是一种氨基酸水解酶，参与嘌呤代谢过程，催化腺嘌呤核苷酸脱氨基变成次黄嘌呤核苷酸。ADA 缺陷导致嘌呤代谢中间代谢产物堆积而损伤淋巴细胞，包括 T 细胞、B 细胞和 NK 细胞，因此临床表型为 $T^-B^-NK^-$ SCID。由于 ADA 广泛表达于多种细胞，故其缺陷时产生的毒性产物可累及胸腺上皮、肺、肝等组织，造成多系统损害。因此 ADA 缺陷 SCID 的预后比其他类型的 SCID 预后差。ADA 编码基因位于 20 号染色体长臂，大多数 ADA 基因突变仅为 CpG 两个核苷酸中发生 C→T 的点突变，整个基因或部分基因缺失较为少见。

3. TCR 和 BCR 的 VDJ 基因片段重组缺陷

T 细胞受体（TCR）和 B 细胞受体（BCR）缺陷包括 *RAG21*、*RAG22* 和 *Artemis* 缺陷。*RAG21* 和 *RAG22* 为淋巴系统的特异性基因，参与调控 VDJ 重组活性。*RAG21* 和 *RAG22* 基因（位于常染色体 11q13）突变将阻断 VDJ 重组，导致成熟 B 细胞和 T 细胞的完全缺失，引起 T⁻B⁻NK⁺SCID 或 Omenn 综合征（OS）。

但最近研究还发现 *Artemis* 基因突变也可引起 OS，该基因位于 10 号染色体长臂。*Artemis* 基因编码的 VDJ 重排/DNA 修复因子属于类金属 β-内酰胺酶超家族。由于抗原受体基因重排时在 *RAG21* 或 *RAG22* 基因产物的作用下会发生 DNA 双链的断裂，而 *Aetemis* 基因产物具有修复断裂的双链 DNA 的功能，因此该基因出现异常就会导致抗原受体基因重排无法完成。

4. 前 TCR 或 TCR 信号转导缺陷

该缺陷仅导致 T 细胞的异常，占全部 SCID 的 1%～2%，包括了 CD45 磷酸化酶缺陷、CD3δ 和 CD3ε 缺陷。相应编码基因突变导致的 T 细胞分化发育障碍，主要是在阳性选择阶段，通过 pta/TCR-β、pre-TCR 和（或）TCR 的信号转导的缺陷所致。

此外，还有 *ZAP270* 和 *MHC* Ⅱ类编码基因缺陷，由于这些基因缺陷对 T 细胞分化发育的阻断是不完全的，因此还没有将其归类于 SCID。

四、与 NADPH 氧化酶缺陷相关的原发性免疫缺陷病

NADPH 氧化酶缺陷可引起慢性肉芽肿病（chronic granulomatous disease，CGD），是一种少见的原发性吞噬细胞功能缺陷病，发病率约为 1/20 万，是由于 NADPH 氧化酶编码基因突变所致。

NADPH 氧化酶由 4 个亚基组成，两个亚基系细胞膜上的细胞色素 b558，分别为 gp91phox 和 p22phox；另外两个亚基系细胞浆蛋白，分别为 p47phox 和 p67phox。*CYBB*、*CYBA*、*NCF2* 和 *NCF1* 分别是编码 gp91phox、p22phox、p47phox 和 p67phox 的基因，任何一个基因的突变都可能导致 NADPH 氧化酶活性缺陷。由于 *CYBB* 基因位于 Xp21.1，故引起 X 连锁 CGD，其占全部 CGD 的 60%～65%；而 *CYBA* 基因位于 16q24、*NCF2* 基因位于 7q11.23、*NCF1* 基因位于 1q25，故引起常染色体隐性遗传 CGD。

CYBB 基因突变具有高度的异质性，目前登记收入到国际 CGD 数据库的突变已有 300 多种，包括多基因或小片段缺失和插入、错义或无义突变导致的氨基酸置换，以及拼接部位的突变。其中多基因的缺失不仅影响 *CYBB* 基因本身，还可使邻近的基因受累导致 CGD 之外的临床症状出现。绝大多数的突变都分布在 *gp91phox* 基因的 13 个外显子或外显子与内含子的交界处，有研究提示拼接部位为最常见的突变位点，而单个核苷酸置换高突变点则位于 CpG 序列。各类突变可以造成终止密码子的过早出现，或 DNA 复制配对错误，或转录产物不稳定而易降解，最终导致 gp91phox 蛋白表达异常。

2005 年又有 4 种新发现的 *CYBB* 基因突变，分别为 10 号外显子 1267 和 1268 位核

苷酸之间插入了一个 A，造成了移码突变并最终导致下游终止；9 号内含子拼接位点发生了半合子 A→G 碱基置换；CYBB 基因 C1028 和 T1029 之间插入了一个 C，也造成了移码突变并产生终止密码子，使基因的表达终止于第 347 位氨基酸；6 号内含子拼接位点发生单个核苷酸 G→C 突变，RT2PCR 显示产生了一个异常短的 cDNA，提示该突变影响了 mRNA 的正常拼接。CYBA 基因突变可表现为缺失、插入、拼接部位突变和错义突变。NCF1 基因突变主要为 GT 二核苷酸缺失，高突变点在 73～74 和 75～76 位，也可见到 502 位的 G 缺失。NCF2 基因突变可表现为缺失（3～10 个核苷酸）、错义突变（233 位 G→A 和 1183 位 C→T 替换）、无义突变（304 位 C→T 替换）、拼接部位突变（内含子 3、4、9gt→at/ac）和插入（397 位或 399 位 G 之后插入 AG）。

五、MHCⅡ类缺陷（2 型无淋巴细胞综合征）

主要组织相容性复合体（MHC）Ⅱ类缺陷是一种常染色体隐性免疫缺陷综合征，它由转录 MHCⅡ类基因所必需的转运活动因子缺陷而引起，其特征为 T、B 细胞数目正常但功能低下，即 T⁺B⁺SCID。患者所有骨髓来源的细胞不表达 MHCⅡ类抗原（DR、DP、DQ）和 HLA2DM。体外研究发现在一些患者，蛋白复合体 RFX 和 MHCⅡ类启动子的高度保守区的 X 连接处有一特异性缺陷，进一步研究发现了 4 个基因互补作用群（A、B、C、D）的存在，反映了 4 个 MHCⅡ类调节子的存在。其中 3 个互补作用群的 RFX 复合体亚单位被发现有突变，RFX5 在 C 群，RFXAD 在 D 群，RFX2B 在 B 群。A 群患者没有这种缺陷，但在另一个蛋白质 CⅡTA 发现有突变，它充当 MHC 的一个转录激活因子，对组织型和诱导型 MHCⅡ类基因的表达是必需的。通过流式细胞术分析外周血淋巴细胞 MHCⅡ类分子的表达可以诊断。

（白　云　王艳艳）

主要参考文献

陈仁彪，冯波．1994．医学遗传学．上海：上海科学技术文献出版社

杜传书，刘祖洞．1992．医学遗传学．第二版．北京：人民卫生出版社

左伋，张克雄．1998．医学遗传学．第二版．上海：上海医科大学出版社

Connor J M，Malcolm F S．1997. Essential Medical Genetics. Oxford；Malden，MA，Blackwell Science

Hartwell L，Hood L，Goldberg M L，et al. 2004. Genetics：From Genes to Genomes. 2nd ed. Columbus：McGraw Hill

Roitt I，Brostoff J，Male，D. 1998. Immunology. 5th ed. St. Louis；Mosby International Ltd

第八章　药物遗传学

　　药物不良反应（adverse drug reaction，ADR）一直以来困扰着每一个医生和患者，医生期望准确地把握每一个患者对药物的反应，以开出更合理的处方。然而，事实上只有近 1/3 的患者在遵照医嘱服药后达到了预期的效果，另外 2/3 的患者或者未产生足够的药效，或者由于较严重的不良反应而无法耐受。

　　理想的药物应该是既能够有效地治疗或预防疾病又不产生毒副作用的，而实际上几乎不存在这样一种针对所有个体疗效既好又安全的药物，因为个体遗传结构的多样性决定了对药物应答的差异。药物遗传学（pharmacogenetics）是药理学与遗传学相结合的边缘学科，它研究遗传因素对药物代谢的影响，尤其是遗传因素在发生异常药物反应中的作用。早期的研究已经提出了个体对药物反应的差异是由遗传结构的差异所致。随着时代的进展和科学技术的发展，人们已从对单个基因差异的研究过渡到了对基因组差异的研究，药物遗传学亦在基因组学研究的热潮中发展成为药物基因组学（pharmacogenomics）。后者以人类基因组学为基础，研究影响药物吸收、转运、代谢、消除、作用等过程中存在的个体差异的基因特性，并以此为平台指导合理用药和新药研发，提高药物的疗效、安全性，为药物研发提供契机。

第一节　药物反应的遗传学基础

一、遗传变异与药物应答

　　药物在体内经过吸收，作用于受体、离子通道等靶分子分布到组织器官，进一步通过代谢和清除，表现出一定的临床效应。而药物的体内应答，在疗效、不良反应方面均表现出个体和种族差异，是临床实践和药物开发研究中的一个主要问题。影响药物应答的因素包括两个大的方面：非遗传因素和遗传因素。前者包括机体的生理状态、患者的年龄、性别、药物之间的相互作用、环境和营养因素等，后者包括与药物代谢动力学和药物效应动力学相关的基因及其功能。倘若相关基因出现变异或缺陷，造成蛋白质结构或功能的改变，则最终将导致对药物反应的差异，甚至出现严重的毒副作用。因此，遗传因素在药物应答中具有很重要的作用。

　　20 世纪 50～60 年代，遗传变异对药物不良反应的影响就已被认识到。如 1960 年 Evans 等观察到，乙酰转移酶（N-acetyl transferase，NAT）缺乏的个体在使用异烟肼后容易发生外周神经炎，产生肢端疼痛、麻痹和虚弱等不良反应。之后，随着分子生物学的快速发展，多种药物代谢酶的编码基因在体外得到了克隆表达，进而发现除上述药物代谢酶的基因缺陷之外，一些药物代谢酶的遗传多态性同样可导致不同人种、不同个体对药物呈现不同的代谢方式，并出现程度或类型不同的药物不良反应。例如，硫嘌呤甲基转移酶（TPMT）基因的 G460A、A719G 两种多态性，导致了其编码氨基酸的改变，进而引起药物代谢酶活性的明显降低，使拥有该种突变的个体在使用常规剂量硫唑嘌呤时就会产生有生命危险的严重造血毒性。近些年，随着人类基因组研究结果的推进，探讨人群遗传多态性对药物不良反应的影响成为了药物遗传学的主要研究内容。

二、遗传多态性

药物遗传学多态性是指在同一正常人群中，同一基因位点上多个等位基因作用，出现两种或两种以上基因型，由此导致机体对药物的应答出现多种表型。一般认为，多个等位基因中的任何一对等位基因决定的表型的发生频率在1%以上就成为多态性。按照遗传性状表达的过程，可将遗传多态性分为遗传表型多态性和DNA多态性两大类。

遗传表型多态性是指由遗传控制的性状如外观、血型的差异。由于遗传表型的多态性只反映出了人类基因组中部分基因的差异，而编码基因只占人基因组总DNA的5%左右；此外DNA序列中存在同义突变，这些情况迫使人们对DNA多态性进行分析，从而真正深刻地揭示表型多态性的本质。

DNA多态性是指发生在DNA水平的多态性。DNA序列呈现高度的个体特异性，通过分子标记可以反映群体中存在的差异个体。已经发展起来的DNA分子标记包括限制性片段长度多态性、微卫星序列多态性、单核苷酸多态性等。下面分别讲述。

1. 限制性片段长度多态性

限制性内切核酸酶能识别DNA分子的特异序列，并在特定序列处切开DNA分子。前面已提到，不同个体的基因组DNA序列存在差异，如果这种差异刚好发生在内切核酸酶的酶切位点，并使内切核酸酶识别序列变成了不能识别的序列，或是这种差别使本来不是内切核酸酶识别位点的DNA序列变成了内切核酸酶的识别位点，这样就导致了当用限制性内切核酸酶切该DNA序列时，产生少一个或多一个的酶切片段，形成了当用同一种限制性内切核酸酶切割不同个体DNA序列时，产生不同长度大小、不同数量的限制性酶切片段的现象，即限制性片段长度多态性（restriction fragment length polymorphism，RFLP）。

2. 微卫星序列多态性

在人的基因组中，具有大量的简单重复序列，因为其比小卫星（10~25bp）短，每个重复单位仅1~6bp，重复数10~20次，是头尾相连的串联重复序列，故称微卫星（microsatellite），又称为短串联重复（short tandem repeat，STR）。重复类型有两种单核苷酸，如A/T、C/G；4种二核苷酸重复AT/TA、AC/TG、AG/TC、CG/GC，以及三、四核苷酸重复类型等，但研究发现较多的为AC/TG，约占57%，其他类型较少。微卫星序列具有数量多且分布均匀的特点，但重复单位的数目存在高度变异，造成个体间的多态性。

3. 单核苷酸多态性

单核苷酸多态性（single nucleotide polymorphism，SNP）是指在某一人群的正常

个体基因组内的特定核苷酸位置上存在的单个不同碱基。SNP具有以下特征：①是人类可遗传的变异中最常见的一种；②高度稳定；③数量多，分布广泛，在人类基因组中广泛存在，平均每300～1000bp碱基对中就有1个；④具有二态性，易于自动化、规模化分析；⑤处于编码区的SNP（coding SNP，cSNP）可直接影响基因表达水平或蛋白质产物的结构，可作为疾病致病候选基因定位的有效标志。

相邻SNP的等位位点倾向于作为一个整体遗传给后代，紧密定位在一条染色体上具有强连锁不平衡性，并且在遗传上作为一个单位的个体多态性称为单体型。研究发现每一个单体型中总有几个SNP对于检测这一单体型是必需的，这种SNP被称为"标签SNP（tag SNP）"。只要检测出某一个单体型的标签SNP，就可以确定某一单体型（图8-1）。

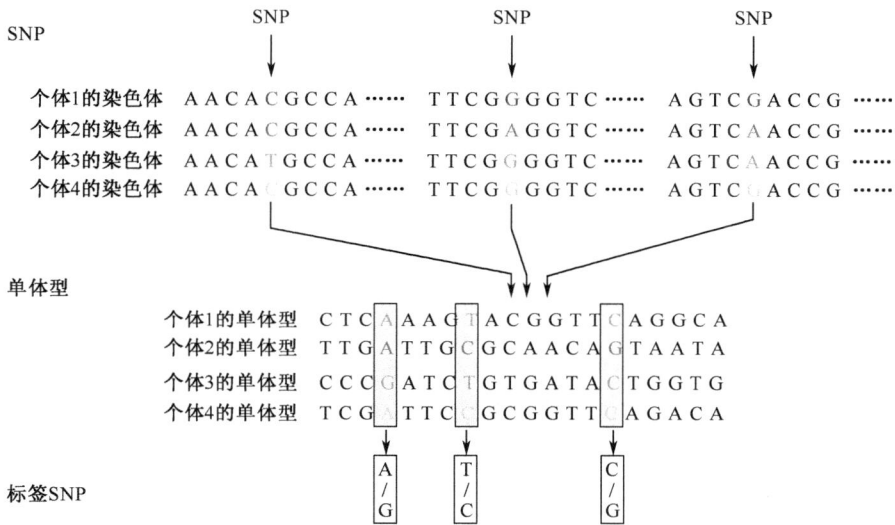

图8-1 单体型的建立

由于SNP，特别是cSNP在临床诊断、药物开发、疾病相关基因鉴定和药物基因组学等领域具有巨大实用价值，自人类基因组计划之后开展的人类基因组单体型图计划（International Hap Map Project）掀起了SNP的研究热潮。美国国立生物技术信息中心（NCBI）与美国国立人类基因组研究所携手增设了SNP数据库，即dbSNP（the database of SNP；http：//www.ncbi.nlm.nih.gov/SNP）；欧洲生物信息学研究所（EBI）、欧洲分子生物学实验室（EMBL）、瑞典卡罗林Karolinska医学院基因组研究中心共同建立了人类基因组变异数据库，即HGVbase（human genome variation database；http：//hgvbase.cgb.ki.se/）。这两个最大的公共数据库已收集了几百万个SNP供研究者查询。

发生于药物代谢酶、受体、药物转运蛋白等影响药物应答的编码基因的遗传多态性，通过各自不同的方式影响药物的反应，从而造成个体在疗效及药物不良反应方面的差异。

三、药物代谢酶

进行药物代谢的酶主要存在于肝脏，可以分为Ⅰ相酶和Ⅱ相酶。Ⅰ相酶主要是细胞色素

P450 家族（cytochrome P450，CYP），通过对药物进行氧化、还原、水解或羟化作用来修饰功能基团使多数药物失活，少数例外被活化。此酶系统不稳定，个体差异大，且易受药物的诱导或抑制。Ⅱ相酶有谷胱甘肽-S-转移酶、N-乙酰转移酶（NAT）、尿苷二磷酸葡萄糖醛酸转移酶（UGT1A1）及硫嘌呤甲基转移酶（TPMT）等，其与药物的结合可以单独发生或者发生在Ⅰ相酶代谢之后。通过代谢将大量内源性极性分子连接到药物分子上，促进药物排泄。由于90％的药物可经 CYP 代谢，因此有必要深入了解 CYP。

1. CYP 的名称来源

1955 年，Klingberg 和 Gorfinkle 发现还原态的 CYP 与 CO 作用后，用分光光度计测定，在 450nm 处有一个吸收峰，该吸收峰的位置与其他血红蛋白/CO 结合物的吸收峰位置不同，后者的峰位均在 420nm 左右。这种色素进一步被表征为细胞色素，其活性中心具有与血红素类似的结构，可进行氧化还原反应，因此被正式命名为 P450（P 为 pigment 的缩写，即细胞色素）。

在药物代谢过程中，许多环节都与酶和受体的作用密切相关。倘若编码这些酶或受体蛋白的基因出现变异或缺陷，造成蛋白质结构或功能改变，将导致药物反应的差异。对于药物遗传学的研究，已揭示了许多药物异常反应的遗传基础和生化本质。

2. CYP 的分类

CYP 是一类由基因超家族编码形成的含铁血红素同工酶。在早期，人们并未认识到基因表达调控的问题，而仅仅根据每种酶的光谱特性、电泳泳动度来确定酶的性质。随着对蛋白质氨基酸序列的认识，Nebert 等提出了以氨基酸序列来命名 CYP450 同工酶的新建议，并且得到同行们的认可。目前的分型就沿用了这种命名方法。酶系缩写成 CYP（小鼠和果蝇用 Cyp），CYP 正体表示酶，斜体表示相应的基因。在 CYP450 同工酶中，氨基酸序列有 40％以上一致的归入同一家族，由一个不同的阿拉伯数字命名，如 CYP1；而在每种同工酶中氨基酸序列有 55％以上相同的归入同一亚型，以阿拉伯数字后加一个大写英文字母来表示，如 CYP1A；最后，在同一亚家族内根据酶被鉴定的先后顺序用阿拉伯数字编序，表示不同的每种酶，如 CYP3A4。目前已发现人类有 18 个家族、43 个亚家族。

3. CYP 的含量及活性

CYP 主要分布于肝细胞的内质网和线粒体中，人肝细胞中 CYP 以 CYP1、CYP2 和 CYP3 为主，这三种 CYP 占肝内 CYP 总量的 84％，其中又以 CYP3 占的比例最大，约占肝内 CYP 总量的 36％（28％～40％）；其次是 CYP2，约 25％；CYP1A2 占 14％；CYP2E1 占 7％；CYP2A6 占 4％；CYP2D6 占 2％。

作为酶类，CYP 可被外源性化合物诱导或抑制。例如，CYP1A 可被多环芳香类物质诱导；苯巴比妥可诱导 CYP2B，增加其活性；乙醇、苯等可诱导 CYP2E；肾上腺皮质激素可诱导 CYP3A。CYP 被抑制的机制也不尽相同，其中包括抑制剂与 CYP 的底物竞争，与酶中的亚铁血红素结构结合（如与三价铁结合），或直接与酶结合抑制酶的活性。如有机溶剂氨基甲酸酯对人体内 CYP2A6 和 CYP2E1 有抑制作用；苯甲酸黄酮对 CYP1A1、CYP1A2 也有选择性抑制作用。研究还发现酮康唑、三乙酰夹竹桃霉素对 CYP3A4 有抑制。

4. CYP 的代谢

不同的 CYP 代谢不同的药物（表 8-1），且进行药物代谢的比例不同。其中，CYP3A4 在药物代谢中作用最大，占 40%～45%；其次为 CYP2D6，在药物代谢中占 20%～30%。

表 8-1 主要的人 CYP 代谢的药物

酶	代谢底物
CYP1A1	氯化苯
CYP1A2	咖啡因、非那西丁、三环抗抑郁药、新双香豆素、红霉素、氟派丁苯、安替比林、茶碱、扑热息痛
CYP2C8	安定、苯巴比妥、三环抗抑郁药
CYP2C9/10	苯妥英、新双香豆素、甲糖宁
CYP2C19	美芬妥英、安定、三环抗抑郁药、双氯灭痛
CYP2D6	异哇胍、金雀花碱、可待因、美沙芬、β-阻滞剂、三环抗抑郁药
CYP2E1	扑热息痛、七氟醚、三氯乙烯、甲氧氟烷、恩氟烷
CYP3A4	硝苯地平、三环抗抑郁药、美沙芬、红霉素、芬太尼、利多卡因、速眠安、可待因、格雷西隆、地而硫唑、氢化可的松
CYP3A5	咖啡因、地而硫唑

5. CYP 与药物应答差异

CYP 的成员对药物应答的影响主要是由其 DNA 多态性造成的，其中以 CYP 的 SNP 为主。例如，CYP2D6 代谢抗高血压药异喹胍，将后者转化为 4-羟异喹胍。因为 CYP2D6 的 SNP，人群对异喹胍的代谢具有 4 种表型，分别为弱代谢型（poor metabolism，PM）、中间代谢型（intermediate metabolism，IM）、强代谢型（extensive metabolism，EM）和极强代谢型（ultraextensive metabolism，UM）。PM 的发生是由于基因突变造成表达产物酶分子的改变，从而产生代谢缺陷的，基因突变的主要方式是单个碱基的缺失或替换引起读码框架的移位，或是大片段基因的丢失，如 CYP2D6D（CYP2D6＊5）。IM 者应属于快代谢者中较慢的一部分，但又与慢代谢者差别很大，产生的原因是基因突变导致酶活性的略微降低，如 CYP2D6B（CYP2D6 ＊10A）、CYP2D6J（CYP2D6＊10B）。EM 是正常人群的代谢表型，是由纯合子正常等位基因产生的正常酶表达，但是部分杂合子因为拥有一部分正常等位基因，酶蛋白仍表达，其表型为 EM，如 CYP2D6＊1/＊2 代谢能力较＊1/＊1 野生型不存在统计差别。UM 则是由于 CYP2D6 活性位点的复制或增多，使酶的表达增多，如 CYP2D6L（CYP2D6＊2）。

可见，CYP 的遗传多态性可造成酶活性的增强或减弱，甚至改变酶的结构，从而增强或减弱酶对药物的代谢，个体因而表现出不同的临床疗效及药物不良反应。

四、药物转运蛋白

药物代谢动力学包括药物在体内的吸收、分布、代谢、消除 4 个过程，其中，将药物吸收并分布到各个组织器官的药物转运蛋白是影响药物效应以及产生药物相互作用的重要因素。药物转运蛋白分为两个系统，即泵入系统和泵出系统。前者包括的转运体类型有：有机阴离子转运体（organic anion transporter，OATP）、有机阳离子转运体（organic cation transporter，OCT）、多肽转运体（dipeptide transporter，PEPT）、核苷转运体（nucleoside transporter，CNT）、一元羧酸酯转运体（monocarboxylate transporter，MCT）；后者主要为 ATP 结合盒转运体超家族，其中亚家族 *ABCB*1（*MDR*1）基因编码产生的 P-糖蛋白（P-glycoprotein，P-gp）是一种重要的药物转运体。下面将对 P-糖蛋白的结构、功能以及对药物应答的影响进行详细介绍。

1. P-糖蛋白的结构

P-糖蛋白（P-glycoprotein，P-gp）是膜转运系统超家族成员之一，定位于细胞膜，人的 P-gp 由 1280 个氨基酸残基组成，分子质量为 170kDa，故又名 P-170。该蛋白质由相似的两部分组成，每一部分都有 6 个跨膜区和 1 个 ATP 结合区，后者起传递能量以转运底物穿出细胞膜的作用。P-糖蛋白有一个直径约 5nm 的中心孔，在膜内形成一个大的水腔。

2. P-gp 的功能

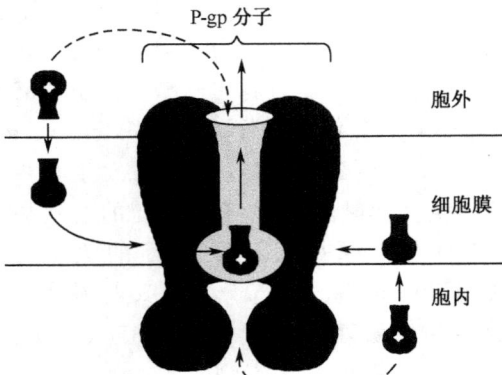

图 8-2　P-gp 的泵出功能

P-gp 对内源性或外源性物质的吸收、分布、排泄均起关键性作用，其正常生理功能可能与内分泌调节及解毒等有关。当药物顺浓度梯度进入细胞，在能量的作用下，进入胞内的药物通过"药泵"作用被泵出，使胞内药物浓度降低（图 8-2）。如此反复，胞内的药物不断被泵出，是产生多药耐药（MDR）的重要机制之一。它能够转运大量的化学结构不同的化合物，如抗癌药物、作用于心脏的药物（如地高辛、奎尼丁）、HIV 蛋白酶抑制剂、免疫抑制剂（环胞菌素）和 β-肾上腺素受体拮抗剂等。

3. P-gp 的分布

P-gp 表达广泛，多数组织中如肠黏膜上皮细胞、近曲小管的刷状缘内膜、肾小管细胞、胰腺小导管的顶端表面、肝细胞胆小管表面和小胆管的内皮细胞顶端表面、肾上腺皮质以及血脑屏障上均有表达。

4. P-gp 与药物应答差异

P-gp 的多态性研究以 SNP 为主，通过 dbSNP 数据库，可以找到其编码基因 *MDR1* 的 SNP 位点。目前，在已鉴定的 *MDR1* 基因的 SNP 中，第 26 个外显子 C3435T 的多态性与药物应答的关系比较密切。在白人中，*MDR1* 3435TT 基因型个体的肠道 P-gp 表达水平明显低于 3435CT 和 CC 型个体；服用地高辛后，在 3435TT 基因型个体中地高辛稳态血浆药物浓度明显高于 3435CC 基因型个体。在亚洲的韩国人群中，3435T 和 3435TT 基因型个体的地高辛口服清除率比正常个体低 26.6%。总地来说，3435T 多态性与 P-gp 的低组织表达有关，且与高血浆浓度相关。

五、药 物 受 体

药物需要与机体中的特定部位结合才能引起药物效应，而特异结合药物进而触发药理效应的生物大分子就是受体。药物和毒物等外源性活性物质进入体内后，经过代谢动力学，与靶器官的受体发生相互作用，引起一系列的作用过程，最后导致药理或毒理效应。受体在外源性活性物质的效应发挥中起着核心作用，神经递质、激素、体内代谢物、抗体等内源性活性物质也往往通过受体而发挥各自的生理或病理作用，因此受体已成为当代药理学及相关学科备受关注的研究课题。

绝大多数受体的化学本质是蛋白质，而蛋白质是相应基因表达的产物。人群中表达受体的结构基因或影响结构基因表达的调节基因在序列结构上通常呈遗传多态性，表现为一定比例的个体在受体的数量、结构和功能等方面存在不同形式的变异，有可能因此影响到相应受体所介导的药理或生理效应。

（一）受体的分类

由于受体种类繁杂、分布广泛、功能多样，如何对受体进行科学的分类至今仍未得到很好的解决。传统的分类标准包括受体在细胞中的定位、受体的生物化学特征等。下面将分别讲述。

1. 膜受体和细胞内受体

按照受体在细胞中的定位，大致可将其分为膜受体和细胞内受体两类。膜受体分布在质膜表面，是复杂的跨膜蛋白，它们能特异性识别并结合许多重要的内源性配体（如神经递质、肽类激素和自身活性物质等）或外源性配体（如大多数药物），产生快速细胞生物效应。膜受体包括了目前已明确的绝大多数受体。

细胞内受体又称基因激活（gene-active）受体，是可溶性的 DNA 结合蛋白，包括局限于细胞质和细胞核的受体，它们的配体主要是一些激素。例如，类固醇激素受体属细胞质受体，甲状腺激素受体则属细胞核受体。细胞内受体包括甾体激素受体、甲状腺激素受体、维生素 D 受体、维生素 A 受体和蜕化素受体等，此外还有不少细胞内受体的配体有待鉴别明确，这些配体未明的细胞内受体统称为"孤儿受体"（orphan receptor）。

2. 离子通道型受体、G 蛋白偶联受体和具有蛋白激酶活性的受体

按照受体的结构和作用机制，可将其分为离子通道型受体、G 蛋白偶联受体具有蛋白激酶活性的受体等。

（1）离子通道型受体

这类受体由配体调控的具有离子选择性的细胞膜通道蛋白构成，包括 N 型胆碱受体、γ 氨基丁酸受体、天冬氨酸受体、谷氨酸受体和甘氨酸受体等。它们在结构上的特点是：均由数个亚基组成，每个亚基都有细胞外、细胞内和跨膜 3 个结构域；其中的某些部分组成离子通道。受体激动时离子通道开放，引起细胞的去极化或超极化，进而触发细胞的生理或药理效应。根据离子选择性，离子通道型受体可分为 Cl^- 通道受体、Na^+ 通道受体、K^+ 通道受体和 Ca^{2+} 通道受体等（图 8-3）。

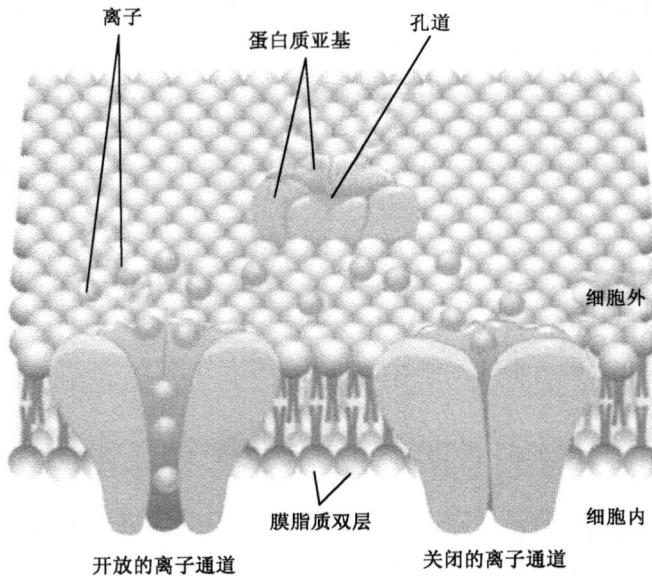

图 8-3　离子通道型受体示意图

（2）G 蛋白偶联受体

这类受体是由 G 蛋白介导而发挥受体作用的受体蛋白质的总称，包括生物胺（肾上腺素、多巴胺和 5-羟色胺等）、前列腺素和许多多肽的受体，都是 G 蛋白偶联受体，M 胆碱受体、阿片受体和嘌呤类受体也属此类。这类受体结构极为相似，都是由单一肽链形成 7 个 α 螺旋往返穿透细胞膜而最终形成的具有亲水性的蛋白质，N 端在细胞外，C 端在细胞内（图 8-4）。

（3）具有蛋白激酶活性的受体

这类受体包括膜受体中通过蛋白质磷酸化机制而发挥效应的蛋白激酶、调节蛋白、结构蛋白或其他激酶，主要为参与调节生长、分化与发育的肽类激素的受体。许多受体蛋白能促进其靶蛋白结构中的酪氨酸残基磷酸化，另一些则能促进丝氨酸残基或苏氨酸

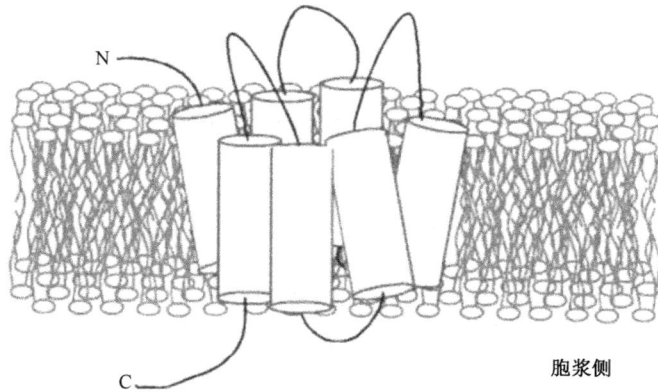

图 8-4　G 蛋白偶联受体结构示意图

残基磷酸化。具有酪氨酸蛋白激酶活性的受体家族包括胰岛素、表皮生长因子（EGF）、血小板衍生生长因子（PDGF）、心房肽（ANF）和某些淋巴因子等的受体，而具有丝氨酸/苏氨酸蛋白激酶活性的受体常包括转移生长因子-β（TGF-β）受体的各种异构体、白细胞介素以及其他一些细胞因子（cytokine）。

（二）　受体遗传多态性与药物效应

受体是基因表达的产物，而基因在进化过程中呈现的结构多态性是一种普遍现象；机体内的受体种类繁多、分布广泛，因而人群中的受体遗传多态性十分常见。受体的遗传多态性一旦具有功能意义，就极可能对药物效应产生影响。下面以肾上腺素能受体为例说明。

肾上腺素能受体（adrenergic receptor）的内源性配体是作为交感神经递质的去甲肾上腺素和作为内分泌激素的肾上腺素，它在机体内介导对多数器官的功能调节。肾上腺素能受体属 G 蛋白偶联受体，由 α 和 β 两个亚家族（subfamily）组成，并可进一步细分为不同的类型和亚型。现已在 α2A、β2 和 β3 等亚型相应的受体基因上发现多种多态性突变的存在，其中有些突变有一定的功能意义，与疾病发生和药物效应相关联，其中对 β2 受体的遗传多态性研究的报道最多。

人 β2 受体由 ADRB2 基因编码，定位在 5 号染色体长臂 q31～32 区，其长度约为1.2kb，基因结构中无内含子，共表达 413 个氨基酸。研究发现，ADRB2 基因存在 13 个 SNP，但其基因多态并非都导致受体蛋白的改变，其中只有 4 种可改变受体蛋白的氨基酸序列。在这 4 种引起氨基酸改变的基因多态中，有 3 种具有功能意义，基因第46、79 和 491 位碱基处的点突变，即 46A→G 导致受体蛋白第 16 位氨基酸发生精氨酸（Arg）到甘氨酸（Gly）的改变，79C→T 导致受体蛋白第 27 位氨基酸发生谷氨酰胺（Gln）到谷氨酸（Glu）的改变，491C→T 导致受体蛋白第 164 位氨基酸由苏氨酸（Thr）变为异亮氨酸（Ile）。研究发现，长期暴露于 β2 受体激动剂后，具有 16Gly 的个体因 β2 受体下调明显而容易对相应药物的治疗产生耐受。

第二节　药物基因组学与个体化医疗

一、药物基因组学的发展

人类基因组计划的完成和延伸推动了药物遗传学和分子药理学的进一步发展，丰富和扩展了药物遗传学的内涵和外延，在此学科的基础上，发展成为药物基因组学。现今，药物基因组学不仅研究已知的与药物代谢相关的基因，亦发现和研究新的与药物作用相关的基因，研究相关基因及其功能与变异和药物疗效、毒副作用之间的关系，并以基因突变与个体药物作用效应差异为平台，为药物研发和市场建立提供资料。由此可见，药物基因组学在个体化用药、药物应答相关基因的寻找、药物研发和市场建立等方面的广阔应用，可促进医疗卫生事业的发展和功能基因组学的研究。

随着药物基因组学的深入开展，目前已在一些重大疾病的研究方面出现了分支，如肿瘤药物基因组学。由于肿瘤是当今世界发病率和病死率均较高的严重疾病，肿瘤患者数量巨大，而20%～40%的患者有可能接受了错误的药物治疗。基因表达谱的显著差异是指导肿瘤个体化化疗的基础，因此，对个体基因遗传多态性进行研究，选择敏感的化疗药物，具有重要的临床意义。例如，美国大型生物技术公司 Genzyme 研制的针对非小细胞肺癌的药物 Iressa（Gefitinib，吉非替尼），虽然其总的抗癌疗效较差，但在表皮生长因子受体（*EGFR*）基因突变的患者中具有很好的疗效。临床上对肺癌组织进行活检，检测 *EGFR* 的基因型，以此指导用药，将会对部分患者产生好的疗效。

尽管肿瘤药物基因组学领域的研究备受瞩目，但该领域在临床中的应用却处于早期阶段。实验室结论的临床推广涉及实用性、可操作性、社会及伦理等多方面，检测的标准化问题以及早期的一些相关临床实验在实验设计时未能充分考虑到临床环境因素等多种客观因素的影响等问题还需不断完善。

此外，在药物研发中，其与毒理基因组学相互补充，筛选先导化合物，可增强化合物挑选的成功率。

随着分子生物学技术日新月异的进展，药物基因组学的知识体系和相关的技术手段不断发展与完善，将给个体化医疗领域、药物研发领域带来革命性变革。可以想象，在不远的将来，个体化医疗的新局面将会绽放。

二、单核苷酸多态性与药物相关基因

人群中广泛存在的遗传多态性可以反映包括代谢酶、受体、转运蛋白等在内的与药物反应相关基因的结构与功能，从而揭示个体药物应答的差异。因此，通过基因多态性标志在基因组范围内寻找与药物效应相关的基因具有重要意义。

前已述及，SNP 分布广泛、可稳定遗传，因此是一类理想的可进行药物应答反应基因定位的 DNA 分子标记。目前探寻药物应答相关基因的 SNP 多态标记主要有以下两种策略。

（一） 候选基因研究

利用实验方法或先前已知的关于药物代谢通路或发病机理的知识来确定可能与药物应答相关的基因，确定相关基因的 SNP，再利用人群资料进行药物与 SNP 统计学上的关联或相关性分析。如果相关，则假定这些基因可能会直接影响个体对药物的反应。这一方法的关键在于确定相关的候选基因。例如，药物代谢酶、药物通路和药物靶分子编码基因以及致病基因等。

1. 药物代谢酶

与药物的吸收、分布、代谢和排泄相关的蛋白质编码基因的变异是个体间药物反应差异的机制之一，因而可作为药物基因组学研究的较好候选靶标。许多药物代谢酶的突变体与药物不良反应有关。例如，尿苷二磷酸葡萄糖醛酸转移酶（UGT-glucuronosy-hransferase）是一种对许多内源性和外源性物质进行解毒，加强其排泄的重要酶类。UGT 超基因家族分为两个大家族，即 UGT1 和 UGT2。研究表明，UGT1 基因的遗传多态性影响其底物的代谢，在 UGT1A 基因家族中目前已经发现 UGT1A1、UGT1A6、UGT1A7、UGT1A8、UGT1A9 和 UGT1A10 有遗传多态性，其突变都发生在第一外显子，这些发现对减轻药物的毒副作用和指导个体化用药具有重要的临床意义。

2. 药物通路及靶标

目前用于药物治疗的靶标包括细胞膜受体和酶等，数量相对较少。利用基因组学的方法可以发现新的基因靶标以用于开发药物。由于药靶与药物的相互作用从而影响疾病，这些药靶可作为较好的候选基因。候选基因调控区的基因变异可影响转录，进而增加或减少药物可作用的靶标数量。编码区的基因变异将导致相应蛋白质氨基酸序列改变，进而影响药物与蛋白靶位结合的效率。药靶基因中 SNP 可作为研究其与药物应答相关性的有意义的标记。例如，用 5-脂氧合酶（ALOX5）抑制剂治疗哮喘失败的患者与其 *ALOX5* 基因突变有关。该突变基因的携带者几乎 100% 对 5-脂氧合酶抑制剂无应答，人群中约有 6% 的个体携带该突变基因。实际应用中，可对人群该基因型进行鉴定，以确定适合此种治疗的人群。

3. 致病基因

转录谱等基因组技术的发展方便了在分子水平进行疾病分类。以前被认为是某一种疾病的临床表型通过基因组分类法可进一步亚分。肿瘤分子病理学的较新研究发现，许多肿瘤的基因表达模式显著不同且具有重要的临床意义。由 *BRCA1* 和 *BRCA2* 突变引起的乳腺癌在分子水平具有明显的差异，表现为 170 多个基因的表达不同。我们可以设想肿瘤治疗效果上的差异也许是基于分子的差异，疾病发病机制的差异可用于确定具有药物应答差异的个体。例如，阿尔茨海默病（AD）的致病基因之一为载脂蛋白 E（*APOE*），E4 基因的携带者用胆碱脂酶抑制剂如他可林治疗后，80% 病情得以改善，而未携带者则有 60% 病情甚至出现恶化。

（二）全基因组连锁不平衡作图研究

连锁不平衡（linkage disequilibrium，LD）即指同一染色体上两个等位基因间的非随机性相关。利用连锁不平衡作图法分析全基因组临近 SNP 之间的非随机关联，这就需要对成百上千的未知 SNP 进行鉴定并在已作图的基因组上定位。虽然这些未知 SNP 可能位于某些基因上，但大部分却位于基因组的非编码区，在药物应答中作用不大。

LD 指的是不同遗传标记间存在着的非随机组合。由于有限的群体大小和复杂的群体历史，这种非随机组合在基因组中是普遍存在的。可以利用疾病相关基因位点和某些 SNP 间存在着不同程度的连锁不平衡，计算疾病相关基因位点临近 SNP 间的相互关联性，从而对疾病致病基因进行初步定位。应用连锁不平衡分析方法可以将致病基因定位于一个较小的范围之内，这样有助于进一步寻找致病的突变。

三、药物基因组学和个体化合理用药

药物能够治疗人类的许多疾病。但是，众所周知，即使诊断特异，所有患者的治疗反应也是存在着差异的。因为我们直至今天的用药模式基本还是 "One size fits all"，即一个药物的一种剂量适合于所有的人。出现问题怎么办呢？ "Trial and error"，即根据医生的经验调整用药剂量。其结果往往导致一些无法挽回的药物不良反应发生。随着药物基因组学的发展，个性化用药时代已经到来，因此对患者的用药要求做到 "Is this drug for you? Which dose is right for you?"，即这种药适合你吗？哪种剂量适合你？从而提高用药的安全性，减少药物不良反应。

个体基因的差异是一种普遍现象，从基因水平诠释基因多态性与药物效应及不良反应的相关性，对一些疾病进行与药物应答相关基因的 SNP 检测，根据患者的基因型选择疗效最佳的药物和最佳剂量。多数药物代谢酶都表现出有临床意义的基因多态性。其中细胞色素 P450 单氧化酶（CYP）是催化药物进行氧化、还原等反应的 I 相代谢酶，个体 CYP 基因的多态性频率分布因种族或个体差异而有差别，进而影响酶的活性，在个体中表现为对药物的超强、强、中等及弱代谢 4 种表型。治疗消化性溃疡病药奥美拉唑 Omeperazole 主要经 CYP2C19 代谢，由于 CYP2C19 基因的多态性，23％的亚洲人为慢代谢型，而高加索人只有 2.5％～6％，因此部分亚洲人的 Omeperazole 的使用剂量就应该减少；阿片类似物需要 CYP2D6 激活，而 CYP2D6 等位突变体的纯合子个体具有对抗阿片类似物的作用，因此使用相同剂量的可待因时镇痛的效果存在明显的个体差异；N-乙酰转移酶（NAT）的基因差异会造成 "慢乙酰化" 表型患者对抗结核药物异烟肼代谢缓慢，导致患者发生肢端疼痛、麻痹和虚弱等不良反应；巯唑嘌呤甲基转移酶（thiopurine methyl transferase，TPMP）缺陷的患者服用常规剂量的巯基嘌呤（6-mercatopurine，6-mp）或硫唑嘌呤会产生有生命危险的严重造血毒性等。

药物受体和靶分子的基因多态性同样可以指导个体化用药，因为多数药物通过与特异的靶蛋白，或介入信号转导、细胞周期控制和其他细胞事件的蛋白质相互作用而产生药理作用。如肾上腺素能 β-受体具有多态性，不同的患者在哮喘治疗时对 β-受体激动剂有不同的敏感性；胆固醇雌激素转运蛋白多态性与冠状动脉粥样硬化患者普伐他汀治疗的有效性相关。受体多态性的研究才刚刚起步，已经了解的受体除 β 肾上腺素受体外，还有 5-羟色胺受体、血管紧张素转化酶受体（ACE）、磺脲类、多巴胺各亚型受体等 20 余种。

目前，针对许多疾病的个体化治疗，相关的药物基因组学研究已逐渐展开。例如，肿瘤化疗、抗癌药物它莫西芬（tamoxifen，TAM）广泛用于雌激素受体（ER）阳性的乳腺癌辅助治疗。TAM 主要经过 CYP2C9 和 CYP2D6 代谢转化为 4-羟泰米芬和 4-羟-N-去甲基它莫昔芬，在个体间这种代谢存在着差异，对乳腺癌的预后产生深远的影响。研究报道，206 例接受 TAM 治疗的癌症患者中，携带 *CYP2D6* * 4，* 5，* 10 和 * 41 基因型的患者乳腺癌复发率显著增加（风险比为 2.24；$P=0.02$），复发间隔周期更短（风险比为 1.89；$P=0.03$），无事件生存率更差（风险比为 1.89；$P=0.02$）。又如，心血管疾病的抗凝治疗，华法林（warfarin）是常用的口服抗凝血药，主要用于治疗和预防血栓形成性疾病，包括心肌梗死、缺血性中风、静脉血栓以及心瓣膜置换术、房室纤颤。然而，华法林的有效剂量范围很窄，特定剂量下人群的反应差异至少相差 10 倍，从而导致剂量不够达不到防血栓效果，剂量过大又引起出血的危险。相关的研究提示，维生素 k 环氧化物还原酶基因 *VKORC1* 和 *CYP2C9* 的多态性影响着华法林的疗效，美国 FDA 已颁布指南提醒临床医生注意这些多态性对药物剂量的影响。对全基因组 SNP 进行的扫描研究中，并未发现其他基因的多态性影响华法林用药剂量，进一步证实了以前的研究结果，提示 *VKORC1* 和 *CYP2C9* 的基因多态性检测可明确的进行应用开发。

药物基因组学将会对临床用药带来根本性的变革和冲击，其研究和应用带来的益处是显而易见的，包括指导个体化的药物治疗、减少患者就诊次数、避免严重不良反应，以及使药物治疗更安全、有效。但目前，基因型检测仅限于研究机构或临床药物试验中的部分患者或志愿者，还需要较大规模的前瞻性研究来进一步评价遗传变异对药物治疗的影响。

四、药物基因组学与新药研发

药物基因组学不仅从基因水平关注药物作用的安全性，还指导人们从基因组的研究中寻找新的药物。利用药物基因组学方法及技术可以发现一系列全新的药物效应基因（drug-response gene），由此编码产生的药物代谢酶、受体、离子通道、信号通路蛋白，为新药的研发提供了依据和靶标。

据 1996 年对治疗药物相关靶位的分析，发现药物作用的分子靶的数量大约为 500 个，其中细胞膜受体占总靶位的 45%，酶占 28%。每一种疾病相关基因的数目为 5～10 个，潜在的药靶就有 5000～10 000 个，这意味着至少 10 倍于目前的分子靶位可被开发用于药物治疗。

通常一个新药从发现到投入市场需花费 5 亿～8 亿美元和 10～12 年的时间，每 1000 个化合物中只能产生 1～2 个药物。而药物基因组学的应用，开辟了医药工业研究的新领域。首先，药物效应基因为新药的研究提供了依据和靶标，使新药研发的目的性更强，直接加速新药的发现。其次，是为靶向药物的研究提供了新的内容，一方面，医生使用遗传学试验来评估适当的药物用于合适的患者，抛弃低效、不良反应大的药物，使药物发挥最好的疗效；另一方面，重新估价未通过药审的新药，对原来一些被证明无效或毒副作用大的药物，有可能证明其对某些特定人群有较好的疗效，原来在临床试验中失败的药物，即疗效或毒副作用个体差异较大的药物有可能得到重新评价，从而得到挽救。最后，在药物开发实际过程中的应用。根据不同的药物效应基因型，筛选和划分参与临床试验的人群对象，可减少参试人群数量，用更少的病例数达到所需的统计学意义，明显节约临床试验的费用和时间，同时也意味着，这些药物一旦进入市场，将获得多大的目标市场份额。

可见，药物基因组学将给药物研发带来很多益处。目前在市场上已有少数药品是以药物基因组学为基础开发出来的，其中最常被提及的是 Genetech 公司的 Herceptin，于1998 年在美国被批准上市，其对于体内分泌过量 HER-2 基因蛋白的移转性乳腺癌患者特别有疗效，这类患者大约占乳癌患者的 25%～30%。在疗效上，Herceptin 虽然仍有副作用，但是其危险性比传统的化学治疗低了许多。因此，应用药物基因组学的方法细分患者人群，既达到了个体化用药的目的，同时又建立了该药的市场。

鉴于此，2005 年，美国 FDA 颁发了面向药厂的药物基因组学资料呈递指南，要求药厂在提交新药申请时，必须或自愿提供该药物的药物基因组学资料，以使患者在获得最大药物疗效的同时，只面临较小的药物不良反应危险。

（雷小英　颜　真　韩　骅）

主要参考文献

何云刚，金力，黄薇 . 2004. 单核苷酸多态性与连锁不平衡研究进展 . 基础医学与临床 . 24（5）：487～490

Cooper GM，Johnson JA，Langaee TY et al. 2008. A genome-wide scan for common genetic variants with a large influence on warfarin maintenance dose. Blood，112（4）：1022～1027

Licinio J，Wong M L. 2002. Pharmacogenomics：The Search for Inaividualized Therapies. Wiley-VCH

Paddock S. 2008. Genetic variation in GRIK4 and the implications for antidepressant treatment. Pharmacogenomics. 9（2）：133～135

Rothstein M A. 2003. Pharmacogenomics：Social，Ethical，and Clinical Dimensions. Wiley-Liss

Schroth W，Antoniadou L，Fritz P et al. 2007. Breast cancer treatment outcome with adjuvant tamoxifen relative to patient CYP2D6 and CYP2C19 Genotypes. J Clin Oncol，25（33）：5187～5193

第九章　遗传病相关基因克隆的策略

　　遗传病的发病与其相关基因的结构变异密切相关。遗传病的研究策略是克隆并鉴定与其发病相关的所有致病基因，分析这些基因同人类健康、疾病、生殖和发育之间的关系。因此，基因克隆成为遗传病研究的一个重要组成部分。所谓克隆（clone）是指通过无性繁殖过程产生与亲代完全相同的子代群体。基因克隆（gene cloning）是指从基因组或 DNA 大片段中分离并获得某一特定的基因或 DNA 序列，再通过 DNA 序列扩增形成由众多拷贝组成的一个 DNA 片段群体的过程。基因克隆技术建立于 20 世纪 70 年代初期，科恩（S. Cohen）等把一段外源 DNA 片段与质粒 DNA 连接，构建了一个重组质粒，并将该重组质粒转入大肠杆菌，首先建立起了一套完整的基因克隆技术。基因克隆技术可概括为：分、切、连、转、选。"分"是指分离制备合格的待操作 DNA，包括作为载体的 DNA 和待克隆的目的 DNA；"切"是指用序列特异的限制性内切酶核酸切开载体 DNA，同时切出目的基因；"连"是指用 DNA 连接酶将目的基因同载体 DNA 连接起来，形成重组的 DNA 分子；"转"是指通过特殊的方法将重组的 DNA 分子转入宿主细胞中进行复制和扩增；"选"则是从宿主群体中挑选出携带有目的基因的重组 DNA 分子。基因克隆技术的最本质特点是在分子水平上的操作，即利用工具酶对 DNA 分子进行体外重组的过程。目前，广泛应用于遗传病相关基因分离与克隆的策略可归纳为功能克隆（functional cloning）、定位克隆（positional cloning）、定位候选克隆（candidate positional cloning）等。

第一节　功能克隆与定位克隆

一、功 能 克 隆

　　人类基因组计划（human genome project，HGP）之前的人类基因基本上是按功能克隆的策略成功分离的。人类的遗传性状（包括疾病）与蛋白质功能密切相关，功能克隆便是从蛋白质功能着手的基因分离策略。目前人类基因组研究的重点已由"结构"转向"功能"，一个以基因组功能研究为主要内容的"后基因组时代"（post-genomics），也即功能基因组（functional genomics）时代已经到来。如何获取基因的功能信息，即与人类遗传疾病和重要生理功能相关的基因信息，已成为生命科学领域内的重大课题。

　　功能克隆是指利用疾病已知的遗传损伤引起的生物化学功能改变的信息，克隆该疾病的相关基因，其所克隆的基因大多是预先测知疾病相关蛋白的编码基因。功能克隆的主要特点是不依赖基因组信息，是较早发展起来的基因克隆方法之一。功能克隆的基本策略包括部分氨基酸测序、抗体筛选、mRNA 差异比较等。部分氨基酸测序策略是将获得的氨基酸序列反推出一个可能的简并核苷酸探针，筛选 cDNA 文库及基因组文库，以获得相应的目的基因。抗体筛选是将纯化的蛋白质制备抗体，通过免疫反应把在多聚核糖体上正在合成的相应肽链连同其模板 mRNA（或 cDNA）一起免疫沉淀下来，便可获得该目的基因的编码序列（或转录文本）。mRNA 差异比较克隆策略的依据是蛋白质功能的差异首先反映在不同组织（或细胞）、同一组织（或细胞）不同状态时 mRNA 表达的差异。镰状细胞贫血病的基因鉴定是功能克隆的典型例子。功能克隆的主要步骤是：①根据已知的生化缺陷特征确认与该功能有关的蛋白质；②分离纯化这一蛋白质并测定其部分氨基酸序列；③根据遗传密码推测其可能的 mRNA 序列；④设计相应的简并核苷酸探针，杂交筛选 cDNA 文库或基因组 DNA 文库，最终获得整个编码区乃至全基因序列。遗传病大多数症状的生理、生化变化很复杂，对与之有关的蛋白质了解甚少，对于其基因表达谱也知之不多。而且不同组织甚至同一组织的蛋白质与 mRNA 的"正常"差异很难与特异性差异区别。因此，在"定位克隆"问世之前，只有少数遗传疾病的相关基因被克隆。但功能克隆技术成熟、方法直接、费用较低，至今仍然是克隆基因的首选策略。

本节简要介绍几种功能克隆的方法：消减杂交（subtractive hybridization，SH）法和抑制性消减杂交法（suppression subtractive hybridization，SSH）、差异显示 PCR（differential display reverse-transcription PCR，DDRT-PCR）、代表性差异分析（representational difference analysis，RDA）法和 S1 核酸酶介导的缺失基因探针富集法、比较基因组杂交（comparative genome hybridization，CGH）等方法。

1. 消减杂交法和抑制性消减杂交法

消减杂交法包括消减基因组 DNA 文库及消减 cDNA 文库。消减基因组 DNA 文库是将两种来源的 DNA 杂交，可分离大片段的染色体缺失。消减 cDNA 文库法可筛选某种特异表达的 cDNA 片段。上述两种消减杂交法的缺点是缺乏高效的富集方法，不能获得较小的 DNA 缺失片段或表达量较低的 mRNA。1996 年，Luda 等建立了能够高效富集的新方法——抑制性消减杂交（SSH）法（图 9-1）。该技术将抑制 PCR 策略与消减杂交技术相结合，能更快速地克隆差异表达基因。

SSH 法原理是：先将 Tester mRNA 与 Driver mRNA 逆转录成 cDNA，然后用限制性内切核酸酶将两者切割为小片段。把 Tester cDNA 均分为二后，分别连接不同的接头，与过量的 Driver cDNA 进行不充分杂交，然后混合两份杂交样品，再与新加入的变性 Driver cDNA 进行第二次消减杂交，杂交后补平黏性末端，加入合适接头引物（接头 1 与接头 2 引物），进行 PCR 扩增获取目的片段。该技术避免了 SH 中分离单双链 DNA 的步骤，且因每一个 mRNA 逆转录成的 cDNA 可酶切为一个以上的片段，故检测效率较高，两轮杂交和两轮 PCR 可扩增大量的特异表达片段，能分离出 Tester 上调表达的基因，具有假阳性少、重复性强的优点。其缺点是：所需起始材料较多（mRNA 需数 μg）；不能同时进行数个材料或不同处理材料之间的比较；过于依赖 PCR 技术中酶切后与接头的连接效率。

2. 差异显示逆转录 PCR 法和差异消减显示法

差异显示反转录 PCR（differential display reverse-transcription PCR，DDRT-

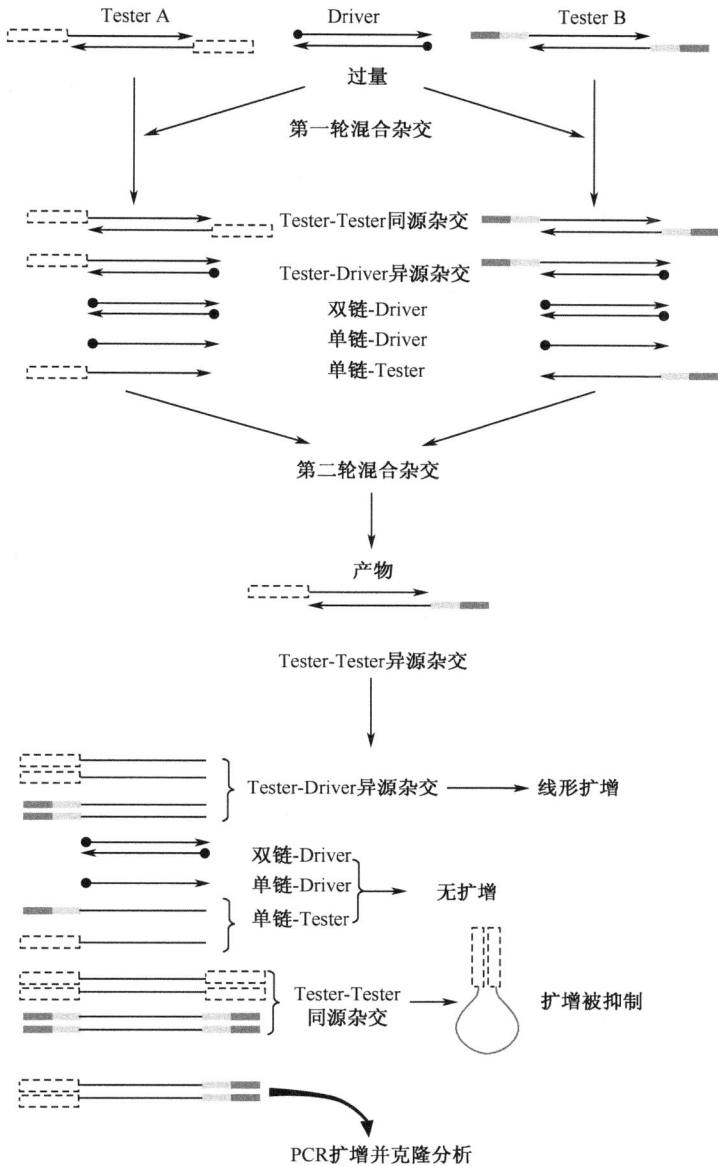

图 9-1 抑制性消减杂交（SSH）法示意图

PCR）法（图 9-2）是比较不同组织或不同状态下 mRNA 表达的差异，原理为：利用真核细胞 mRNA 3′端的 poly（A）结构，设计一套（12 条）3′端引物，5′端再设计 20 条（10-mer）随机顺序的引物，可使不同长度的基因得到同时扩增。在测序胶上切下差异表达片段进行 PCR 扩增并进一步分析。该法简便、高效、易行、实验周期短（仅需一周），同时可以比较大批样本，对样品的要求较低，可检测低丰度的 mRNA。其不足之处是：①扩增的条带往往是 3′UTR 区的一段短序列，所含信息量少，常造成筛选困难；②信噪比过低，可出现非特异扩增，假阳性条带多；③部分已获得的 cDNA 片段不一定是产生某一性状或疾病的原因，而可能是该疾病或性状发生后的表达产物；④工作量大，无法定量研究。

　　差异消减显示（differential subtraction display，DSD）法是在 DDRT-PCR 呈现出差异条带之后，同时回收差异条带与 Driver 相应范围的条带，回收的 Driver 差异条带用非生物素标记的引物与 dNTP 进行 PCR 扩增，其产物进行消减杂交，用链亲和素去除共有的产物，剩下的产物由带有 α-^{32}P dATP 的 dNTP 进行扩增，再重复差异显示，回收差异条带并克隆。该技术的最大优势是所获差异条带的 Northern 杂交重复性好、假阳性少、敏感性强，可获得长片段，对起始材料要求少，可获得低丰度差异表达基因；缺点是步骤繁琐、工作量大、周期长、更多依赖于 PCR 技术。

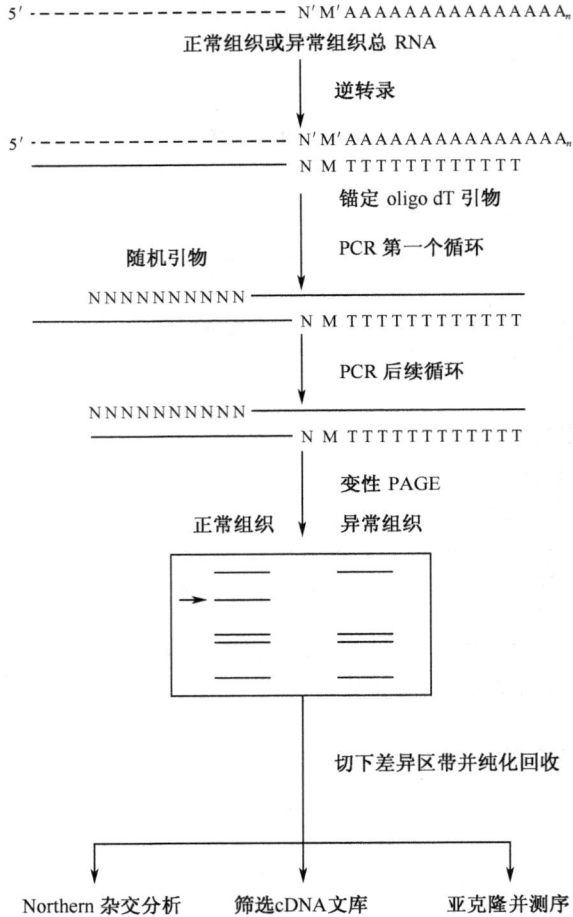

5′ --------------------- N′M′AAAAAAAAAAAAAA$_m$

正常组织或异常组织总 RNA

↓ 逆转录

5′ --------------------- N′M′AAAAAAAAAAAAAA$_m$
　　　　　　　　　　　N M TTTTTTTTTTTT

锚定 oligo dT 引物

PCR 第一个循环

随机引物

NNNNNNNNNN ———————— N M TTTTTTTTTTTT

↓ PCR 后续循环

NNNNNNNNNN ———————— N M TTTTTTTTTTTT

↓ 变性 PAGE

正常组织　　异常组织

↓ 切下差异区带并纯化回收

Northern 杂交分析　　筛选cDNA文库　　亚克隆并测序

图 9-2　差异显示逆转录 PCR（DDRT-PCR）法示意图

3. 代表性差异分析法和 S1 核酸酶介导的缺失基因探针富集法

　　代表性差异分析（representational difference analysis，RDA）法（图 9-3）包括基因组 DNA 代表性差异分析和 cDNA 代表性差异分析。其原理是：Tester 和 Driver cD-NA 在进行差异分析前，采用不同的限制性内切核酸酶酶切，将两者 PCR 扩增后进行液相杂交，除去共有部分（也称为消减富集）。只有 Tester DNA 中仅有的序列能与自身复性形成 3′ 端突出的黏性末端，再加入 $TaqDNA$ 多聚酶，那些自身变性的 5′ 端带有接头的双链 DNA 的 3′ 端被补平，并以其为 PCR 引物的结合点，富集 Tester 中的特有序列（也称为驱动学富集）。该技术的优点是：①假阳性少，不会产生像 DDRT-PCR 那样模棱两可的结果，从而降低了随后分析的难度；②cDNA RDA 可用于非以 polyA 结尾的 mRNA 的检测，而且可选择性扩增单拷贝序列；③在复杂性状相关基因定位中，可应用 RDA 法构建染色体区域连锁图，为连锁分析提供条件，同时也可将这些片段作为候选基因筛查的探针。

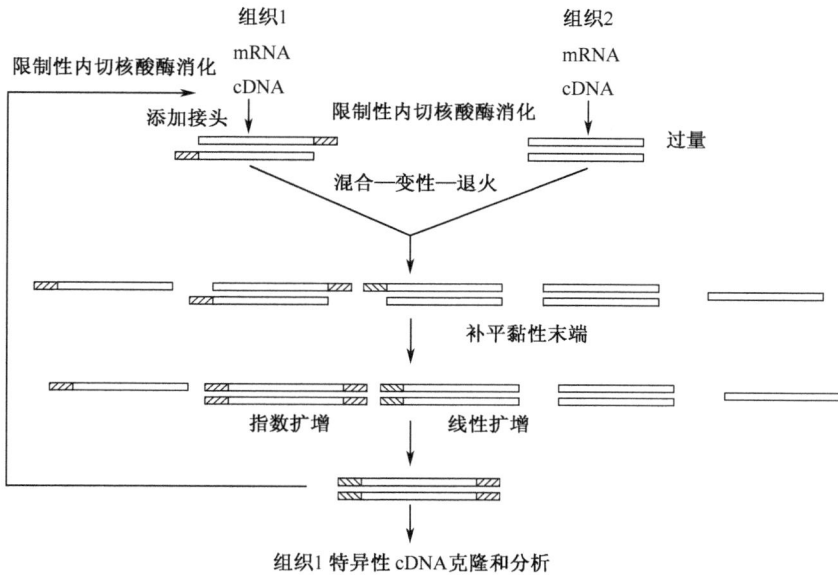

图 9-3　代表性差异分析（RDA）法示意图

S1 富集法的原理近似于 RDA 法，所不同的是用同一种限制性内切核酸酶酶切 Driver 和 Tester DNA，将寡核苷酸引物连接到补平末端的 Tester DNA 片段上，液相杂交后以 S1 核酸酶降解单链，Tester 中仅有的 DNA 形成的平末端双链不被降解，而得以扩增富集。这两种方法可成功富集<50kb 的片段，将仅在样本中存在的 DNA 片段富集 $10^5 \sim 10^6$ 倍。

4. 比较基因组杂交法

比较基因组杂交（comparative genomic hybridization，CGH）法（图 9-4）创立于 1992 年，是一种基于荧光标记和分子细胞遗传学方法将遗传变异定位在中期染色体上的技术，其可用于鉴定基因组 DNA 的缺失和扩增，也称之为中期 CGH（metaphage-CGH）。其主要特点是在一个实验中，用一张中期染色体涂片（metaphage spreads），就能在全基因组范围内分析大的 DNA 拷贝数的不平衡改变，检测和定位 DNA 序列拷贝数的缺失和扩增，在创立初期主要应用于肿瘤基因组学的研究。近年来，随着分子生物学技术的进步，经典的中期 CGH 技术有了很大的发展，在研究人类基因组的组织结构、基因定位和遗传病的诊断等方面发挥着越来越重要的作用。

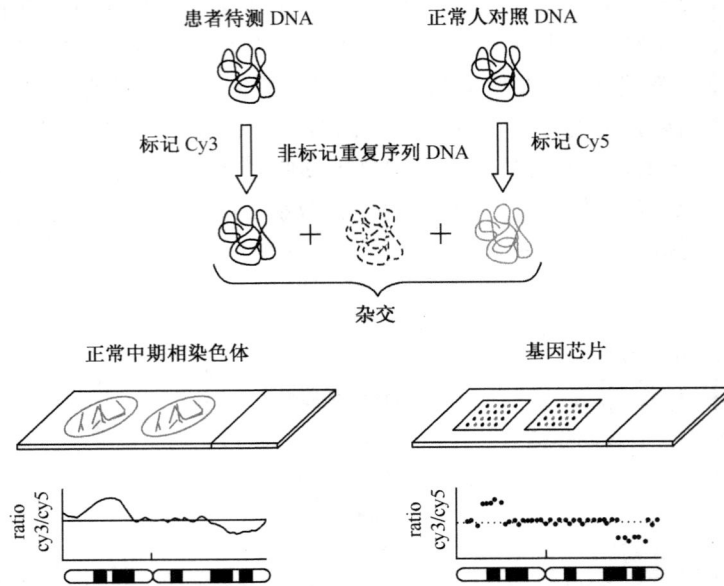

图 9-4　比较基因组杂交（CGH）法示意图

　　CGH 的基本方法是将两种不同荧光素分别标记的待测 DNA（test DNA）和参比 DNA（reference DNA）等量混合后，在滴有正常染色体中期分裂相的玻片上进行原位杂交，洗片后，在荧光显微镜下采集染色体核型，计算机软件分析、测定分裂相中每条染色体上的荧光密度，根据两种荧光的比率，计算待测 DNA 和参比 DNA 的相对拷贝数；同时，人的基因组中含有大量的重复 DNA 序列，这些序列可能与多个染色体位点杂交，影响实验结果的正确判定，因此在实验中为封闭重复序列需要加入一定量的人非标记重复序列 DNA 片段。该技术的优势是：在同一个实验中可完成一个样本全部染色体缺失和扩增的检测。主要的缺点是分辨率低，可检出的缺失片段大小约为 5～10 Mb 及扩增片段约为 2 Mb；CGH 不能检测出没有基因组拷贝数明显变化的染色体平衡易位、倒位及全基因组的整倍体改变；DNA 重复序列区如中央着丝粒和端粒区需要用非标记重复序列 DNA 封闭处理。1997 年 Solinas-Toldo 等建立了芯片 CGH（array-CGH），其基本原理与中期 CGH 相同，仅把玻片上作为 DNA 分子杂交靶的中期染色体用已知的、染色体定位的基因组克隆替代，提高了 CGH 检出 DNA 拷贝数异常的分辨率，建立了一种新的检测 DNA 拷贝数的技术。研究者可以根据待测样本所要解决的问题，选择特异性和分辨率不同的杂交靶。如 Pollack 等用含有 3360 个人 cDNA 克隆的芯片 CGH 研究乳腺癌相关基因的扩增和缺失；Snijders 等用含 2400 个 BAC（bacterial artificial chromosome）描绘了其在全基因组中的分布；Buckley 等用覆盖人的 22 号染色体、平均分辨率为 75 kb 的重叠克隆，确定了 DiGeorge 综合征和 Ⅱ 型神经纤维瘤的 DNA 片段缺失等。

　　20 世纪 80 年代后期，随着现代分子生物遗传学新技术的不断出现，人们不必事先了解任何有关基因功能的信息，即可通过各种方法定位人类的易感基因并进行基因克隆，这种策略称为定位克隆。简而言之，功能克隆中，基因功能的研究先于基因鉴定。

在定位克隆中，基因定位在先，而后再鉴定基因，基因鉴定后再进行基因功能的研究。图 9-5 表示定位克隆和功能克隆的异同。

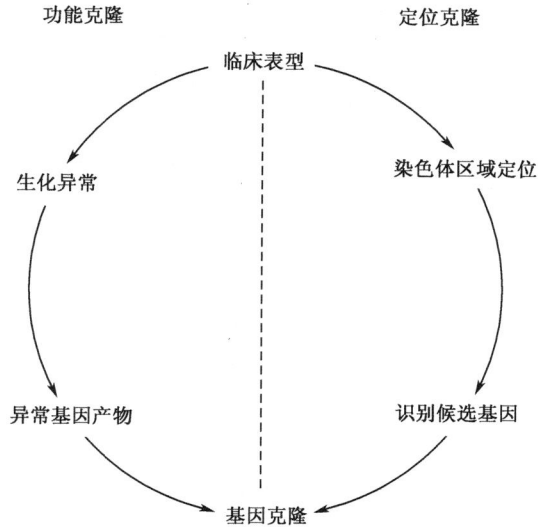

图 9-5　功能克隆和定位克隆步骤的比较

二、定　位　克　隆

基因定位克隆（positional cloning）又称图位克隆（map-based cloning），是用于分离编码产物未知的基因的一种有效技术。首先将目的基因的突变定位到染色体上，并在目的基因的两侧确定一对紧密连锁的 RFLP 或 RAPD 分子标记；其次以紧密连锁的一对两侧分子标记为探针，通过染色体步移技术将位于这两个分子标记之间的含目的基因的特定片段克隆并分离出来；然后根据其与突变体发生遗传互补的能力，从此克隆中鉴定出目的基因。基因定位克隆既是一种基因克隆方法，又是一种基因定位方法。大多数与遗传病相关基因的克隆多采用此种方法。

（一）基因定位的基本方法

从定位克隆的角度看，对于任何已知与染色体畸变直接相关的疾病来说，染色体的畸变位点本身就成为遗传病相关克隆的位置信息。定位克隆策略首先是进行基因的定位，可以从家系分析、细胞、染色体和分子水平进行研究，同时由于使用手段的不同，派生出多种方法，不同方法又可联合使用，互为补充。常用的基因定位方法有以下几种。

1. 连锁分析

指通过连锁分析（linkage analysis）原理进行基因定位：若多态标记与待定基因距

离较远，则它们在向子代传递时会发生自由分离，呈"连锁平衡"；反之，则不能自由分离，而呈现"共分离（co-segregation）"现象，即"连锁不平衡"，据此可定位染色体上与某一 DNA 标记相连锁的基因。两基因间连锁程度以遗传距离表示：1 厘摩（cM）即为 1‰重组率，相当于 1000kb。DNA 标记的选择经历了从致病基因→ABO、HLA 多态位点→RFLP→微卫星 DNA 的发展过程。微卫星 DNA（microsatellite DNA）是一种散在遍布于真核基因组的短重复序列，长度为 2～10bp，按孟德尔方式遗传，呈高度多态，能进行 PCR 扩增。除 DNA 标记的进展外，基因定位也得益于连锁分析方法和理论的改进，连锁分析包括家系连锁分析、等位基因共占分析法及人群相关性分析等。

1）家系连锁分析（family-based linkage analysis）法是指以两代或两代以上的家系为材料基础，观察标记位点与疾病致病基因位点在家系内是否呈共分离，并计算出遗传距离及连锁程度。目前最常用的方法是优势对数计分（LOD）法，LOD 值代表两位点连锁的概率与不呈连锁的概率比的对数值，LOD 值>3 时肯定连锁，LOD 值<−2 时自由分离否定连锁，LOD 值介于 1 与−2 之间则需增加家系材料进一步分析。该法的优点在于对连锁的判断精度高，能确定连锁程度，适于呈孟德尔遗传、外显率高、单基因突变病的分析，如糖尿病中的一种亚型 MODY 及少数呈多代多发患者的 IDDM 及 NIDDM 家系；缺点是需要完整的系谱分析材料，结果受遗传模型设定的影响，对遗传参数如基因频率、基因传递率、外显率及表型模拟率等依赖较大，对多基因病进行家系连锁分析很难获得满意的结果。

2）等位基因共占（allele sharing method）分析法是基于观察受累同胞或家系成员间的标记位点等位基因的共占情况，即来源于同一祖先的致病基因由受累的亲属共占的概率大于随机分布的概率，包括受累同胞配对（affected sib pair，ASP）分析及家系成员（affected pedigree member，APM）分析。在 ASP 中，当标记位点与疾病无连锁时，双亲的标记位点等位基因随机分配给子代；若存在连锁，则受累同胞间的共有等位基因概率将高于连锁时的预期值。APM 是 ASP 的延伸，通过观察家系内所有患病成员标记位点等位基因的共有情况来提高每个家系的信息量。原则上，若具备双亲样本材料，可据此判定受累同胞的相同等位基因片段是否同源，即传递一致性（identical-by-descent，IBD）分析；若无双亲资料，则只能通过同胞间的等位基因比较来推测其是否共有，即状态一致性（identical-by-state，IBS）分析。若双亲均为纯合子以致判断困难者，可经统计处理用最大拟然实验估测出最可能的传递情况。该法的优点是：①不受遗传模式等遗传参数影响，为非参数分析法；②对系谱材料要求低，只需一代或两代的家系内患病成员资料，而不需非患病成员资料；③可进行定量性状研究；④可研究两个非连锁位点对疾病的联合作用，以解决复杂病易感基因间的相互关系；⑤对遗传异质性容许度大；⑥在候选基因研究中可应用间距较远（约 20cM）的标记，故特别适合多基因遗传病及参数情况多数未明的复杂病研究。采用此法已发现在染色体 6p24～22 区域存在起很小效应的精神分裂症致病基因。该法的缺点在于：①对连锁的判别效能弱于家系连锁分析，不能确定连锁程度；②检出力低于相关分析；③若家系中双亲均为患者的概率较高时，因易感基因可由双亲传递给子代，故会影响分析的正确性。

3）人群相关分析（association analysis）法是指在一定人群中设置患者组和对照

组，在可能的候选致病基因附近选择遗传标记，通过观察标记位点与致病基因位点间存在连锁不平衡现象，得到某一遗传标记和引起疾病基因关联的相对危险度，又称连锁不平衡定位（linkage disequilibrium mapping，LDM）法。标记位点与致病基因越近，且突变率越低，杂合度越高，则用标记检测致病基因位点的概率越高。LDM法假设在人群中某一致病基因起源于同一远祖，经过若干代的传递，那些与致病基因紧密连锁的基因或DNA标记被一起分配到不同的患病个体。研究那些表面上无亲缘关系的患者是否有相同的DNA标记的等位基因，根据该DNA标记可以得到待研究基因在染色体上的定位。LDM法适合在人口流动极小，相对同源的人群中进行。该类人群遗传背景及环境相近，但患者间亲缘关系远（较家系分析而言），故其连锁不平衡作用大，此时定位基因所需遗传标记及研究的患者数较一般人群相关性分析少。该法优点有：①无亲缘关系患者样本容易随机采集，并完全符合群体中的临床疾病谱；②检出力高于家系连锁分析，在复杂病研究中不但可以检出主效基因，而且可以检出相对风险率小于5.0的次效基因；③检出的相关位点与致病突变的距离小于1cM，而家系连锁分析则为2～10cM；④可提示相关位点或基因的传递方式及效应性质（致病或保护作用），并可由亚组分析发现疾病的遗传异质性。但人群相关分析亦有缺点：在种群组成差异的两组间，会因标记位点等位基因频率及易感基因频率差异导致假阳性结果，即群体分层（population stratification）现象。对此，一些新的研究方法有：患者家系对照者分析（affected family-based control，AFBAC）、单倍型相对风险率分析（haplotype relative risk，HRR）以及家系传递连锁不平衡检验（transmission disequilibrium test，TDT）。

2. 体细胞杂交法

体细胞是生物体除生殖细胞外的任意细胞。体细胞杂交又称细胞融合（cell fusion），是将不同来源的两种细胞融合为一个新的细胞。大多数体细胞杂交是用人的体细胞与小鼠、大鼠或仓鼠的体细胞进行杂交。这种融合的新细胞称为杂交细胞（hybrid cell）。杂交细胞是不稳定的，因为杂交细胞核在增殖传代中，会保留其中一物种的染色体，而另一物种的染色体逐渐丢失。尤其是人和啮齿类动物细胞融合后的杂交细胞，人的染色体优先丢失，以致最后只剩一条或几条。这种只保留少数甚至一条人染色体的杂交细胞是进行基因连锁分析和基因定位的最佳材料。Miller于1968～1971年检测杂交细胞克隆的生化和免疫特异性，证明人和小鼠的杂交细胞的存活需要胸苷激酶（TK），并发现凡含有人17号染色体的杂交细胞都有TK活性，否则死亡，由此将该酶的基因定位于17号染色体上。这是利用体细胞杂交法（somatic cell hybridization）完成基因定位的首个基因。

3. 原位杂交和荧光原位杂交

随着非同位素标记技术的发展，原位杂交（*in situ* hybridization，ISH）的应用日益广泛，其最早用于染色体组型和核酸分布的分析，后来被用于基因染色体定位的研究，目前ISH已被用于不同种属间的基因图谱比较和大量的基因定位研究。ISH是一种利用DNA分子杂交技术直接进行基因定位的方法。20世纪70年代，原位杂交首次应用于基因定位研究中，即用α和β珠蛋白基因的cDNA为探针，与各种不同的人或鼠的杂种细胞进行杂交，再将 DNA 杂交情况进行分析，确定其 cDNA 探针与人染色体 DNA 序列间的同源互补关系，从而将 α 和 β 珠蛋白基因分别定位于 16 号和 11 号染色体上。

荧光原位杂交（fluorescence *in situ* hybridization，FISH）也是一种非放射性原位杂交技术。其基本原理是：被检测的染色体或 DNA 上的靶 DNA 与核酸探针是同源互补的，两者经过变性—退火—复性，即可形成靶 DNA 与核酸探针的杂交体。用报告分子生物素、地高辛等标记核酸探针，利用免疫化学反应，经荧光分析仪或荧光显微镜对待测 DNA 进行定性、定量或相对定位分析。

FISH 的基本操作步骤可概括为制备染色体、标记探针、将探针与实验材料靶序列杂交以及检测杂交结果。FISH 技术常用的探针分三种。第一种是染色体特异重复序列探针，杂交靶位常大于 1Mb，不含散在重复序列、与靶位结合紧密、杂交信号强、易于检测，常用于监测间期细胞非整倍体和微小标志染色体。第二种是全染色体或染色体区域特异性探针，这类探针由一条染色体或其上某一区域几段不同核酸片段组成，由于该类探针片段较小，杂交时与邻近区域发生重叠及制片过程中被破坏的可能性较小，常用于中期染色体重组和间期核结构分析。第三种是位点特异性探针，该类探针由一个或几个克隆序列组成，主要用于染色体 DNA 克隆序列的定位和靶 DNA 序列拷贝数及结构变化的检测。FISH 技术所用探针的标记方法有直接标记法和间接标记法。间接标记法是先在 DNA 探针上交联一种半抗原，再利用能与半抗原特异结合的标记蛋白对目标核酸分子进行检测。直接标记法是用荧光染料直接标记核苷酸，直接标记的探针经简单冲洗就可镜检，省去了间接标记探针杂交后繁琐的检测步骤，但不能进行信号放大，其灵敏度低于间接标记探针。

FISH 技术已经在基因定位、基因作图、基因扩增及哺乳动物染色体进化研究等领域得到了广泛应用。FISH 技术可直接检测 DNA 在染色体上的位置，确定基因在染色体上的物理位置。由于原位杂交不受位点内变异和位点间拷贝数的影响，FISH 技术已成为重复序列和多基因家族作图的重要手段。此外，FISH 技术可用于染色体 RNA 和基因组进化的研究。

4. 原位 PCR

原位 PCR（*in situ* PCR）是原位杂交与 PCR 相结合对基因或特定 DNA 片段进行定位或检测的方法，即在单细胞或组织切片上对特异的寡核苷酸序列进行原位 PCR 扩增。原位 PCR 分为：①直接法，将标记的同位素或荧光核苷酸引物加入 PCR 反应液中，在原位扩增过程中，标记的核苷酸直接掺入 PCR 扩增产物中，而后放射自显影或用免疫组化、荧光检测技术进行 DNA 定位或检测；②间接法，先在细胞内进行 DNA 分子原位扩增，再进行原位杂交。直接法的步骤少，但容易出现假阳性结果。间接法的步骤多、费时长，但结果可靠。常将这两种方法结合起来，可以优势互补。

原位 PCR 是一种敏感性高，特异性强，能在组织细胞中原位检测低拷贝基因形态的研究方法。根据待检基因的性质，原位 PCR 可检测外源性基因（感染性基因和导入基因）及内源性基因（异常基因及固有基因）。原位 PCR 的基本步骤如下：组织样本固定—消化—原位扩增—原位检测，原位逆转录 PCR 通过逆转录 mRNA 到 cDNA，然后原位扩增 cDNA 来检测它们的表达。Patel 等利用原位逆转录 PCR，采用地高辛标记的 dUTP，检测活体标本组织切片中的表皮生长因子受体 mRNA。Long 等分别用直接法和间接法原位 PCR 检测了人鼠杂交瘤细胞株的 t（14；18）。对于许多遗传性血液病如地中海贫血、Bart's 胎儿水肿综合征等，应用原位 PCR 可以查明与这些疾病相关的基因及突变发生在何种组织及细胞中，能揭示细胞中的异常基因以及这些基因表达出现在细胞发展的哪个时期，为进一步开展基因治疗提供了有效的监测手段。

5. 网络定位

基因组序列本身不是基因的简单排列，而是在其长期的演化过程中形成的特殊结构，DNA 序列的编码特征是基因组信息学研究的基础，而这一领域可以使人们能够应用网络资源进行基因定位。随着人类基因组计划的完成和各种模式生物基因组序列的测定，通过大规模测序得到的大量数据形成了按各种目的整理和建立的网络数据库。利用网络生物信息学资源协助克隆基因，称为"电子"基因克隆，即采用生物信息学的方法延伸 EST 序列，以获得基因部分乃至全长的 cDNA 序列。

（1）EST 序列的获取及基因拼接

利用网络生物信息学资源协助克隆基因时，首先要获得目的 EST（长度≥100bp），在 NCBI（National Center for Biotechnology Information）GenBank 的 dbEST 数据库中找出 EST 的有效方法是寻找同源序列，可使用 BLAST 搜索程序实现。随后将搜索到的序列组装成重叠群（contig），再以此重叠群为被检序列，重复进行 BLAST 检索与序列组装，进一步延伸重叠群，重复以上过程，直到没有更多的重叠 EST 检出或者说重叠群序列不能继续延伸为止，有时可获得全长的基因编码序列。获得这些 EST 序列数据后，再与 GenBank 核酸数据库进行相似性检测，若检测到其精确匹配的基因，将此序列利用 DNAman 软件翻译成蛋白质序列，接着与 GenBank 蛋白质序列数据库进行 BLAST 比较分析。人们可以通过 BLAST Search 输入感兴趣的 DNA 序列，直接搜寻并定位该 DNA 片段在基因组中所处的具体位置。基因分析的结果大致有三种：一是已鉴定和了解的基因；二是未经鉴定的新基因；三是未知基因，这部分基因之间无同种或异种基因的匹配。新基因和未知基因将进一步完成克隆并深入研究其功能。

（2）基因的电子定位

基因的电子定位采用 NCBI 的电子 PCR 程序进行检索，寻找 EST 序列上是否存在序列标签位点（sequence tagged site，STS）。STS 作为基因组中的单拷贝序列，是新一代的遗传标记系统，其数目多，覆盖密度较大，达到平均每 1kb 一个 STS 或更密集。将寻找到的 STS 与相应的染色体相比较，即可将此序列定位在该染色体上。

（3）IMAGE 克隆的索取

许多 EST 所对应的 cDNA 克隆可通过基因组及其表达的整合分子分析（intergrated molecular analysis of genomes and their expression，IMAGE）协定免费索取。这与电子基因克隆相辅相成，IMAGE 协定由美国 LLNL 国家实验室主持。当研究者通过另外的途径得到基因的部分序列，并通过同源性检索后发现该片段与加入 IMAGE 协定的 EST 序列高度同源时，便可免费索取其原始克隆，可通过美国的 ATCC 组织（American Type Culture Collection）索取。

（二）定位克隆的基本程序

定位克隆的基本程序主要包括构建目的区域的物理图谱和疾病相关基因的确定。

1. 构建目的区域的物理图谱

物理图谱（physical map）是指 DNA 序列上两点的实际距离，通常由 DNA 的限制性酶切片段或克隆的 DNA 片段有序排列而成。物理图谱反映的是 DNA 序列上两点之间的实际距离，而遗传图谱则反映这两点之间的连锁关系。在 DNA 交换频繁的区域，两个物理位置相距很近的基因或 DNA 片段可能具有较大的遗传距离，而两个物理位置相距很远的基因或 DNA 片段则可能因该部位在遗传过程中很少发生交换而具有很近的遗传距离。物理图谱是进行 DNA 分析和基因组结构研究的基础。限制酶物理图谱还是基因组结构的重要特征，例如，每个基因都有特定的限制酶谱，每一条染色体，每一个个体的基因组都具有其特异的限制酶物理图谱。随着人类基因组计划的完成，染色体物理图谱的建立已使得疾病基因的克隆变得更为容易。首先根据疾病的染色体畸变信息，建立针对性的基因组区域特异性物理图谱。直接对区域性物理图谱进行筛选，再对目的基因克隆重叠群进行测序、突变分析、cDNA 筛选等，从而克隆该基因。在克隆筛选时，一般采用 Southern 印迹杂交法。将某个克隆做成探针与患者的基因组 DNA 或中期染色体杂交，鉴定与发生断裂或缺失的位置相对应的克隆。

2. 疾病相关基因的确定

在得到区域性很窄的 DNA 重叠群克隆后，可以使用多种方法对变异位点进行确定。常用的方法主要有以下三种。①候选基因克隆法：对该区域中的已知基因位点进行测序，比较变异情况，确定变异位点。②cDNA 直接筛选法：如果已知这种疾病发生的特异组织，可以将该组织中的 cDNA 直接与得到的克隆杂交，筛选出此区域内的特异表达基因，再对这些基因进行进一步分析。③对克隆进行直接测序分析。

（三）定位克隆举例

遗传病致病基因运用定位克隆的成功例子很多（表 9-1），由于许多基因遗传病的基因位点已经有了精确的染色体定位和相应的 DNA 标记，所以可以用定位克隆的策略分离这些基因。Duchenne 肌营养不良、慢性肉芽肿、亨廷顿氏舞蹈症等几十个基因的克隆分离就应用了此种方法。

如 Duchenne 肥大肌营养不良（Duchenne muscular dystrophy，DMD）基因的克隆就是利用基因定位克隆完成的。这项工作主要分两个阶段：首先，根据患病女性 X 染色体与 21 号常染色体的易位，以及男患儿发生 Xp21.2 缺失病伴发其他 X 连锁隐性遗传病，再应用 RFLP 连锁分析将 DMD 基因定位于 Xp21；然后，Ray 和 Kunkel 等分别克隆得到了基因的两个不同片段，分别命名为 XJ 系列探针和 PERT87 探针，根据两片段的比较，证明 DMD 基因约为 2300kb，占 X 染色体的 1% 以上，该基因编码肌营养不良蛋白（dystrophin），影响横纹肌和心肌的结构和收缩功能。

表 9-1　应用人类基因组序列草图定位克隆的疾病基因

基因名称	遗传病	主要学者
BRCA2	乳腺癌易感性	Wooster
AIRE	自身免疫性多腺体综合征 I 型	Nagamine
PEX1	过氧化物酶体生物发生病	Reuber，Portsteffen
PDS	Pendred 综合征	Everett
XLP	X 连锁淋巴细胞增生病	Coffey
DFNA5	非综合征耳聋	Van Laer
ATP2A2	Darier 病	Sskuntabhai
SEDL	迟发型 X 连锁脊椎骺发育不良	Gedreira
WISP3	进行性假风湿样发育不良	Hurvitz
CCMI	大脑空洞畸形	Sahoo
COL11A2 / DFNA13	非综合征耳聋	McGuirt
LGMD2G	肢带肌营养不良 2G 型	Moreira
EVC	Ellis Van Creveld 综合征	Ruiz Perez
ACTN4	家族性病灶节段性肾小球硬化症	Kaplan
SCN1A	全身性癫痫伴发热发作 2 型	Escayg
AASS	家族性高赖氨酸血症	Sacksteder
NDRG1	遗传性运动和感觉神经病	Kalaydjieva-Lom
CNGB3	全色盲	Kohl，Sundin
MUL	Mulibrey 侏儒症	Avela
USH1C	Usher 综合征 1C 型	Kerpy，Bitner-Glindzicy
DFNA17	非综合征遗传性耳聋	Lalwani
PRKAR1A	Carney 复合征	Kirschner
SCA10	脊髓小脑性共济失调 10 型	Matsuura
OPA1	视神经萎缩	Delettre
XLCSNB	X 连锁先天性静止型夜盲	Purch
FGF23	低磷酸盐血症	常染色体显性低磷酸血症联体
GAN	巨轴索神经病	Bomont
AAAS	三 A 综合征	Tullio-Pelet
HSPG2	Sxhwartz-Jampel 综合征	Nicole

引自 International Human Genome Sequencing Consortium. Initial sequencing and analysis of the human genome. NATURE. 2001，409：860～921.

第二节　定位候选克隆

定位候选克隆（positional candidate cloning）是传统定位克隆（positional cloning）的改进和发展，其是用一种定位的和非定位的信息相结合来克隆基因，即根据基因的定位、表达、功能或同源性相结合鉴定候选基因的方法。定位候选克隆在克隆遗传疾病相关基因中的应用日益受到重视。人类基因组草图问世之后，所有人类致病基因已被定位在染色体的某个区域，这样可从染色体的某个区域的序列片段中筛选出致病基因并进行结构与功能分析。

定位候选克隆克服了经典定位克隆纯粹依靠连锁分析进行染色体定位的弊端，大大加快了克隆工作的进程。1994 年国际上开始构建并于 1996 年首次公布的基因组草图是一个以 cDNA 为基础的 STS（sequence-tagged site）标记的物理图和多态性微卫星标记的遗传图相结合的图谱。它一方面使染色体定位更加可靠、精确，同时为从候选区域内获得疾病相关的候选基因奠定了基础，使得目的基因的克隆更加简便快捷，为定位候选克隆方法的发展和应用注入了更大的活力。此后相继克隆出 16 个新的疾病相关基因，如从胰腺癌细胞中分离得到的抑癌基因 DPC4 等。1998 年 10 月 GenBank 公布了最新的"基因图谱 98"，它的信息量更大，且准确度和精确度都有大幅度的提高，包含有41 464个 STS 标记，代表了 30 181 条基因的定位信息。2001 年 2 月由国际基因组计划和 celera 公司共同公布的人类基因组草图是医学遗传学发展史上的重要里程碑。所完成的人类 24 条染色体基因组作图和 DNA 全长序列分析，已确定了一系列分布于全基因组 24 条染色体上的分子标记。根据这些分子标记的序列和定位信息，结合杂交或 PCR的方法可以快速检测染色体上与肿瘤或遗传性疾病相关的关键区域，进而从该区域克隆疾病相关基因。总之，随着人类基因组计划的完成，定位候选克隆已成为一种有效的克隆遗传疾病相关基因的方法。

定位候选克隆的基本过程为：首先完成疾病候选基因的染色体区域定位，然后进行疾病候选基因 cDNA 序列的筛选，最后完成基因 cDNA 全长序列的克隆及基因结构与功能分析和鉴定。定位候选克隆技术流程见图 9-6。

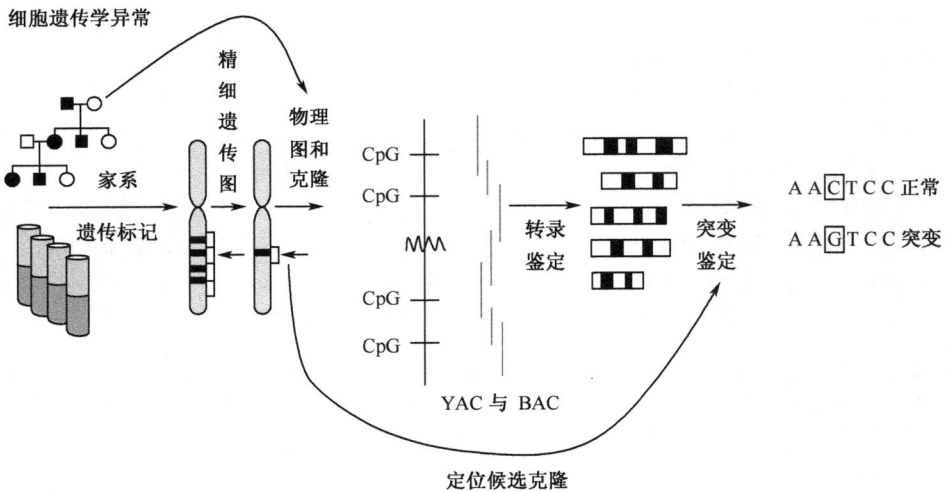

图 9-6　定位候选克隆示意图

一、疾病候选基因的染色体区域定位

定位候选克隆的染色体区域定位是通过筛选致病基因（包括肿瘤易感基因）的基因组杂合性丢失（loss of heterozygosity，LOH）的高发频率区，从而对致病基因进行候选定位。定位候选克隆的定位方法包括 PCR 法、FISH 技术、染色体显微切割和辐射图谱（radiation hybrid map）等。利用散布于各条染色体上的分子标记（包括 STS、微卫星标记等），用 PCR 检测多个肿瘤样本的染色体各区带的缺失情况，可精确到基因组分子标记指示的区域，进而完成基因的克隆工作。同时，随着 FISH 技术的不断发展及推广应用，染色体显微切割技术的成熟，可在显微镜下切割特定的染色体区带，制备染色体区带特异性探针，对正常和病变组织作 FISH 分析，确定疾病相关基因的染色体区带定位。近些年来，辐射图谱的建立使染色体精细定位成为可能。这些方法比原先连锁分析的检测速度更快、精确度更高。例如，L-C Tsui 用连锁分析花费了大约 10 年的时间才把囊性纤维变性基因定位在 7 号染色体，而现在可能只要一年或更短的时间就可完成。

二、致病基因候选 cDNA 的筛选

致病基因候选 cDNA 的筛选的基本策略是采用微卫星多态标记和运用连锁分析的方法将基因粗略定位后，在连锁的高峰值附近再应用单核苷酸多态性标记或其他分子标记进一步精细定位，然后在致病基因被介定于狭窄的 DNA 重叠克隆区域的基础上，对该区域中的基因位点进行测序，将变异位点的核苷酸序列与正常序列进行比较，可确定致病基因的位置。随着区域性基因图谱的构建和标记位点的增多，从相互重叠的克隆群中筛选候选 cDNA 和基因定位的步伐已大大加快。

基因组定位提供的信息包含一定的分子标记，可用 PCR 或杂交的方法直接从 YAC（yeast artificial chromosome）库、PAC（P1 artificial chromosome）库或 BAC（bacterial artificial chromosome）库中筛选相对应的克隆。YAC 库的嵌合性严重且操作难度较大，已逐步为 PAC 库和 BAC 库取代。PAC 系统是以噬菌体 P1 为基础的克隆系统，它可容纳 70～100kb 的插入片段，并可选择性地区分重组子和非重组子，且同时有两套复制机制。单拷贝复制子可用于稳定克隆增殖，而多拷贝复制子则可在 *Lac* 操纵子的控制下用于 DNA 的制备。BAC 系统是基于大肠杆菌中可大容量容纳基因且稳定性良好的 F 因子衍生而来的载体系统，可容纳超过 100kb 的插入片段，BAC 克隆的插入片段的平均长度为 120kb，最大可达到 240kb 左右。良好的稳定性和操作的简便性是 BAC 系统的主要优点。从这些克隆入手，采用适当 cDNA 文库筛选法、特征序列筛选法或表达筛选法可获得候选 cDNA。

cDNA 文库筛选法有直接筛选法和 cDNA 选择法（cDNA selection）。直接筛选法即用基因组 DNA 直接从 cDNA 文库中筛选位于该基因组片段内的 cDNA，如从覆盖有候选区域的 YAC、PAC、BAC 克隆中分离外源片段作为探针从文库中筛选候选基因；而 cDNA 选择法恰恰与直接筛选法相反，先把基因组 DNA 固定在膜上，再用总 cDNA 与之杂交，通过 PCR 从中回收可与基因组片段结合的 cDNA 片段。直接筛选法的优点在于避免了对候选区域大片段进行亚克隆操作，且在单一的筛选中可以获得多个转录子的信息。但缺点是大片段的纯化、标记较困难，而 PAC、BAC 克隆片段纯化相对方便。同时由于探针的复杂性，使杂交背景加深，假阳性增多，而且容易忽略短的外显子或低丰度 cDNA。cDNA 选择法的最大优越性在于 PCR 技术的应用，大大提高了筛选

的灵敏度，可以检测到一些稀有转录子。

特征序列筛选法是依据转录子内部及其两侧的序列特征直接从基因组 DNA 中分离 cDNA 片段，主要有 CpG 岛搜寻法、外显子捕获法（exon trapping）、交叉物种序列同源性比较法（cross-species sequence homology）、Alu PCR 法与直接序列分析法等。CpG 岛是一些富含 GC 的小区域，大部分转录子的附近（通常是在 5′ 上游区域）都含有非甲基化的 CpG 岛。利用一些识别 CpG 岛的稀有酶，如 Sac Ⅱ、BssHⅡ、Eag Ⅰ 等切割基因组 DNA，获得位于 CpG 岛附近的序列作为探针，从总 RNA 或 cDNA 文库中得到转录子。经研究发现，人染色体核型的 R 带 GC 含量高，复制早，与之结合的组蛋白乙酰化程度高。R 带上基因密度高，CpG 岛数目多，短基因间重复序列多，当肿瘤用 X 射线照射时，基因交换的频率高。而 G 带的 AT 含量高，复制早，与之结合的组蛋白乙酰化程度低。G 带上基因密度低，CpG 岛少，长的基因间重复序列多，基因交换频率低。外显子捕获法是基于对外显子两侧的功能性 5′ 和 3′ 剪接位点的识别，从基因组 DNA 中分离外显子片段。交叉物种序列同源性比较的依据是编码区序列在不同物种间的保守性要远高于非编码区，把候选区域的 DNA 分为多个亚克隆，分别与不同的物种的总 DNA 杂交，与不同物种 DNA 都有阳性信号的 DNA 克隆可能就是编码区基因。这种方法利用了物种间 DNA 水平上的序列同源性。Alu 序列是散布于人基因组中的短的重复序列，通过设计人特异的 Alu 序列作为引物，可直接快速用 PCR 方法从 YAC、BAC、PAC 克隆或人鼠杂合细胞中得到人源的特异序列。直接序列分析法则是在基因组序列信息中用 GRAIL 和 GeneScan 等软件分析推测编码基因的方法。

表达筛选法，也即 Northern 杂交分析法。用候选区域基因组 DNA 作为探针与总 RNA 杂交，切下阳性条带，逆转录为 cDNA 并克隆，即可获得位于此基因组片段中的转录子。

上述方法都各有其优缺点，必须根据原材料及要达到的目的，选择适当的一种或多种方法组合。

三、致病基因 cDNA 全长序列的克隆及基因结构与功能分析和鉴定

获得多个候选 cDNA 后，通过筛选 cDNA 文库或 RACE 等方法克隆基因 cDNA 全长序列。为确定其中的致病基因，需要逐个检测它们在患病家系中的变化情况，并分析其功能。功能分析往往是定位克隆中的一个难点，因为不同的疾病有不同的特征，也就需要用不同的功能检测系统进行分析。常用的如细胞水平基因的过表达或低表达甚至不表达后细胞形态和功能变化的研究，在肿瘤研究中检测细胞形态和接触抑制的变化、软琼脂生长能力的变化及裸鼠致瘤性分析等。更进一步的功能分析则包括动物个体水平的基因敲除实验研究等。

人类基因组计划中转录图谱工作的开展，有很多表达序列标签（expression sequence-tag，EST）已被精确定位于染色体的不同区带上，可以直接进行功能研究。随着研究的深入，越来越多的 EST 定位工作的完成，基因转录图谱的不断完善，可以不进行候选 cDNA 的筛选而直接进行功能鉴定和基因全长的克隆工作，这可能将是定位克隆中最快的方法。随着分析分离手段不断地提高，各种新思路新方法层出不穷，定位

克隆方法的周期也将不断缩小，使人类最终克隆各种遗传病相关基因成为可能（表9-2）。

表 9-2　人不同染色体的基因数/碱基对数（Mb）及遗传病基因的克隆方法

染色体号	基因数/碱基对数/Mb	基因名称	克隆方法	相关疾病
1	3000/240	*PS2*	定位克隆	阿尔茨海默病
2	2500/240	*HTRA2*	定位克隆	Parkinson disease
3	1900/200	*VHL*	定位克隆	von Hippel-Lindau 病
4	1600/190	*HD*	定位克隆	慢性进行性舞蹈病
5	1700/180	*SMN1*	定位克隆	脊髓性肌萎缩症
6	1900/170	*HLA*	定位候选克隆	自身免疫病
7	1800/150	*CFTR*	定位候选克隆	囊性纤维变性
8	1400/140	*c-myc*	定位克隆	Burkitt 淋巴瘤
9	1400/130	*TSC1*	定位克隆	结节性硬化症
10	1400/130	*IDDM17*	定位克隆	1 型糖尿病
11	2000/130	*βglobin*	功能克隆	镰状细胞贫血
12	1600/130	*PXR1*	定位克隆	泽尔韦格综合征
13	800/110	*Wilson*	定位克隆	Wilson 病
14	1200/100	*SERPINA1*	定位克隆	α1 抗胰蛋白酶缺乏症
15	1200/100	*FBN1*	定位候选克隆	马方综合征
16	1300/90	*PKD1*	定位克隆	成人多囊肾脏病
17	1600/80	*BRCA*	定位候选克隆	乳腺癌
18	600/70	*DPC*	定位候选克隆	胰腺癌
19	1700/60	*MYH14*	定位候选克隆	DFNA4 型耳聋
20	900/60	*ADA*	定位克隆	ADA 缺乏症
21	400/40	*SOD1*	定位候选克隆	肌萎缩性侧索硬化症
22	800/40	*NF-2*	定位克隆	神经纤维瘤病
X	1400/150	*POU3F4*	定位候选克隆	内耳畸形
Y	200/50	*USP9Y*	定位克隆	无精症

（张文成）

主要参考文献

陈竺.1999.医学遗传学.北京：北京医科大学中国协和医科大学联合出版社

杜传书，刘祖洞.1992.医学遗传学.第二版.北京：人民卫生出版社

贺林.2000.解码生命.北京：科学出版社

李璞.2001.医学遗传学.北京：人民卫生出版社

孙树汉.2001.基因工程原理与方法.北京：人民军医出版社

左伋，张克雄.1998.医学遗传学.第二版.上海：上海医科大学出版社

Brown T A.1999. Genomes. UK；John Wiley & Sons.

Jorde L B，John C C，Raymond L W.1996. Medical genetics. St. Louis：Mosby

第十章　连锁、关联分析在遗传病研究中的应用

鉴定遗传病易感基因是人类遗传学研究的核心任务。单基因遗传病的易感基因的定位和克隆已成为常规性的操作，而复杂性疾病由于常受多个基因调控，且同时受环境因素的影响，具有高度遗传异质性和基因微效性的特点，使得复杂性疾病的致病基因的克隆的研究方法和策略上比单基因遗传病复杂很多。连锁分析和关联分析作为两种主要的寻找疾病易感基因的方法，是进行遗传流行病学研究所必须掌握的手段。本章将就这两种方法的基本方法和原理做一介绍。

第一节　连　锁　分　析

连锁分析（linkage analysis）是遗传病研究中常用的基因定位方法。该方法通过分析在染色体上位置已知的遗传标记和某种性状或者疾病的致病基因的连锁关系，从而将致病基因在染色体上定位。

一、基　本　概　念

连锁是指在染色体上线性排列的基因在遗传过程中存在的一种共分离现象，且不同基因在染色体上的距离越近，共分离的趋势越大。连锁分析就是通过寻找和位置已知的遗传标记共分离的证据来确定致病基因在染色体上的大致位置。遗传标记和致病基因的连锁关系可以用统计方法进行度量。

连锁分析的关键概念是重组（recombination）。在染色体上，假设一个 DNA 标记与某疾病位点非常靠近，即相互连锁，如果这两个位置之间发生交换，就导致这两个连锁基因的重组（recombination）。重组率是指发生交换的概率，也即子代中产生的重组型配子的比例，一般用 θ 表示。如果遗传标记即是导致疾病的突变位点，则 $\theta=0$，如果标记位点与疾病位点分别在两个染色体上，则 $\theta=0.5$，即 θ 的取值为 $0\sim0.5$。在染色体上非常近的范围内如几个厘摩，θ 与物理距离近似为直线相关，$\theta=0.01=1\mathrm{cM}$ 约为 100 万 bp。其中厘摩（cM）为遗传距离概念，1 厘摩的距离相当于每代每个配子所期望观察到的交换次数为 1%。连锁分析需观察标记位点在家系中的遗传规律，以及所要研究的表型在家系中的遗传规律，如果标记与疾病位点非常接近，我们应该观察到标记位点的某等位基因与疾病性状的共分离现象；反之，如标记位点与疾病位点不连锁，我们应该可能观察到标记位点等位基因与疾病性状的随机组合。

基于家系的研究设计是连锁分析的核心。以 LOD 值法为例，其基本过程如下：首先，针对某一性状或疾病收集一定数量的家系资料；随后，运用简单分离分析或者复合分离分析方法确定其可能的遗传方式；继而通过文献检索确定决定这一性状或疾病的基因座可能处于的染色体区域，选取这一染色体区域的遗传标记，以确定家系成员在遗传

标记上的基因型；最后，通过连锁分析估计这一性状或疾病与遗传标记在子代中重组的发生率，计算 LOD 值，确定重组分数及相应的遗传距离并进行假设检验，判断易感基因是否与遗传标记连锁。

二、连锁分析方法和应用实例

连锁分析的方法分为参数连锁分析和非参数连锁分析两大类。

（一）参数连锁分析

参数连锁分析（parametric linkage-analysis）方法适用于以孟德尔传递方式遗传的单基因疾病的分析，主要用于已知遗传方式、基因频率和外显率的单基因遗传性状的基因定位。其目的就是要研究一个或多个遗传标记与研究性状或疾病之间是否连锁以及在连锁状态下重组分数的大小。参数连锁分析包括直接计数法、LOD 值法等，其中 LOD 值法被公认为一种具有效力的检验方法，且最为常用。我们将着重介绍这一方法。

1. LOD 值法

LOD 值的统计学分析基本过程如下：在已知遗传方式的基础上，根据家系资料确定估计重组分数的所必需的参数如重组体（r）和非重组体（s）；根据 r 和 s，采用最大似然法确定重组分数的估计值并计算 LOD 值，以判断易感基因是否与遗传标记连锁。

（1）两点连锁方法

在根据家系资料确定 r 和 s 的情况下，重组分数 θ 的似然函数符合二项分布

$$L(\theta) = \binom{n}{r}\theta^r(1-\theta)^{n-r}$$

求这个函数的最大值就可以得到我们熟知的估计值。

$$\ln L(\theta) = r\ln(\theta) + (n-r)\ln(1-\theta)$$

$$U(\theta) = \frac{\partial \ln L(\theta)}{\partial \theta} = \frac{r}{\theta} - \frac{n-r}{1-\theta}$$

令 $U(\theta)=0$ 来求出 θ 的估计值

$$\hat{\theta} = r/n, \mathrm{var}(\hat{\theta}) = rs/n^3$$

使用基于似然率（LR）的显著性检验进行假设检验：

在无效假设 H_0：$\theta=1/2$ 下，该检验符合自由度为 1，单尾的卡方分布。

$$\mathrm{lod}(\theta) = \log_{10}[L(\hat{\theta})/L(0.5)]$$
$$= r\log(r) + s\log(s) - n\log(n/2) \sim G^2/4.6$$

对计算结果进行分析时，正的 LOD 值常支持连锁的存在，而负的 LOD 值则表明连锁的似然性较少。通常，LOD 值≥3，也即是表明大于 1000：1 的机会，可认为两个基因是确定连锁的；若 LOD 值≥2 时，可能连锁；−2＜LOD 值＜2 时，尚不能判别是否连锁，需要更多的家系资料；LOD 值＜−2 时，为不连锁。在实际应用中，囿于计算的限制，我们无法用所有的参数来估计最大似然值，则需采用非参数连锁分析估计基因

位置。

下面通过一个例子说明如何进行 LOD 法非参数连锁分析（图 10-1）。

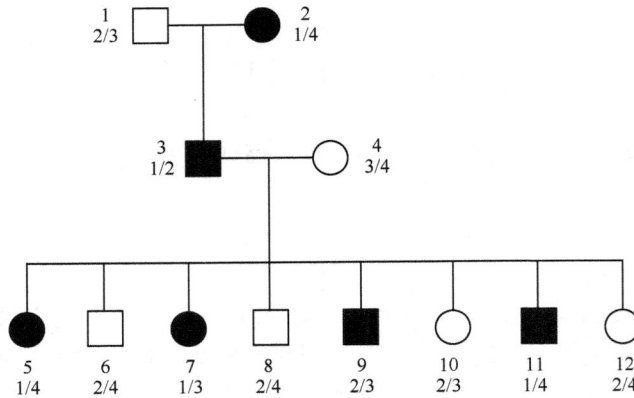

图 10-1　某家系图（三代患者包括 12 名家系成员和 6 名患者）（引自陈竺，2005）

由家系图可知，此疾病符合常染色体显性遗传模式，标记位点 1 与疾病位点是否连锁的问题可通过 LOD 值法回答。在这里，无效假设 H_0 是：标记位点 1 与疾病位点不连锁，即 $\theta=1/2$；备择假设 H_1 是：标记位点 1 与疾病位点连锁，即 $\theta<1/2$。首先，我们需要根据家系数据确定 r 和 s 的值。第二代的患病个体 3 遗传了其患病母亲的等位基因 1，且个体 3 同时获得了该疾病及标记位点上的等位基因 1。假设标记位点的等位基因 1 与疾病连锁，则在本家系的第三代的 8 个后代中，有 1 人（个体 9）为重组体，7 人为非重组体，即是 r 为 1，而 s 为 7。

获得参数 r 和 s 后，我们用最大似然法对 θ 进行估计，得到 θ 的估计值为 0.125，也即是 $\theta=0.125$ 时，8 个后代中获得 1 个重组体的概率最大。

那么，$\theta=0.125$ 与无连锁的 $\theta=1/2$ 有没有统计学差别呢？根据公式

$$\mathrm{lod}(\theta)=\log_{10}\big[L(\hat{\theta})/L(0.5)\big]$$

计算 LOD 值，得到 LOD=1.099。LOD 值大于 3 被公认为肯定的连锁，-2 为肯定的不连锁，所以此例中该家系数据不能提供足够的连锁证据。

（2）多点连锁方法

同时使用两个甚至更多个标记位点的多点连锁方法会有更大的检验连锁的效能。这种分析首先需要识别疾病位点两侧的侧翼标记。多点连锁分析的方法计算量很大，目前只适用于在家系大小无限制的简单家系中检验数目较少的遗传标记，或者在适当大小的简单家系中检验数目较多的遗传标记。

（3）全基因组扫描

随着基因芯片技术的日渐成熟和芯片成本的大大降低，作为基因定位的策略之一，全基因组扫描在疾病基因定位中越来越常用。

全基因组扫描分析分为两个阶段。第一阶段，选择一定量样本的复杂性疾病家系或同胞对进行全基因组扫描及微卫星标记与多基因疾病的连锁分析，有可能将易感基因定位于某染色体区域内，分辨率可达 10cM。第二阶段，在该区域内进一步利用多态性标

记包括微卫星和 SNP 进行精细定位，将可能使易感基因定位缩小到 1cM 以内。接下来，可利用已公布的人类基因组 DNA 序列和基因定位资料了解位于这一狭窄区域内 50～100 个基因的相关信息，并进行有针对性的候选基因研究，或直接进行大规模 DNA 测序，分离并克隆疾病的易感基因。

在现今的技术条件下，全基因扫描还存在工作量大、花费相对比较昂贵等问题，因此，也有利用部分基因组扫描的方法，以求用较少的经费达到较好的研究结果。

（二）非参数连锁分析

非参数连锁分析（non-parametric linkage analysis）在分析前不需要确定疾病或性状的遗传模式，如基因型频率、外显率等。因此，与参数连锁分析相比，非参数连锁分析在进行复杂性疾病的连锁分析时具有一定的优势，也越来越多地被应用在对复杂性疾病易感基因的定位研究中。非参数连锁分析可按分析的对象可分为受累同胞对、受累亲属对、寻找差异大的同胞对等的分析方法，常用的连锁分析软件有 LINKAGE、SAGE、GENEHUNTER、VITESSE 等。

1. 受累同胞对方法

受累同胞对（affected sib pair）方法是一种常用的非参数连锁分析方法。同胞对是最简单的家庭单位，而且容易确定，在对复杂性疾病的研究中被广泛运用。受累同胞对方法分别被推广到受累亲属对和受累亲属集，发展出受累家系成员（affected pedigree member，APM）方法。

（1）IBD 和 IBS 的概念

在非参数连锁分析中，任何位点上的等位基因的相似性可以根据 IBS（identical-by-state，IBS）或者 IBD（identical-by-descent，IBD）来确定。血缘一致性（identical-by-descent，IBD）是指两个同胞间具有相同的等位基因，且来源于共同的祖先；而状态一致性（identical-by-state，IBS）是指两个同胞间具有相同的等位基因，但不必来自共同的祖先。因此，IBS 对于等位基因的要求比 IBD 松。

在受累同胞对分析中，选用 IBD 还是 IBS 进行分析取决于样本资料的类型。原则上如果具备双亲样本材料，可据此判定受累同胞的相同等位基因片段是否同源，即进行 IBD 分析；若无双亲资料，则只能通过同胞间等位基因比较来推测其是否共有，即进行 IBS 分析。若双亲均为纯合子以致判断困难者，可经统计处理用最大似然实验估测出最可能的传递情况。

（2）共享 IBD 和 IBS 概率的确定

在无效假设 H_0：$\theta = 1/2$，也即任何两位亲属都共享 1 个或 2 个等位基因的条件下，IBD 的概率确定相对简单，具体数值仅取决于亲属关系的类型（表 10-1）。例如，双亲之一与后代之间共享一个 IBD 的等位基因，这是因为这位父（母）亲把一个等位基因传递给了后代而后代另外的等位基因来自双亲的另外一方，即使两个等位基因是相同的（IBS）。单卵双胞胎共享两个 IBD 的等位基因。同胞可能共享 0 个、1 个或者 2 个的 IBD 等位基因，概率分别是 1/4、1/2 和 1/4（表 10-1）。

表 10-1　　不同关系类型共享 IBD 的等位基因的概率（引自胡永华，2008）

亲属对类型	共享 IBD 等位基因的概率		
	π_0	π_1	π_2
单卵双生子	0	0	1
亲同胞	1/4	1/2	1/4
父母-子女	0	1	0
第一代堂（表）兄妹	3/4	1/4	0
双重亲表兄妹	13/16	1/8	1/16
祖父母-孙子，半同胞，叔侄	1/2	1/2	0

无效假设下共享 IBS 等位基因的概率的计算要复杂得多。它们的数值依赖于人群中等位基因的频率。假设只有两个等位基因 a 和 b，基因频率 $P=(P_a,P_b)$。那么如果 $P_a>P_b$，一对同胞更可能共享 1 个或者 2 个 a 等位基因而不是 b 等位基因。在父母基因型未知的情况下，共享 IBS 等位基因数目的概率分布的计算需考虑所共享的等位基因是什么，并需要将父母所有可能的基因型组合加起来进行计算。

用 M_p 表示父母的标记基因型，M_0 表示后代的标记基因型，则

$$Pr(\text{IBS}=n)=\sum_{M_p}Pr(M_p\mid p)Pr(\text{IBS}=n\mid M_p)$$
$$=\sum_{M_p}Pr(M_p\mid p)\sum_{M_p}Pr(M_0\mid M_p)I(\text{IBS}=n\mid M_0)$$

表 10-2 对计算进行了说明。共享的 IBS 的等位基因数目的总数可由所有可能的每一个共享等位基因的数目的概率相加而得到。因此，当 $P_a=0.25$，共享一个 IBS 的等位基因的概率是 $0.059+0.246=0.305$，共享两个 IBS 的等位基因的概率是 $0.024+0.431+0.223=0.678$。共享 IBS 的 a 等位基因的概率计算如下。

$$\frac{1}{2}(2P_a^3P_b)+\frac{1}{2}(2P_a^3P_b)+\frac{1}{4}(4P_a^2P_b^2)=0.0234+0.035=0.059$$

表 10-2　　共享的 IBS 的等位基因的概率计算（引自胡永华，2008）

父亲基因型	母亲基因型	联合概率	共享 IBS 等位基因的概率					
			—	a	aa	b	bb	ab
aa	aa	P_a^4	0	0	1	0	0	0
aa	ab	$2P_a^3P_b$	0	1/2	1/4	0	0	1/4
aa	bb	$P_a^2P_b^2$	0	0	0	0	0	1
ab	aa	$2P_a^3P_b$	0	1/2	1/4	0	0	1/4
ab	ab	$4P_a^2P_b^2$	1/8	1/4	1/16	1/4	1/16	1/4
ab	bb	$2P_aP_b^3$	0	0	0	1/2	1/4	1/4
bb	aa	$P_a^2P_b^2$	0	0	0	0	0	1
bb	ab	$2P_aP_b^3$	0	0	0	1/2	1/4	1/4
bb	bb	P_b^4	0	0	0	0	1	0
总计	$P_a=0.50$		0.031	0.188	0.141	0.188	0.141	0.313
	$P_a=0.25$		0.018	0.059	0.024	0.246	0.431	0.223

父亲基因型	母亲基因型	联合概率	共享 IBS 等位基因的概率					
			—	a	aa	b	bb	ab
	$P_a = 0.10$	0.004	0.010	0.003	0.154	0.731	0.098
	$P_a = 0.01$	0.000	0.000	0.000	0.020	0.970	0.010
共享 IBS 等位基因数目的总计			0	1	2			
	$P_a = 0.50$	0.031	0.375	0.594			
	$P_a = 0.25$	0.018	0.305	0.678			
	$P_a = 0.10$	0.004	0.164	0.832			
	$P_a = 0.01$	0.000	0.020	0.980			

（3）受累同胞对方法

同胞对方法的检验假设是受累的同胞对比随机同胞对更有可能有共同的 IBD 标记等位基因。如上文指出，随机的同胞对有两个共同的 IBD 等位基因的期望概率 $\prod_2 = 1/4$，有一个共同的 IBD 等位基因的期望概率 $\prod_1 = 1/2$，没有共同的 IBD 等位基因的期望概率 $\prod_0 = 1/4$。假如研究的标记与任何疾病位点都没有关系，那么在不考虑疾病状态的情况下应该符合期望分布。但如果两个同胞都患某种疾病而该疾病又与某个特定的标记有关，那么共享 IBD 基因的概率就会比随机情况大。表 10-3 列出了受累同胞对数目按共享 IBD 状态的观察和期望分布。有三种不同的检验方法可供选择。

表 10-3　按共享 IBD 状态的受累同胞对分布（引自胡永华，2008）

	共享 IBD 等位基因的概率			
	0	1	2	总数
观察值	A	B	C	N
期望值	$N/4$	$N/2$	$N/4$	N

方法一：对观察分布和期望分布的差别进行显著性检验可使用一个自由度为 2 的卡方检验。

$$\chi^2 = [4(A - N/4)^2 + 2(B - N/2)^2 + 4(CN/4)^2]/N \sim \chi_2^2$$

方法二：也可采用自由度为 1 的卡方检验，该检验使用双尾检验，检验比例趋势，检验效能更高。

$$\chi^2 = (A - C)^2/(A + C) \sim \chi_{1,a}^2$$

方法三：可采用连锁分析中的均数检验，来比较共享 IBD 等位基因平均比例。共享 IBD 等位基因的平均比例 $\bar{\pi} = \pi_1/2 + \pi_2$，其估计值 $\hat{\bar{\pi}} = (B + 2C)/2N$，无效假设的均数值是 1/2，经验标准差 $SE(\hat{\bar{\pi}}) = \sqrt{(AB + 4AC + BC)/4N^3}$。此法用自由度为 $N-1$ 的 t 分布来进行假设检验，在效能上稍优于卡方检验。

下面用表 10-4 的资料对比说明三种不同的检验方法。

表 10-4　受累同胞对检验的例子

	共享 IBD 等位基因的概率			
	0	1	2	总数
观察值	20	45	35	100
期望值	25	50	25	100

在这个例子中，若采用方法一，则检验统计量为：

$$\frac{(20-25)^2}{25}+\frac{(45-50)^2}{50}+\frac{(35-25)^2}{25}=5.50-\chi_2^2, P>0.05$$

若采用方法 2，则检验统计量为：

$$(35-20)^2/(35+20)=4.09\sim 卡方，P=0.022（单尾）$$

若进行均数 t 检验，则 $t=2.065$，$P=0.018$。

由以上结果可知，后两种检验方法在检验附加的或罕见的主基因连锁的时候要比第一种检验的效能高。使用均数检验的优点在于其不需要知道疾病的模型。不管疾病的模型是什么，它都有正确的检验尺寸，是可用于任何疾病模型的弱连锁分析中效能最高的检验。

2. 受累家系成员方法

从原理上说，受累同胞对方法可以推广到任何形式的亲属对，即受累家系成员方法。在实际操作中，确定远亲的 IBD 关系比确定同胞对的 IBD 关系要困难得多，因此更普遍的做法是使用 IBS 的办法，即只考虑家系成员的遗传标记或等位基因的相似性，而不考虑其是否来自于共同的祖先。

APM 取材容易，可以解决 ASP 分析时家系资料不足的问题。但要注意的是，APM 分析遗传标记和易感基因之间的有效性要比 ASP 低。目前，APM 较多用于同胞对收集比较困难的晚发性多基因遗传病的遗传分析。

三、连锁分析研究需要注意的问题

（一）质量性状与数量性状

近来越来越需要研究如胆固醇水平、IgE 水平等的数量性状。目前对于这类性状的资料，常根据某个准则归类成传统的质量性状后再进行分析。然而，对于复杂性状，我们往往很难判断这种定性划分的准则同疾病基因的遗传有何关系，所以用多个原始变量的数据来定位易感基因可能更为理想。但是，如把它们拆成单一的变量逐个分析显然会损失检验的功效，对于结果的解释也很困难，而且不易同定性分析的结果对比。

（二）多性状分析

在基因定位研究中常遇到由多个观察变量所确定的性状，如高血压的症状常是根据收缩压和舒张压的数值来判断的。一些研究者利用方差组成模型联合质量和数量性状进行多点连锁分析。通过模拟研究和酗酒遗传学研究，他们发现同时考虑相关数量表型能够显著加强分类疾病性状连锁证据。

连锁分析被认为是用于那些有着很高外显率、符合经典孟德尔单基因性状遗传规律的相关罕见基因定位的最有效的方法。对于复杂性状而言，由于往往涉及多形性、不完全外显、多基因影响、环境因素共同作用及复杂交互作用等问题，连锁分析的统计效能受到限制。这时候就需要用到复杂性疾病基因定位中更为有效的连锁不平衡定位和候选基因关联分析方法了。

第二节　关 联 分 析

候选基因关联研究与连锁分析是遗传流行病学研究中常用的两种识别疾病基因的方法。两者既有区别又有联系：关联研究主要是检测一个群体中疾病和等位基因是否存在相关；连锁分析主要是检测一个家系中等位基因与疾病的传递是否相关，可以在不同的家系中得到不同的连锁证据的结论。前者侧重群体的基因频率，后者侧重基因的遗传特性。在某种程度上，关联研究实际上是连锁分析的一个专例，只不过是把所有人群当作是一个大的家庭进行连锁分析的，而且还具有识别"微效基因'的效能。因此，候选基因关联研究是疾病易感基因定位连锁分析的有益补充，可以在连锁分析定位了易感基因的染色体区域后，进一步采用关联研究对疾病易感区域进行精细定位。

候选基因关联研究需有前期研究的支持。其基本过程是：基于连锁分析的结果或者基因表达产物的功能信息等，选定一个或几个候选基因，通过直接测序或等位基因特异性扩增等实验方法，通过对比在病例和对照中候选基因的序列差异，来确定这些候选基因与患病状态或数量性状间是否存在关联。目前，随着人类基因组计划的完成和统计分析方法的进展，候选基因关联研究方法也在不断丰富和发展，而且应用也越来越广泛。

一、基 本 概 念

（一）易感基因与候选基因

易感基因（susceptibility gene）：有遗传易感性的个体是否发病取决于遗传因素和环境因素的相互作用，参与机体发病的基因称为易感基因。易感基因的概念是一个相对概念，即拥有这种基因的个体要比普通人容易患病。

候选基因（candidate gene）：指因可能与疾病发生有关而加以研究的基因称为候选基因。严格来讲，候选基因应属于方法学的范畴，需借助一定的疗法进行筛选，最终确定与疾病有关的易感基因。候选基因的确定首先必须建立在对疾病的生理生化有充分认识的基础上。候选基因关联研究是直接研究与疾病假说有关的候选基因与疾病的关系，主要分析这些候选基因在正常群体和患病群体之间的等位基因和基因型频率的差异。

（二）关　　联

关联（association）是指两个或多个事件或者变量间的统计学相关性。关联既可以是偶然的，也可以是有原因的，但是统计学上的关联不一定是生物学或医学上的因果联系。在遗传学中的关联分析的研究目的是希望在较大人群中检测到与疾病易感性相关联的等位基因。

（三）连锁不平衡

连锁不平衡（linkage disequilibrium，LD）是指某一特定的等位基因与同一染色体上另一基因座位上的某等位基因同时出现的概率大于人群中随机分布而使两位点同时出现的概率超出了两位点独立分离时的期望值。LD实际上是生物群体在自然选择过程中的一种现象。若特定标记等位基因与疾病易感基因相距很近，即使经过多代仍共同传递（LD），人群中受累的无血缘关系个体仍可能享有共同的等位基因。最早的LD可以由符号D来衡量，代表两位点单体型频率和等位基因随机分离期望频率之差。

假设A和B为相邻的两个位点，等位基因分别为A、a和B、b，P_A为等位基因A的频率，P_B为等位基因B的频率；包含等位基因A和B的单体型频率（观察值）为P_{AB}；若等位基因独立分离，则期望单体型频率是两个等位基因频率的乘积即$P_A \times P_B$。所以有：

$$D = P_{AB} - P_A \times P_B$$

当染色体某点发生突变时，如果该点附近有一个携带特定等位基因的位点，则可能就会出现LD。重组事件可以逐渐削减LD，再发突变也可以削弱相邻位点等位基因的LD。不过对于SNP来讲，再发突变较为少见，并且也没有证据表明突变有助于减弱SNPs之间的LD。但LD可随着时间（t）和标记位点间重组距离或重组率（r）的增加而减弱，可用以下公式表示：

$$D_t = (1-r)^t D_0$$

式中，D_0为不平衡的初始强度；D_t为t代后的不平衡强度。

如果群体中大多数受累个体共享有相同的突变等位基因，则可通过检测疾病位点和附近标记位点的不平衡，定位疾病位点所在的区域，并且由于连锁不平衡很少发生于和易感基因相距超过1cM的标记位点，因而可以显著地缩小候选区域。群体混居、选择、遗传漂移等引起的非连锁位点间等位基因关联可在一定时期内迅速减弱以致消失，这种关联是一种短暂现象。然而，连锁不平衡的衰减却相对缓慢，主要取决于重组距离和经过的时间。正因为如此，连锁不平衡才可以成为疾病易感基因研究的有用工具。

将LD应用到大规模的关联研究中，可定位复杂的疾病基因，而且在定位常见疾病易感基因时，LD能进行敏捷的基因组关联研究。在关联分析中，主要关注基于LD的间接关联分析，其基本原理为：如果某致病基因座与遗传标记（多态性的等位基因）存在强的LD，那么就可以通过比较遗传标记在患者与正常个体间的差异，最终得到该致病基因座在疾病发生中的相对危险度。

二、关联分析方法和应用实例

在关联分析中,研究者可用基于无血缘关系的个体进行标准的队列或病例对照研究设计来检验疾病与候选基因或与致病基因 LD 的标记之间的关联关系。其中,采用无血缘关系(不相关)的个体进行队列研究时,需要募集数千(万)名研究对象建立队列,采集数千(万)份生物学样本并保存几十年,还要观察和记录患者的疾病转归与预后结局,这将是个巨大的工程,实际工作中几乎是无法实施的。因此,采用队列研究设计进行候选基因的关联研究非常有限,常见于已经存在曾经用于其他研究目的而建立的大样本队列人群(及其相应生物学标本库)时。因此,病例对照研究是最常用的关联研究设计类型之一,其主要是通过在具有可比性的病例组和对照组中,比较候选位点等位基因(基因型)频率的差异,来判断候选基因与疾病间是否存在关联。除此之外,该方法也可以用于分析多个易感基因间的联合效应来判断是否存在复杂的交互作用。通常根据选择对照的方式,可以将遗传流行病学研究中的病例对照研究设计分为以下一般人群对照、家庭成员对照等。

病例对照研究设计面临的主要的挑战就是如何获取与病例相匹配的对照样本。为了确保可以获得合理的关联结论,就必须要求:所选择的对照应该具有人群代表性,应与病例来自相同的人群,对照的选择应和病例的选择同期进行等。除此之外,还可以和病例进行种族、地区、年龄和性别等因素的匹配。总之,采用人群对照的策略进行遗传流行病学研究时一定要审慎选择对照,否则就会由于人群分层而产生一些偏倚,甚至会得到一些虚假的关联结论。

(一) 一般人群对照

最常用的对照是从病例的源人群中随机抽样得到的,并要求按照混杂因子与病例进行匹配。数据的分析与非匹配的病例对照研究的标准的流行病学分析方法相同,可采用比值比、单因素卡方检验以及多元 Logistic 回归等方法对数据进行分析。

(二) 家庭成员对照

利用家庭成员作为对照是按祖先起源匹配的最好办法,以遗传背景一致的家庭成员作为对照,可以很好地解决人群分层问题。根据家庭成员的不同,如父母亲对照或者同胞对照,有不同的分析和设计方法。

1. 父母亲对照

该设计方法由 Rubinstein 等于 1981 年提出,以患者的双亲为对照,检验与疾病发病有关的遗传标志或者与其相邻位点存在连锁不平衡的等位基因的关系,并可评价环境暴露与基因之间的交互作用。按照具体情况,又有多种不同的分析方法,我们将以下面的例子对这几种设计和分析方法分别加以介绍。

例：根据 218 对病例及其父母的基因型资料，分析 TISCS7 等位基因多态性与人类神经管缺陷的关联（表 10-5）。

表 10-5　神经管缺陷患者 TISCS7 基因型频数分布（引自胡永华，2008）

父亲	母亲	神经管缺陷患者基因型			合计
		1/1	1/2	1/3	
1/1	1/1	70	—	—	70
1/2	1/1	24	30	—	54
1/1	1/2	19	28	—	47
1/2	1/2	7	10	7	24
2/2	1/1	—	8		8
1/1	2/2	—	9		9
1/2	2/2	—	2	2	4
2/2	1/2	—	1	1	2
2/2	2/2	—	—	0	0
合计		120	88	10	218

注：1/1＝TISCS7－1/TISCS7－1；1/2＝TISCS7－1/TISCS7－2；2/2＝TISCS7－2/TISCS7－2

（1）单体型相对风险（haplotype relative risk，HRR）

此方法从有一个受累子女的核心家系中抽样，以双亲未传递给子女的基因型作为一种虚拟对照，比较患者本身的等位基因分布和虚拟对照的等位基因的分布，从而估计遗传标记与疾病之间相对风险的一种方法。HRR 分析数据结构如表 10-6 所示。

表 10-6　HRR 分析数据结构

病例基因型	拟对照基因型		合　计
	$M_1 M_1$，$M_1 M_2$	$M_2 M_2$	
$M_1 M_1$，$M_1 M_2$	a	b	n_1
$M_2 M_2$	c	d	n_2
合计	n_3	n_4	n

在核心家系中，以 P_1 表示受累子女至少携带一个易感等位基因 M_1 的概率，P_2 表示拟对照中至少携带一个易感等位基因 M_2 的概率，则有

$$\text{HRR} = \frac{P_1}{1-P_1} \times \frac{1-P_2}{P_2} \approx \frac{n_1 \times n_4}{n_2 \times n_3}$$

以这种方法对表 10-5 的例子进行数据整理和计算分析，如表 10-7 所示，所得到的 HRR＝98×135/（120×83）；x^2＝1.4618；P＝0.2266；95%CI：0.89～1.98。此结果说明 TISCS7 等位基因多态性与人类神经管缺陷并不相关。

表 10-7　HRR 法分析 TISCS7 等位基因多态性与人类神经管缺陷的关联

病例基因型	拟对照基因型		合计
	2/2，1/2	1/1	
2/2，1/2	33	65	98
1/1	50	70	120
合计	83	135	218

该设计的优点是对照的基因型和患者的基因型来源于同种族人群，从而降低了病例和对照间有遗传背景差别的可能性，有效地控制了人群分层问题。该设计中 HRR 实际上是受累子女和对照中某一特定遗传标记的优势比。但是，对于任何一种遗传模式，当重组率为零时，研究单体型相对风险的方法与传统的病例对照研究是等效的；当重组率不等于零时，受累子女与虚拟对照的遗传标记之间就不相互独立，HRR 检验就会产生偏倚。但有研究表明，HRR 分析的结果始终都要小于传统病例对照研究的 RR，因此，HRR 的研究方法不会高估遗传标记与等位基因之间的关联。

（2）基因型相对风险（genotype relative risk，GRR）

GRR 分析数据结构如表 10-8 所示。前提是假设一个疾病易感位点有两个等位基因，分别为 M 和 N 表示，其中 M 代表易感等位基因，N 表示正常等位基因。若以 P 表示人群中 M 的频率，q 表示人群中 N 的频率，D 表示疾病，n 为病例数，x_{ij} 表示在双亲婚配类型为 i 的病例数中具有 j 个变异等位基因。$f_2 = P(D/MM)$，$f_1 = P(D/MN)$，$f_0 = P(D/NN)$ 分别表示候选基因位点为不同基因型时的患病概率，用 $\Psi_1 = f_1/f_0$，$\Psi_2 = f_2/f_0$ 分别表示杂合子 MN 和纯合子 MM 相对纯合子 NN 增加的疾病概率，即基因型相对风险。可用极大似然法在符合和不符合 Hardy-Welnberg 平衡时分别估计基因型相对风险 Ψ_1 和 Ψ_2。

表 10-8　GRR 分析数据结构

双亲婚配型	1	2		3	4			5	6
	MM×MM	MM×MN		MM×NN	MN×MN			MN×NN	NN×NN
患者基因型	MM	MN	MN	MN	MM	MN	NN	NN	NN
患者例数	X12	X22	X21	X31	X42	X41	X40	X50	X60

符合 Hardy-Weinberg 平衡定理时对数似然函数为：

$$\log L = \varepsilon + a\log(p) + b\log(1-p) + c\log(\psi_2) + d\log(\psi_1)$$
$$- n\log[\psi_2 p^2 + \psi_1 2p(1-p) + (1-p)^2]$$

$$a = 4x_{12} + 3x_{22} + 3x_{21} + 2x_{31} + 2x_{42} + 2x_{41} + 2x_{40} + x_{51} + x_{50}$$

$$b = x_{22} + x_{21} + 2x_{31} + 2x_{42} + 2x_{41} + 2x_{40} + 3x_{51} + 3x_{50} + x_{60}$$

$$c = x_{12} + x_{22} + x_{42}$$

$$d = x_{21} + x_{31} + x_{41} + x_{51}$$

以这种方法对表 10-5 的例子进行数据整理和计算分析，如表 10-9 所示，所得到的 $\Psi_1 = 1.26$，$\Psi_2 = 0.98$，$\chi^2 = 3.1809$，$P = 0.2038$。此结果依然说明 TISCS7 等位基因多态性与人类神经管缺陷并不相关。

表 10-9　GRR 法分析 TISCS7 等位基因多态性与人类神经管缺陷的关联

双亲婚配型	1	2		3	4			5	6
	2/2×2/2	2/2×2/1		2/2×1/1	2/1×2/1			2/1×1/1	1/1×1/1
患者基因型	2/2	2/2	2/1	2/1	2/2	2/1	1/1	1/1	1/2	1/1
患者例数	0	3	3	17	7	10	7	58	43	70

（3）传递/不平衡检验（transmission/disequilibrium test，TDT）

TDT 方法评价杂合子双亲在传递变异等基因给患病的子女时，其传递率是否偏离符合孟德尔遗传规律且没有连锁时的期望传递率。此方法由 Spielman 提出。此方法还可以通过比较杂合子双亲传递变异等位基因给暴露和未暴露子女的传递率的不同来检测交互作用。

TDT 分析数据结构如表 10-10 所示，b 代表双亲传递 M_1 的例数，c 代表双亲传递 M_2 的例数，根据 McNemar χ^2 统计量：

$$\chi^2 = (b-c)^2/(b+c)$$

当（$b+c$）较多时，统计量服从自由度为 1 的 χ^2 分布；当样本含量较小时，可根据样本含量和概率 0.05 基于二项分布来计算精确概率。

表 10-10　TDT 分析数据结构

传递的等位基因	未传递的等位基因		合　计
	M_1	M_2	
M_1	a	b	W
M_2	c	d	X
合计	Y	Z	N

以 TDT 方法对表 10-5 的例子进行数据整理和计算分析，如表 10-11 所示，得到：$\chi^2 = (85-70)^2/(85+70) = 1.4516$，$P = 0.2283$；OR = 1.21，95% CI：0.80～2.00。此结果依然说明 TISCS7 等位基因多态性与人类神经管缺陷无显著关联。

表 10-11　TDT 分析 TISCS7 等位基因多态性与人类神经管缺陷的关联

传递的等位基因	未传递的等位基因		合计
	A_1	A_2	
A_1	23	85	108
A_2	70	258	328
合计	93	343	436

TDT 的方法可以用于含有单个发病子女的家庭，也可以用于有多个发病成员的大家庭。由于 TDT 是基于同一个家庭的虚拟对照的形式进行病例对照研究的，所以，该方法对人群分层不敏感，可以避免由此产生的虚假联系。另外，采用父母亲作为对照的研究设计还可以很好地来分析遗传和环境的交互作用，且所需的样本含量较小。因此，病例以父母对照的设计是一种很有效的遗传流行病学研究方法。目前，该方法已经在多种疾病，如高血压、2 型糖尿病、神经管缺陷、唇腭裂、精神分裂症等的研究中得到了广泛应用。针对 TDT 分析常用的软件有 TRANSMIT、GENEHUNTER、GENASSOC 和 RC TDT 等。

在本例中，父母亲对照研究中的 HRR、GRR 和 TDT 三种分析方法的结论一致，均提示 TISCS7 等位基因变异与神经管缺陷无显著关联。

2. 同胞对照

通常以患者未患病的同胞作为对照，通过比较同胞的等位基因或者基因型来检测遗传标记是否与疾病位点存在关联或者连锁。

（1）同胞一传递不平衡（sib-transmission disequilibrium test，S-TDT）

S-TDT 的方法由 Spielman 和 Ewans 在 TDT 的原理上发展而来。该方法通过比较患病同胞的等位基因频率和没有关联时的期望值之间的差别来检验遗传标记与疾病是否存在连锁，但该方法对于可列入一组进行分析的同胞有一定要求：①每家同胞对中至少有一个患者和一个未患病的同胞；②每家同胞中所有成员的基因型不能完全相同。S-TDT 分析的数据结构如表 10-12 所示。

表 10-12 S-TDT 分析的数据结构

患病状态	同胞数			合计
	1/1	1/2	1/3	
患病	n_{1i}	n_{2i}	—	a_i
未患病	n_{3i}	n_{4i}	—	u_i
合计	r_i	s_i	—	t_i

S-TDT 检验统计量为

$$Z = (Y-A)\Big/\sqrt{V_{ar}} \text{ 或者 } Z' = \left(|Y-A|-\frac{1}{2}\right)\Big/\sqrt{V_{ar}}$$

Z 近似服从标准正态分布，式中

$$Y = \sum(n_{1i}+n_{2i}) = \sum a_i \text{ ; } A = \sum(2_{r_i}+s_i)/t_i$$

$$Var = \sum au[4r(t-r-s)+s(t-s)]/[t^2(t-1)]$$

式中，a 表示患者数目，u 表示未患病同胞数目，家系中所有同胞的数目为 $t=a+u$，r 表示基因型为 1/1 的数目，s 表示基因型为 1/2 的数目。

（2）同胞组不平衡检验（sibship disequilibrium test，SDT）

通过对每一家同胞中病例和对照的等位基因比例进行比较，检验有关联时是否存在连锁，或者在有连锁时是否存在关联。这种方法不需要双亲的资料，只需要患者及未发病同胞的资料。

假设在每一个同胞对中，m_A^1 和 m_V^1 分别表示每个同胞对中患者和未患病同胞携带变异等位基因 1 的比例，即

$m_A^1=$（患者携带等位基因 1 的个数）/同胞对中患病者人数；

$m_V^1=$（对照携带等位基因 1 的个数）/同胞对中非患病者人数；

$d^1=m_A^1-m_V^1$ 表示患者和对照携带变异等位基因 1 的比例之差；

当 $d^1=0$ 时，这样的同胞对资料就剔除；

用 b 表示 $d^1>0$ 的同胞对数目；c 表示 $d^1<0$ 的同胞对数目，则有 SDT 检验统计量为：

$T=(b-c)^2/(b+c)$，近似服从自由度为 1 的 χ^2 分布。

我们以下面的例子对这两种方法进行进一步的说明。

例：研究亚甲基叶酸还原酶（MTHFR）C677T 突变是否与冠心病存在连锁。表 10-13 列出了相关同胞资料。对满足一组同胞中至少有 1 个患者及 1 个非患者并且各成员的

基因型完全相同的 40 个家系进行 S-TDT 和 SDT 分析，比较患者与非受累同胞标记位点基因型分布，检验患者标记等位基因频率是否与未受累同胞存在显著差异（表 10-3）。

表 10-13　MTHFR 基因 C677T 基因型在同胞组中的分布（引自胡永华，2008）

家系序号	同胞数	患者			非受累同胞		
		CC	CT	TT	CC	CT	TT
001	2	0	1	0	0	0	1
002	5	0	1	0	3	1	0
003	3	0	1	0	0	0	2
...	...	...	...	...	...	...	...
040	5	0	2	0	1	1	1

S-TDT 分析可得到：$A=54.38$，$V=8.20$，$Y=53$，$Z=0.27$；$P>0.05$；提示患者与非受累同胞 T 等位基因分布的差异无统计学显著性。

SDT 分析可得到：$b=16$，$c=13$，$\chi^2=0.31$；$P>0.05$；提示患者与非受累同胞 T 等位基因分布差异无统计学显著性。

结果表明，MTHFR 基因 C677T 等位基因与冠心病不存在连锁。

利用未患病的同胞作为对照进行候选基因关联分析，适用于一些发病年龄较晚的疾病如 2 型糖尿病、心血管疾病、肿瘤等的遗传流行病学研究。这是由于患者及对照具有相同的遗传背景，可以避免由于人群分层产生虚假关联，而且还可以避免采用父母对照时较难收集资料的问题。此外，从成本上来看，收集同胞对的资料比收集患者及其父母组成的"三联体"资料更经济。因此，采用未患病的同胞作为对照进行候选基因关联分析更易于实施。

三、候选基因关联研究中需要注意的问题

候选基因关联研究是发现复杂疾病易感基因变异并确定其特征的重要策略。该策略还具有可识别"微效基因"的良好效能。随着分子生物学技术的日趋成熟和发展，候选基因关联分析策略在复杂性状疾病的病因研究中得到了广泛的应用，但在应用中需要考虑以下问题，以保证候选基因关联分析的质量。

（一）候选基因的选择

人类基因组约有 3 万多个基因，每一基因又有成千上万个多态性位点，从这些基因或者多态性位点中选择感兴趣的基因或者位点进行研究，犹如大海捞针，而且复杂性状疾病的发病常常是多个基因变异以及环境因素共同作用的结果，因此，进行关联研究的首要关键环节是恰当地选择合适的基因及其位点。功能候选基因策略、位置候选基因策略和表达候选基因策略是常用的三种选择候选基因的策略。其中，功能候选基因策略是根据已知的关于疾病发病机制的信息，在相关的生物学通路上选择关键成分的特异基因来作为该疾病的候选基因，继而考查其与疾病的相关性。例如，哮喘发病过程中的 T

细胞功能异常和上皮细胞的功能异常是两个重要的发病机制，这两条通路上生物大分子相关的基因都可作为哮喘的候选基因；位置候选基因策略是基于连锁分析的结果，在与疾病及相关表型存在连锁的区域内的基因也可作为候选基因，通过关联研究或连锁不平衡分析检验其与疾病的关系；表达候选基因是运用基因阵列的方法比较基因在某组织中表达的差异，从而筛选出与疾病发病可能相关的基因作为候选基因，需要依照具体情况选择合适的策略进行研究。

（二）候选基因关联研究样本的选择

首先是病例的选择。病例的入选标准的明确与否将直接影响到研究结果，尤其是在没有通用的、正确的病例选择方案的情况下，研究者选择研究对象的标准常会以意想不到的方式影响着研究结果。这也是多个研究结果不一致的原因之一。例如研究者常会面临这样的选择：降低入选标准可以吸纳大量症状不典型的患者，但会不可避免地接受一些分类错误或者异质性；或者是严格入选标准则可获得更均一的表型集合。究竟哪种策略更好，目前没有定论。通常的方法或许是选择遗传易感性高的疾病，并根据明显的家族史或早发年龄选择病例以增加病例和对照间易感等位基因频率的差别，最终在样本量一定的条件下提高检验效能。

另外，样本量的大小是决定关联研究质量的另外一个关键因素。进行大样本的研究常需要国内、国际多个中心的合作，这就提醒研究者必须小心由于人群分层带来的偏倚问题。另外，进行以家系为基础的关联研究时，可以根据候选基因位点变异频率、遗传模型和把握度等参数用 Quanto 软件计算样本含量。

（三）关联研究结果的解释

必须注意的是，作为一种观察性研究，候选基因的关联研究得出的结论只是一种统计学上的关联，并非真正的因果关联。因此，应客观、谨慎解释关联研究结果。候选基因关联研究的基本思路可用图 10-2 表示。

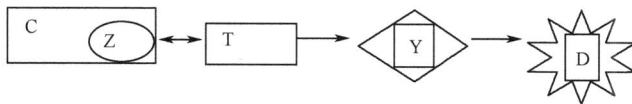

图 10-2　候选基因关联研究基本思路示意图（引自胡永华，2008）

C 表示所研究的候选基因；Z 表示 C 基因内的某一遗传变异；T 表示疾病的致病基因；

Y 表示疾病过程中的相关表型；D 表示疾病。

关联研究中观察到的通常是 Z 与 D 或者 Z 与 Y 的关联。对于这种关联可能有如下解释：①属于直接关联，也就是说，Z 可能就是一种致病变异；②属于间接关联，即 Z 与 T 存在连锁不平衡；③属于混杂关联，即由于存在人群分层等混杂因素而导致一种虚假阳性的结论。

因此，当关联研究出现阳性结果时，应当全面考虑以下问题：研究对象的选择是否严格；研究设计是否合理；统计分析是否恰当；P值水平是否能排除假阳性关联；有无采取适宜的措施控制可能的混杂；关联结论是否符合生物学的可信性；有无在另外的人群中得到重复的结论等。

作为疾病易感基因定位的重要策略之一，在候选基因关联研究中一般常用基于一般人群的病例对照研究，但会受限于人群分层问题。基于家系成员作为对照的研究设计虽能有效地避免人群分层问题，但在样本获取及分析效能上还存在一定的局限性。因此，在实际应用中需要综合考虑各种因素，科学、谨慎地选择合适的方法进行关联研究。随着人类基因组计划的完成和单核苷酸多态性计划、单体型图谱计划等的相继实施，作为对疾病易感基因进行精细定位的重要手段以及所具有识别微效基因的效能，候选基因关联研究一定会有更新的发展，并为复杂疾病的病因学研究作出新的贡献。

（张　萍　韩　骅）

主要参考文献

陈竺 . 2005. 医学遗传学 . 北京：人民卫生出版社

胡永华 . 2008. 遗传流行病学 . 北京：北京大学医学出版社

李照海等 . 2006. 遗传学中的统计学方法 . 北京：科学出版社

L. H 哈特韦尔［美］. 张博等选译 . 2008. 遗传学：从基因到基因组 . 北京：科学出版社

第十一章　模式生物在遗传病研究中的应用

第一节　模式生物简介

生物是从共同的祖先演化而来的，对生命活动有重要功能的基因在进化上是保守的，这些基因的结构和功能，在低等生物和高等生物中是相似的。因此，可以用比较容易研究的生物作为模型来研究其基因的结构和生物学功能，由此获得的信息可以用于其他比较难以研究的生物，特别是推测相似的人体基因的功能。生物学家通过对选定的生物物种进行科学研究，用于揭示某种具有普遍规律的生命现象，此时，这种被选定的生物物种就是模式生物。模式生物都有结构简单、生活周期短、培养简单、基因组小等特点，在生物医学等领域发挥重要作用。随着人类基因组计划的完成和后基因组研究时代的到来，模式生物研究策略得到了更加广泛的重视。模式生物研究策略除了用在发育生物学研究外，在遗传学研究中也有非常广泛的应用，对人类一些疾病的治疗也有借鉴意义。

目前应用最广的模式生物包括噬菌体、大肠杆菌（*Escherichia coli*）、酿酒酵母（budding yeast）、秀丽隐杆线虫（*Caenorhabditis elegans*）、海胆、果蝇（*Drosophila melanogaster*）、斑马鱼（zebra fish）、非洲爪蟾和小鼠（mouse），因为这些生物更容易被观察和实验操作，被大家公认为优良的模式生物。

一、秀丽隐杆线虫

秀丽隐杆线虫（*Caenorhabditis elegans*，*C. elegans*）是一种可以独立生存的线虫（roundworm），长度约 1mm，生活在温度恒定的环境。在当今的生命科学研究中起着举足轻重的作用（图 11-1）。20 世纪 60 年代，科学家 Sydney Brenner 在确立了分子遗传学的中心法则以后，为探索个体及神经发育的遗传机制，最终选择了秀丽隐杆线虫作

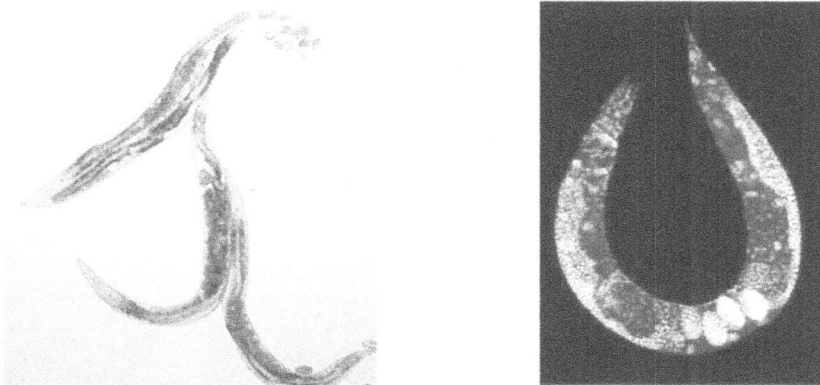

图 11-1　秀丽隐杆线虫

为分子生物学和发育生物学研究领域的模式生物（animal model），并于 1974 年在 *Genetics* 上发表文章。在这篇文章中详细描述了秀丽隐杆线虫的突变体筛选、基因定位等遗传操作方法（Brenners，1974），为秀丽隐杆线虫作为模式生物进行个体发育的遗传研究奠定了基础。

（一） 生物学特征

秀丽隐杆线虫呈蠕虫状，两侧对称，体表有一层角质层覆盖物，无分节，有 4 条主要的表皮索状组织及一个充满体液的假体腔，以埃希氏大肠杆菌为食。

秀丽隐杆线虫基本解剖构造包括一个口、咽、肠、性腺及胶原蛋白角质层。有雄性及雌雄同体两种性别，雄性有一个单叶性腺、输精管及一个特化为交配用的尾部。雌雄同体有两个卵巢、输卵管、藏精器及单一子宫。绝大多数个体为雌雄同体，雄性仅占 0.05%。

秀丽隐杆线虫的生命周期：雌雄同体个体产卵孵化后，经历 4 个幼虫期（L1～L4）。当族群拥挤或食物不足时，秀丽隐杆线虫会进入另一种幼虫期，叫做 Dauer 幼虫。Dauer 能对抗逆境，而且不会老化。雌雄同体个体在 L4 期生产精子、并在成虫期产卵。而雄性也能使雌雄同体受精，雌雄同体会优先选择雄性的精子。在实验室 20℃ 的环境下，秀丽隐杆线虫平均寿命为两三周，而发育一个世代仅约 4d。

秀丽隐杆线虫有 5 对常染色体（autosome）和 1 对性染色体（sex chromsome），是一个染色体数很少的二倍体。

（二） 秀丽隐杆线虫的优势

在自然条件下，秀丽隐杆线虫是雌雄同体的，一生可以产生约 300 粒受精卵，可以快速大量繁殖。同时，在自然条件或诱导下，可以产生雄性个体来进行杂交实验，这一特征使得秀丽隐杆线虫在遗传学研究方面有着无可比拟的优势。一方面，不同遗传背景的秀丽隐杆线虫可以像果蝇等模式动物一样进行遗传交配，从而能够进行遗传分析或获得具有多种性状的个体；另一方面，经突变或交配产生的新性状无需再经交配，只需转接继代就可以保持了。

另外，秀丽隐杆线虫的优势在于为一种多细胞真核生物。雌雄同体成虫的全部 1090 个细胞中，有 131 个细胞以一种不变的方式，在固定的发育时间和固定位置消失，且每一个体细胞的发育情况都研究得较为清楚。其基因组很小，仅有 8×10^7 bp，为人类基因组的 3%，约有 13 500 个基因，且秀丽隐杆线虫与原核相似，有 25% 左右的基因产生多顺反子 mRNA，这和它们通过反式剪接使下游基因得到表达有关。

除此之外，秀丽隐杆线虫还是有最简单的神经系统的生物之一。在雌雄同体中，总共有 302 个神经元，其联结形式也已完全被建立出来。更多研究探索了与秀丽隐杆线虫的一些特殊行为有密切关联的神经机制。

秀丽隐杆线虫可以像动物培养细胞一样储存在 −80℃ 冰箱或液氮中，这就为大量保存各种遗传背景的秀丽隐杆线虫株系提供了极大的便利。这一优势也是其他模式动物所不具备的。

<h3>（三）秀丽隐杆线虫应用的主要研究领域</h3>

1. 细胞生物学方面

在秀丽隐杆线虫的一生中，12％的细胞通过细胞凋亡的形式消失，其中的 80％发生在胚胎发育阶段。现在通过突变个体的研究，已经证明凋亡基因通过遗传组成一条线性的调控途径以控制细胞凋亡。通过构建这些基因之间的双缺失突变体或进行转基因分析，发现了它们组成的遗传调控途径。秀丽隐杆线虫在研究细胞分化方面特别有贡献，而且是第一个基因组完全被定序的多细胞生物。秀丽隐杆线虫数目一定的细胞个数以及固定的细胞凋亡，决定了秀丽隐杆线虫在研究细胞凋亡方面的地位。

2. RNAi 及其作用机制

RNAi 及其遗传机制的发现是秀丽隐杆线虫对当代生命科学发展的又一重大贡献。RNAi 现象的发现始于 30 年前，当时人们发现反义 RNA 可以抑制内源性 mRNA 的翻译。RNAi 及 miRNA 的发现为疾病治疗提供了潜在的新手段。

3. 秀丽隐杆线虫的功能基因组学及其他研究

秀丽隐杆线虫是第一个完成全基因组测序的动物。它的全基因组编码约 20 000 个基因，其中至少 40％的基因在人基因组中有明显的同源物存在。Arhinger 实验室根据 RNAi 原理，将秀丽隐杆线虫的全部近 20 000 个基因构建入 RNAi 表达载体，制成了全基因组的 RNAi 文库。利用此文库可以在全基因组范围内筛选与某项功能有关的一群基因。因此，秀丽隐杆线虫也是第一个几乎对所有基因都可以进行缺失功能分析的多细胞生物。

秀丽隐杆线虫作为一种典范生物被大量应用于现代发育生物学、遗传学、基因组学的研究中。在 2002 年，诺贝尔生理学或医学奖颁发给 Sydney Brenner、H. Robert Horvitz 和 John Sulston，以表扬他们通过对秀丽隐杆线虫的研究揭示细胞的程序性死亡（programmed cell death，PCD）机制，以及器官发育遗传学的贡献。

<h2 style="text-align:center">二、果　　蝇</h2>

黑腹果蝇（*Drosophila melanogaster*）属于昆虫纲的双翅目，早在 1910 年，摩尔根（Thomas Hunt Morgan）就选用黑腹果蝇作为他的遗传研究对象，并且从众多的突变中获得了一个至关重要的遗传突变，建立了遗传的染色体理论，奠定了经典遗传学的基础并最先利用果蝇作为模式生物。2000 年，果蝇的全基因组测序基本完成，全基因组约 165Mb。由于个体微小，易于麻醉和操作，生长周期短（10～12 d），饲养简单，且遗传背景清晰，一个世纪以来，果蝇都是被用来研究遗传发育及行为生物学的理想模式生物。

（一） 生物学特征

果蝇为完全变态发育，生长周期（图 11-2）包括：产卵孵化期（egg/embryo，0～1 d）、幼虫期（larval，2～5 d）、成蛹期（pupa，7d）、羽化期（eclosion，11～12 d）。其中幼虫期分三龄（three instars）：一龄期（2 d），二龄期（3 d），三龄期（4～5 d），三龄期后开始爬壁。雌性果蝇羽化 8～12 h 后性成熟，以上培养温度 21～23℃。果蝇有 3 对常染色体和一对 X/Y 染色体，每条染色体分为左右臂（L/R arm）。

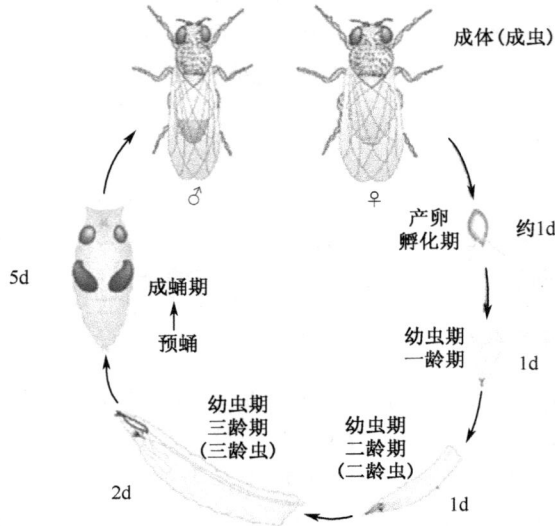

图 11-2　果蝇生长周期

（二） 果蝇的优势

果蝇具有作为模式生物研究的优势，如生命周期短，个体小，有比较简单的染色体组成，发育速度快。故近年来仍被广泛用作分子发育生物学研究的模型。研究者们长期的研究积累了大量关于果蝇的知识和信息，制备了大量的分布于数以千计的基因中的突变体。还有很多果蝇携带便于遗传操作的表形标记、分子标记或其他标记的特征染色体，这些工具使得研究者能够进行大规模基因组筛选，进而分离一系列可见或致死表型。在果蝇研究过程中发展了一些新技术，如增强子陷阱技术、定点同源重组技术、双组分异位基因表达系统、嵌合体分析技术及基因定点敲除技术等，这些技术大大丰富了利用果蝇为模型的研究手段。使果蝇广泛应用于生物学研究，特别是系统发育学及遗传学的研究。

（三）果蝇应用的主要研究领域

1. 在生物学方面的研究

果蝇作为遗传学研究的经典模式生物，早期主要用于阐明真核生物遗传学的基本原理与概念。20 世纪 70 年代以后，果蝇广泛应用于发育生物学的研究，如胚胎发育、各种器官的形成、神经系统的发育和高级神经活动与行为机制等。

2. 果蝇在人类疾病方面的研究

果蝇在人类神经退行性疾病研究中是非常有用的模型，包括帕金森病、阿尔茨海默病、多聚谷氨酰胺病以及脆弱 X 综合征等。通过对果蝇模型的研究，不但可以揭示神经退行性疾病发生的细胞分子通路，还可以研究对疾病有调控作用的基因及其表达产物。寻找可能的药物作用靶点并进行筛选，为防治人类神经退行性疾病提供新的方法和有效的药物。此外，果蝇还可作为肿瘤、心血管疾病、线粒体病等的研究模型。

果蝇的相关遗传信息可以从 FlyBase（http://flybase. bio. indiana. edu/）、BDGP（Berkley Drosophila Genome Project，http:// www. fruitfly. org/）、NCBI（National Center for Biotechnology Information）等网站获取。相关突变体也可以很方便地从一些果蝇保存机构获取，如亚利桑那大学图森果蝇保存中心（Tucson Drosophila Stock-center，University of Arizona）、印第安纳大学伯明顿果蝇保存中心（Bloomington Dro-sophila Stock Center，Indiana University）等。

三、斑　马　鱼

（一）斑　马　鱼

斑马鱼（*Danio rerio*）是属于辐鳍亚纲鲤科短担尼鱼属的一种硬骨鱼，是目前生命科学研究中重要的模式脊椎动物之一。20 世纪 70 年代美国遗传学家 George Streisinger 注意到斑马鱼的优点，并开始研究其养殖方法、胚胎发育等，并发展一些相关的遗传学技术，并在 *Nature* 上发表了关于斑马鱼体外受精、单倍体诱导技术相关的论文（1981）证明了斑马鱼适合做模式生物，引起了许多发育生物学家的关注。到 20 世纪 90 年代初，德国发育生物学家 Christine Nusslein-Volhard 以及美国哈佛大学的 Wolf-gang Driever 博士的研究组同时开始对斑马鱼进行大规模的化学诱变研究到 1996 年，他们共鉴定出 4000 种斑马鱼突变体，为研究脊椎动物发育的分子机理奠定了基础，使之成为重要的模式脊椎动物。

（二）斑马鱼的特殊优势

斑马鱼能够成为模式生物，也有着它本身独特的优势。在生物学上，斑马鱼成年鱼个体小，易于饲养，发育快速，性成熟期短，繁殖力强，体外受精，胚胎在体外发育并且透明，易于观察和操作，受精卵直径约 1mm，便于进行显微注射和细胞移植。在技术上，有较完全的胚胎和遗传学操作技术。斑马鱼可以像线虫和果蝇一样，进行细胞标记和细胞谱系跟踪，也可以像爪蟾一样进行胚胎的细胞移植。在基因水平上，已经发展了转基因技术、基因过量表达技术、随即及靶基因定向诱变等（Sun，2006）。此外，其品系资源丰富，方便开展各种科学研究。

（三）斑马鱼应用的主要研究领域

1. 在生物学方面的研究

生命周期涉及胚胎的发育、生长、生理和心理平衡的维持以及生殖细胞的产生、衰老、死亡，每个过程都非常复杂，既受基因调控，也受到外界因素影响。斑马鱼是研究胚胎发育的绝佳材料，利用斑马鱼开展的胚胎发育研究主要包括母体启动因子对启动胚胎发育的影响、体轴的形成机制、胚层的诱导与分化、胚胎中细胞的运动机制、神经系统的发育、器官的形成、左右不对称发育、原始生殖细胞的起源和迁移等。

2. 在人类疾病方面的应用

斑马鱼属于脊椎动物，其生长发育过程、组织系统结构与人有很高的相似性，两者在基因和蛋白质的结构和功能上也表现出高度的保守性，因此斑马鱼也是研究人类疾病发生机理的优良模式生物。现在已经鉴定出一些斑马鱼的突变体，其表型类似于人类疾病。如 *sau* 突变体类似于人 *ALAS-2* 基因突变引起的先天性铁粒幼红细胞性贫血症，*yqu* 突变体与人的红细胞卟啉症类似；Sapje 突变体是人类肌无力病的模型。斑马鱼也是开展血液及心血管发育机制研究的理想材料。

3. 在其他方面的应用

斑马鱼是可以进行高通量药物的筛选的唯一脊椎动物模型。斑马鱼幼鱼对有害物质非常敏感，可用于测试化合物对生物体的毒性，可以评估药物对许多组织器官的影响程度等。

四、小　　鼠

1. 小鼠概述

小鼠属于哺乳纲啮齿目鼠科小鼠属，目前在生物医学研究领域广泛使用的是小家鼠（mus musculus），经人工饲养选择培育，已育成 1000 多近交系和独立的远交群。早在 17 世纪就有人用小鼠做实验，现在小鼠已成为使用最大，研究最详尽的哺乳类动物。1902 年哈佛大学的 Castle 在孟德尔遗传学研究的影响下开始小鼠的遗传学研究，并对小鼠的遗传和基因变化进行了系统的分析。1982 年首次报道了携带有外源基因的转基因鼠，1997 年在克隆羊 Dolly 出生，随后 1 年，克隆小鼠在夏威夷诞生，2002 年小鼠基因组全序列测序完成，从 2005 年开始，大规模的基因敲除研究开始在美国、欧盟和加拿大实施（Lin，2006）。

2. 小鼠的独特优势

小鼠是哺乳动物，与人的亲缘关系比较近，这是小鼠作为医学研究模式生物的首要优势。其次，由于小鼠体积小，饲养管理方便，易于控制，生产繁殖快，研究最深，已拥有大量近交系、突变系、封闭群。近年来遗传工程小鼠的培育迅速增加，因此用量大，用途多。同时小鼠在交配时形成阴栓，可以很好的判断交配时间，对发育的研究十分重要。在技术上，长期的实验研究建立了广泛的实验体系，如基因陷阱、化学诱变、基因定向突变等已成为生物研究中不可缺少的实验动物之一。

3. 小鼠应用的主要研究领域

小鼠作为哺乳动物中的唯一模式生物，在人的生理病理研究中担负着重要角色，主要应用于免疫学、遗传学疾病、放射学肿瘤白血病、微生物寄生虫病学、计划生育研究、药物筛选、安全性和毒性试验等的研究中。根据经典遗传学，现在有望对一些复杂性状的调控做深入的遗传分析从而发现复杂疾病的发病机制。同时通过开展大规模的基因敲除研究，建立敲除基因小鼠品系，分析基因的功能，也是现在小鼠研究的热点。

在所有的模式生物中，虽然在分类上差别很大，但也有着一些共同的特点。这些生物都有着较强的适应性，世代短、繁殖力较强、子代多、易于获得大量的试验材料；遗传背景清楚，容易进行实验操作，特别是具有遗传操作的手段和表型分析的方法；有利于回答研究者关注的问题，能够代表生物界的某一大类群；对人体和环境无害，容易获得并易于在实验室内饲养和繁殖。随着生命科学研究的发展，还会有新的物种被人们用来作为模式生物。

第二节　基因工程小鼠

小鼠作为哺乳动物中的唯一模式生物，在人的生理病理研究中担负着重要的角色，已经成为建立人类遗传性疾病的动物模型的最佳实验材料。最近来自基因组分析的资料表明，它的基因组和人类的有90%同源，且生理生化和发育过程和人类相似，这从另一个角度进一步说明了它作为实验动物的特殊优势。所以人类疾病的小鼠模型可以基本上真实模拟人类疾病的发病过程及对药物的反应。在过去一个世纪的研究中，小鼠的基因组改造技术已经成熟，小鼠的基因组可被人为地定向修饰或改造，由此产生基因工程小鼠。基因工程小鼠是当今生命科学中快速发展的研究体系，是研究基因功能和表达的重要手段，可以用来研究基因表达调控的详细机制，以及构建人类疾病的动物模型。同时通过开展大规模的基因敲除研究，建立敲除基因小鼠品系，分析基因的功能，也是现在小鼠研究的热点。运用现有的基因组序列和生物信息学分析，发展新型的基因组改造方法，并在随机或定向突变的基础上，在整体动物表型水平上进行分析，是目前最流行和有效的功能基因组研究手段，而比较基因组学、发育生物学、医学遗传学等相关领域也在不断融合而产生新的生长点。

小鼠属于啮齿类动物，易于饲养、培育、交配和进行实验操作，其胚胎发育期相对较短（18～21d），而生殖期相对较长（2～14月龄）。根据小鼠的品系不同，一只雌鼠在生殖期内可生产约 10 次，共生出上百只仔鼠，因此小鼠是研究哺乳类胚胎发育的基本模式生物。从另一方面来说，哺乳类的胚胎发育主要是在子宫内完成的。就目前的实验技术水平，尚不能直接观察这一动态的过程以及各个基因在这一过程中的作用，所以研究小鼠的胚胎发育（图 11-3）十分依赖于对小鼠进行人工遗传修饰，包括转基因和基因敲除。

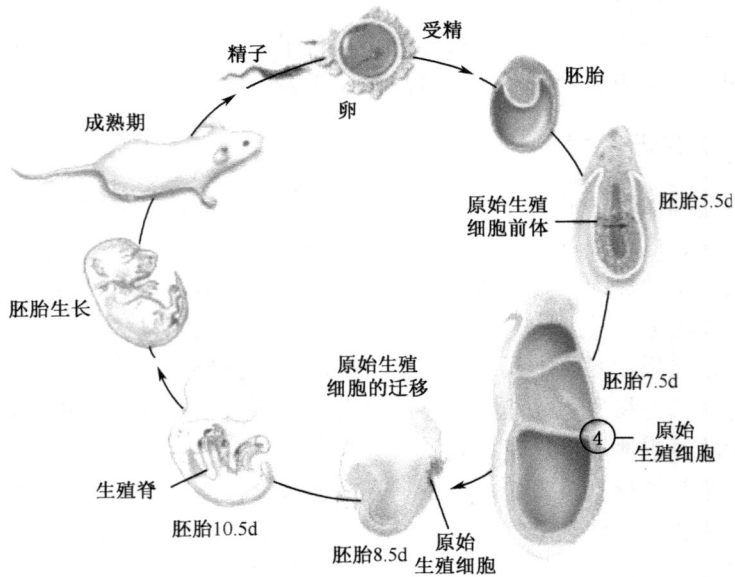

图 11-3　小鼠的胚胎发育

一、转基因小鼠

转基因小鼠（transgenic mice）指基因组中整合有外源基因的工程化小鼠。构建转基因小鼠的基本原理是将一个外源基因导入到小鼠的基因组中，并使之在小鼠的种系（germline）中稳定地遗传。最早的典型例子就是 1982 年由美国 R. D. Palmiter 实验室所产生的"超级小鼠"。

将外源基因导入小鼠种系的最直接的方法是将外源 DNA 直接注射到小鼠受精卵的雄前核中，从而在小鼠发育的早期（生殖细胞产生之前）使外源 DNA 整合到小鼠基因组中，以得到外源基因的种系传播；另外也可以将外源 DNA 导入培养的胚胎干细胞系，再通过构建嵌合小鼠使外源基因得到种系传播。在前一种方法产生的转基因小鼠中，外源基因是随机整合到染色体中的，而且往往是多个拷贝（通常 1～50）的基因片段头尾相连整合在一个位点上。这可能因在染色体上的整合位置不同而影响外源基因的表达，还可能会因整合到某一个内源基因中而影响该基因的表达。此外，在进行雄前核注射时，外源基因的整合有可能发生在受精卵的二细胞期以后，这样外源基因就有可能不能得到小鼠的种系传播。而后一种方法可以通过同源重组将外源基因整合在染色体的特定位置上。在研究中应根据研究目的选择转基因小鼠的构建方法。

通过构建转基因小鼠可以使一个外源基因在小鼠中得到表达，得到带有特定外源基因的小鼠品系，作为医学研究的实验动物模型，成为研究某种蛋白质高表达（gain of function）对小鼠的影响的理想工具。此外，转基因小鼠也是研究基因表达调控的有效途径。例如，将某个基因的调控序列接上报告基因之后，构建转基因小鼠，则可通过检测报告基因的表达范围和水平反映该调控序列在体内的功能。此外，近年来随着反义RNA和RNA干扰技术的研究进展，利用转基因小鼠表达针对某个基因的反义RNA和RNA干扰，也可以有效地抑制该基因的表达，从而产生功能缺失的效应。

二、基因敲除小鼠

把一段基因组DNA重新引入哺乳类细胞后，这段基因组DNA可以以两种方式整合入细胞的染色体DNA。一种是随机整合（random integration），即转染的DNA片段随机插入染色体的某个位点。如一般在实验室中常规进行的通过基因转染以建立稳定表达某个基因的细胞系的实验中，被转染的DNA都是以随机方式整合入染色体DNA的。另一种方式是同源重组（homologous recombination），即转染的DNA序列与细胞染色体上的内源性同源序列发生重组。这样，可以把试管中经过一定分子操作（如插入突变、与其他基因融合等）的DNA片段用同源重组的原理，定点引入到细胞染色体的同源基因位点上去，以对染色体上的同源基因进行修饰，所以又被称为基因打靶（gene targeting）。

哺乳类细胞的同源重组现象最早是在培养的纤维母细胞中发现的，进而在其他类型的哺乳类细胞中得到证实。但一般来说，在哺乳类细胞中进行基因打靶并不能引起细胞遗传性状的改变。这是因为在哺乳类细胞中同源重组发生的效率相对较低，一般仅为5％左右。所以在二倍体的哺乳类细胞中同时在两条染色体上发生同源重组的机会是十分微小的。目前，同源重组实验用得最多的细胞是小鼠的胚胎干细胞（ES细胞）。由于ES细胞生长很快，有利于迅速筛选出发生同源重组的少见克隆。更重要的是，可以通过制作嵌合小鼠将ES细胞的基因组引入小鼠的种系（germline），再通过小鼠交配得到两条染色体上的特定基因位点都发生同源重组的动物和细胞，这一过程就是小鼠的基因敲除（gene knockout）。

基因敲除小鼠（gene knockout mice）指特定的内源基因被敲除后的工程化小鼠。在小鼠中进行的基因敲除实验大致上可以分为四个阶段。第一阶段是基因敲除载体的构建，包括基因敲除所需要的各种DNA片段的克隆和鉴定，以及利用这些DNA片段构建可靠的同源重组载体，同时建立起筛选同源重组克隆的方法。这一阶段的工作要求具有完善的DNA克隆和重组的研究设备和经验。第二个阶段的工作是在小鼠胚胎干细胞（ES细胞）中进行基因的同源重组。ES细胞是起源于囊胚期内细胞团的干细胞，具有很强的分化趋势，所以这个阶段的工作要求经验丰富和极富有责任心的人进行细胞培养工作，以及相应的培养室硬件条件。这个阶段的另一个要点是要对转染得到的大量ES细胞克隆进行大规模的筛选，以从大量的随机整合克隆中得到真正的同源重组克隆。第三个阶段的工作是将得到的同源重组ES细胞克隆通过显微注射注入到囊胚期小鼠胚胎的囊胚腔中，并将注射好的囊胚重新引入到假孕小鼠子宫中，使其发育成为嵌合小鼠，进一步通过小鼠交配使得同源重组的等位基因进入小鼠的种系。因此这个阶段的工作需要有完善的小鼠饲养和胚胎显微注射的设施和经验。第四阶段，也是十分重要的一个阶段的工作，就是基因敲除小鼠的表型分析。表型分析可使用动物学、细胞生物学以及分子生物学研究手段。

通过建立基因敲除小鼠的途径，可以得到具有特定基因缺陷的小鼠品系，观察到当所研究基因的表达产物缺少时对小鼠的生长发育过程和生理现象的影响。

三、基因工程小鼠在遗传学中的应用

基因工程小鼠可以用于分析特定基因表达产物的生物学功能，探讨基因活动的调控机制，建立特殊的基因工程小鼠品系等。它在遗传学研究中也发挥着不可替代的作用。疾病对人类的健康和生存构成重大的威胁，是世界各国面临的最重要的社会问题之一。尽管科技和医学已有了长足的进步和发展，但对于大多数遗传性疾病的发病机制还知之甚少，因而无法进行根本上的治疗，只能采取减缓综合征发生和减轻患者临时痛苦的措施。几乎所有的人类疾病都可以找到和遗传相关的因素，所以遗传性疾病不仅仅是指由染色体突变造成特定缺陷表型可以从父代传给子代，还可以指特定基因型的人群在不同环境中对特定病原体的易感性。以肿瘤为例，其形成不但和环境中的致癌物相关，还涉及癌基因和肿瘤抑制基因的突变或多态性。因此，建立人类重大疾病（如肿瘤和心血管疾病等）的动物模型，对分析疾病的发病机制、解答特定人群对某种疾病的易感性，以及新型药物的开发有重要推动作用。

自载脂蛋白 E 基因敲除小鼠问世以来，它已成为研究脂代谢和动脉粥样硬化最为常用的模型。到目前为止，各种基因敲除和转基因小鼠在研究血浆脂蛋白谱和主动脉病变方面做出了巨大的贡献。尤其是 LDL 受体（LDLR）敲除小鼠，作为人类中引起动脉粥样硬化最常见的疾病——家族性高胆固醇血症的动物模型，其血浆 LDL 可以通过调整食物中胆固醇含量而使其控制在不同水平，从而诱发出与人类病变更为相近的血管病变。在这两种小鼠模型基础上，通过杂交，不同的转基因、双基因、多基因敲除的小鼠模型出现了。而这些特殊的小鼠模型为科学家发现调控血浆脂蛋白以及动脉粥样硬化发生的机制创造了有利条件。例如，巨噬细胞中不同的基因在动脉粥样硬化的发生、发展和消退过程中起到非常关键的作用；而利用不同转基因和基因敲除小鼠作为供体、载脂蛋白 E 或 LDL 受体缺陷小鼠作为受体的骨髓移植技术，大大丰富了人们对于巨噬细胞中不同基因在动脉粥样硬化中的作用的认识。

利用小鼠等模式动物建立的疾病模型具有重大的理论和运用价值。一方面，通过动物模型研究对基因功能和遗传方式的分析已经成为推动生命科学重大理论成果的主要动力。例如，小鼠相关基因功能研究直接导致了多细胞生物发育理论的基本框架的建立。另一方面，对于动物模型，特别是小鼠的疾病模型的深入研究为生物医药技术产业带来了巨大商机。几乎所有新产生的小鼠模型，特别是心血管、代谢疾病及老年病等严重危害人类健康的重大疾病的动物模型都被申请了专利。以小鼠资源库的最新研究成果为例，研究人员运用 ENU 诱变方法已经得到了 30 多种小鼠突变品系，其中包括白内障、耳聋、骨密度异常、肢体缺陷及毛发异常等，克隆了部分相关突变基因，这些突变基因将为这些疾病的治疗找到新的药物靶点，同时这些模型可能可以用于新药的筛选和开发。运用基因敲除技术，研究人员还建立了骨发育异常、胚胎发育缺陷、血糖的调节异常及免疫细胞分化缺陷等一系列突变小鼠模型，这些模型为发育缺陷类遗传疾病、糖尿病、淋巴瘤等疾病的发病机制研究和药物开发提供了基础。

基因工程小鼠技术体系有待解决的问题包括：①寻找和利用理想的整合位点，以提高转基因的有效性和避免致死现象的发生；②人为控制目的基因的表达或敲除事件的发生，以避免致死，这对于希望得到其目的基因具有致死效应的基因工程小鼠品系显得尤为重要；③提高大片段 DNA 转移和整合的效率，以保证基因活动的真实性。

第三节　转基因斑马鱼

斑马鱼（*Danio rerio*）原产于印度、孟加拉等国，属鲤科，是一种亚热带淡水观赏经济鱼类，成鱼体长大约 5cm，呈黄褐色，体表从头到尾覆盖着水平方向的蓝紫色条纹，故又称蓝条鱼。雄性皮肤偏柠檬色，雌性皮肤偏银灰色，鳍条宽大，发达，外观十分美丽。

斑马鱼幼鱼鱼身透明，体积小，生长快，繁殖多，已知的序列表明其 90% 的基因与人具很高的保守性，而且斑马鱼的许多突变体和人类基因产生的表现型相似。因此斑马鱼可用于基因功能研究、人类疾病基因型/表型的研究、以重大疾病治疗为目标的药物筛选和鉴定的动物模型。

一、繁 殖 特 性

斑马鱼 4 月龄性成熟，5 月龄体成熟，繁殖周期短，一般 7d 左右，一年四季都可产卵，产卵可达 300～1000 粒，成活率高。斑马鱼体小、卵大、卵径 1～1.5mm，繁殖周转快，目前已成为研究脊椎动物（包括灵长类）胚胎发育及对外界环境变化如紫外线、重金属盐类、农药、工业污水、放射性物质等对人类影响的良好研究材料，是一种极好的实验模式鱼，发展前景十分广阔。图 11-4 所示为斑马鱼胚胎发育的图解。

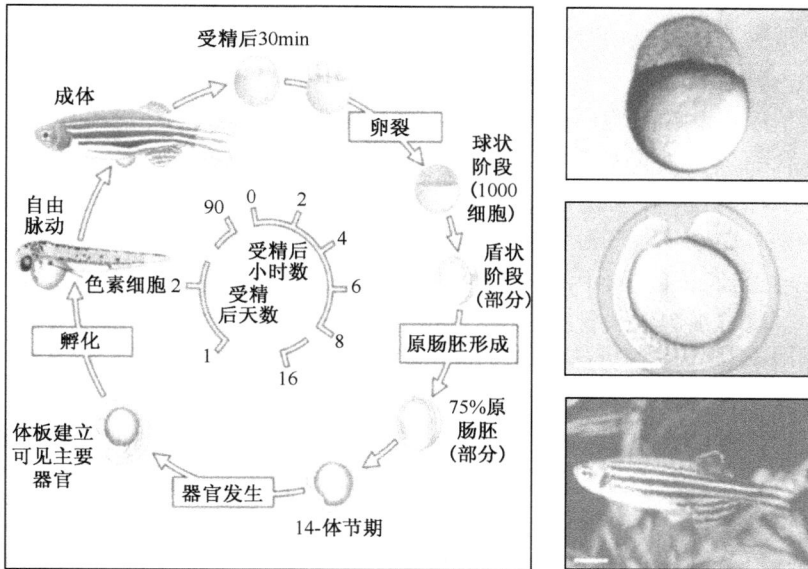

图 11-4　斑马鱼的胚胎发育

二、转基因斑马鱼在医学研究中的应用

经过 30 多年的研究应用和系统发展，已有约 20 个斑马鱼品系，斑马鱼基因数据库里有相关的资料可供查询和下载，便于研究。斑马鱼的细胞标记技术、组织移植技术、突变技术、单倍体育种技术、转基因技术、基因活性抑制技术等已经成熟，且有数以千计的斑马鱼胚胎突变体，是研究胚胎发育分子机制的优良资源，有的还可作为人类疾病模型。斑马鱼已经成为最受重视的脊椎动物发育生物学模式之一，在遗传学研究上也显示巨大的潜力。

自从 1995 年得到了第一条 GFP（绿色荧光蛋白）转基因斑马鱼（图 11-5）以来，国内外的基因工程学家已获得了各种类型的转基因斑马鱼，以用于环境监测、胚胎发育、基因表达模式、启动子/增强子的分析、蛋白质产物的细胞定位研究、药物的筛选和基因功能的鉴定等。

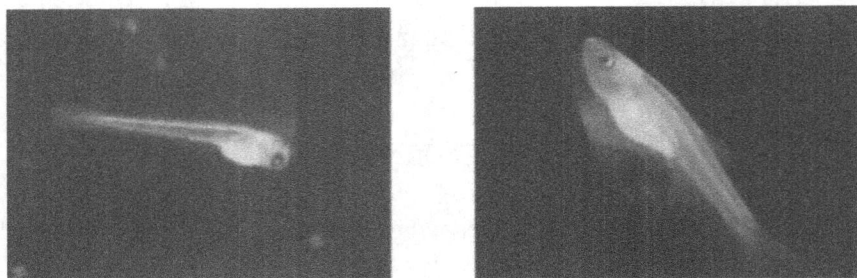

图 11-5　GFP（绿色荧光蛋白）转基因斑马鱼

斑马鱼对于癌症研究来说是一个非常有价值的模型。它们能像人类一样患癌症，而且遗传背景相对简单。但构建稳定的转基因品系却不太容易。Thomas Look 和他同事的新研究提出了在斑马鱼中构建转基因品系的新方法，他们构建了表达小鼠原癌基因 *Myc* 的品系，而且得到了 T 细胞的白血病模型。他们将 *Myc* 基因包含在 *Rag2* 的启动子下，使此基因在淋巴细胞中特异性的表达，再将表达载体微注射到斑马鱼的胚胎中去，分别包含一个 *gfp* 基因和没有 *gfp* 基因的标记。产生的斑马鱼中有 5%～6% 发生了肿瘤，这个比例与单独注射 *gfp* 后得到的转化效率大体类似，因此这说明被转入了 *Myc* 基因的斑马鱼都产生了肿瘤。这些斑马鱼在胸腺中产生了肿瘤，胸腺靠近腮，淋巴母细胞也渗透到了肾实质中去，鱼类的肾实质是造血的位点。定量分析发现在患白血病的鱼类中淋巴母细胞渗入肾脏和脾脏的数量是野生型鱼类的数倍。表达谱的分析发现在得到的肿瘤中 T 细胞特异性基因发生了表达。研究者在肿瘤细胞中发现的 *zTcr-a* 基因发生了重排，这更说明了这些肿瘤的胸腺起源，而且也说明其他的突变对白血病的表型也是需要的。研究者将这些白血病淋巴母细胞重新注射到斑马鱼的体内，检测这些肿瘤细胞的可转移性，他们发现 7d 后，这些淋巴母细胞很快地散布到了斑马鱼的体内，甚至胸腺中。这些斑马鱼患肿瘤后会很快死亡，因此研究者将这些斑马鱼的精子与野生型斑马鱼进行杂交，发现产生的后代也在 4～6 周之内发生白血病。这个研究第一次用转基因的方法在鱼类中成功构建了白血病模型。

科学家们还建立了斑马鱼的黑色素瘤、横纹肌肉瘤等模型。他们利用热休克蛋白启动子和Cre-loxP系统在斑马鱼体内表达突变的Ras基因，在热击处理的25日龄的斑马鱼上分别出现横纹肌肉瘤、骨髓异常增生综合征、恶性周围神经鞘膜瘤、肠增生4种肿瘤症状。这种热击处理可以在成年后在特定的组织或细胞上进行，同样可以启动表达突变的Ras基因而诱发病变。该方法为特定组织细胞或其他不常见肿瘤的模型构建开辟了一条新路。Yang在斑马鱼胰岛β细胞、肌肉细胞和神经元中表达MYCN基因，这些转基因斑马鱼表现出胰腺神经内分泌癌变症状。此外，在斑马鱼上已成功获得淋巴肉瘤、肝癌、乳腺癌等模型。利用细胞移植的方法也可以建立某些肿瘤的斑马鱼模型。此外，可以用ENU等化学诱变剂或射线辐射等进行基因的随机突变，通过正向遗传学方法建立肿瘤模型，并进行病因和病理的研究。

我国科学家已从美国引进并建成规模化、自动化模式生物斑马鱼养殖科技平台和遗传背景清晰的纯种斑马鱼种鱼。经过长期大量艰苦而细致的工作，我国已克隆并鉴定了对雌激素类物质敏感的斑马鱼vtg基因启动子，构建了受此启动子调控的gfp基因真核表达质粒，通过显微注射gfp基因真核表达质粒转入斑马鱼受精卵，经大量筛选，终于获得对雌激素类物质敏感的F_1代转基因斑马鱼。

这种鱼能直观、灵敏、特异、方便、快速地显示水环境中雌激素类物质的污染，即便水中环境雌激素污染仅达到极微量程度，转基因斑马鱼的肝脏也会发射绿色荧光。专家认为，转基因斑马鱼用于检测水环境中的雌激素十分方便、快速，对环境保护和生殖生理以及生殖病理具有重要应用和理论研究价值。

斑马鱼的遗传筛选、转基因肿瘤模型建立和异体移植等技术为肿瘤生物学提供了有价值的研究手段，但由于不能在体地评价肿瘤生长和恶化的程度，这些研究手段不能充分利用斑马鱼作为癌症模型的潜力。由于成年斑马鱼的身体不透明，无创伤在体成像方法一直是一个挑战。2007年6月，Wolfram等在Nature杂志上发表文章，介绍了一种利用高分辨率的超声波在体成像技术来监测斑马鱼肿瘤生长情况，并以肝细胞癌（hepatocellular carci-noma，HCC）和自发性周围神经鞘膜瘤（spontaneous peripheral nervesheath tumor，SPNST）为例，深入分析了斑马鱼的肿瘤发生、肿瘤内血管生长和对药物的反应。通过二维和三维重构，该方法对肿瘤的分辨率达到2mm，可实现对实验疗法的实时评估；辅助病理组织检查、基因组分析和细胞移植等方法，可预测不同肿瘤的类型和肿瘤细胞对周围组织的侵入状态。Burns等在心肌细胞表达GFP的转基因斑马鱼上建立自动化的荧光显微镜检测方法，自动跟踪和计算心跳过程中荧光像素密度和区域变化，解析心率数据，实现高通量筛选调节斑马鱼心率的小分子化合物。他们成功筛选到一些小分子化合物，这些化合物可以抑制由突变引起的斑马鱼心血管发育缺陷。

斑马鱼作为模式生物的主要优势是它提供了将经典遗传学分析与胚胎观察和操作结合起来研究的机会，使我们有条件去鉴定和分析控制胚胎发育和器官发生的未知基因。斑马鱼现今已是发育生物学家和遗传学家开展科学研究的宠物。

（冯　蕾　韩　骅）

主要参考文献

孙树汉. 2001. 基因工程原理与方法. 北京：人民军医出版社

孙智慧. 2006. 斑马鱼：在生命科学中畅游. 生命科学，18（5）：431~436

R. M. 特怀曼. 2006. 发育生物学. 北京：科学出版社

Pinkert C. 2002. Transgenic Animal Technology. 2nd Ed. Burlington：Academic Press，Inc

Thomas R Insel. 2007. From animal models to model animals. Biological Psychiatry，62（12）：1337~1339

Westerfield，M. 2007. The Zebrafish Book. 5th ed. A guide for the laboratory use of zebrafish（Danio rerio）. Eu-
　　gene：University of Oregon Press. Paperback

第十二章　遗传病的诊断

遗传病的诊断（diagnosis of hereditary disease）指根据患者的临床症状、体征及辅助检查结果并结合遗传学分析，判定是否患有某种遗传病及遗传方式。遗传病的诊断是开展人类遗传病的预防和治疗的基础，是医学领域目前需要重点解决的问题。遗传病诊断是一项复杂工作，需要多学科配合。遗传病诊断主要是采用遗传学诊断方法结合临床常规诊断为遗传病的病因鉴别提供准确的信息。随着人类基因组结构研究的飞速发展，遗传病的基因诊断不断取得突破性进展，使得遗传病得到根治成为可能。

临床上对遗传病的诊断除了要了解病史、症状和体征以及必要的辅助检查外，还必须采用遗传学的特殊诊断方法，如家系分析、染色体检查、酶和蛋白质分析以及基因诊断等。遗传学特殊诊断方法是遗传病确诊的关键。临床上遗传学诊断方法包括：临床诊断、症状前诊断（presymptomatic diagnosis）、产前诊断和植入前诊断（preimplantation diagnosis）。植入前诊断是在胚胎着床前对处于卵裂期的胚胎进行检测，判断胚胎是否携带有致病基因，从而决定是否终止妊娠。临床早期诊断和症状前诊断可以在早期发现遗传病患者或携带者，及早治疗以减轻症状的严重程度或控制症状的出现，而产前诊断可在胚胎早期进行选择性流产，以减少或杜绝遗传病的发生。

第一节　遗传病的临床诊断

临床诊断（symptomatic diagnosis）是指结合遗传咨询对患者的病史、症状、体征和实验室检查结果进行综合分析，确定诊断并判断遗传方式。

一、病史、症状和体征

1. 病史

由于遗传病多有家族聚集现象，因此病史采集的准确性至关重要。病史采集应准确、详尽，材料应真实和完整，采集时应注意患者或代诉人的文化程度、对疾病的理解能力和对疾病严重程度的判断能力。除一般病史外，应注重收集患者的家族史、婚姻史和生育史等相关信息。遗传咨询过程中应尽可能面见更多的家族成员，注意不同个体提供信息的准确性，要建立可靠的病案归档制度，在保证患者隐私的前提下，为后续的分析工作提供准确的信息。

1）家族史：家族中其他成员的健康状况，有无同种病史，注意其他受累者的发病年龄、病情严重程度和病程特点等。

2）婚姻史：注意询问婚龄、配偶健康状况以及是否近亲结婚。

3）生育史：着重询问生育年龄、生育子女数目及健康状况，有无流产、死产和早产史。患儿出生时有无产伤、窒息，妊娠早期有无病毒性疾病和接触过致畸因素，如孕妇怀孕期间的患病史和工作、生活环境，对于患儿母亲是否有物理和化学有毒物质接触史亦应注意询问。

2. 症状与体征

症状或体征是患者就诊的主要原因，遗传病有与其他疾病相同的症状和体征，也有其本身特异性的症状和体征，遗传病的初步诊断线索是遗传病特有的症状和体征。如智力发育不全是很多种遗传性疾病共有的特征，当伴有特殊尿液腐臭时应考虑苯酮尿症；伴有白内障、肝硬化等提示半乳糖血症；伴有生长发育迟缓，五官、四肢发育异常应考虑常染色体病；若伴有第二性征发育异常的可疑为性染色体疾病。由于遗传异质性的普遍存在，因此加强相关的实验室检查，可为进一步确诊提供依据。大多数遗传性疾病在婴儿期或儿童期即可出现体征和症状改变，因此除观察外貌特征外，还应注意身体发育快慢、体重增长速度、智力增进情况、性器官及第二性征发育状态、肌张力强弱及啼哭声是否异常等（表 12-1）。

表 12-1　常见遗传病伴随体征

遗传病	伴随体征
Down 综合征	智力低下、特殊面容、耳低位、伸舌流涎
Turner 综合征	原发闭经、身材矮小、女性性征发育不良
Klinefelter 综合征	乳房发育、身材瘦长、男性第二性征发育不良
5P-综合征	智力低下、小头、发育障碍、婴儿期猫叫样哭声
苯丙酮尿症	智力障碍、发色变浅、腐臭尿味
白化病	眼畏光、全身白化、虹膜淡灰色
镰状细胞贫血	溶血性贫血，关节、组织疼痛甚至坏死
半乳糖血症	智力发育不全、白内障、肝硬化
Duchenne 型肌营养不良	腓肠肌假性肥大、骨盆肌无力（Gower 征）、鸭步态
鱼鳞癣	四肢或背部皮肤角化呈鱼鳞状改变
红绿色盲	红、绿色觉缺失
血友病	皮下、肌肉、关节内反复出血、凝血障碍、关节畸形
抗维生素 D 佝偻病	骨骼发育畸形、生长缓慢、O 或 X 形腿
地中海贫血	轻、中或重度溶血性贫血、贫血面容

二、家 系 分 析

对患者及家族成员的发病情况进行家系调查并进行系谱分析，有助于区别单基因病、多基因病、染色体平衡易位等多种遗传性疾病，帮助确定遗传方式，系谱分析是单基因遗传病不可或缺的遗传分析方式。

系谱分析时应注意以下问题：①系谱的系统性、完整性和可靠性，可靠性是认证遗传病的基石；②部分显性遗传病具有延迟显性、外显不全和不规则显性的特点，注意疾病的发病年龄和严重程度判断对家系分析的影响；③在家系分析中要考虑到由新的基因突变产生所致的散发病例、遗传异质性对系谱分析的影响、基因表达显性和隐性的相对性等问题。

系谱分析时必须有一个系统、完整和可靠的系谱，否则可能导致错误的结论。完整的系谱应有三代以上有关患者及家族的情况。有关成员要逐个查询，死亡者（包括婴儿死亡）须查清死因，是否近亲婚配、有无死胎、流产史等，在系谱中应详细记录。在家系调查过程中避免由于患者或代诉人不合作或提供假情况，如不愿提供重婚、非婚子女、同父异母、同母异父、养子养女等，以致错绘系谱，必要时应对患者亲属进行实验室检查和其他辅助检查使诊断更加可靠。由于常显遗传病存在外显不全、延迟显性等而呈现隔代遗传现象，因而不可误认为是隐性遗传。有些遗传家系中除先证者外，家庭成员中找不到其他的患者，因而很难从系谱中判断其遗传方式，更不可因患者在家系中是"散发的"而定为常染色体隐性遗传。部分单基因遗传病的致病基因存在新生突变，应考虑特别情况出现，如假肥大型肌营养不良是一种 X 连锁隐性遗传病，约有 1/3 的病例为新的基因突变引起。有时显性与隐性基因的表现是相对的，同一种遗传病由于采用的观察指标不同而得出不同的遗传方式，从而导致发病风险的错误估计。如镰状细胞贫血症在临床水平，纯合子（HbSHbS）有严重的贫血，而杂合子（HbAHbS）在正常情况下无贫血，因此，这时突变基因（HbS）对 HbA 来说被认为是隐性的；然而，当杂合子的红细胞处于氧分压低的情况下，红细胞亦可形成镰刀状，所以在细胞水平观察红细胞呈现镰刀状，此时 HbS 对 HbA 来说是显性的。但从镰状细胞数目理解，来自杂合子的红细胞形成少量镰状细胞，其数目介于正常纯合子（HbAHbA）与突变基因纯合子（HbSHbS）之间，故呈不完全显性遗传。

第二节　细胞遗传学检查

一、染色体检查

细胞遗传学检查主要指进行细胞染色体检查亦称核型分析，是确诊染色体病的主要方法。随着多种染色体显带技术的应用以及高分辨率显带技术的发展，能够更准确地判断和发现染色体的结构异常甚至染色体微小畸变。染色体检查结合临床表现进行分析，可以对许多疾病在染色体水平进行判断，在核型分析中找到染色体原发改变，确认更多的染色体数目和结构异常综合征。

染色体检查标本的来源主要有外周血、羊水中胎儿脱落细胞和胎儿脐带血，以及受检者的各种病理组织等。目前临床染色体检查大多取外周血做淋巴细胞培养，染色体 G 显带进行核型分析，产前诊断时则取羊水中胎儿脱落细胞、胎儿脐带血等。

在临床中，如遇到下列情形应建议进行染色体检查：①明显智力发育不全者；②先天畸形、生长迟缓者；③夫妇之一有染色体异常，如平衡易位、嵌合体、结构重排等携带者；④有反复多次早期流产史的妇女及其丈夫；⑤原发闭经和女性不孕症；⑥两性内外生殖器畸形者；⑦无精子症和男性不育症；⑧家族中已有染色体异常或先天畸形的个体；⑨35 岁以上高龄孕妇。

二、性染色体检查

性染色体检查包括 X 染色质和 Y 染色质检查，主要用于性染色体数目异常疾病的诊断。当患者疑有第二性征发育不良或两性畸形时，可做性染色质辅助检查。性染色质检查的方法简单，但确认需做核型分析。

1. X 染色质检查

X 染色质检查可刮取患者口腔黏膜脱落上皮细胞，产前诊断时可取羊水中胎儿上皮细胞涂片，经染色后在光镜下计 X 染色质数，从而推算 X 染色体数目，X 染色质数目＝X 染色体数目-1。临床上此法常用于性染色体畸变综合征的筛查，如 Turner 综合征（45，XO）X 染色质为阴性，Klinefelter 综合征（47，XXY）X 染色质为阳性。

2. Y 染色质检查

用荧光染色人体组织间期细胞，可在荧光显微镜下观测是否存在荧光小体，以推测是否存在 Y 染色体。Y 小体数目等于 Y 染色体数目，检查时注意是否存在嵌合体形式。

三、荧光原位杂交技术检查

用生物素、地高辛等标记物标记的 DNA 探针进行染色体原位杂交，用荧光标记的生物素亲和蛋白和抗亲和蛋白的抗体进行免疫检测和放大杂交信号，使探针区域发出荧光，这种方法称为荧光原位杂交（FISH）。该技术可用于检测染色体微小结构异常，如缺失、插入、易位等，亦可进行 DNA 的基因定位。

FISH 技术用于遗传病中染色体异常的诊断较之常规染色体检查更加准确和可靠，但 FISH 技术只能用已知的特异性探针检测染色体异常。对于一些复杂的、微小的结构异常，FISH 技术结合常规细胞遗传学检查可使诊断结果更加准确。FISH 技术既可检测中期分裂相又可检测间期细胞核，只需根据相应信号的数目即可做出初步诊断和定位，有时可省却细胞培养和染色体制备的过程，尤其是当羊水细胞或组织细胞生长不良及中期染色体制备困难时，FISH 技术应用范围更广。应用多种荧光素标记的特异性探针组合可同时检测多条染色体，可识别常规染色体检查来分析不能识别的标记染色体及微小缺失和易位，明确染色体疾病的性质。

第三节　生　化　检　查

基因突变引起的单基因病往往表现在酶和蛋白质结构异常、缺失或表达量的改变上，酶和蛋白质的定性定量分析是诊断先天性代谢病的主要方法。生化检查是遗传病诊断的重要辅助手段，包括临床生化检查和遗传病的特异性检查。目前的发展趋势是一些酶和蛋白质水平的测定（包括代谢中间产物的测定）正逐渐被基因水平的检测方法所取代。

一、蛋白质和酶的检测

基因突变引起的单基因病主要是特定的酶和蛋白质的结构和含量改变的结果，因此，蛋白质含量和酶活性的测定是确诊某些单基因病的重要方法。随着生化检测技术的不断进步，还可以对酶和蛋白质的结构变异型作出鉴定，分析酶变异型的方法主要有酶动力学、电泳速率、免疫反应和指纹分析等（表 12-2）。检测酶和蛋白质的材料主要来源于血液和特定的组织、细胞，如肝、肾细胞及皮肤成纤维细胞等。许多基因表达具有组织特异性和特定发育阶段表达，即某种酶的异常不一定在所有组织和发育的任何阶段都能检测到，例如检测苯丙氨酸羟化酶必须用肝活检组织，而在血细胞中则检测不到；在假肥大型肌营养不良症（DMD）患者血清中即可检出磷酸肌酸激酶活性升高。

表 12-2　常见遗传代谢病的酶活性检测

疾病	遗传性缺陷酶	采样组织
苯丙酮尿症	苯丙氨酸羟化酶	肝
白化病	酪氨酸酶	毛囊
组氨酸血症	组氨酸酶	指（趾）甲屑
高苯丙氨酸血症	二氢蝶啶还原酶	成纤维细胞
酪氨酸血症 I	对羟苯丙酮酸羟化酶	肝、肾
酪氨酸血症 II	酪氨酸氨基转移酶	肝
半乳糖血症	半乳糖-1-磷酸-尿苷转移酶	红细胞
枫糖尿症	支链酮酸脱羧酶	肝、白细胞、成纤维细胞
黑矇性痴呆	氨基己糖酶	白细胞
Duchenne 型肌营养不良	肌酸磷酸激酶	血清
糖原贮积病 I 型	葡萄糖-6-磷酸酶	肠黏膜
糖原贮积病 II 型	α-1,4 葡萄糖苷酶	成纤维细胞
糖原贮积病 III 型	红细胞脱支酶	红细胞
糖原贮积病 IV 型	分支酶	白细胞、成纤维细胞
糖原贮积病 VI 型	肝磷酸化酶	白细胞

二、代谢产物的检测

酶的缺陷常导致一系列代谢紊乱，从而使代谢中间产物、底物、终产物或旁路代谢产物发生变化。因此，检测某些代谢产物的质和量的改变，可间接反映酶的变化而做出诊断。例如，疑为苯丙酮尿症（PKU）的患者，可检测血清中苯丙氨酸或尿中苯丙酮酸、苯乙酸。随着对分子代谢病发病机制认识的深入和检测方法的改进，检测诊断将更加简便、快捷和准确。例如，新生儿的筛查最常用的标本是血和尿，目前已可以制成滤纸片和通过显色反应进行检测。一些遗传代谢病患者的尿排泄物与三氯化铁呈显色反应，根据显色反应的特点，可初步筛查苯丙酮尿症、枫糖尿症、组氨酸血症、酪氨酸血症及尿黑酸尿症等。目前国外开展液相串联质谱判读技术进行新生儿筛查，可检测新生儿血中氨基酸、有机酸及脂肪酸等的含量，从而对是否患有某种遗传性代谢病进行判定，特点是快速，准确率高，可进行数十种遗传代谢病的判断。

三、生化检查在临床诊断中的应用

1. 苯丙酮尿症（PKU）

苯丙酮尿症属常染色体隐性遗传病，是由于苯丙氨酸代谢途径中酶缺陷所致，因患儿尿液中排出大量苯丙酮酸等代谢产物而得名。其发病率约为 1/6000～1/25 000。典型 PKU 是由于患儿肝细胞缺乏苯丙氨酸-4-羟化酶（PAH），不能将苯丙氨酸转化为酪氨酸，在其合成和再生途径中必须经过鸟苷三磷酸环化水合酶（GTP-CH）、6-丙酮酰四氢蝶呤合成酶（6-PTS）和二氢生物蝶呤还原酶（DHPR）的催化。PAH、GTP-CH、DHPR 等 3 种酶的编码基因已经分别定位于 12q24.1、14q11、4p15.1～p16.1，对 6-PTS 编码基因的研究还在进行中。任一上述编码基因的突变都有可能造成相关酶的活力缺陷，致使体内苯丙氨酸发生异常累积。诊断方法如下。①新生儿期筛查，采静脉血定量测定苯丙氨酸和酪氨酸。患儿血浆苯丙氨酸可高达 1.2mmol/L（20mg/dL）以上。②尿三氯化铁试验和 2,4-二硝基苯肼试验，检测尿中苯丙酮酸的化学呈色法，一般用作对较大儿童的初筛。③血浆游离氨基酸分析和尿液有机酸分析，血浆和尿液的氨基酸、有机酸分析为本病提供生化诊断依据。④尿蝶呤分析，应用高压液相层析（HPLC）测定尿液中新蝶呤和生物蝶呤的含量，可以鉴别各型 PKU。PAH 缺乏的患儿尿中蝶呤总排出量增高，新蝶呤与生物蝶呤比值正常；DHPR 缺乏患儿呈现蝶呤总排出量增加，四氢生物蝶呤减少；6-PTS 缺乏患儿则呈现新蝶呤与生物蝶呤比值增高，新蝶呤排出量增加；GTPCH 缺乏患儿呈现蝶呤总排出量减少。

2. 1 型糖尿病（IDDM）

1 型糖尿病发病与遗传有一定关系。1973 年以来各国研究发现，在 1 型糖尿病人群中有人类白细胞抗原（HLA）B8、B15、DW3、DW4 等，中国人则与 B17、BW54、DR3、DRW3 有关。同时发现在 1 型糖尿病的直系家族中，人类白细胞抗原相同的儿童，得糖尿病的危险达 50％～60％，如果这种抗原不同，危险性就低得多。1 型糖尿病由于体内存在易感性因素与人白细胞抗原有联系，使遗传易感性增强。HLA-DQβ 链第 57 位氨基酸对于 IDDM 发病很重要。HLA-DQβ57 是天冬氨酸，发生 IDDM 的机会很少。若为丙氨酸、缬氨酸或丝氨酸，则发生 IDDM 的危险性很高。天冬氨酸与抗原的结合力较弱，并且不引发自身免疫反应，故发生 IDDM 的机会很少。在具有糖尿病易感性的 HLA 类型的人群中，一旦感染病毒，如柯萨奇 B4 病毒、脑炎病毒、心肌炎病毒等就容易引起胰岛炎，使胰岛组织受损害，这些被损害的胰岛细胞随即产生变性蛋白，即致敏蛋白。人体对这致敏蛋白产生对抗反应，由 B 淋巴细胞产生抗体（胰岛细胞抗体及胰岛细胞膜抗体），同时体内 T 淋巴细胞被激活，这些抗体及被激活的淋巴细胞都对胰岛 B 细胞产生损害。随着胰岛 B 细胞逐渐地损害，胰岛素合成减少，当 90％

以上的胰岛 B 细胞被损害时就出现临床糖尿病。因此，特异性致敏蛋白和抗体的检测对诊断 1 型糖尿病有帮助。

3. 系统性红斑狼疮

系统性红斑狼疮发病原因尚不完全清楚，一般认为是多基因遗传，可能与遗传、性激素、环境等多种因素相互作用造成机体免疫功能紊乱有关。人类遗传基因研究发现，某些人类白细胞抗原（HLA）与系统性红斑狼疮的发病有关。诊断需要根据临床症状和检查所见综合考虑。

1）抗核抗体（ANA）：全称为间接免疫荧光法抗核抗体检测（IFANA），是目前最佳的结缔组织病筛选试验（≥1：80），但 ANA 效价不能反映病情活动程度。

2）抗双链 DNA（dsDNA）抗体：是诊断系统性红斑狼疮的标记抗体之一，特异性高达 95%（敏感性为 70%）。对确诊系统性红斑狼疮和判断狼疮活动及预后（其量随病情缓解而下降）参考价值较大。本抗体高滴度阳性常伴有肾脏损害。

3）抗 Sm 抗体：也是诊断系统性红斑狼疮的标记抗体之一，特异性高达 99%，但敏感性仅 25%，该抗体的存在与疾病活动性无明显关系。在系统性红斑狼疮病情不活动时也可呈现阳性，故有助于早期或不典型患者诊断，也可作为回顾性诊断的重要根据。

4）抗磷脂抗体：阳性率约 50%，包括抗心脂抗体（ACL）、狼疮抗凝物（LAC）、梅毒试验假阳性及抗 β2-糖蛋白 1（β2GP1）抗体等。其抗原均为磷酯。抗磷脂抗体阳性对诊断系统性红斑狼疮有帮助。

5）补体：系统性红斑狼疮患者血清总补体（CH50）、C3、C4 含量降低，低补体血症有助于系统性红斑狼疮的诊断（国内曾作为诊断条件之一），尤其是 C3 下降是表示系统性红斑狼疮病情活动的指标之一。

第四节　产　前　诊　断

产前诊断（prenatal or antenatal diagnosis）又称出生前诊断，是对胚胎或胎儿在出生前是否患有某种遗传病或先天畸形作出诊断。通过不同的产前诊断方法对胎儿的发育状况、染色体和基因进行分析诊断，是预防遗传病患儿出生的有效手段，可为遗传病风险家庭提供可靠信息。

一、产前诊断的对象

根据目前临床已明确的产前诊断方法和诊断标准，对于疾病缺陷严重和向下一代传递风险高的遗传病需进行产前诊断。

产前诊断适应对象常有以下几种。

1）孕龄在 35 岁以上的高龄孕妇。

2）夫妇一方有染色体异常，特别是表型正常的染色体平衡易位携带者或生育过染色体异常患儿的孕妇。

3）曾生育过神经管缺陷或先天畸形患儿的孕妇。

4）夫妇之一患有先天性代谢病或生育过该病患儿的孕妇。

5）X连锁隐性遗传致病基因携带者孕妇及常染色体显性遗传不完全显性基因携带者孕妇。

6）习惯性流产或有死胎、死产史的孕妇。

7）夫妇之一有明显致畸因素接触史或服用不当药物的孕妇。

二、产前诊断的方法

通过产前诊断适应证选择，主要采取以下几种产前诊断方法。

1. 羊膜穿刺术

羊膜穿刺亦称羊水取样，指在B超的监视下经腹壁穿刺抽取胎儿羊水。可以对羊水进行生化检测，对羊水中的胎儿脱落细胞进行细胞培养、染色体检查和基因检测。该法适用于诊断染色体病、先天性代谢病、神经管缺陷等。羊膜穿刺一般在妊娠16～20周进行，安全性较高。图12-1所示为羊膜穿刺术。

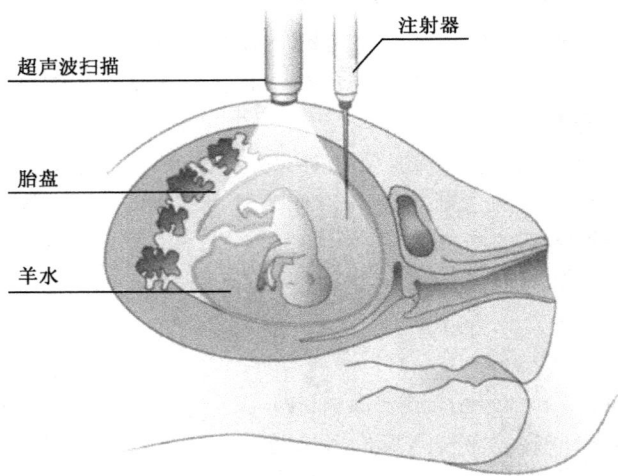

图12-1　羊膜穿刺术示意图

2. 绒毛取样术

使用专用取样器经宫颈进入子宫，沿子宫壁到达胎儿绒毛位置吸取绒毛。绒毛取样应在B超监视下进行，取样时间应在妊娠7～9周。绒毛经处理或培养后进行细胞染色体和分子遗传学分析。该方法对母体和胎儿比较安全，而且诊断时间较早，有利于选择是否继续妊娠，操作时注意无菌技术，避免母体感染和操作不当引起流产。

3. 脐带穿刺术

脐带穿刺是在B超监视下，了解胎儿发育状况和脐带位置，穿刺经腹壁至胎儿脐带合适部位的血管内，抽取胎儿血液。胎儿血液可用于染色体检查、生化检测和基因诊断，常用于血液系统疾病、先天代谢疾病、染色体病等的诊断。取样最佳时间应在妊娠18周，是绒毛和羊水检查可靠的补救措施。

4. 超声波检查

超声波检查是临床常用、首选的诊断方法，方法简便，对母体和胎儿发育尚未见有损害的报道，能够详细检查胎儿的发育状况。超声波常用于神经管缺陷、外在发育畸形、先天性心脏病等器官组织发育畸形疾病的检测诊断，除直观诊断外，亦可作为取样、穿刺及胎儿镜检查的主要辅助手段。不久的将来，随着超声三维立体影像诊断设备、技术的迅速开发应用，可对胎儿的发育异常进行准确、动态的观测和疾病诊断。

5. 孕妇外周血分离胎儿细胞

采用流式细胞仪分离、磁性细胞分离等方法技术对孕妇外周血中少量透过胎盘屏障的胎儿细胞进行分离，应用 PCR 等高灵敏度检测方法，对胎儿细胞进行基因诊断等下一步检测分析。该技术由于分子生物学技术的飞速发展已成为目前国内外学者研究的热点。

目前，胎儿镜检由于操作困难，产生并发症可能性大，故临床应用极少；X 射线检查对胎儿发育有明确的危害，在临床上进行产前诊断已基本弃用；而植入诊断在操作上有一定的局限性，开展临床诊断困难，但其未来应用前景是光明的，可把人类遗传病控制在胚胎发育的最早阶段，对于优生学意义重大。

第五节　基　因　诊　断

基因诊断（gene diagnosis）是指利用 DNA 分析技术直接从基因水平（DNA 或 RNA）检测遗传的基因缺陷，从而对疾病做出诊断。基因诊断与传统的疾病诊断方法不同，主要差异在于该法是直接从基因型推断表型，即可越过产物（酶和蛋白质）直接检测基因结构而做出诊断。采用基因分析的方法，可在个体发育的任何阶段，采集各种不同组织的有核细胞 DNA 作为检测材料，不受取材的细胞类型和发病年龄的限制。基因诊断技术已逐步从实验室研究进入临床应用，使人们对疾病的认识从表型的常规诊断发展为基因型诊断。基因在所有细胞中的结构是相同的，基因诊断不受基因表达的时空限制，故可对患者做出症状前诊断，对延迟显性的遗传病进行分析诊断，可进行胎儿出生前诊断，这一技术可以更有效地了解遗传异质性的基因类型，有效地检出携带者。

基因诊断直接以基因作为探察对象，因而具有特异性强、灵敏度高、应用广泛、无时空限制等特点，但由于基因突变的多样性，使得很多突变基因的分析有一定的难度，分析复杂而且费用高。

一、基因诊断的基本方法

基因诊断主要采用核酸分子杂交、PCR 技术、DNA 序列测定和基因芯片等分子生物学技术。

1. 核酸分子杂交

核酸分子杂交技术较早应用于基因诊断中，检测样品标本中是否存在遗传性基因缺陷。核酸杂交检测方法成熟，应用范围广，其必备和关键条件是制备检测基因探针。基因探针是一段特定的核苷酸序列片段，可以是基因本身或是与该基因连锁的 DNA 片段，能特异性地和待检样品中基因或基因侧翼序列进行杂交反应，根据杂交结果可直接进行基因分析或判断连锁关系，从而作出诊断。

1）Southern 杂交是一种经典的 DNA 杂交方法，可以直接检测致病基因内部的突变，如缺失、插入、倒位以及限制性内切核酸酶酶切位点的改变。限制性片段长度多态性（RFLP）分析技术是基于 Southern 杂交技术，根据不同个体由于碱基的变异，出现限制性内切核酸酶酶切位点改变而导致限制性内切核酸酶酶切后 DNA 片段长度差异。RFLP 连锁分析主要进行致病基因遗传标记连锁分析，RFLP 分析技术需结合家系调查及家系图谱进行连锁分析，判断基因型。

2）应用核酸杂交技术，检测样品中核酸量的高低可使用斑点印迹杂交。

3）荧光原位杂交（FISH）技术主要应用于检测染色体异常和染色体基因定位，可直接在细胞核中或染色体上确定 DNA 顺序，广泛应用于肿瘤、遗传病的基因诊断。

4）等位基因特异性寡核苷酸（ASO）杂交法主要是根据已知基因突变位点，设计、制备与野生型或突变型基因序列互补的基因探针，通过杂交结果分析是否存在基因突变，判断基因类型。

2. 聚合酶链反应（PCR）技术

PCR 技术由于其灵敏度高、特异性强、操作简便而得到广泛应用。我国在 80 年代后期应用 PCR 技术对 Bart's 胎儿水肿综合征的 α-珠蛋白基因进行缺失分析诊断，也有人将多重 PCR 技术应用于假肥大型肌营养不良症患者的基因诊断。由于 PCR 技术广泛应用于分子生物学和医学遗传学的各个领域，技术发展日新月异，其诊断的专一性、灵敏性和可靠性得到很大提高，而且 PCR 技术结合其他诊断技术使得基因诊断技术得到完善和发展。PCR 技术结合诊断技术主要有以下几种。

1）PCR-RFLP：将聚合酶链反应（PCR）与限制性片段长度多态性（RFLP）分析方法相结合的一种检测技术。基本方法包括：①在相应酶切位点两侧设计 PCR 引物，扩增目标 DNA；②酶切 PCR 产物，检测产物中是否含有酶切位点；③电泳分离酶切后 PCR 产物，根据电泳图谱结合家系图谱进行分析判断。该方法简便易行，可通过计算机辅助设计特异性 PCR 引物，关键是扩增 PCR 产物内含有限制性内切核酸酶多态位点。

2）PCR-SSCP：单链构象多态性（single-strand conformation polymorphism，SSCP）是一种检测核酸序列中点突变的技术，基本原理是提取含有突变位点的 DNA 片段，当双链 DNA 变性为两条单链后，会在中性条件下形成不同空间构象，因而相同长度的单链 DNA 由于碱基顺序不同，甚至单个碱基的差异会形成不同的空间构象导致电泳的泳动速度不同，从而鉴定有无基因突变。PCR 技术结合 SSCP 技术使得 DNA 突变位点检测能够快速简便地进行，扩增片段电泳泳动速度的检测主要用于突变位点的初步筛查。

3）PCR-ASO：PCR 技术与 ASO 技术联合应用，将扩增 DNA 片段分别与野生型和突变型探针杂交，根据检测标本与两种探针杂交信号的区别，确定是否存在基因突变，分析受检者的基因型。

4）RT-PCR：逆转录 PCR 技术以 mRNA 作为模板合成 cDNA，进行 PCR 扩增，扩增产物进行电泳与内标参照物对比分析，主要用于基因表达水平的检测和分析。目前，实时定量 PCR 扩增技术的发展和应用使得对基因表达水平的检测得以全程监控，基因表达水平的检测和分析更加精确。

3. DNA 测序方法

DNA 测序法（DNA sequencing）是测定 DNA 一级结构的碱基排列顺序、检测突变基因的基本实验手段，即根据测定结果比较异常基因与正常基因的差异，进行遗传病的诊断。目前采用四色荧光分别标记的 DNA 自动测序技术，根据不同荧光自动识别 A、T、C、G 不同碱基，可在一次反应中完成 DNA 标本的测序。荧光标记的 DNA 自动测序方法的优点是快速、准确、微量、分辨率高、重复性好，与其他基因突变检测方法相结合，可缩短检测时间，提高其他检测方法的分辨率和灵敏度。例如，目前经常采用先行对 DNA 的特定位点设计引物，进行定点 PCR 扩增，将包含特定位点的 PCR 产物再行 DNA 测序，比较正常基因与突变的序列，可检出突变的碱基类型和突变位点。在人类基因组 DNA 测序工作中，由于采用荧光自动测序技术，使得工作进程加快、效率提高，DNA 序列测定的精确性加强。

4. 基因芯片技术

基因芯片技术是近年来发展十分迅速的一种新型基因诊断方法，这种基因诊断方法的出现，为遗传病的基因诊断提供了一个新的发展方向。基因芯片技术进行基因检测的主要方法是将已知的特异 DNA 片段作为探针，有规律地排列固定在如硅片等支持物上，与待测样品进行杂交反应，通过荧光扫描技术对芯片进行扫描，获得的信息由计算机软件进行处理分析，判定突变位点。基因芯片技术可同时对数千种基因突变和多态性进行准确、快速的检测，同时亦可检测许多基因的表达水平。基因芯片技术的优点是微量化、高通量、并行化和高度自动化，适用于多个基因、多个位点的同时检测，既可以检测基因突变、基因的多态性，又可以检测组织细胞的基因表达情况。利用基因芯片技术可以在 DNA 水平上寻找检测与疾病相关的内源基因和外源基因，而且可以在 RNA 水平上检测致病基因的表达异常。随着基因芯片技术的优化，将会有更多的遗传病诊断、肿瘤检测的基因芯片用于临床，诊断费用亦会逐步降低，有利于基因诊断技术在临床上开展。

二、基因诊断的主要途径

人们对基因结构的了解有的已经十分清楚了，且对其主要突变亦进行了十分深入的研究，但目前尚有大部分基因结构、功能表达和突变的状况不是很清楚。根据上述情况，遗传病的基因诊断主要分为以下两种途径。

1. 直接诊断

通常使用基因本身或侧翼序列的 DNA 作为探针直接探查基因有无突变、缺失、重复等异常，是否存在表达的改变，这种直接检测基因本身的异常，称之为基因的直接诊断。直接诊断适用于已知基因及对基因变异了解得比较清楚的遗传性疾病。PCR 技术直接扩增变异位点，对扩增产物进行自动荧光测序，可以快速、简便及精确地进行基因直接诊断。

2. 间接诊断

当直接检测的基因本身不清楚，或致病基因的异常处在未知的情况下，可通过对受检者及其家系进行连锁的基因诊断分析，间接获得信息，以确定是否带有致病基因。已经确定突变位点时，可以设计特异 DNA 引物，进行 PCR 扩增，如果扩增产物含有限制性内切核酸酶位点变异，则用限制性内切核酸酶酶切 PCR 产物、凝胶电泳，连锁分析电泳图谱中的不同长度 DNA 片段，也就是分析待检者是否与某种长度的 DNA 片段的出现相关联；PCR 扩增产物如不含有酶切位点，则可应用合成寡核苷酸片段作为探针与待测样品进行杂交，根据分子杂交结合情况，分析是正常、异常、纯合或杂合子基因型。

基因组 DNA 中携带有许多多态性遗传位点，其中一些可能与致病基因连锁遗传，因此，可利用多态位点是否出现作为遗传标记，检测可疑患者的 DNA，对照正常人的 DNA 连锁情况进行分析，达到遗传病诊断目的。标记系统是否和致病基因具有高度相关性，则是是否采用此方法进行相关基因诊断的依据。

在进行基因诊断时，应考虑遗传病的遗传异质性，同一种遗传病也可有不同的基因异常。因而，应针对遗传病的具体情况，收集翔实的资料，根据对基因型的了解，采用相应的诊断方法（表 12-3）。

表 12-3　遗传病的基因诊断方法

基因异常	方法	探针、引物或限制性内切核酸酶
基因缺失	基因组 DNA 印迹杂交	缺失基因的探针
	PCR 扩增	引物包括缺失或在缺失部位内
点突变	RFLP 分析	突变导致其切点消失的限制性内切核酸酶
	ASO 杂交	正常和异常的 ASO 探针
	PCR 产物的多态性分析（RFLP、SSCP、DGGF)	引物包括突变部位
基因已知但异常不明	基因内或旁侧序列多态性（RFLP、AML-FLP，SSCP）连锁分析	基因内或旁侧序列探针或引物
基因未知	与疾病连锁的多态性，如 SSCP、AML-FLP 连锁分析、RFLP 位点单体型连锁分析	与疾病连锁的多态位点探针或引物

三、基因诊断技术的应用

（一）PCR 技术诊断遗传病

自从 1985 年 PCR 技术首次应用于遗传病基因诊断以来，已有近百种遗传病可用 PCR 技术进行诊断和产前诊断。利用 PCR 技术诊断遗传病的途径有 4 个：①基因突变位点的直接检出；②筛查与遗传病有关的点突变；③遗传多态性标记连锁分析间接诊断；④利用 mRNA 逆转录为 cDNA 进行分析或直接分析 mRNA。

传统的基因诊断技术主要是以基因探针技术为基础而建立的一些检测方法，包括 Southern 杂交，它们可直接分析基因的缺失和重排，亦可利用 RFLP 进行连锁分析，但由于这些技术操作繁琐、探针来源困难、所需试剂昂贵，且要用同位素，完成一项诊断需要的时间亦较长，因此难于满足临床诊断的要求，限制了其在临床上的应用。PCR 技术是一种在体外的酶促 DNA 合成技术，它能在短时间内将靶 DNA 扩增百万倍，操作简便、省时、准确性高，不仅能直接检查突变基因，而且可与其他技术结合，使诊断的准确率达 100％，不用同位素操作。PCR 技术结合其他基因诊断技术能最大限度地满足临床诊断的需要，因而它已成为目前遗传病诊断和产前诊断的主要手段。

PCR 技术的基本原理是利用一对引物为介导，在体外模拟天然 DNA 复制过程的技术，从生化的角度来看，它是一种酶促反应，因此其反应的过程中必须有酶的底物。酶为 DNA 聚合酶，该酶具有耐热性，底物为 4 种 dNTP。另一条件为引物，引物是根据已知的基因片段合成的一段长度大约为 20bp 的碱基序列，因此，进行 PCR 检测，除了具备酶、底物及其他基本因素外，利用已知的基因结构合成一对引物是 PCR 诊断遗传病的最基本条件，即遗传病的基因结构必须部分或全部清楚。

1. PCR 技术直接诊断遗传病

对于由基因缺失突变引起的遗传病可利用缺失区域的 DNA 序列引物直接扩增该区域，看有无特异性的扩增产物，这对缺失部位固定的片段检测非常准确简便，只需一对引物即可完成，而对于那些缺失部位已知的基因则可利用多对引物进行多重 PCR，然后检查缺失带。对基因的重排来说，可通过用 RT-PCR 检测 mRNA 的融合情况来检出；当点突变影响到限制性内切核酸酶切点时，可用 PCR-RFLP 进行分析，即将扩增产物用适当的限制性内切核酸酶切割，然后根据电泳图谱判断有无切点的改变，它比传统的 RFLP 检测法快速简便，且不受同位素的危害。而对于突变位点不清楚或突变位点多变的基因则可用 PCR-SSCP、DGGE、CDGE、TGGE、PCR-RNSE 切割，化学错配切割，异源双链分析等方法筛选与遗传病有关的点突变，再用 PCR 循环直接测序确定突变部位和性质。

2. 利用连锁分析间接诊断遗传病

有的遗传病其基因结构庞大，基因的分子病理改变复杂或不清楚，或遗传异质性较高，利用 PCR 技术直接检测与遗传病有关的基因点突变有一定的困难。常常利用一些基因内或其旁侧的多态性标记进行连锁分析，以间接判断遗传病。以 PCR 方法进行检测的多态性标记有以下两种。

（1）PCR-RFLP

在人类基因组中存在着许多限制性内切核酸酶切点，这些切点在人群中具有明显的遗传多态性。因此，可用已知 DNA 序列的基因内或其旁侧序列中的酶切位点多态性以 PCR 方法来检测。PCR 扩增后用相应的限制性内切核酸酶切割相应的扩增产物，通过琼脂糖凝胶或聚丙烯酰胺凝胶电泳技术进行电泳，分析酶切位点多态性，在家庭间进行连锁分析。需要注意的是，在用 PCR-RFLP 进行连锁分析时应选择那些杂合频率高，即具有较高多态信息量的酶切位点多态性，可采用多个多态酶切位点联合应用。

如果所分析的 DNA 分子不太大，如人体线粒体 DNA 长为 16 569bp，在这种 DNA 分子上每种限制性内切核酸酶的识别点不过几到几十个，因此，当某种限制性内切核酸酶的识别点发生改变并经过这种酶切后，可清楚地看到 DNA 电泳带的图型发生改变，条带增加或是减少，所处的位置也有变化。可是，遗传病病例分析时所用的是基因组 DNA，而基因组 DNA 经限制性内切核酸酶酶切后至少会生成 100 万个片段，多的可达 1000 万个片段。如果其中有一两个片段发生改变，不可能从电泳凝胶上直接观察分辨得出结果，此时就必定要用合适的探针。某个目的基因或某一特定的 DNA 片段，在同酶切后的 DNA 作分子杂交后，可在曝光的 X 光片上看到 RFLP。图 12-2 是用分子杂交

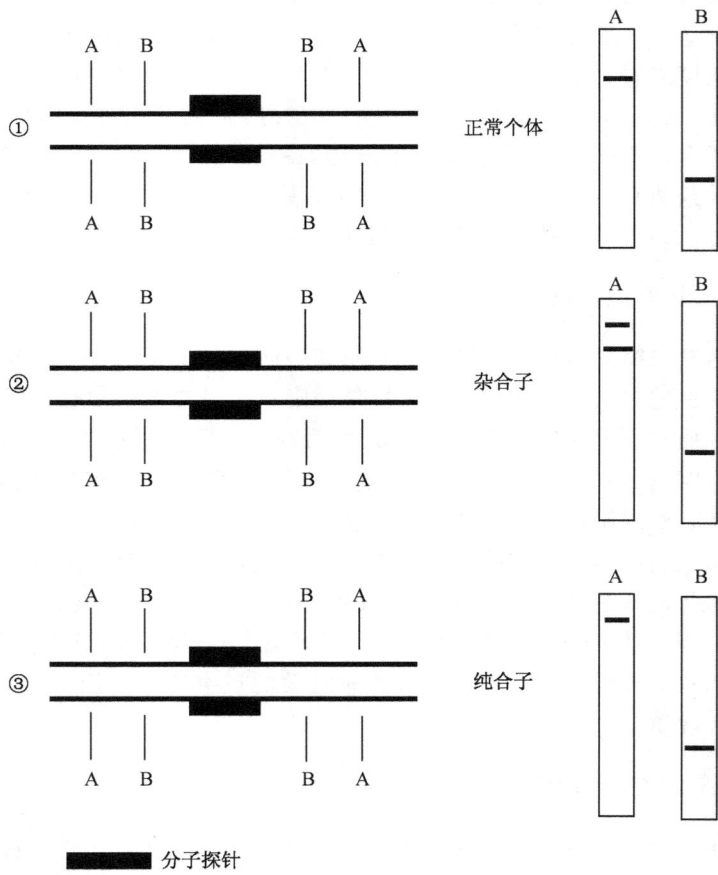

图 12-2　分子杂交法检测 RFLP

法检测 RFLP 示意图。

这是通过限制性内切核酸酶 A 识别点改变出现的 DNA 的 RFLP，再以合适的 DNA 片段作为分子杂交的探针，在探针上标记了放射性同位素，同分别经酶 A、酶 B 完全酶切的 DNA 作印迹杂交。在曝光后的 X 光片上可看到不同的杂交带图型。图 12-2 中，①是正常个体，经酶 A 和酶 B 酶切后的 DNA 同探针杂交，都只看到一条带。②是一个杂合子即隐性突变基因携带者的杂交图式，由于它的一条染色体的 DNA 分子中酶 A 的识别点发生改变，酶切后的 DNA 片段较原来的长，所以出现一长一短两个片段。③是突变基因纯合子，也就是患者，酶 A 和 B 的酶切片段虽然是各有一个，但 A 的片段比正常的个体长，所以杂交带出现的位置也有改变。从图中可以看出研究 RFLP 的两个重要因素，一是要制备合适的探针，二是要用尽可能多的各种限制性内切核酸酶进行酶切和杂交。

1974 年首次将 RFLP 作为遗传学分析的方法。1978 年简悦威和 Dozy 等第一次用人体 β 珠蛋白基因作为探针，同限制酶 Hpa I 酶切的 DNA 做杂交，发现了 DNA 的 RFLP 与镰状细胞贫血之间的关系（表 12-4）。

表 12-4 Hb 基因型与 β 珠蛋白基因（Hpa I）位点关系

Hb 基因型	Hpa I β 珠蛋白基因片段/kb					总计	13.0kb 片段的频率
	7.6/7.6	7.6/7.0	7.0/13.7	7.6/13.0	13.0/13.0		
黑人 AA	8	6	0	2	0	15	0.03
AS	5	1	1	9	0	16	0.31
SS	0	0	0	4	11	15	0.87
白人 AA	12	0	0	0	0	12	0
亚洲人	15	0	0	0	0	15	0

由此可以看出，Hpa I β 珠蛋白基因 13.0kb 片段可作为检出镰状细胞贫血及携带者的一种指标。1981 年 Geever 等根据镰状细胞贫血是 β 珠蛋白基因第 6 个密码子的一个核苷酸置换的结果，用限制酶 Dde I 酶切 DNA 后与 β 珠蛋白基因杂交，结果是：Hb 基因型 AA 的正常个体有 175bp 和 201bp 两条带。SS 个体即患者只有一条带，是正常人两个 DNA 片段长度之和，即 376bp。AS 杂合子则有三条带：175bp、201bp、376bp。其原因是第 6 个密码子中的 A 被 T 置换，使 Hb A 变成了 HbS。限制酶 Dde I 的识别序列为 C↓TNAG，当 A 变成 T 后，该部位 DNA 序列变成 CTNTG，从而丢失了一个 Dde I 识别位点，所以 HbA 的两个 Dde I 片段（175bp、201bp）变成了 HbS 的一个 Dde I 片段（175＋201＝376bp）。

（2）Amp-FLP

在人类基因组中，除 RFLP 可作为遗传标记外还有一有用的多态性标记，即 VN-TR（数目可变的串联重复序列）和 STR（短的串联重复序列）。VNTR 的特征是其重复的核心区内的串联重复单位为 6～40 bp，重复次数在不同个体间有所不同，重复次数变化亦较大，一般在几次到上百次之间。STR 的核心区重复单位为 2～5bp，其中由双核苷酸重复（CA）$_n$ 或（GT）$_n$（n 为 10～60）构成的串联重复称为 VNDR。有意义的是，这些串联重复序列在人群中具有高度的遗传多态性，人群中的杂合子比例在 50%

以上，最高的可达 90％以上，因此它仍可提供更多的多态信息量。VNTR 和 STR 可用其两端的序列合成引物，用 PCR 进行扩增，PAGE＋银染即 Amp-FLP，加之这些片段呈孟德尔式遗传，因此以之作为连锁分析的标记具有重要价值。目前 Amp-FLP 已广泛应用于多种遗传病的连锁分析如 DMD/BMD、PKU 等。最近几年的研究还发现，核苷酸重复的长度变异可导致许多人类疾病，目前已证实的与人类疾病有关的致病性重复关联核苷酸有脆性 X 染色体综合征，$(CGG)>52$，肌强直性营养不良，$(CTG)>50$。利用串联重复区所测序列合成的引物即可对这些遗传病实行基因诊断。

基因诊断使用的特异性诊断探针是对遗传病进行基因诊断的基本条件，选择合适的特异性诊断探针和诊断方法是遗传病基因诊断成败的关键，表 12-5 为遗传病常用诊断探针。

表 12-5　遗传病的基因诊断探针

遗传病	探针
抗凝血酶Ⅲ缺乏症	抗凝血酶Ⅲ基因
a_1 抗胰蛋白酶缺乏症	合成的寡核苷酸
动脉粥样硬化症	载脂蛋白 A 基因
糖尿病	胰岛素基因
Ehlers-Danlos 综合征	a_1 胶原蛋白基因
生长激素缺乏症	生长激素基因
乙型血友病	凝血因子Ⅸ基因
遗传性胎儿血红蛋白持续症	β 珠蛋白基因
HPRT 缺乏症	HPRT 基因
自毁容貌综合征	HPRT 基因
成骨不全症	原 a_1 胶原蛋白基因
视网膜母细胞瘤	Rb 基因
镰状细胞贫血症	合成的寡核苷酸
地中海式贫血	β 珠蛋白基因
	α 和 β 珠蛋白基因
甲型血友病	凝血因子Ⅷ基因
高甘油三酯血症	载脂蛋白 AI 基因
苯丙酮尿症	苯丙氨酸羟化酶基因
成人型多囊肾	α-珠蛋白基因、D16S 探针
高胆固醇血症	低密度脂蛋白受体基因
甲状腺功能低下	甲状腺球蛋白基因

（二）　基因芯片技术在遗传病诊断中的应用

基因芯片技术的应用随着人类基因组计划（human genome project）的完成，人类基因组研究的重心逐渐进入后基因组时代（postgenome era），即研究基因的功能及基因表达的多样性而愈发重要。基因芯片技术通过对个体在不同生长发育阶段或不同生理状态下大量基因表达的分析，研究相应基因在体内的功能，阐明不同层次多基因协同作用的机制，进而在人类遗传疾病以及癌症、心血管疾病的发病机制、诊断治疗等方面的研究中发挥巨大的作用，将大力推动人类遗传病结构基因及功能基因的研究。

1. 基因芯片的工作原理

基因芯片的工作原理与经典的核酸分子杂交方法（Southern、Northern）相似，应用已知核酸序列作为探针与互补的靶核苷酸序列杂交，通过荧光信号检测进行定性与定量分析。基因芯片在一微小的基片（硅片、玻片、塑料片等）表面集成了大量的分子识别探针，能够在同一时间内平行分析大量的基因，进行大信息量的筛选与检测分析。

基因芯片主要技术流程包括：芯的设计与制备；靶基因的标记；芯片杂交与杂交信号检测。基因芯片的设计实际上是指芯片上核酸探针序列的选择以及排布，应用范围主要包括基因表达和转录图谱分析及靶序列中单核苷酸多态位点（single nucleotide polymorphism，SNP）或突变点的检测。表达型芯片是在杂交实验中对多个不同组织或不同发育阶段中数千基因的表达差异进行定量检测。探针序列一般来自于已知基因的 cDNA 或 EST 库，设计时应注重探针序列的特异性，保证与待测目的基因的特异结合，对于同一目的基因可设计多个序列不同的探针，使多样性的分析数据更为可靠。基因单核苷酸多态检测的芯片一般采用一组与靶序列完全匹配的野生型探针，然后对于每一野生型探针，将其中间位置的某一核苷酸分别用其他三种核苷酸替换，形成三种不同的单核苷酸变化的核苷酸探针，这种设计可以对某一段核酸序列所有可能的 SNP 位点进行扫描。芯片制备方法主要包括以下两种类型。①点样法：根据基因芯片的分析目标从相关的基因数据库中选取特异的序列进行 PCR 扩增或直接人工合成寡核苷酸序列，然后分别把不同的探针溶液逐点分配在固相基片表面的不同位点上，通过物理和化学的方法使之固定。该方法的各技术环节均较成熟，适合于研究单位根据需要自行制备点阵规模适中的基因芯片。②原位合成法：该法是在玻璃等硬质表面上直接合成寡核苷酸探针阵列，关键是高空间分辨率的模板定位技术和高合成产率的 DNA 化学合成技术，适合制作大规模 DNA 探针芯片。待分析样品的制备是基因芯片实验流程的一个重要环节，靶基因在与芯片探针结合杂交之前必须进行分离、扩增及标记，通常是在待测样品的 PCR 扩增、逆转录或体外转录过程中实现对靶基因的标记。对于检测细胞内 mRNA 表达水平的芯片，一般需要从细胞和组织中提取 RNA，进行逆转录，并加入偶联有标记物的 dNTP，从而完成对靶基因的标记过程。在信号检测时，一些杂交信号强的点阵容易产生光晕，干扰周围信号的分析。高密度芯片的分析一般采用荧光素标记靶基因，通过适当内参的设置及对荧光信号强度的标准化可对细胞内 mRNA 的表达进行定量检测。近年来运用的多色荧光标记技术可更直观地比较不同来源样品的基因表达差异，即把不同来源的靶基因用不同激发波长的荧光素标记，使它们同时与基因芯片杂交，通过比较芯片上不同波长荧光的分布图获得不同样品间差异表达基因的图谱，对多态性和突变检测型基因芯片采用多色荧光技术可以大大提高芯片的准确性和检测范围。基因芯片与靶基因的杂交过程与一般的分子杂交过程基本相同，杂交反应的条件要根据探针的长度、

GC 碱基含量及芯片的类型来优化。由于基因芯片读取的信息量大，对于基因芯片杂交数据的分析需要一个界定标准，基因芯片数据库将各实验室获得的基因芯片的结果集中起来，以利于数据结果的评估与分析。

2. 基因芯片的应用

基因芯片在遗传性疾病和恶性肿瘤等疾病的临床诊断方面具有独特的优势。与传统检测方法相比，它可以在一张芯片上同时进行多种疾病的检测，能及早诊断，待测样品用量小；能特异性检测待测样品的亚型及变异；可帮助医生从 DNA、RNA、蛋白质及其相互作用层次上了解疾病的发生、发展过程，可以掌握大量的疾病诊断信息，这些信息有助于医生在短时间内找到正确的治疗措施。肿瘤和遗传疾病发生的根本原因是遗传物质发生了改变，检测基因突变对于阐明肿瘤及遗传病的分子机制、疾病的早期诊断具有重要意义。

目前，已开发出了 *p53* 基因芯片，将已知 *p53* 基因全长序列和已知突变的探针固定在芯片上，这将有助于恶性肿瘤的早期诊断。华盛顿大学的分子生物学系与病理系联合研究了卵巢癌中基因表达谱的变化，他们将 5766 个基因探针固定于芯片上，其中 5376 个分别选自卵巢癌、卵巢表面上皮细胞及正常卵巢的 cDNA 文库，另外还有 342 个来自 EST 克隆，包括一些已知确定的管家基因、细胞因子和因子受体基因、生长因子和受体基因、与细胞分裂相关的基因以及新近确定的肿瘤相关基因，找出在卵巢癌组织中过度表达的 30 个有 GenBank 收录的基因，这证明了利用基因芯片分析复杂生物体系中分子变化的可行性。Hacia 等在 $1.28\ cm \times 1.28\ cm$ 的芯片上固定了 9.66×10^4 个长度为 20 nt 的寡核苷酸探针，用于检测乳腺癌基因 *BRCA1* 的 exon11（3.45 kb）中所有可能的碱基置换、插入和缺失（1～5 bp）突变。在 15 例患者样品中，发现 14 例有基因突变，类型包括点突变、插入及缺失等；在 20 例对照样品中均未检出假阳性结果。采用基因表达谱芯片研究类风湿关节炎、肠炎基因的特征性表达活性，发现已知炎症相关基因，如肿瘤坏死因子、白细胞介素和粒细胞集落刺激因子在组织中有表达。还发现一些以前未知的与炎症相关的基因表达，如人基质金属弹性蛋白酶（human matrix metallo-elastase）和黑素瘤生长刺激因子（melanoma growth stimulatory factor）。

基因表达图谱的绘制是目前基因芯片应用最广泛的领域，也是人类基因组工程的重要组成部分，它提供了从整体上分析细胞表达状况的信息，而且为了解与某些特殊生命现象相关的基因表达提供了有力的工具，对于基因调控以及基因相互作用机制的探讨有重要作用。人类基因组编码大约 100 000 个不同的基因，基因芯片技术可清楚、直接、快速地检测，且易于同时监测成千上万个基因的表达状况。定量监测大量基因表达水平在阐述基因功能、探索疾病原因及机制、发现可能的诊断及治疗的靶基因等方面具有重要价值。Derisi 等选用来自恶性肿瘤细胞系 UACC903 中的 1161 个 cDNA 克隆制成芯片，通过比较正常和肿瘤细胞的表达差异，发现在恶性肿瘤细胞中 *p21* 基因处于失活或关闭状态，但在逆转的细胞系中呈高表达。Golub 等应用 cDNA 芯片检测基因表达的差异进行癌症的分类，成功地区分出急性髓细胞性白血病（AML）和急性淋巴细胞性白血病（ALL）。基因芯片的另一个重要应用是基因多态位点及基因突变的检测，基因组多样性的研究对阐明不同人群和个体在疾病的易感性方面表现出的差异具有重要意义，一旦对基因组的编码序列进行系统筛查，就有可能找出与疾病易感性有关的大量基因变异。基因芯片技术可大规模地检测和分析 DNA 的变异及多态性，应用高密度基因芯片对 2.3Mb 人类基因的 SNP 进行筛查，确定了 3241 个 SNP 位点，显示出大规模鉴定人类基因型的可能。随着大量疾病相关基因的发现，变异与多态性分析将在疾病的诊断与治疗方面体现出越来越重要的价值。

芯片杂交测序技术（sequencing by hybridization，SBH）是一种新的高效快速测序方法，也是基因芯片的另一重要应用，其原理与芯片检测多态位点相类似，即通过与一组已知序列的核酸探针杂交进行序列测定，用荧光标记的待测序列与基因芯片上对应位置的核酸探针产生互补配对时，通过确定荧光强度最强的探针位置，获得一组序列互补的探针序列，据此可重组出靶核酸的序列。用寡聚核苷酸的微阵列，采用 SBH 技术，可对数千个碱基长的 DNA 进行测序。

基因芯片技术的发展势头十分迅猛，在生命科学的各个领域得到了广泛的应用，积极完善和弥补不足是目前亟待解决的问题。首先，是成本的问题，由于芯片制作的工艺复杂，一般实验室难以承担其高昂的费用；其次，在芯片实验技术上还有多个环节尚待提高，如何进一步提高合成效率及芯片的集成程度是研究的焦点。虽然芯片技术还存在这样或那样的问题，但其在基因表达谱分析、基因诊断及序列分析等诸多领域已呈现出广阔的应用前景，随着研究的不断深入和技术的更加完善，基因芯片技术在生命科学研究领域将发挥越来越重要的作用。

四、遗传病基因诊断举例

（一）甲型血友病的分子遗传学研究

甲型血友病是由于凝血Ⅷ因子缺乏所引起的出血性疾病，呈 X 连锁隐性遗传。几十年来对甲型血友病的研究有了很大的进展，1983 年 Rotblat 等分离纯化了Ⅷ因子蛋白，1984 年 Gitchier 等成功克隆了Ⅷ因子基因。Ⅷ因子基因是一个长约 180kb 的庞大基因，位于 X 染色体长臂远端（Xq28），含有 26 个外显子。在血液循环中，Ⅷ因子以非共价键的形式与 vWF 因子结合并存在于血浆中。在Ⅷ因子分泌和循环过程中，vWF 起载体的作用。从 cDNA 序列可以推测它所分泌的成熟蛋白质包含 2332 个氨基酸，分子质量约 265kDa。Ⅷ因子的生理作用是作为 X 因子的辅助因子，被活化的Ⅸ因子（FⅨa）激活，从而将血液凝固的信号放大许多倍。

1. 甲型血友病的基因突变类型

（1）基因重排

在甲型血友病中，整段基因的重排几乎都表现为单纯的倒位。目前证实，40% 以上的重型甲型血友病都由这种倒位引起的。这种大片段倒位的发现源于用 PCR 方法对甲型血友病全部外显子进行突变筛查时，发现仅 50% 的重型病例可检测到突变，其余患者所有外显子均正常。进一步用 RT-PCR 方法对这些病人的 RNA 进行研究发现，在外显子 22～23 的区域内无法扩增出 cDNA 产物。染色体远端 F8A 拷贝的同源重组占重型甲型血友病病例的 35%，而近端 F8A 拷贝的同源重组则占 7%。

（2）单碱基置换

目前已报道了 216 种以上的单碱基置换突变，其中 171 种（79%）导致一个氨基酸的改变（错义突变），31 种导致肽链延长（终止密码子突变）和缩短（无义突变），16 种导致 FⅧmRNA 拼接位点改变或消失。

（3）缺失

FⅧ 基因的缺失可分为大片段缺失（>100bp）和小片段缺失（<100bp）。目前已报道的大片段缺失至少有 83 种，缺失片段长度从不足 1kb 到大于 210kb，即全基因缺失。多数大片段缺失的机制可能是非同源重组。

（4）插入

已发现的插入突变有 18 种以上，插入片段的长度由 1bp 至 2.1kb 不等，大多数插入片段长度仅 1bp，并且通常是在连串的碱基 A 旁再加入一个 A。此外，在外显子 2 中发现有一个 10bp 的片段插入，已证实这是已有序列的随机重复。所有的插入，不论是否引起框架移位，都可引起重型甲型血友病。

2. 突变检测

（1）直接检测突变

提取患者外周血 DNA，应用序列特异性引物对所有外显子，包括其拼接部位进行 PCR 扩增，直接对 PCR 产物进行测序检测突变。这种方法有缺陷。首先，某些外显子片段较长，应用常规 PCR 扩增有一定难度；其次，用这种方法不能检测出基因重排，因为在这种情况下外显子序列并无改变。比较通用的做法是将 PCR 与变性梯度凝胶电泳（DGGE）或单链构象多态性分析（SSCP）结合起来筛查突变。

（2）内含子 22 基因重排的检测

目前一般用 Southern 杂交方法，采用内含子 22 中的 F8A 基因探针来检测这种重排。根据酶切片段的大小来判断是否属于近端倒位或远端倒位，还可对倒位杂合子作直接诊断。对于重型甲型血友病患者，这是首选的检查方法。

（3）应用 DNA 多态性进行遗传学分析

1）限制性片段长度多态性：常用的有位于外显子 18 的 Bcl Ⅰ 位点、内含子 22 的 Xba Ⅰ 位点、内含子 19 的 Hind Ⅱ 位点。先用 PCR 方法对其附近的一段 DNA 进行扩增，再用相应的酶切来分析其多态性。大约 65% 的家系可用该法得到诊断。

2）短串联重复序列（STR）：已在内含子 13 和 22 中分别发现有一个 CA 重复序列，CA-13 和 CA-22，并且具有足够的多态性，这两个遗传标记同时检测可为约 68% 的家系提供诊断信息。现已建立多重 PCR 方法同时扩增几种重复序列，使检测更加快速。几种方法联合应用，可对 80% 以上的家系进行遗传连锁分析。

3）可变数目串联重复序列（VNTR）：距 FⅧ 基因 2Mb 的位点是一个与 FⅧ 基因紧密连锁的 VNTR 位点，其基本构成为 60bp DNA 片段的重复，重复次数可由 1 次至 17 次，其中含有 Taq Ⅰ 酶切位点，可用 PCR-RFLP 和 Southern 杂交等方法进行检测。该位点具有高度多态性，对 90%～95% 的女性可提供有效的诊断信息。

（二）DMD/BMD 基因诊断的研究

杜兴氏肌营养不良（DMD）和贝克氏肌营养不良（BMD）是 X 连锁隐性遗传的神经肌肉系统致死性疾病，二者具有等位基因异质性，为假性肥大型肌营养不良的两种临床类型，发病率分别为活产男婴的 1/3500 和 1/30 000。以往本病主要依靠病史、临床表现和血清生化、肌电图、肌肉活检等临床诊断，随着分子遗传学对该病从基因结构、基因产物和基因诊断等方面研究取得一定进展，检测基因突变是目前主要病因诊断方法。

1. DMD/BMD 基因的分子生物学特点

1986 年，Monaco 等首次将 DMD 基因定位于 Xp21.2。它是人类最大的基因之一，在基因组 DNA 上跨越 2.4Mb，包含 79 个外显子和 78 个内含子。DMD 基因突变具有突变长度大小不一，突变位置无固定规律的特点，该基因突变以缺失突变最常见，占 55%～65%，重复占 5%～10%，点突变占 25% 左右，其他微小缺失和微小重复占 8% 左右，约有 1/3 患者系由新的突变引起。DMD/BMD 基因编码产物 dystrophin 蛋白是一个细胞骨架蛋白，主要表达于骨骼肌、心肌，少量表达于脑组织，在心肌及骨骼肌上，dystrophin 蛋白与肌细胞膜上的不同蛋白质结合形成复合体，它对于保护肌细胞膜的结构完整和维持肌细胞正常收缩功能具有重要作用。一旦基因突变引起肌蛋白完全或部分缺失，就会使细胞骨架破坏，肌纤维坏死及肌肉组织纤维化，同时肌膜通透性增加，血清肌酶明显升高。

2. DMD/BMD 基因诊断方法

（1）缺失型突变检测方法

DMD/BMD 基因缺失型突变占基因突变的 55%～65%，主要分布于 5′ 端和中央两个缺失热点区，在对其缺失突变热点区进行基因检测时，可检出至少一半的患者。Chamberlain 等用多重 PCR 检测出 98% 的患者为 dystrophin 基因缺失，它是目前用于缺失型 DMD 诊断最简便最有效的方法，已成为 DMD/BMD 患者基因诊断及产前基因诊断的首选技术，而且此技术可根据检出缺失外显子是整码还是移码来判断患者的预后。但对非缺失型突变及女性携带者的检测受到一定限制，而用 STR-PCR、MLPA 等方法可以解决这一难题。

（2）非缺失型突变检测方法

多重 PCR 方法可检测到缺失型男性患者，对女性携带者及非缺失型突变患者无能为力。目前应用 STR-PCR 技术进行连锁分析已成为非缺失型 DMD 家系连锁分析的首选技术。在基因组中存在的短串联重复序列（STR）具有高度多态性，杂合子频率达 25%～93%，适宜进行基因连锁分析。根据 STR 多态性连锁分析可检测 DMD/BMD 的家系核心成员 X 染色体的单体型组成，如果待检者被检出有与患者相同母源的同一个致病单体型，则为女性携带者或男性患者，否则为正常个体。且 44、45、49 和 50 内含子 STR 位点位于 dystrophin 基因的内含子和启动子之中，含有数个 STR，杂合率高，重复次数多，并位于该基因缺失热点区域，可提供丰富的遗传信息，宜于进行基因连锁分析和产前基因诊断。选择的 STR 位点越多，其分析结果越可靠。联合多重 PCR 和 STR 多态单体型连锁多态分析是缺失和重复检测的理想方法。

（3）其他检测方法

探针连接多重扩增（MLPA）技术可用于检测缺失热点区之外的稀有突变，具有快速、全面、准确的特点，此法操作简单，DNA 用量少。目前 MLPA 是检测缺失和重复突变的新方法，尤其对受累者致病性突变未知的女性携带者基因突变的筛查更为重要。Schouten 已经利用该技术对 DMD 基因的全部外显子进行分析，效果较好。该技术目前已经成为检测缺失和重复突变最有应用前景的技术之一，它可全面分析 DMD 基因的 79 个外显子的缺失或重复突变。

dystrophin 基因的点突变无集中分布区，几乎均匀分布于基因组中，检测点突变有较多的方法，在单链构象多态性（SSCP）技术的基础上，变性高效液相色谱（DHPLC）技术通过离子对反向液相色谱分析来区分异源双链核酸分子及同源双链核酸分子DNA 片段，筛查 DNA 的点突变，自动化程度高。用 DHPLC 检测缺失和点突变是可行的实验手段，使 *dystrophin* 基因突变检出率从 65％提高到了 92％以上。

随着分子遗传学的迅速发展，明显提高了 DMD/BMD 患者及携带者诊断和产前诊断的准确性，DMD/BMD 基因的外显子、内含子大小及排列顺序等已基本查清，对其转录调节、核苷酸序列及其突变性质已有了大量的研究，基因诊断中应联合使用不同的基因检测技术进行全面分析，从而获得更可靠的信息。

（陈小义）

主要参考文献

陈竺. 1999. 医学遗传学. 北京：北京医科大学中国协和医科大学联合出版社

陈仁彪，冯波. 1994. 医学遗传学. 上海：上海科学技术文献出版社

杜传书，刘祖洞等. 1992. 医学遗传学. 第二版. 北京：人民卫生出版社

李璞. 2001. 医学遗传学. 北京：人民卫生出版社

左伋，张克雄. 1998. 医学遗传学. 第二版. 上海：上海医科大学出版社

Schumm D E. 1997. Core concepts in clinical molecular biology. Philadelphia：Lippincott-Raven

Watson J D. 2000. A Passion for DNA：Genes，Genomes，and Society. Cold Spring Harbor，NY：Cold Spring Harbor Laboratory Press

第十三章　遗传病的治疗

  遗传病的治疗是对遗传病患者采取一定的措施纠正或改善机体的病理性状态，使机体恢复正常稳态的医学措施。尽管每种遗传病的发病率不高，但由于遗传病病种数目多，所以遗传病的总发病率并不低，人群中约有 25 ％的人受某种遗传病所累。对于遗传病，以前人们大多都认为难以治愈，随着现代遗传学和医学的迅猛发展，人类对许多致病基因的成功分离，使人类能够深入洞察遗传性疾病的发病机制，并对其进行科学的诊断和治疗，遗传病由"不治之症"变为可治之症已逐渐成为现实。

  从治疗的方法学上来说，遗传病的治疗有着与一般疾病相同或相似的方法，如外科治疗、内科治疗的方法。许多先天性畸形可用手术的方法治疗，如唇裂、腭裂、多趾、先天性幽门狭窄、先天性心脏病、外生殖器畸形等遗传病经手术后都可得到矫正；某些遗传病通过服用药物及控制饮食也可以达到阻止疾病发生的目的，从而收到治疗效果。

  遗传病的治疗也有其本身所特有的方法，如基因治疗。现代的临床遗传学家有些从事建立遗传病的精确诊断方法，其中包括结合 DNA 检测来鉴定特异性突变，对患者本人及家族成员就疾病诊断的重要性给予咨询并讨论生殖的选择。然而遗传病的根本病因在于基因的缺陷，因此人们对发展中的新领域"基因治疗"寄予厚望，希望通过基因工程、重组 DNA 技术等方法将具有功能的基因引入活细胞或个体，使有缺陷的基因恢复正常或实现正常功能，以纠正因遗传缺陷导致的疾病。这一方法是遗传性疾病治疗的发展方向，但如何将基因按需要有目标地引入细胞或个体并使其按照需要恰如其分地表达和调控尚未解决，包括研究安全无毒害、定向整合的理想载体系统，提供更多可利用的有治疗价值的基因靶点等，因此目前仍处于实验医学范畴。虽然基因治疗还存在诸多问题，但它强大的生命力和美好的应用前景是显而易见的。

第一节　遗传病的治疗原则

一、遗传病治疗的策略

  从基因缺陷到临床表现的出现，这其间涉及许多过程，每一过程都可能成为遗传病治疗的着眼点。遗传病治疗包括：①针对突变基因的体细胞基因型的修饰与改善；②针对突变基因转录的基因表达调控；③蛋白质功能的改善；④在代谢水平上对代谢底物或产物的控制；⑤临床水平的内、外科治疗以及心理治疗等。遗传病治疗干预的层次及策略见表 13-1。

表 13-1　遗传病治疗的策略

干预的层次	治疗策略
突变基因 ↓	修正体细胞基因型（移植；未来的基因转移疗法）
突变 mRNA ↓	药物调节基因的表达
突变蛋白质 ↓	蛋白质替代；增强残基蛋白的功能
代谢或其他生化障碍 ↓	通过营养或药物的补偿
临床表现 ↓	医学或外科干预
家族	遗传咨询；杂合子筛查，症状前诊断

二、遗传病治疗策略的选择

手术治疗遗传疾病往往是最后的选择方案，是疾病发展到一定程度后才被发现的，所以延误了基因治疗的时机。对于既可以选择内科治疗，又可以选择外科或基因治疗的疾病，如 1 型糖尿病，治疗策略的选择是非常重要的。

以 1 型糖尿病为例，内科治疗可补充胰岛素；外科治疗可选择胰岛细胞移植；基因治疗可选择替代基因治疗，即将一段能表达胰岛素的基因导入患者体内，来弥补和纠正胰岛素的缺乏。也可以选择免疫基因治疗，因为 1 型糖尿病是一种与免疫有关的疾病，通过导入某种基因来阻断导致糖尿病的某一免疫环节，以达到病因学上的治疗。例如，将 IL-4 或 IL-10 的基因导入小鼠体内减轻胰岛炎症水平，抗 T 细胞单克隆抗体减少胰岛 T 细胞浸润，使 β 细胞对抗体耐受等调节基因治疗，在胰岛 β 细胞发生、发育、分裂的过程中，使用各种因子调节胰岛素的分泌。

上述三大类方法中，目前以内科治疗效果最为确切，血糖调整方便快捷，但随着对糖尿病发病机制不断深入的研究，基因治疗可能会在减轻痛苦和减少免疫反应方面显现出较大的优势。

三、遗传病治疗效果的评估

总体而言，遗传缺陷清楚的遗传病治疗效果比较好，但还有近 80％ 的遗传病病因或发病机制我们尚不完全清楚，这对遗传病的彻底治疗会产生不利的影响。经统计分析表明，遗传缺陷清楚的遗传病比遗传缺陷不明了的遗传病的治疗效果要好很多。

同时，与一般的疾病治疗不同，遗传病治疗的初期效果可能较好，但长期观察则远不能达到预期的目的。由于遗传病的特殊性，其治疗效果需要有一个十分谨慎和长期的评价。

第二节 传统的遗传病治疗方法

一、外 科 治 疗

（一）手 术 矫 正

手术矫正是指采用手术切除某些器官或对某些具有形态缺陷的器官进行手术修补、切除的方法，从而达到矫正畸形、改善功能、预防并发症的目的。

1. 矫正畸形

将遗传病所产生的外部畸形进行手术矫正，可收到较好效果。例如，先天性心脏病的手术矫正；唇裂和（或）腭裂的修补；多指（趾）症的切除等。

2. 改善症状

例如，球形红细胞增多症，由于遗传缺陷使患者的红细胞膜渗透脆性明显增高，红细胞呈球形，这种红细胞在通过脾脏的脾窦时极易被破坏而引起溶血性贫血。可以实施脾切除术，脾切除后虽然不能改变红细胞的异常形态，但却可以延长红细胞的寿命，获得治疗效果；回肠-空肠旁路术可使肠管胆固醇吸收减少，从而降低高蛋白血症患者的血胆固醇浓度。

3. 预防并发症

家族性多发性结肠息肉病，与 5 号染色体长臂上的 *APC* 基因突变有关，发病常始于青年时期，患者自身常无明显不适。但本病癌变倾向很高，30 岁的患者有 50% 以上可发生癌变。对于此类癌变率很高的疾病，经分子遗传学检测和临床检查确诊的患者可进行预防性结肠切除手术。

（二）器 官 和 组 织 移 植

例如，对胰岛素依赖性糖尿病患者进行胰岛细胞移植；对重型地中海贫血及某些免疫缺陷病患者施行骨髓移植术；对遗传性角膜萎缩症患者施行角膜移植术等。此外，由于成功的同种异体移植可以持续提供所缺乏的酶或蛋白质，因此越来越受到重视。例如，用肝移植治疗 α_1 抗胰蛋白酶缺乏症；用肾移植治疗胱氨酸病；成纤维细胞移植治疗黏多糖病。由于移植物能提供正常酶源，故这种移植又称为酶移植（enzyme transplantation）。

二、内 科 治 疗

当遗传病发展到各种症状已经出现时，机体器官已产生一定损害，此时内科治疗主要是对症治疗，这类治疗主要是针对分子代谢病，所采取的医疗措施可以概括为补其所缺、禁其所忌和去其所余。

（一）补 其 所 缺

分子病及酶病多数是由于蛋白质或酶的缺乏引起的，故补充缺乏的蛋白质、酶或它们的终产物常可收效，但这种补充一般是终生的。例如，对血友病患者给予凝血因子；对垂体性侏儒症者给予生长激素；对家族性甲状腺肿者给予甲状腺制剂；对免疫缺陷患者输注免疫球蛋白等。对酶缺乏患者直接输注酶，从理论上应该收到良好效果，但在实际中却遇到下列困难：①输注的酶半减期短，难以持续生效；②输注的酶滞留血浆或组织间隙，难以进入细胞发挥作用；③引起免疫反应而失效或对机体有副作用；④酶制剂难以大量供应。为解决这些困难，目前采用的方法有以下几种。①酶的诱导。因为有的酶缺乏并非本身结构基因突变，而是由于调节失灵，故通过药物、激素或营养物质可诱导合成缺乏的酶。如苯巴比妥能诱导肝细胞滑面内质网合成葡萄醛酸尿苷转移酶，可防止某些新生儿高胆红素血症；雄性激素可诱导 α_1 抗胰蛋白酶合成。如果酶活性缺乏是由于某些辅因子缺乏，则补充相应的辅因子即可收到疗效，如用维生素 B_{12} 治疗甲基丙二酸尿症；用维生素 B_2 治疗支链酮酸尿症。目前至少可用补充辅因子治疗 25 种遗传病。②将外源性酶"包埋"于空影红细胞（除 Hb 的红细胞）中输注，这样既可以避免免疫反应，又可以借助于细胞内吞作用进入靶细胞内，也有试用脂质体代替红细胞者。③应用基因工程技术生产纯化酶及生物活性物质（胰岛素、重组凝血因子），可大量供应治疗之需。总之，除消化道酶缺乏（蔗糖酶、胰蛋白酶等）时口服酶制剂已取得实际效果外，酶输注及抑制仍处于试验阶段。

（二）禁 其 所 忌

由于酶缺乏不能对底物进行正常代谢的患者，可限制底物的摄入量以达到治疗的目的。如苯丙酮尿症的发病机制是苯丙氨酸羟化酶缺陷，使苯丙氨酸和苯丙酮酸在体内不断累积而致病，可出现患儿智力低下甚至成为痴呆。但是如果发现早并且诊断准确，在出生后 7～10d 开始着手防治，在出生后 3 个月内，给患儿低苯丙氨酸饮食，则可使患儿正常生长发育。又如，我国长江以南各省均有 5％的人患遗传性葡萄糖 6-磷酸脱氢酶缺乏症，临床表现为溶血性贫血，严重时可危及生命。这类患者对蚕豆尤其敏感，进食蚕豆后即可引起急性溶血性贫血，故又称"蚕豆病"。对这类患者应严格禁食蚕豆及其制品。同时，这种病还可引起药物性溶血、感染性溶血和遗传性非球形细胞溶血性贫血等，故平时用药必须慎重。又如，半乳糖血症患儿如在出生后 3 个月内查出，应禁吮乳汁，这样不仅脑功能可发育正常且可避免肝损害。根据这一原则，目前已设计和生产了上百种奶粉和食谱供各种氨基酸代谢病治疗用。

减少患者对所忌物质的吸收是另一重要策略。例如，给苯丙酮尿症患者口服苯丙氨酸氨基水解酶（phenylalanine ammonialyase）的胶囊，使在肠内释出的酶能将苯丙氨酸转化成苯丙烯酸而减少吸收；又如，给家族性高脂血症Ⅱ型患者服用糖麸，可减少肠内胆固醇的吸收。

（三）去其所余

由于酶促反应障碍，体内储积过多"毒物"，此时可使用各种理化方法将过多的
"毒物"排出或抑制其生成。

1. 使用螯合剂或促进排泄

肝豆状核变性（Wilson病）是一种铜代谢障碍的常染色体隐性遗传病，患者细胞
内由于堆积过量铜离子造成肝硬变、脑基底节变性及肾功能损害等临床症状。给患者服
用 D-青霉胺（D-penicillamine），这种螯合剂可与铜离子结合，加速储积的铜离子清除。
对此药产生耐药性或对青霉胺过敏的患者，可采用另一种有效的铜离子螯合剂二盐酸三
乙烯四胺（triethylene tetramine dihydrochloride，TTD）。D-青霉胺还可用于治疗胱氨
酸尿症，因它能与胱氨酸形成可溶性双硫化合物经尿排出，防止尿路结石的形成。去铁
胺 B（desrerrioxamine B）可与铁螯合。β地中海贫血因长期输血治疗，可导致体内铁
离子沉积而造成器官损害，给患者服用去铁胺 B 后，可有效地与铁螯合经尿排出。消
胆胺（cholestyramine）是一种不能被肠吸收的阴离子交换树脂，给家族性高胆固醇血
症患者口服消胆胺后，交换树脂在肠道与胆酸结合排出，防止胆酸的再吸收，从而可促
进胆固醇更多地转化为胆酸从胆道排出，使血中胆固醇水平降低。

2. 换血或血浆过滤

换血疗法已成功用于某些婴儿遗传性溶血、母婴血型不合溶血及重型高脂血症。血
浆过滤（plasmapheresis）则是将患者血液引入特殊的亲和结合剂（affinity banding a-
gent）瓶内，进行选择性结合，将过滤后的"清洁"血浆回输患者体内。例如，曾试用
肝素选择性结合低密度脂蛋白（LDL），再将无 LDL 血输回患者，使家族性高胆固醇血
症纯合子患者血胆固醇水平下降了一半。

3. 使用代谢抑制剂

对因酶活性过高而形成的生产过剩病可用代谢抑制剂（metabolic inhibitor）以降
低代谢率。例如，别嘌呤醇（allopurnol）可抑制黄嘌呤氧化酶，减少尿酸形成，故可
治痛风。若无特异的直接抑制剂，也可采用竞争性抑制法。例如，士的宁（strychnine）
能与甘氨酸竞争中枢神经系统内的受体，故可用于治疗婴儿严重甘氨酸性脑病（脑脊液
中甘氨酸浓度过高所致的严重呼吸和运动功能障碍）。

4. 平衡清除法（equilibrium depletion）

对于某些溶酶体贮积病，由于其沉积物可弥散入血，并保持血与组织之间的动态平
衡。如果注入一定的酶于血液以清除底物，则平衡被打破，组织中沉积物可不断进入血
而被清除，周而复始，可逐渐达到去除"毒物"的目的。

综上所述，目前有一定治疗方法的遗传病举例参见表 13-2。

表 13-2　可以进行预防或治疗的遗传病举例

手术去除或修复	
手术修复	唇裂及腭裂
去脾	球形细胞增多症
结肠切除术	多发性结肠息肉

禁其所忌	
苯丙氨酸	PKU
半乳糖（乳类制品）	半乳糖血症
亮、异亮和缬氨酸	枫糖尿症
乳糖	乳糖酶缺乏症
蚕豆	蚕豆病（G6PD 缺乏症）

供其所缺	
胰岛素	1 型糖尿病
生长激素	垂体性侏儒
第Ⅷ因子	甲型血友病
腺苷脱氨酶（ADA）	ADA 缺乏症
各种酶制剂	溶酶体贮积症
尿苷	乳清酸尿症
皮质醇	先天性肾上腺皮质增生症

去其所余	
铜（用青霉胺）	肝豆变性
胆固醇（用胆汁结合剂）	家族性高胆固醇血症
铁（放血）	血色病
尿酸（用几种排尿酸药物）	痛风

器官或组织移植	
骨髓	重型复合免疫缺陷病
骨髓	β_1 地中海贫血
骨髓	溶酶体贮积症
肝	α_1 抗胰蛋白酶缺乏症

基因治疗	
ADA 基因（转移入白细胞中）	腺苷脱氨酶缺乏症
Ⅸ因子（转移入皮肤成纤维细胞）	乙型血友病
其他基因	（试验阶段）

第三节　基 因 治 疗

　　基因治疗是指应用 DNA 重组技术，更换、修正或替代患者细胞中有缺陷的致病基因，纠正或补偿因基因缺陷和异常引起的疾病，以达到治疗的目的。它针对的是疾病的根源——异常的基因本身。

　　基因治疗是治疗遗传病的理想方法，只有纠正了致病基因才能达到根治的目的。现代基因工程技术的发展，使基因治疗成为可能，给遗传病治疗带来了新的希望。目前，基因治疗有两种形式：一是体细胞基因治疗，正在广泛使用；二是生殖细胞基因治疗，能引起遗传改变而受到限制。

基因治疗的范围已从单基因遗传病扩展到复杂性状遗传病。目前，基因治疗在黑色素瘤、镰状细胞贫血症、囊性纤维变、血友病等疾病的应用方面已有显著的疗效。此外，随着人们预防和保健意识的增强，基因治疗还被用于预防病毒性疾病和肿瘤，以及人类亚健康状态的治疗，如肥胖、衰老等。基因治疗不仅可以用于儿童、成人，还可以用于孕妇腹中患病的胎儿，让疾病消失在胎儿出生之前。

一、基因治疗的历史

20 世纪 60 年代，Edward Tatum 提出从基因水平上纠正缺陷基因的设想，以病毒为载体，体细胞为靶点的技术路线，从根本上解决遗传病的治疗问题。

1966 年，美国国立实验室的 Rogers 发现，接触兔乳头状病毒（rabbit papilloma virus）的实验工作人员中相当部分的血精氨酸降低。当时已知这种病毒可诱导兔和人细胞产生精氨酸酶，推测病毒核酸进入细胞使精氨酸酶活性升高。

20 世纪 70 年代初，美国国立神经失调和麻痹研究所主办了基因治疗的研讨会，但技术上的限制使之无法成为现实。

1973 年，Rogers 用 shope 兔乳头状瘤病毒感染一个患有精氨酸血症女孩的皮肤成纤维细胞，使细胞精氨酸酶活性上升，且可持续 7 个月。

1980 年美国 Cline 等将单纯疱疹病毒的 tk 基因和正常人的 β 珠蛋白基因转入两名重型 β 地中海贫血患者的骨髓细胞并经静脉输回体内（第一次基因治疗）。转移 1～2 周后在患者血中发现有低拷贝的 HSV-tk 基因，3～10 周发现多拷贝外源基因，10 周后，外源基因逐渐消失，3 个月后测不出，两名患者存活 6 年。由于这一实验事先未经学校同意，也未经 NIH 批准，受到社会舆论的抨击。主持实验的加州大学洛杉矶分校卫生科学中心、血液学与肿瘤学部主任 Cline 受到 NIH 的公开谴责而失去职位和基金。

1989 年 1 月 19 日，美国 NIH 正式批准国立癌症研究所（NCI）和 Rosenberg 等进行 5 例标志基因的人体转移试验。

1989 年 5 月 22 日，5 名进行性转移的黑色素瘤患者接受了这项试验。neo 基因转至 TIL 细胞中，再移植到晚期肿瘤患者体内，观察分布状况。

1990 年 11 月，美国 NIH 的 Blease、Culver 和 Anderson 进行了首例人体基因治疗的临床试验。将腺苷脱氨酶（ADA）基因导入一个 4 岁患有严重复合免疫缺陷综合征（sever combined immunodeficiency，SCID）的女孩。采用的是逆转录病毒介导的间接法，即用含有正常人腺苷脱氨酶基因的逆转录病毒载体培养患儿的白细胞，并用白细胞介素 2（IL-2）刺激其增殖，经 10d 左右再经静脉输入患儿。大约 1～2 个月治疗一次，8 个月后，患儿体内 ADA 水平达到正常值的 25%，未见明显副作用。此后又进行第 2 例治疗获得类似的效果。

1991 年 11 月，我国复旦大学与长海医院合作进行世界上首次血友病 B 基因治疗临床试验。

1993 年、1995 年和 1997 年，美国《人类基因治疗》杂志的统计发现世界各国政府批准的基因治疗临床试验方案逐年增加，且试验病种亦增加。

　　基因治疗是随着医学发展出现的一种新疗法，是对发病机制更深一步认识的产物。迄今为止的多数试验研究表明，基因治疗有效且便于实行。随着对遗传病更全面的了解、更精确的定位，更多遗传病相关基因的成功定位与分离，人类遗传病就可能通过基因疗法而治愈。作为一种新的医学生物学概念和治疗手段，基因治疗正逐步走向临床，并将推动 21 世纪医学的革命性变革。

二、基因治疗的策略

　　基因治疗主要以两种策略达到治疗目的。其一是用正常基因来纠正突变基因，也就是在原位修复缺陷基因的直接疗法，此乃理想的基因治疗策略，由于有多种困难，目前尚未实现；其二是用正常基因来替代致病基因的间接疗法，此法较前者难度小，也是目前主张采用的策略，并已付诸临床实践。

　　就基因转移的受体细胞不同，基因治疗分为两种途径，即生殖（种系）细胞基因治疗和体细胞基因治疗。

1. 体细胞基因治疗

　　体细胞基因治疗（somatic cell gene therapy）是指将正常基因转移到体细胞，使之表达基因产物，以达到治疗目的。这种方法的理想措施是将外源正常基因导入靶体细胞内染色体特定的基因座位，用健康的基因确切地替换异常的基因，使其发挥治疗作用，同时还需减少随机插入引起新的基因突变的可能性。对特定座位基因进行转移，目前还有很大困难。

　　体细胞基因治疗目前是将基因转移到基因组上非特定座位，即随机整合。只要该基因能有效地表达出其产物，便可达到治疗的目的。这不是修复基因结构异常而是补偿异常基因的功能缺陷，这种策略易于获得成功。基因治疗中作为受体细胞的体细胞，多采取离体的体细胞，先在体外接受导入的外源基因，在有效表达后，再输回到体内，这也就是间接基因治疗法。

　　体细胞基因治疗不必矫正所有的体细胞，因为每个体细胞都具有相同的染色体。有些基因只在一种类型的体细胞中表达，因此，治疗只需集中到这类细胞上。此外，某些疾病只需少量基因产物即可改善症状，不需全部有关体细胞都充分表达。

　　1）基因置换（gene replacement）：基因置换就是用正常的基因原位替换病变细胞内的致病基因，使细胞内的 DNA 完全恢复正常状态。这种治疗方法最为理想，但目前由于技术原因尚难达到。

　　2）基因修复（gene correction）：基因修复是指纠正致病基因的突变碱基序列，而正常部分予以保留，从而在质和量上均能得到正常表达。这种基因治疗方式最后能使致病基因得到完全恢复，是一种直接的基因疗法，但操作上要求高，实践中有一定难度。

　　3）基因增补（gene augmentation）又称基因修饰，将目的基因导入病变细胞或其他细胞，目的基因的表达产物能修饰缺陷细胞的功能或使原有的某些功能得以加强。在这种治疗方法中，缺陷基因仍然存在于细胞内，目前基因治疗多采用这种方式。如将组织型纤溶酶原激活剂的基因导入血管内皮细胞并得以表达，防止经皮冠状动脉成形术诱发的血栓形成。

4）基因失活（gene inactivation）：利用反义技术能特异地封闭基因表达特性，抑制一些有害基因的表达，以达到治疗疾病的目的。如利用反义 RNA、核酶等抑制一些癌基因的表达，抑制肿瘤细胞的增殖，诱导肿瘤细胞的分化。用此技术还可封闭肿瘤细胞的耐药基因的表达，增加化疗效果。

5）基因抑制（gene suppression）：导入外源基因以抑制原有的基因，目的在于阻断有害基因的表达。例如，向肿瘤细胞内导入肿瘤抑制基因 Rb 或 $p53$ 等，以抑制癌基因的异常表达。

目前一般认为，适合体细胞基因治疗的遗传病应符合以下要求：①遗传病危害严重而没有其他治疗方法可以选择；②在 DNA 水平上已明确其发病机制，而且其基因已被克隆；③该基因的表达不需精确的调控，表达不需太高即可缓解病情；④该基因能在适当的组织细胞中表达，而且这种细胞易于获得，易于在体外进行基因操作、培养扩增及植入体内，其产物能经某种途径到达靶器官或靶细胞发挥生理功能。

2. 生殖细胞基因治疗

生殖细胞基因治疗（germ cell gene therapy）是将正常基因转移到患者的生殖细胞（精细胞、卵细胞中早期胚胎）使其发育成正常个体。理论上，生殖细胞基因治疗既可治疗遗传病患者，又可使其后代不再患这种遗传病，是一种使遗传病得到根治的方法。常规用于实验小鼠的转基因及胚胎干细胞技术一般均能导致生殖系基因的改变。尽管生殖系基因治疗广泛用于实验动物，但用于人类还不能被大多数科学家所接受。许多专家担心对生殖系的无意间 DNA 修饰会产生意外的新的人类疾病或干扰人类进化，这种人类基因组的永久修饰还会引发一系列道德、伦理及科学领域难题。因此，就人类而言，目前多不考虑生殖细胞的基因治疗途径。

三、基因治疗的要素和步骤

基因治疗应用了分子生物学、分子遗传学、分子病毒学、细胞生物学等学科最新研究成果，来治疗那些目前尚无好的治疗方法的顽疾。尽管基因治疗的技术复杂，方法多样，但它的组成要素不外乎三个。

1）目的基因或治疗用基因，已完成的人类基因组计划，其任务之一就是为基因治疗建立一个庞大的基因库，为各种疾病的治疗提供源源不断的有用基因。

2）携带基因进入细胞内表达的载体，包括病毒载体和非病毒载体。病毒载体中又分腺病毒、腺相关病毒、逆转录病毒载体等；非病毒载体包括脂质体、磷酸钙、基因枪等。

3）靶细胞。治疗基因只有通过靶细胞才能发挥作用。

（一）目的基因的选择和制备

基因治疗的首要问题是选择用于治疗疾病的目的基因。对遗传病而言只要已经研究清楚某种疾病的发生是由于某个基因的异常所引起的，其野生型基因就可被用于基因治疗，如用 ADA 基因治疗 ADA 缺陷病。但在现在的条件下，仅此是不够的。可用于基因治疗的基因需满足以下两点：在体内仅有少量的表达就可显著改善症状；该基因的过高表达不会对机体造成危害。很显然，某些激素类基因如与血糖浓度相关的胰岛素基因目前尚不能用于糖尿病的基因治疗。在抗病毒和病原体的基因治疗中，所选择的靶基因应在病毒和病原体的生活史中起重要的作用并且该序列是特异的，如针对 HBV 的 *HBeAg* 或 X 基因等。肿瘤患者多有免疫缺陷，可选用免疫因子基因转入人体，肿瘤细胞内往往存在多种基因异常形式，可采用反义技术封闭细胞内活化的癌基因或向细胞内转入野生型抑癌基因，抑制肿瘤生长，所针对的癌基因或抑癌基因应与该肿瘤的发生和发展有明确的相关性。

在确定欲选目的基因后，就可制备目的基因。正向表达的基因可以是 cDNA（complementary DNA），也可是基因组 DNA（genomic DNA）片段；可用传统的方法获取，也可采用聚合酶链反应（polymerase chain reaction，PCR）进行体外扩增。部分反义基因也可采用此法获得，但多数情况下采用人工合成的方式制备。

（二）表达载体的选择与构建

基因治疗一般需要使导入的外源基因在宿主的靶组织内表达。用于将治疗的基因运送入其靶细胞的试剂被称为载体，可分为病毒源性和非病毒源性。其中最常用的有质粒、病毒载体。在选择载体时，需要考虑的是载体对机体的毒性；载体所携带的转录启动子启动转录的效率；载体对靶细胞的转染效率等。

1. 逆转录病毒载体

逆转录病毒的 DNA 基因组的两端各有一个长末端重复序列（5-LTR 和 3-LTR），有一个包装病毒颗粒时必需的非编码序列 ψ 信号，同时有三个编码蛋白质的基因 *gag*、*pol* 和 *env*。逆转录病毒载体可以容纳外源 DNA 的长度在 10 kb 左右，以很高的转染率感染宿主细胞，特别是分裂中的细胞。转入宿主细胞后，逆转录病毒载体随即整合到宿主细胞基因组内，这种整合的位点是随机的。逆转录病毒载体在构建时，删去了 *pol*、*env* 基因和 *gag* 基因的 3′端，但保留了病毒颗粒所需的 ψ+ 序列。其目的在于提高载体的安全性，防止逆转录病毒进入宿主细胞后进行增殖并包装成病毒颗粒对宿主细胞造成可能的伤害。这样，在制备逆转录病毒载体时，就必须有一个辅助细胞系，这种细胞内有可以提供给缺陷型病毒包装用的外壳蛋白，但自身没有包装信号。这样，逆转录病毒载体就可利用这些外壳蛋白包装成病毒颗粒在辅助细胞系内大量扩增。由于病毒载体在宿主细胞基因组上随机插入，人们担心会引起不安全的后果，这种载体还在不断改进之中。图 13-1 简要描绘了在基因治疗中应用逆转录病毒的一般方案。

逆转录病毒是第一个被用作基因治疗载体的病毒系统。长期以来，逆转录病毒载体由于其特殊的生活周期而一直受到青睐。它作为基因转移研究中的基因传递系统具有转移效率高、稳定整合到宿主基因组、宿主范围广且无毒性等优点。不过逆转录病毒作为首选的基因载体还存在着许多不足，例如，不能感染不分裂细胞；不能通过纯化以避免具有复制能力的野生型重组病毒的产生及随机整合可能引起突变等。因此，在人类临床基因治疗的实践中其安全性的检测是极为重要的。

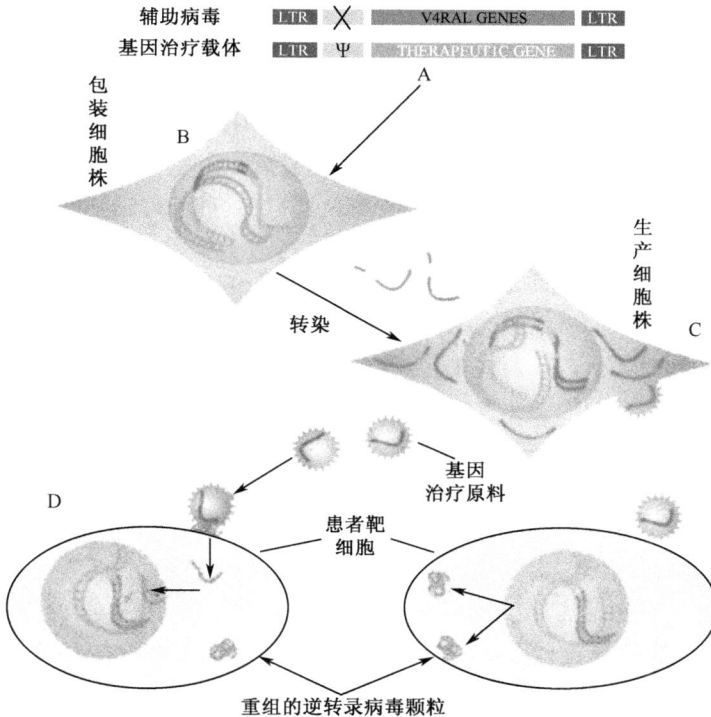

图 13-1　逆转录病毒基因治疗载体的生产

A. 逆转录病毒质粒载体。基因治疗载体 DNA 包括 LTR 和 ψ 信号，这段序列在辅助病毒中被破坏，而在基因治疗载体中完整，基因治疗载体是应用传统的重组 DNA 克隆技术制备而成的。B. 包装细胞株。它是一个携带整合的辅助病毒 DNA 拷贝的稳定组织培养细胞系。C. 产物细胞株。细胞转染后，产生来自辅助病毒和基因治疗载体序列的病毒基因组 RNA 分子。D. 重组的逆转录病毒颗粒。仅基因治疗载体 RNA 含有完整的 ψ 信号时才能够包装并以感染性病毒颗粒形式释放，但因必需病毒蛋白基因缺失使得感染性病毒颗粒不会继续产生

2. 腺病毒载体

腺病毒是无包膜病毒，它的基因组为线性双链 DNA，长度约为 36kb，被一个二十面体的蛋白质外壳包裹，可编码 14 种蛋白质。腺病毒的基因组有编码区和非编码区两部分，在编码区，根据 DNA 复制周期的不同分为早期基因区和晚期基因区。前者有 E1~E4 区，主要编码病毒的调节蛋白，后者分 L1~L5 这五个区，编码病毒的结构蛋白。早期表达的调节蛋白可以调控晚期基因的表达，最先表达的是 *E1* 基因，它表达的蛋白质（包括 *E2* 的产物）是腺病毒基因组复制、病毒包装和其他蛋白质表达翻译所必

需的，但对细胞的毒性也很强。在非编码区，腺病毒双侧末端各含一小段约 100bp 的末端方向重复序列（ITR），ITR 含有病毒进行复制和包装所必需的顺式作用元件及 DNA 复制起始点，它是病毒 DNA 复制所必需的，其内侧为病毒包装信号（ψ）。

腺病毒作为一种基因治疗的可能工具，对其分子生物学研究比较深入，遗传背景比较清楚，尤其是对其表达调控的研究相对于其他一些病毒较为透彻，这是以腺病毒作为基因治疗载体的基础。腺病毒能够感染许多类型的细胞，它能携带高达 36kb 的外源基因，有广泛的宿主范围和对人的低毒副作用，更为重要的是它能感染不分裂的细胞，能进行原位感染，其应用前景是很广阔的。目前，腺病毒载体介导的基因转移在囊性纤维病的临床基因治疗中用作感染肺或鼻上皮细胞，并取得一定的疗效。对脑神经元的基因转移也已有报道，但由于腺病毒载体不能整合到细胞 DNA 上，所引起的表达不稳定问题和多次重复感染所引起的免疫问题影响了它的发展。对腺病毒载体进行进一步修饰以提高其表达稳定性与减少免疫原性，可能会提供解决这些问题的方法。

3. 腺病毒相关病毒

腺病毒相关病毒（AAV）是一类单链 DNA 缺陷型病毒，属于细小病毒科，是目前世界上动物病毒中最简单最小的病毒。病毒颗粒直径只有 2～20nm，基因组 DNA 小于 5kb，有两个可读框（ORF），左侧的 ORF 编码调节蛋白，对病毒复制是至关重要的，右侧的 ORF 编码包装腺病毒相关病毒的蛋白质。DNA 两端均有一个长度约为 145nt 的末端倒置重复顺序（ITR），可以形成对称型的发夹结构，该结构对病毒的复制不可缺少。腺病毒相关病毒是缺陷型病毒，不能独立存在，只有在辅助病毒如腺病毒、疱疹病毒存在条件下才能在感染的宿主细胞中复制，合成包装蛋白，产生新的病毒粒子。腺病毒相关病毒载体的研究目的在于摸索新型安全载体，因为 AAV 对人类是无致病性的，尤其是利用 AAV 能特异整合到 19 号染色体的性质，研究基因的定位整合，提高基因治疗的安全性。在基因转移方面，腺病毒相关病毒的一些性质和逆转录病毒一样，也是通过反式互补的原理实现基因转移的。

这里值得一提的是与腺病毒相关病毒同属一科的细小病毒 DNA 结构与其很相似，但它是完全病毒，感染宿主细胞不整合，对肿瘤细胞有特异的杀伤作用，利用该载体进行肿瘤的定向基因治疗是值得研究的课题。将细胞因子基因通过细小病毒载体转移到肿瘤细胞中，细胞因子只在肿瘤细胞中表达，激活淋巴细胞的肿瘤杀伤作用。目前，该载体系统虽不完善，但已成功地将 *IL-2* 基因构建到细小病毒载体中，离体试验表明，对肿瘤细胞有一定的杀伤作用。

4. 非病毒载体

由于病毒载体存在其自身固有的问题，目前已经发展了一些增强非病毒 DNA 的策略，包括将 DNA 包被脂质层的脂质体。在脂质体包裹的 DNA 上包被有针对某一类型靶细胞上的特异受体的配体，也可能提供一种进行选择性 DNA 运送的有效方法。这种方法能够有效介导 DNA 进入靶细胞而不会引起与病毒成分有关的问题。脂质体介导的基因转移已用于一些人类基因治疗试验。

（三）靶细胞的选择

转基因治疗的靶细胞选用应该是在体内具有相当长的寿命或者具有分裂能力的细胞，这样才能使被转入的基因长期、有效地发挥"治疗"作用。遗传病中研究较多的靶细胞是造血干细胞、皮肤成纤维细胞、成肌细胞和肝细胞等。而肿瘤治疗最为常用的是肿瘤细胞本身，其次是淋巴细胞和造血干细胞。

1. 造血干细胞

（1）优点

1）骨髓细胞中 0.1% 的造血干细胞有不断分化的潜能。

2）骨髓细胞获取及回输技术成熟。

3）基因产物可随血循环遍布全身。

（2）缺点

1）有效的造血干细胞仅占 0.1%。

2）骨髓细胞的分化使一部分导入的基因关闭或失活。

2. 皮肤成纤维细胞

优点：属于已分化细胞。影响外源基因表达因素少、表达持久、水平高，可达2年。

3. 肌细胞

肌细胞是理想的靶细胞之一，但持续时间不如成纤维细胞。

4. 淋巴细胞

首例 ADA 缺乏症的基因治疗，用的也是 T 淋巴细胞，*neo* 基因可在其中表达 727d。

5. 肿瘤细胞

肿瘤治疗中首选。

多种外源基因已经在小鼠、羊、狗和猴的体内得到不同程度的表达，但表达水平和持续时间因基因载体、动物种类的不同而差异较大。

尚未找到一种能使任何外源基因在大型动物细胞中高效转移和在体内长期表达的途径。

（四）目的基因的转移

1. 转移途径

（1）*in vivo*

活性直接转移，将带有目的基因的 DNA 直接注射到试验个体。*in vivo* 方法操作简便，但存在疗效短、免疫排斥及安全性问题，尚未成熟，是基因治疗的发展方向。

（2）*ex vivo*

取出试验者细胞，体外导入基因再回输体内。*ex vivo* 经典、安全、易控制，但技术复杂。

2. 转移方法

转移方法分为物理、化学、生物三大类。

（1）物理方法

物理方法包括 DNA 直接注射、颗粒轰击、电穿孔、显微注射。

DNA 直接注射骨髓肌和心肌，表达 *LacZ* 和 *CAT* 基因可长至一年。

金、钨等金属颗粒将 DNA 吸附，高压作用下进入活体或细胞（活体的皮肤、肌肉、骨骼肌，细胞类型不受限）。

电穿孔方法中，脉冲电场能提高细胞膜的通透性，主要用于培养细胞的基因转移，效率高，与磷酸钙共沉淀方法相当。

（2）化学方法

化学方法包括磷酸钙共沉淀，脂质体包埋，DEAE-葡聚糖等化学试剂转移。

在磷酸钙沉淀法中，$CaCl_2$、DNA、磷酸缓冲液混合形成细小包含 DNA 的颗粒，通过细胞内吞进入，是最常用的方法之一，转移效率最高达 20%。

DEAE-葡聚糖法可以促进病毒进入细胞，适合于细胞瞬间表达检测，且 DNA 用量大大低于磷酸钙沉淀法。

脂质体法是将 DNA 包埋在脂质体内部，与细胞膜融合后内吞，转移效率高，瞬间表达可达到 100%。特别适用于活体基因转移。

（3）生物方法

生物方法主要指病毒介导的基因转移，包括逆转录病毒（RV）、腺病毒（AV）、腺病毒相关病毒（AAV）、单纯疱疹病毒（HSV）、禽类病毒、痘苗病毒、细小病毒等。

逆转录病毒的基因组为两条单链 RNA 分子，逆转录的 DNA 能整合到细胞基因组中（原病毒），转录产生病毒 RNA 及基因产物，装配成病毒出芽离开细胞。

腺病毒载体对人类安全，Ad-5、Ad-2 已使用多年，感染宿主范围大，分裂与不分裂细胞均感染，且效率最高达 100%。它可以通过呼吸道及消化道感染，但不能长期表达，短期表达高。

腺病毒相关病毒载体的特点是 AAV 中的 B19 病毒能 70% 特异整合宿主第 19 号染色体，但 rep 蛋白对细胞有毒，40%～80% 的成人可能产生免疫排斥。

单纯疱疹病毒介导的基因转移，其优点在于感染宿主广泛，特别容易感染神经系统细胞，并且载体容量大，达 30kb，但病毒对细胞有毒。

另外还有一些非病毒载体，如脂质体及受体介导的转运等，它们无感染能力，构建灵活且毒性较低，但具有转染效率低、表达时间短暂等缺点。

其中常见基因转运载体的优缺点，参见表 13-3。

表 13-3　常见基因转运载体的优缺点

载体	优点	缺点
逆转录病毒	基因组小并且简单	有插入突变产生的可能性
	生物学特性清楚	要求宿主是分裂的细胞
	高效转导适当的靶细胞	插入 DNA 大小有限，10kb
	长期稳定表达整合入染色体 DNA	常常只有短暂表达
	对宿主细胞无害	病毒滴度低（10^7 pfu/mL）
腺病毒	病毒滴度高（10^{10} pfu/mL）	不与宿主基因组整合（只有短暂表达）
	生物学特性清楚	具有免疫原性
	高效转导	有病毒的直接细胞病理效应
	靶细胞范围广泛	载体基因组复杂
	不需要分裂的细胞	插入外源基因能力有限（7~8kb）
	插入突变的风险低	
腺病毒相关病毒	宿主不需为可分裂细胞	若无特异位点整合，有插入突变发生的可能
	特异位点整合	
	基因组小（5kb）	插入 DNA 大小有限
	无毒、无致病性	需腺病毒辅助复制
非病毒载体	无感染风险	效率低
	完全合成	靶细胞范围有限
	插入片段大小无限制	短暂表达
	毒性低	体内应用困难
	构建灵活	可能有免疫原性

四、已实施的遗传病基因治疗的代表性方案

1. T 淋巴细胞为靶细胞的体外途径

　　ADA 缺乏症是一种罕见的遗传病，患者没有正常的 *ADA* 基因，他们的缺陷基因不能产生功能性 ADA 酶。ADA 缺乏的孩子一出生就有严重的免疫缺陷，十分容易受感染，随时有生命危险。虽然 ADA 缺乏症能用 PEG-ADA 治疗，但这种药物十分昂贵（一年要花 60 000 美元），而且必须通过静脉注射来维持生命。

　　ADA 缺乏症被选为第一个基因治疗试验有以下几点原因：这种疾病是由单个基因的缺陷导致的，基因治疗成功的可能性高；基因调控很简单，不像许多基因，调控很复杂；ADA 的数量无需精确调控。即使很少数量的酶也能受益，数量很多也能忍受。

　　第一个基因治疗临床试验于 1990 年 9 月开始。两个诊断为 ADA 缺乏症的儿童接受了这项新治疗。为了以防万一，他们也继续接受每周剂量的 PEG-ADA。在接受了基因治疗后，患儿的免疫状况有所改进，但是效果仅能保持几个月，因此在未来的 2~3 年内必须一直接受治疗。他们还接受了定期测试，以证明重新改造的细胞是否还存活，

是否产生 ADA 酶。同时两个患儿都接受小剂量的 PEG-ADA 以控制病情的发展。

2. 以皮肤成纤维细胞为靶细胞的体外途径

应用逆转录病毒载体转染 B 型血友病患者的成纤维细胞，回植到患者皮下，使患者血浆中 IX 因子抗原活性升高 1~2 倍，并持续 2 年以上，鼻出血等症状有所好转，每年所需输血次数减少。但转入的 IX 因子基因表达水平仍有待进一步提高。

3. 以造血干细胞为靶细胞的体外途径

2000 年 4 月，法国科学家在 *Science* 上报道：从 2 名患有严重型免疫缺陷症的患儿骨髓中抽取出造血干细胞，以逆转录病毒为载体将正常基因导入造血干细胞中，然后回输给患儿。经过 10 个月的随访获得了较满意的效果，患儿的免疫系统达到正常水平。

与应用外周血淋巴细胞为靶细胞的基因治疗相比，干细胞水平的治疗方案不像成熟的 T 细胞那样需要反复回输，减少了患儿反复注射的痛苦，同时基因表达的水平也明显高于以前的方案。可见，干细胞水平基因治疗会成为今后发展的方向。

五、基因治疗中存在的问题及对策

（一）病毒载体

将外源基因导入细胞的方法很多，但目前最常用的方法仍是以病毒作为载体所进行的基因转移，如逆转录病毒载体、腺病毒载体、腺相关病毒载体以及单纯疱疹病毒载体等所介导的基因转移。这些被用于基因治疗的载体系统虽然都是经过人工改造的缺陷型病毒，且到目前为止还没有有关病毒载体进入人体后"复活"的报道，但其是否仍存在着在人体组织细胞内通过重组或突变而"复活"的可能，一直为人们所担忧。

（二）插入突变

插入突变为基因治疗临床试验前首先要考虑的问题。由于基因治疗尚未发展到定点整合的阶段，这种不确定性表现在两个方面：一是靶细胞的感染为非特异性感染；二是基因组的整合为非定点整合。尤其是后者，非定点整合给基因治疗的疗效发挥以及副作用的产生带来了很大的不确定性。插入突变可能使一个重要基因失活，或者更严重的是激活一个原癌基因或使抑癌基因失活，从而引起细胞癌变。病毒通常能感染多种细胞，因此如果使用病毒载体运载基因，它们可能会更多地改变目标细胞。新基因插入 DNA 的位置也可能出现错误，导致癌症和其他损伤的产生。相对而言，腺病毒对人类的安全性要高于逆转录病毒。

（三）免疫原性

免疫原性指病毒载体产生炎症或免疫响应。临床治疗有时需多次操作，这就使机体产生了免疫反应，排斥携带基因的病毒或靶细胞，给进一步的治疗造成困难。腺病毒载体系统最大的问题就是免疫反应。尽管人们在这方面做了不少努力，但目前看来，要想真正解决腺病毒的免疫反应问题还有待时日。

（四）转基因体内表达水平及稳定性问题

基因进入靶细胞后，其表达不稳定甚至不表达；靶细胞在复制时，新基因可能丢失；转化基因"过表达"，产生过多的缺失蛋白，导致损害。现正研究利用高效的启动子构建入载体及使用寿命较长的靶细胞，如干细胞。

如果 DNA 直接注射入肿瘤中，或利用脂质体运输系统，这段 DNA 能被非目的性地引入复制细胞中，因此产生遗传变化的可能性很大。其他危险还包括，患者可能将病毒传播给其他个体或转播到环境中。

此外，导入基因在体内的表达调控也是一个值得注意的问题。机体是一个具有非常精细调控网络的有机体稳态，任何一种蛋白质的表达都要受到严格的调控。引入的治疗基因也需要对其进行精细的表达调节，否则会产生新的疾病。科学家利用动物测试和其他防范措施，在进行人类临床试验前确定和避免这类危险。

（五）社会和伦理问题

这样的技术能很好地发展，但是如果轻率地使用的话，它们也会产生巨大的危害。试想，当一个人的器官、组织细胞，乃至生命遗传物质的大本营——细胞核中存在着某种本不属于自己的遗传信号——基因的时候，那么，基因治疗这一生物医学手段，必然会超越医学范畴，而引起一系列的社会以及伦理学方面的问题。基因治疗能纠正遗传缺陷，治愈威胁生命的疾病。未来基因治疗技术会变得更简单，更易实施，但需要处理更多复杂的问题。

第一个问题就是关于改变人类卵细胞或精子遗传结构的可能性，被复制的细胞会将基因遗传给下一代。另一个问题是关于提高人类的潜能，例如，通过遗传干涉改善记忆和智力。虽然生殖系基因治疗和遗传性能力提高有这样的潜在好处，但许多科学家对这些过程所涉及的问题仍忧心忡忡。生殖系基因治疗会永久地改变某个个体后代的遗传结构，因此人类基因库将会受到永久的影响。虽然这样的改变也许是好的，但一旦发生技术或判断上的错误将会导致大范围的影响。因此生殖系基因治疗没有获得 NIH 的批准。

关于遗传性的提高作用，科学家担心这样的操作会成为富人和有权者奢侈的享受。一些人也担心广泛使用这项技术将导致对"正常"这个概念的重新定义。另外还有一些人利用这种操作滥用"优生学"这个概念，或通过筛选培养来改进遗传学性质，从而产生新的人种论和种族歧视。生物技术所涉及的是大自然的核心——生命，因此，对于这样一种涉及人类自身生存与毁灭的问题，我们绝不可掉以轻心，以防在不经意间把"潘多拉的盒子"打开了。

如何解决这些社会和伦理问题？

人类基因组计划已成功完成，大家公认此项计划获得的信息对于个体、家庭和社会都有深远的影响。作为人类基因组计划的子计划，人类基因信息利用的伦理、法律和社会影响计划（ELSI）于1990年建立，旨在确定、分析和解决人类遗传学研究所带来的伦理、法律和社会问题。这样，各类问题能在这些科学性信息成为标准的健康卫生惯例前被确定和解决。

1. 安全原则

安全原则不单单指对患者个体的基因治疗的安全性，更重要的是对人类基因库组成成分的改变是否安全。一旦基因治疗可以通过下一代表现出来，这将使人类基因库中的相应基因不断积聚，使对基因的自然选择效果降低，也许会减慢人类进化的步伐。甚至于我们对某些基因的认识不够深入，待此种基因引起人类种族的不良结果以后积重难返。外源基因的随机整合将可能改变生殖细胞的性状，并传递给后代，这种危险比癌症化疗及某些疫苗的使用等对生殖细胞的改变存在更大的危害性。因此，对涉及有可能影响人类未来的基因治疗应慎之又慎，严格遵循安全原则。

2. 知情同意原则

根据世界卫生组织和国际医学委员会发表的《伦理学与人体研究指南》和《人体研究国际伦理学指南》，人体实验研究可能成为一些缺乏有效预防和治疗措施的疾病患者的唯一选择途径，不应剥夺严重疾病或危险人群可能通过参与人体实验收益的机会。根据这两个文件，基因治疗必须遵循最后选择的原则，即对某种疾病在所有疗法都无效或收效甚微时，才考虑使用基因治疗。根据"最后选择原则"，治疗的主要病种为癌症、神经系统疾病、遗传病、感染性疾病（如艾滋病）和心血管病等。同时，基因治疗还必须尊重患者的知情同意权。基因治疗仍处于理论完善与技术改进阶段，目前采用的任何基因治疗技术都是试验性的。由于技术的不成熟和预后的不可预知，所以需要坚持知情同意原则，让患者认识到将采用的基因治疗方案对他本人有何益处，同时亦可能导致哪些伤害，让患者自主决定，自愿接受治疗，并自觉承担治疗所产生的风险。

3. 公正原则

基因治疗常需对某一个体花费大量的人力、财力来进行治疗。虽然治疗具有一定效果，却往往不能彻底治愈疾病。这种高昂的投入和相对微薄的效益，已引起公共卫生事业界人士的异议。特别是当今我国医疗费用仍很短缺，如何将有限的经费使用于性价比更加高的医疗服务上，恐怕是我们当前更迫切的任务，因此，目前应当以致死性遗传病、恶性肿瘤、艾滋病等危及生命的疾病作为重点对象。对具有更高性价比的其他替代疗法的疾病，应尽可能选择疗效较优、花费较少的替代疗法。基因治疗价格昂贵，最好只用于治病救人目的，期望植入一个补充的正常基因使正常人的某些特征得到改变，例如插入额外的"生长基因"以使身体长高，加进"强壮基因"使肌肉更发达，或者加进"美人基因"、"白嫩基因"以使人更漂亮，都是不应该的。因为这种非治疗性的增强基因工程不是患者的唯一选择途径，不应剥夺严重疾病或危险人群可能通过参与人体实验收益的机会。

4. 保密原则

基因治疗的前提是必须获得患者的全部遗传信息。这要求运用症状前测试、隐性基因携带体筛查、产前诊断等诊疗技术提供充分的遗传信息。基于遗传信息的揭示，人们可以确定一个人的才能、智力、身体状况及其他特征，即据此可以阐明个人的表型特征。为了基因治疗而获得这些遗传信息，这对患者个人、医务人员、企业和保险公司等提出了重要的伦理问题。如果把患者的遗传信息尤其是基因缺陷泄露给外界，有可能影响患者的升学、就业、升迁和保险申请，产生社会歧视等严重的社会问题。在充分就业难以满足的情况下，有基因缺陷的人同正常人在择业机会上有失公平；随着社会医疗保险的普及，对基因缺陷者的投保申请，保险公司可能拒保或征收高保费，这一问题在西方发达国家已经引起广泛关注，通常规定保险公司无权掌握被保险人的遗传信息。我国保险法强调最大诚信原则，不过对投保人是否必须依此告知自己的遗传信息并无明确规定。为了消除社会歧视，保证患者平等的人格权利，应当在基因治疗中严格保守患者的遗传秘密。目前存有争议的问题是家庭性遗传病的保密问题。当一个家庭成员患有某种严重致死性遗传病时，为了家庭其他成员的利益是否应当泄露该遗传信息，以便其他成员尽早治疗，这引起了争论。对此情况，首先应同患者协商，尊重患者的自主权，倘若患者坚决不同意时，强制向处于严重危险的家庭成员传递相关信息的行为目前认为并不违背保密原则。

六、基因治疗优势

基因治疗和基因工程都着眼于有治病或其他应用价值的"目的基因"。但基因工程是将"目的基因"放在一个载体内，然后导入大肠杆菌、酵母和哺乳动物细胞在体外表达出所需要的蛋白质，经过分离纯化获得能用于治疗或其他用途的蛋白质纯品。因此，基因工程在医药方面，最终是制造出一种蛋白质类的药物。基因治疗则不同，它是将目的基因放进特定的载体中，然后导入人体，要求这种基因在人体细胞中能翻译成我们所需要的蛋白质，通过它来达到治病的目的。

目前市场上的胰岛素、干扰素、白细胞介素-2、生长激素、EPO、TPA、GM-CSF等基因工程药物，均为重组蛋白质或者肽类。基因治疗将是生物技术的高度集成，它具有以下优点：①它的制品是基因及其载体，而不是基因表达的蛋白质产物，故不需要基因工程所需要的、复杂的对蛋白质产物的分离、纯化工艺；②它所需的生产成本远远低于基因工程产品；③从理论上来说，它具有更大的潜力。即凡能治病的基因，都有可能开发成为"药物"。但体内具有重要生物调节作用的蛋白质，不仅含量极少，而且半衰期极短，用基因工程技术是不易获得的。

基因治疗将对基因工程蛋白质或者肽类药物产生严重挑战。例如，美国 Baxter 公司多年来一直占有世界上用Ⅷ因子（蛋白质）治疗血友病60%的市场，这些患者需长年反复用药，费用极高。自 1996 年以来，包括 Baxter 公司在内，美国已有约 5 家公司在发展血友病的基因治疗。用基因治疗方法，经过一次注射，可带来长久的疗效或根治。如此，蛋白质Ⅷ因子将没有市场。再如，美国 GenTech 公司用蛋白质 VEGF 治疗冠心病、心肌缺血，Ⅱ期临床完成后确认疗效不好，于 1999 年 1 月停止开发。然而，有 8 家公司用重组腺病毒-VEGF 进行基因治疗，临床试验证明只经过 1～2 次注射后，冠脉血管就可再生，达到治疗目的。许多疾病是局部组织器官结构和功能障碍，不需全身用药。基因治疗技术保证了对这些疾病的局部用药，在这一点上基因治疗的优势将要求医疗方式做出重大改变。

七、基因治疗前景

基因治疗是指以改变人的遗传物质为基础的生物医学治疗。基因治疗针对的是疾病的根源——异常的基因本身，而常规治疗针对的是因基因异常导致的各种症状。和干扰素、胰岛素、生长激素等基因工程蛋白质药物不同，基因治疗的产品形式是放在某个载体上的基因，通俗地说，就是拿基因当"药物"。基因治疗产品使细胞产生内源性的目的蛋白或多肽，产生特异的生物治疗作用。基因治疗使得给药更加特异、高效和安全，达到医学科学所期望达到的最高目标。

基因治疗目前已广泛用于治疗那些严重威胁人类健康和生命、目前无有效治疗方法的疾病，如癌症、心血管病、遗传病和艾滋病等。从 1990 年 5 月美国批准第一例临床基因治疗试验以来，基因治疗研究已经从单基因遗传病扩展到多个病种范围，基因治疗临床试验方案达近 700 个，各种病例数超过 6000 个。目前，世界上绝大多数基因治疗临床试验均表明基因治疗前景看好，世界首个基因治疗药物"P53 腺病毒注射液"于 2004 年在我国上市，用于治疗头颈部鳞癌疗效显著。

一幅基因研究发展图显示，基因治疗是当今基因生物技术的里程碑，是 21 世纪的科学、医药和商业。基因治疗产业化是医药工业的第四次革命，将开创 21 世纪医药工业的新篇章。传统的医药工业已经不再适应当今高技术发展的潮流，这种高成本低产出的工业模式如果不寻求新的突破、寻求新的经济增长点，必然要被历史淘汰。国内外众多大型医药企业已经清醒地认识到这一点，并纷纷投巨资参与基因药物的研究和产业化。基因治疗专业公司从 1995 年的十大公司，到 1999 年约有 30 家基因治疗专业公司，2002 年达 300 多家。一些大的跨国制药公司瞄准了这些中、小基因治疗专业公司，纷纷与之形成战略合作关系，以便争夺未来的新兴市场。葛兰素公司和 SmithKlineBeecham 公司已完成合并，而辉瑞公司和 Warner-Lambert 公司合并之后的新公司每年的研究开发预算将高达 50 亿美元，涉足基因技术并以此来支撑公司的长远发展。另一方面传统制药企业也逐步加强同基因企业之间的联系，开展战略合作。Bristol-MyersSquibb 公司将基因领域的预算拿出一半让外面的基因公司来开发新产品。卓有远见的医药企业家正在引导他们的企业进行自我革新，及时地把握着世界医药工业发展的主方向——基因制药，以便在今后的医药工业竞争中立于不败之地。基因治疗有望形成巨大产业，这吸引着越来越多的国家和企业进入这一前沿领域。美国权威机构对其类似产品做出预计，在巨大的医疗需求和治愈重大疾病的潜力的驱动下，基因治疗产品的销售额预计美国每年增长 100%，2004 年升至 36 亿美元，2006 年达到 99 亿美元。一旦世界上第一个基因治疗产品被商业化推出，基因治疗行业将迅速形成巨大的市场，形成 21 世纪新的经济增长点。毋庸置疑，这种成功将带来巨大的社会效益和经济效益。

八、基因治疗研究的发展方向

1. 进一步研究致病基因及其作用机制

虽然已经实行的基因治疗方案很多，但应用效果尚不够理想，而且尚有多种遗传病的基因未被分离出，所以寻找更多的致病基因将大大推动基因治疗研究和拓宽基因治疗应用范围。另外，对于致病基因的作用机制和调控机制的进一步了解，有助于发展更新的治疗靶点。

2. 构建更好的定向性基因表达载体

目前所应用的大多数病毒载体如逆转录病毒、腺病毒、腺相关病毒，绝大多数缺乏定向性，使得人们难以对靶器官或靶细胞进行理想的定位治疗。除了通过物理方法如直接器官组织内注射或通过化学方法如制备免疫脂质体、DNA 多聚赖氨酸复合物、多聚赖氨酸-抗体-腺病毒复合物等增强基因导入的定向性外，加强组织特异性基因表达载体的研究是一个重要的方向。目前发现某些肿瘤细胞可选择性地转录一些宿主的非必需基因，即存在肿瘤特异性转录现象，例如肝癌细胞选择性转录甲胎蛋白启动子。因此构建携带有甲胎蛋白启动子的基因表达载体就可用于肝癌的特异性基因治疗。

3. 通过基因调控进行更加精确的基因治疗

目前，基因治疗大都采用基因转移手段对缺陷基因进行纠正、替代，或给体内添加、补充有意义的基因，将来人们根据某些基因表达调控机制，可以采用基因调控手段。这号称为第二代基因治疗，可对某些疾病进行更加精确的治疗。

4. 优化基因治疗受体细胞的转染和移植技术

采用 *ex vivo* 策略时，选择合适恰当的受体细胞是确保基因治疗效果的前提。在 20 世纪 90 年代前后，人们对淋巴细胞作为基因治疗受体细胞寄予了厚望。例如，应用转染了 ADA 基因的外周血淋巴细胞治疗 SCID 患者、应用转染了 TNT-α 基因的 TIL 治疗晚期黑色素瘤患者等。近几年，人们对受体细胞研究日益深入，原先认为"不适用的"已成为适用的。例如，人们以往难以体外转染肝细胞并难以使体内移植的肝细胞存活，目前人们已能在体外培养条件下进行基因转染，然后用可降解生物材料制成的固体支持物将肝细胞进行体内移植并使之存活，从而为许多与肝细胞有关的疾病的基因治疗提供了可能性。近来又有人提出了更加简便、有效、可直接体内转染肝细胞的方法，即在不需部分肝切除条件下通过门静脉注射携带Ⅸ因子基因的重组腺病毒载体，能使患血友病 B 的狗血浆中Ⅸ因子水平显著升高并可将Ⅸ因子维持在治疗水平达 1～2 个月。虽然造血干细胞能高效地重建造血功能，配以化疗、放疗等治疗恶性血液系肿瘤疗效显著，是一种理想的基因治疗受体细胞。但是在造血组织中含量极少，故以往难以开展工作。近年来抗 CD34 单抗问世和 FACS 技术改进，使造血干细胞富集和纯化成为现实（如 CD34 单抗免疫磁珠法），体外经 IL-1、IL-3、IL-6、SCF 刺激后可提高造血干细胞的数量和活力，故其介导的基因治疗将得到广泛开展。此外，采用血管内皮细胞、皮肤成纤维细胞、肌原细胞等也是值得探讨的、有应用前景的受体细胞。

5. 建立适当的动物实验模型

人体差异性很大，影响因素众多，体外研究获得的实验数据往往不能确切地反映出在体内的效果。所以建立合适的动物模型是非常有必要的，通过动物模型确切地评价基因治疗体内效果与长期安全性等问题，对于基因治疗的安全性、有效性是十分有价值的。

6. 预防为主

预防为主也是我国卫生工作方针的第一条，可大大减少医疗成本，减轻患者痛苦。基因治疗的适应证绝大多数都是在发病时就能诊断明确的。单基因病甚至在胚胎时期就可通过多种产前诊断方法确诊。多基因病随着病因学发病学分子基础研究的深入发展，已可初步筛查出易感人群。艾滋病的潜伏期可长达数年，都给基因预防提供了绝好的机会。与其在发病后再进行耗资巨大、操作繁琐且风险性很大的基因治疗，不如通过早期诊断，于患者出现疾病症状之前通过简便易行和有效的方法进行基因预防。以一位 29 岁家族性高胆固醇血症女患者为例，患者在 16 岁时发生了心肌梗死，26 岁时做了冠状动脉搭桥手术，至此次做基因治疗手术时已有一条搭桥动脉堵塞。且不说这次手术开销高达近万元，这样的患者还要经受肝脏切除，大量肝细胞经门静脉导管回输的风险。所获疗效也不过是在术后的 18 个月中，LDL/HDL 由疗前的 $10 \sim 13$ 降至 $5 \sim 8$。可以设想，假如在患者幼年或少年时即开始有效和简便的预防，则可大大提高患者的生活质量，减少病痛和手术风险。显然，预防为主的方针仅适用于我们这样科研费用严重不足，公费医疗大大超支的发展中国家，也必将成为美国、日本那样发达国家的基本方针。

（费明钰　张　毅）

主要参考文献

盖莱哈特，柯林斯，金斯伯格. 2004. 第二版. 医学遗传学原理. 孙开来译. 北京：科学出版社

刘雯. 2003. 医学遗传学. 上海：复旦大学出版社

刘学礼. 2003. 基因治疗的发展及其伦理分析. 科技进步与对策，20（2）：39～41

孙树汉. 2008. 染色体、基因与疾病. 北京：科学出版社

吴旻. 2004. 肿瘤遗传学. 北京：科学出版社

钟文燕，龙佳解. 2008. 基因治疗技术安全性的哲学与伦理审视. 科技管理研究，28（10）：257～277

Daya S，BErns K I. 2008. Gene therapy using adeno-associated virus vectors. Clin Microbiol Rev，21（4）：583～593

Fischer A，Cavazzana-Calvo M. 2008. Gene therapy of inherited diseases. Lancet，371（9629）：2044～2047

Hohmann E L. 2009. Gene therapy—still a work in clinical and regulatory progress. N Engl J Med，361（2）：193～195

第十四章 遗传咨询

第一节 遗传咨询概述

一、遗传咨询的概念

遗传咨询是一个帮助遗传病患者或有患遗传病风险的亲属理解和适应遗传因素对疾病的作用及其对医学、心理和家庭影响的程序。这一程序包括：通过对家族史的解释来评估疾病的发生或再发风险率；进行有关疾病的遗传、实验室检测、治疗处理及预防的教育，并提供与疾病有关的各种可以求助的渠道及研究方向；辅导促进知情选择和对所患疾病及其再发风险的逐步认知和接受。

遗传咨询的意义主要在于：减轻患者痛苦及其亲属的心理压力；帮助患者正确对待遗传病及其预防治疗措施；降低遗传病的发生率，降低有害基因频率和传递机会。通过开展遗传咨询，配合有效的产前诊断和选择性流产等措施，就能降低遗传病的发病率，从而减轻家庭和社会的负担，从根本上改善社会人口素质。

二、遗传咨询的方式、指征及分类

遗传咨询是预防遗传性疾病的一种手段，必须建立在正确诊断的基础上。从家族中首先发现的病人即先证者着手，进行耐心细致的家系调查，作好家谱分析，估计其遗传形式和子代的发病可能性，并结合计划生育和婚姻指导给予必要的劝告。

咨询者在确定了要进行遗传咨询后，最好是患者或是患儿及其父母、亲属都来门诊进行咨询，这样可以向咨询医师提供有关的全面信息，以便作出更准确的诊断。遗传咨询应该注意以下几个问题。首先，咨询者应与咨询医师间建立互相依赖的关系，咨询者应诚恳地向咨询医师提供有关遗传病的全部、准确信息，以便做出正确的诊断并提出合理的防治对策。其次，遗传咨询医师必须经过特殊培训、考查，掌握医学遗传学的基本理论、基本知识和必要的技能，以便遗传咨询能够成功地进行。再者，咨询医师对咨询者要有耐心、关心的态度，热心帮助他们解决疑难，特别是思想上的压力和精神上的负担。

因此，遗传咨询的对象包括主动咨询者和被动咨询者，前者知晓疾病的发生，关心自身和后代健康，希望进一步掌握相关信息；后者不知潜在遗传疾病，需通过医师宣教才能正确认识遗传病、理性选择应对策略。具体指征如下。①35岁以上的孕妇。②遗传筛查阳性者。③近亲婚配的夫妇，要求生育指导。④生过一胎遗传病患儿，询问再发风险。⑤有原因不明的不孕不育、流产史、死胎史及新生儿死亡史的夫妇需要从遗传学角度寻求原因。⑥先天性智力低下者及其血缘亲属。⑦有遗传病家族史的夫妇，需要生育指导；夫妇双方或一方已知或可能是遗传病致病基因的携带者，以及染色体平衡易位的携带者。⑧有致畸因素接触史的孕妇，如放射线、同位素、铅、磷、汞等毒物或化学制剂接触者；孕早期病毒感染的孕妇及经常接触猫、狗的孕妇；孕期服用致畸药物的孕妇。⑨原发性闭经和原因不明的继发性闭经。⑩肿瘤和遗传因素明显的常见病患者及其家属。⑪家庭成员得了病因不明的疑难杂症，要求肯定或者排除遗传病的可能。

根据大量遗传咨询过程中提出的各类问题可将遗传咨询分为：婚前咨询；生育咨询；产前咨询；儿童期咨询；成年期咨询。

1. 婚前遗传咨询

婚前咨询一般提出的问题是：①因为男女双方或一方，或亲属中有遗传病患者的困扰，担心婚后是否会出生同样的遗传病患儿，前来咨询；②男女双方有一定的亲属关系，咨询他俩能否结婚，如果结婚后果是否很严重；③双方中一方患有某种疾病，但不知是否遗传病，可否结婚，传给后代的机会如何，要求指导。

对于第一个问题，在明确了遗传病的诊断后，可就再发风险作出估计，并告知目前作出产前诊断的可能性；对于近亲结婚，应我国婚姻法有关"直属血亲及在三代以内的旁系血亲禁止结婚"的规定，耐心解释此项规定的科学依据，劝阻在禁止范围内的近亲结婚；对于第三个问题，是尽力帮助患者做出正确诊断。

2. 生育遗传咨询

生育咨询是已婚男女在孕期或孕后前来进行咨询，一般提出的问题如下。①夫妻双方之一或亲属中有某种遗传病患者，他们生育该种病患儿的机会有多大？如何防止？这类问题可按婚前咨询的同类问题处理。②咨询者曾生育过智能低下或残疾儿，或患儿因病早亡，询问再生育会否出现同样情况？③女方为习惯性流产者，是否可再生育？如何防治？④结婚多年不孕，是否有遗传因素？⑤妇女孕期患过病、服过某些药物、接触过化学毒物或在有放射线污染的岗位上工作过，是否会影响胎儿健康？这类问题如何回答将在后面的例子中说明。

3. 产前遗传咨询

对象是妊娠中的胎儿，或准备妊娠的高危人群。高龄妊娠、近亲结婚、母亲血清标志物阳性、超声检查发现胎儿形态异常、习惯性流产、妊娠期服用药物等与产科诊疗密切相关者。

在产前遗传咨询中应注意以下要点。

1）应具备完整的文字记录及病历资料保存制度。在介绍产前诊断方法及相关实验时，应考虑潜在的家庭支持的花费并保证患者能够了解遗传诊断及实验的相应风险。应尽量将遗传检查实验的细节以通俗的形式提供给患者及家属，使他们了解实验的本质、范围、局限性、准确性、重要性以及结论的意义和对其他家庭成员的意义。当实验结果不确定时，应由儿科、胎儿病理学家、临床遗传学家共同会诊，以进一步提供给胎儿父母较为准确的信息。

2）每一个操作都需孕妇签署知情同意书，孕妇可选择接受或拒绝所提供的检查。要保证同意书的签署是自主的，而非来自第三方的压力，医师只提供指导性建议，而非决定。当患者永久性不能签署知情同意书时（如认知有障碍），可由负责患者临床医疗的主管医生根据医疗原则与主要监管人商议后来决定是否进行检查及检查项目。若认知障碍是暂时的，应等到知情同意书签署了再进行实验，除非该检查是必须在限定时间内完成的。

3) 根据检测结果要进行终止妊娠时，应慎重检查核实实验结果，进行终止妊娠的人员和实验诊断者间应有密切的联系并进行娩出后的诊断核实。在终止妊娠前后应对胎儿的父母给予足够的心理帮助及支持。

4) 产前诊断具有一定的母儿风险，非适应证不得进行实验性产前诊断，新技术及必须的实验研究，应经专业技术委员会及伦理委员会确认后进行。孕妇有签署知情同意书或拒绝的权利。在没有取得同意前，其标本不能进行其他的实验。此外，应向孕妇及家属解释部分研究性实验有时不一定适用于产前诊断。

4. 儿童期遗传咨询

咨询已发病患者父母的其他子女，或者患者同胞兄弟的患病危险率。儿童期遗传咨询的重点是对发病者进行正确诊断，在此基础上，不仅可以得出正确的再发病率，也可获得能否进行出生前诊断的信息。

5. 成年期遗传咨询

家族性肿瘤及神经变性疾病等成年期发病的遗传性疾病患者，其子女或有血缘关系的人可作为咨询者，通过遗传咨询，预测将来是否会发病。在此情况下，对发病者进行正确的遗传医学诊断是最重要的，重点是能否进行发病前诊断，以及在可能发病的情况下能否进行诊断。今后，由于生活习惯病的发病率将升高，因此与这些疾病的遗传因素相关的遗传咨询也将归于此类。

三、遗传咨询的步骤

1. 获取信息

尽量获取与疾病相关的各类直接或间接信息。双方亲属的详细家族史信息，包括家系中3~4代亲属（包括先证者）的情况；先天性异常（唇裂、耳聋、心脏缺陷等）；慢性疾病（肺感染、免疫系统异常等）；精神类疾病；智力障碍、发育延迟；异性体征（低位耳、头型异常等）；肿瘤（特别是早发性的）；其他显著健康问题；死胎、多次流产或不育史；近亲婚配及种族背景等。即使是显性的遗传病也要求尽可能获取全面的双方家庭成员健康信息。还包括医学记录（实验室报告、病理学报告、遗传学检测结果等）、医学文献检索信息、死亡证明、家庭照片等。诊断不明确时，对医疗史和怀孕史的掌握尤为重要，也有助于遗传咨询师获取某些疾病更多的相关病因和发生线索。通常采用系谱来描述和记录先证者和家人的相互关系及可能和诊断有关的表型特征。

2. 建立和证实诊断

对遗传病的诊断一方面可以利用病史记录，但相当一部分需通过咨询门诊后重新建立。医学和实验室检查通常包括染色体分析，若相关的易感基因已知则需进行 DNA 分析。通常需要对患病个体进行物理检查（X 射线、超声检查等）和各种生物化学检测，有时也需对患者家属进行检查。

3. 再发风险估计

1）孟德尔遗传病发病风险：以孟德尔规律遗传的性状可以按照孟德尔比率进行风险评估。

2）贝叶氏（Bayes）分析：用概率运算法则根据发病年龄、酶水平、已生育健康后代数目等信息对孟德尔遗传病发病风险进行修正。

3）经验风险：用类似患病家庭的群体数据对发病风险进行估计。

4. 商讨对策

在诊断和发病风险评估后可以对咨询对象给出信息，共同商讨对策。给出的信息通常包括：告知遗传咨询对象诊断内容，如何进行的诊断；遗传风险如何以及估算的依据；疾病的来历和遗传方式；再显风险和亲属发病风险；可进行的检测选项和结果；治疗和应对措施的选择（劝阻结婚、避孕、节育、人流、人工授精、产前诊断、改善症状）。

告知并解释医学遗传学信息是整个遗传咨询工作的核心。在整个过程中都应该密切关注咨询者的社会心理学问题并及时利用各种技巧解决这些问题，力求以最恰当的方式将信息展现在咨询者的面前，只有这样才能使咨询者最大限度地理解这些信息的意义和价值。此过程中涉及大量的医学及医学遗传学的专业术语，咨询者对这些术语理解多少直接关系到他对于事件的理解以及他最后的选择。因此在整个过程中，咨询医师都应该尽可能少的使用专业术语。在无可避免地要使用专业术语时，一定要先用通俗的语言对这一术语加以解释。

5. 心理咨询

遗传咨询过程中经常会出现咨询对象情感、难以选择和情绪波动等心理问题。以下这些情况会经常遇见：愤怒、拒绝、不信任、悲伤、悲恸、失去理智、责备、焦虑、自责、害羞、惧怕、失去希望等。这些咨询者所承受的心理的损害和情感的淤积如不得到解决势必会影响咨询者将来的生活，而咨询师此时应了解并正确处理这些问题。遗传咨询医师不仅要帮助患者做出最佳选择，更重要的是要解决他们在心理及情感上所遭遇的困难。大多数情况下，解决这些心理及情感上的问题带给咨询者的利益会比单纯解决其生理问题大得多。在心理治疗模式的遗传咨询中，遗传咨询医师同时还应是一位心理治疗师。疏解咨询者所承受的心理及情感压力，同时帮助咨询者针对所遇到的问题做出最符合其意愿的选择。

6. 咨询后工作

咨询后工作并未完全结束，随后的工作有各种形式。例如，直接与咨询者通电话，对其所要接受的选择性流产做情感上的支持；给医学专家打电话安排对咨询者进行检查和评估；告知咨询者选择性流产后检查的结果证实之前的诊断；转交医疗记录；寄送血或组织样本；等等。此外还要准备下一次的咨询工作，而下一次的咨询工作也许是同一个咨询者，也可能是这一家庭中的其他成员。咨询后工作可以为咨询者加深对信息的理解、记忆等提供机会，同时也为咨询医师按照需要修正咨询者的理解和记忆提供机会。咨询医生还应主动追溯家属中其他成员是否患有该病，特别是查明家属中的携带者，这样可以扩大预防效果。在扩大的家庭成员中，就某种遗传病的传递规律、有效治疗方法、预防对策等方面，进行解说、宣传，这将会更有效地预防遗传病在整个家族中的发生。当获取了新的信息时，前面所提及的所有阶段就都需要重新修正。

四、遗传咨询医师

在遗传咨询活动中，提供咨询的是咨询师。在某些国家，遗传咨询已经分化为一个专业，遗传咨询医师是具有临床遗传学、临床心理学和咨询技术的医生，他们要经过相当于硕士学位水平的专业培训，咨询医师需要得到专业学会的认证。我国目前尚未建立相应的遗传咨询医师的资格认证制度，开展遗传咨询工作专业队伍力量较薄弱，遗传咨询医师的背景各异，多由妇产科或儿科医师兼任，也有部分医学遗传学工作者兼任，有相当部分的咨询医师没有接受过专业的培训。而遗传咨询工作水平依赖于临床医师、咨询医师和遗传实验室的多方合作。因此，遗传咨询师的素质是提高咨询服务水平的重要环节。

遗传咨询医师的基本素质应包括以下几个方面。

1. 医学遗传学的知识背景

在遗传咨询过程中，会涉及遗传病的诊断、解释遗传病的遗传方式及估计再发风险、提供有关生育的信息，这就要求遗传咨询医师具有丰富的医学遗传学、分子生物学、遗传学实验室检查以及一定的临床知识。

2. 妇产科专业的基础

在遗传咨询的活动中，很多的情况下是面对"优生"的问题，从优生的角度向一对夫妇提供有关生育的信息。随着产前遗传病筛查的广泛开展，孕妇面临优生优育和产前诊断的问题越来越多，优生和遗传咨询贯穿在妇幼保健工作的各个阶段。遗传咨询医师具备妇产科学的基础，可以把优生优育的工作前移，贯彻落实在婚前咨询和孕前咨询活动中，普及遗传知识，进行提前干预，对出生缺陷和遗传病起到一级预防的作用。

3. 一定的心理学知识

遗传学分析结果会使咨询者产生一系列心理反应，适当地给予疏导，会减轻其不良情绪，有利于解决所面临的问题。遗传咨询不仅仅是诊断、估计风险及冷淡地提供信息，还应当及时了解患者和家属有关遗传病诊断的心理或情感上的反应，对心理障碍者着重于心理导向的遗传咨询，及时消除患者的思想负担。

4. 掌握遗传咨询的伦理原则

遗传伦理学是伦理学的一个分支，主要阐明有关遗传检测技术应用和遗传资源利用的相关伦理、道德和社会方面的问题。遗传伦理学以个人权利、家庭利益、社会利益作为讨论中心。由于遗传性疾病的终身性、难治性、可遗传性等特点，遗传病患者要面临生育、基因治疗等问题，均可能引发一系列的心理和伦理问题。遗传伦理学首先应遵从医学伦理学的一般原则，包括有利、无害、公正和尊重四大原则，其中尊重主要指患者及其家属的自主权、知情同意权、隐私权和保密权等（详见第十五章）。

第二节　遗传病发病风险评估

一、概率与概率基本运算法则

概率与概率基本运算法是与风险评估有关的基本概念和运用内容。在遗传风险评估范围内，概率（probability，P）是指某特定遗传病发生可能性的大小，其数值在 0～1 之间。当概率为 0 时，表示这种遗传病不可能发生；而当概率为 1 时，表示这种遗传病的发生不可避免。

概率运算有两个基本法则，及乘法法则和加法法则。

1) 乘法法则是用来说明两个不同事件（A 与 B）同时发生的概率，亦称联合概率，可用下列公式表达：$P(AB) = P(A) \times P(B)$。

2) 加法法则是用来说明任意两个不同事件之和的概率，等于事件 A 与 B 的概率之和，即：$P(A+B) = P(A) + P(B)$。

二、单基因病的发病风险评估

单基因遗传病按孟德尔方式遗传，临床所见绝大多数病种的遗传方式都已确定，在分析再发风险时，首先进行家系调查，根据亲代发病情况，对子代再发风险概率可以做出比较准确的判定。

（一）应用孟德尔比率评估单基因遗传病风险

1. 常染色体显性遗传病（AD）的风险评估

根据孟德尔的分离定律，AD 的婚配：①两个患者婚配，后代发病风险为 3/4，纯合子概率为 1/4；②正常人与患者婚配，子女为患者的概率为 1/2。如果是完全显性或不完全显性遗传病（如软骨发育不全等），子代发病风险与根据分离定律推出的一致，显性纯合子患者病情重于杂合子患者。若是不规则显性的单基因病，则将孟德尔定律推出的风险率乘以外显率。

2. X 连锁隐性遗传病（XR）的风险评估

在进行 X 连锁遗传病风险评估时，必须明确：男性杂合子为突变半合子患者；女性杂合子为携带者，通常不发病；由于受到随机 X 染色体失活的影响，女性纯合子患者的表现型轻重不一，不典型者有可能保留生育能力；男性患者通常丧失生育力。通常的风险评估情况为：①正常男性与女性患者婚配，后代总的发病风险为 1/2，其中男孩发病风险为 1，女孩发病风险为零，但女孩全部为隐性携带者。②正常男性与女性携带者婚配，子代的总发病风险为 1/4，男孩的发病风险为 1/2，女孩表型全为正常，但其中 1/2 为携带者。因此，XR 男性发病风险大于女性。

3. X 连锁显性遗传病（XD）的风险评估

除特殊类型的疾病外，多数 X 连锁显性遗传疾病的男性突变半合子和女性纯合子通常无生育力。但受随机 X 染色体失活的影响，女性杂合子患者有可能保留生育力。常见 XD 的婚配情况：①正常男性与女性患者婚配，子代发病风险男女均为 1/2；②正常女性与男性患者婚配，子代总的发病风险为 1/2，其中发病的患儿均为女孩，而男孩发病风险为零。因为男孩总是继承来自父亲的正常 Y 染色体和来自母亲的任一正常 X 染色体。因此，X 连锁显性遗传病中，女性子代的发病风险大于男性。

4. Y 连锁遗传疾病的风险评估

患者全部为男性是 Y 连锁遗传疾病的特点。其风险评估有独特的地方，即：①父亲患病，男孩患病的概率为 100%；②女孩患病的概率永远是零。

5. 常染色体隐性遗传病（AR）的风险评估

AR 的婚配情况：①正常人与携带者婚配，发病风险为零，子代表型全为正常，但其中 1/2 为携带者；②正常人与患者婚配，后代表型全部正常，但全部为携带者；③两个携带者婚配，子代发病风险为 1/4，子代中总的携带者为 1/2；④携带者与患者婚配，子代发病风险为 1/2，携带者也为 1/2；⑤两个患者婚配，不可能出生正常子代，子代发病风险为 1。

但是，在现实情况中，并不一定知道婚配双方是否为携带者，因此，常染色体隐性遗传病实际的推算需要知道三个概率，一是本人携带致病基因的概率，二是配偶携带致病基因的概率，三是根据分离定律推出的概率，然后将三者相乘即为再发风险。例如，一个双亲及本人都正常的个体 A，若有一常染色体隐性的患病同胞 B，那么 A 携带致病基因的概率为 2/3，若个体 A 与人群中正常人结婚，假如该类 AR 遗传病在人群中携带者概率为 1/100，那么个体 A 婚后出生该类遗传病子代的概率为 $2/3 \times 1/100 \times 1/4 = 1/600$。

掌握上述估算方法之后，可对单基因遗传病的再发风险进行大致评估。而且，若再应用 Bayes 逆概率定理更为精确地估算复发风险率就很容易了，因为上例中所用概率就是 Bayes 法中最重要、最基本的"前概率"。

（二）应用 Bayes 分析方法评估单基因遗传病风险

前概率指根据孟德尔遗传分离定律所得出的理论概率，它对于每个家系是不变的。条件概率指某种假设特定条件下产生这种特定情况的概率。条件因素可为连续几个正常子代数、年龄以及实验室各种定性及定量指标。联合概率指说明两个事件同时出现的概率，为前概率和条件概率两者的乘积。后概率指假定条件下联合概率除以所有假设条件下联合概率之总和，由于其计算考虑到特定条件提供的信息，因此比前概率更切合实际，是进行遗传咨询的主要依据（表 14-1）。

表 14-1　Bayes 逆概率定理计算遗传风险

概率	事件 A	事件 B
前概率	a	b
条件概率	c	d
联合概率	ac	bd
后概率	ac/（ac+bd）	bd/（ac+bd）

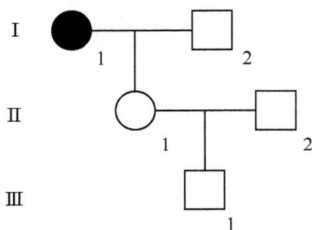

图 14-1　一个亨廷顿舞蹈症患者的系谱

现以以下典型实例说明如何运用 Bayes 原理估算遗传病再发风险。

例1：亨廷顿舞蹈症是一种 AD 遗传（延迟显性）病，群体调查得知本病的杂合体在 40 岁时外显率为 64%，而 20 岁时外显率仅为 8%。系谱中 I_1 患此病，II_1 已 45 岁，其表型正常，III_1 已 20 岁，表型正常。II_1 前来咨询，她的独生子 III_1 会不会患此病？患病风险有多大？参见图 14-1。

分析：已知该病与发病年龄有关，虽然 II_1 和 III_1 表现正常，但他们是否为杂合体还不能肯定，这就需要根据 Bayes 定律来估算。先计算 II_1 是杂合体的概率。①根据遗传规律可知，由于 I_1 是杂合体 I_2 正常，因此 II_1 是杂合体（Aa）和纯合体（aa）的概率各为 1/2，这就是前概率。②根据该病发病的实际情况，这里年龄即成为此病发病的重要条件。II_1 45 岁尚未发病，这是一个重要信息，如果 II_1 是杂合体，在 40 岁时致病基因 64% 表达而发病，所以 II_1 是杂合体未发病的条件概率为 36%；如果 II_1 不是杂合体则不会发病，所以在 45 岁未发病的条件概率为 1。③前概率和条件概率乘积得联合概率。④根据联合概率求出后概率。如表 14-2 所示。

表 14-2　II_1 为杂合体的概率

概　率	II_1 为杂合体（Aa）	II_1 为纯合体（aa）
前概率	1/2	1/2
条件概率	1−64%=36%	1
联合概率	1/2×36%=18%	1/2×1
后概率	18%÷（18%+1/2）=26%	1/2×（18%+1/2）=74%

从表 14-2 得知，Ⅱ₁ 为杂合体的概率为 26%。同样的方法，估算出Ⅲ₁ 为杂合体的概率。值得注意的是这里Ⅲ₁ 为杂合体（Aa）在 20 岁时没有发病的条件概率是 92%，估算如表 14-3 所示。

表 14-3　Ⅲ₁ 为杂合体的概率

概　率	Ⅲ₁ 为杂合体（Aa）	Ⅲ₁ 为纯合体（aa）
前概率	26%×1/2＝13%	1－13%＝87%
条件概率	1－8%＝92%	1
联合概率	13%×92%＝12%	1×87%＝87%
后概率	12%÷（12%＋87%）＝12%	87%÷（12%＋87%）＝88%

由此可知，Ⅱ₁ 的独生子Ⅲ₁ 目前发病的风险为 12%×8%＝0.96%，他 40 岁发病风险为 12%×64%＝7.68%。

例 2：假肥大型肌营养不良症是一种 X 连锁隐性遗传病。图 14-2 中，Ⅱ₂ 前来咨询：她的两个舅舅都患假肥大型肌营养不良症，她的三个弟弟均正常，如果她与正常男性结婚，婚后所生孩子的复发风险有多大？

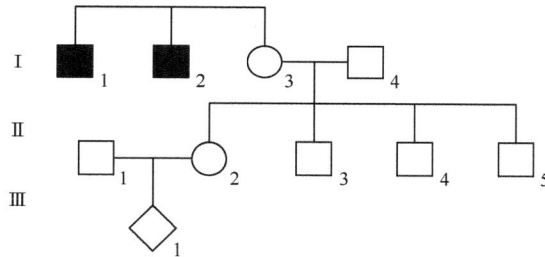

图 14-2　一个假肥大型肌营养不良患者的系谱

分析：此问题的关键是要知道Ⅱ₂ 为杂合体的概率，而此概率由 Ⅰ₃ 来决定。由该病的遗传方式可知，Ⅰ₃ 的基因型不能肯定，可能是 $X^A X^A$，也可能是 $X^A X^a$，需根据 Bayes 定律来估算。①因为 Ⅰ₃ 的两个哥哥均为患者，则 Ⅰ₃ 为 $X^A X^A$ 或是 $X^A X^a$ 的概率各为 1/2，这是前概率；②同时 Ⅰ₃ 有 3 个儿子均正常，使得其为 $X^A X^A$ 的可能性大大增加，如果 Ⅰ₃ 是携带者，她连生 3 个儿子都正常的条件概率为 1/2×1/2×1/2＝1/8；如果 Ⅰ₃ 不是携带者，她连生 3 个儿子都正常的条件概率为 1，这里所生正常孩子的数量成了一个重要的信息；③据此计算出Ⅱ₃ 是杂合体携带者和不是杂合体携带者的联合概率和后概率。计算如表 14-4 所示。

表 14-4　Ⅰ₃ 为杂合体的概率

概　率	Ⅰ₃ 为杂合体（$X^A X^a$）	Ⅰ₃ 为纯合体（$X^A X^A$）
前概率	1/2	1/2
条件概率	1/2×1/2×1/2＝1/8	1
联合概率	1/2×1/8＝1/16	1/2×1＝1/2
后概率	1/16÷（1/16＋1/2）＝1/9	1/2÷（1/16＋1/2）＝8/9

所以，I_3 为杂合体的可能性是 1/9，而 I_3 的致病基因有 1/2 的可能性传给 II_2，故 II_2 为杂合体的可能性是：$1/9\times1/2=1/18$。她如果与正常男性结婚，婚后所生儿子的患病风险为 $1/18\times1/2=1/36$；所生女儿的患病风险为零。

上述典型例子的事实说明，Bayes 定律在遗传病诊断和再显风险率估计中是非常重要和十分有效的。但不同的思路，设定的 A 事件不同，其结论也会有所区别。像图 14-1 的家系中，可多次使用 Bayes 定律估算，使结论更切合实际。

（三）常染色体隐性遗传的群体风险评估

对常染色体隐性遗传群体进行评估应用的是 Hardy-Weinberg 公式，即 $p^2+2pq+q^2=1$，计算不同常染色体隐性遗传病基因型在群体里的频率。这里的 p 和 q 分别代表某常染色体隐性基因的野生型等位基因和变异型等位基因，p^2 表示野生型等位基因纯合子（即正常健康者）频率，$2pq$ 表示杂合子（即携带者）频率，而 q^2 为变异型等位基因纯合子（即患者）频率，也就是疾病在群体中的发病率。

通过查阅文献可以得到某种常染色体隐性遗传疾病在人群中的发病率 q^2，随之可以通过 q^2 求得 q 值，由公式 $p+q=1$ 算出 p，最后得出携带者频率（$2pq$）。

Hardy-Weinberg 公式的应用有 4 个假设条件：①群体中的婚配是随机的；②对每个等位基因的选择和反选择固定不变，并且两者间保持平衡；③基因突变率固定不变；④群体中基因的流通、移居或遗传漂变对群体基因频率的影响可以忽略不计。

例 1：一个常染色体隐性遗传病在某群体中的发病率为 1/10 000，那么该群体的致病基因携带者的预期频率计算如下。

表　型	正常个体		受累个体
基因型	AA	Aa	aa
频率	p^2	$2pq$	$q^2=1/10000$

此例中，$q^2=1/10\,000$，因此，$q=1/100$；$p=1-1/100=99/100$；携带者频率 $2pq=2\times99/100\times1/100$，非常近似 1/50。

该例中，疾病患儿的双亲是肯定携带者，若离异后与群体中任意个体再婚，假设新配偶的家族中无相同疾病的家族史，再生出患儿的风险是多少？计算如下：（肯定携带者的风险）×（新配偶为携带者的风险）$\times1/4=1\times1/50\times1/4=1/200$。

例 2：常染色体隐性遗传病囊性纤维化在欧洲白种人中的发病率约为 1/2000，预测白种人中囊性纤维化突变基因携带者频率是多少？

表　型	正常		囊性纤维化
基因型	AA	Aa	aa
频率	p^2	$2pq$	$q^2=1/2000$

$q=\sqrt{1/2000}=0.022$，$p=1-0.022=0.978$；则致病基因的携带者频率 $2pq=2\times0.978\times0.022=0.043$。因此，白种人中有 4% 为囊性纤维化致病基因携带者，这些携带者的生存和婚配是囊性纤维化致病基因传递下去的重要原因，该数据对囊性纤维化家

族的遗传咨询十分重要。

人类单基因遗传病的发病率通常都很低，故 q 值非常小，而 p 值几乎等于 1。因此，在运用 Hardy-Weinberg 公式进行计算时，可以简单地用 $2q$ 代表遗传病的基因携带者频率。例如，对于罕见的隐性遗传病（如 PKU，发病率低于 1/10 000），$q^2 \leqslant 0.000 1$，p 近似于 1，因此，杂合子频率（$2pq$）约为 $2q$，也就是说杂合子频率是突变基因频率 q 的 2 倍；所以，群体中杂合携带者的频率 $2q$ 远远高于患者 q^2。如表 14-5 所示，随着隐性遗传病的发病率下降（q^2），携带者和患者的比率升高，这对于制定隐性遗传病筛查计划有重要意义。

表 14-5　发病率对携带者/患者比率的影响

发病率	基因频率（q）	携带者频率（$2pq$）	携带者/患者（$2pq/q^2$）
1/1000	1/32	1/16	1000/16＝62.5
1/5000	1/71	1/36	5000/36＝139
1/10 000	1/100	1/50	10 000/50＝200
1/50 000	1/244	1/112	50 000/112＝446
1/100 000	1/316	1/518	100 000/158＝633

X 连锁基因频率的估计不同于常染色体基因，因为男性为半合子，男性发病率等于突变基因频率 q。对于一种相对罕见的 X 连锁隐性遗传病如血友病 A，其男性发病率为 1/5000，$q＝1/5000$，人群中杂合子频率 $2q$，即 1/2500，男性发病率比女性高，q（男）$＞q^2$（女）。相反，对于 X 连锁显性遗传病，男性患者数是女性患者数的 1/2。

例 3：若 X 连锁隐性遗传病红绿色盲在某地有 1/12 的男性受累。那么女性是携带者的比例是多少？受累女性的比例是多少？

表 14-6　人群中 X 连锁隐性遗传病在不同性别中的基因型及频率

表　型	男性		女性		
基因型	X_1Y	X_2Y	X_1X_1	X_1X_2	X_2X_2
频　率	p	q	p^2	$2pq$	q^2

$q＝1/12$，因此 $p＝11/12$；$2pq＝2×1/12×11/12＝22/144$；$q^2＝1/144$。故对这个 X 连锁隐性遗传病的预测是 15% 女性将是携带者，0.7% 女性受累。

对于显性遗传病来说，因为显性杂合子都是患者，且占患者的大多数，而纯合体患者非常罕见，甚至可以忽略不计。临床上所见到的非患者都是正常纯合体，几乎所有的患者都是杂合子。因此，Hardy-Weinberg 公式不适于常染色体显性遗传病的遗传计算。

（四）近亲结婚的风险评估

近亲结婚一般指夫妇两人在 3～4 代内有着共同祖先的婚配方式。这样的夫妇双方均有可能得到共同祖先的同一基因，又可能各自把同一基因传给后代，使同一基因在后代中纯合的概率增加，特别是隐性致病基因纯合机会增加，会使 AR 发病率增高。据统计，正常人群中每一个体都携带若干从共同祖先传递下来的罕见的常染色体隐性遗传致病基因。

1. 遗传负荷与近亲结婚

在一个群体中，由于致死基因或有害基因的存在而使该群体适合度降低的现象称为遗传负荷。遗传负荷一般用群体中每个个体平均携带的致死基因或有害基因的数量来衡量。一个群体的遗传负荷的高低，主要决定于常染体隐性致病基因的频率。个体平均携带有害基因的数量有下列估计方法：①从常染色体隐性遗传病的发病率估计；②以某地区的 AR 发病率为依据估计；③从群体调查近亲婚配所生的 AR 患者数进行估计。我国缺乏详细的调查，估计每人可能携带 5~6 个有害基因。不同的国家、民族有所差异。

2. 近婚系数与近亲结婚：

因近亲婚配，子女得到一对相同基因的概率称为近婚系数（coefficient of inbreeding，F）。不同类型的近亲婚配有不同的近婚系数。如同胞兄妹的近婚系数（F）为 $1/4$，表兄妹 F 为 $1/16$，二级表兄妹 F 为 $1/64$（表 14-7）。

表 14-7　近亲结婚近亲系数

近亲结婚类型	亲缘级别	关系系数 R	近婚系数 F
双卵双胞胎	一级	$1/2$	$1/4$
同胞兄妹	一级	$1/2$	$1/4$
同父异母（或同母异父）兄妹	二级	$1/4$	$1/8$
叔叔与侄女	二级	$1/4$	$1/8$
舅舅与外甥女	二级	$1/4$	$1/8$
双重表兄妹（或堂兄妹）	二级	$1/4$	$1/8$
前代同父母的一级表兄妹	三级	$1/8$	$1/16$
前代同父异母（或同母异父）叔与侄女或舅与外甥女	三级	$1/8$	$1/16$
前代同父异母（或同母异父）表兄妹	四级	$1/16$	$1/32$
二级表兄妹	五级	$1/32$	$1/64$

近婚系数的重要性在于，如果知道近婚系数 F，同时又知道隐性基因的频率 q，就可预测近亲夫妇生育出隐性纯合子（aa）的概率，从而估计出近亲婚配的有害程度。

近婚系数随致病基因的等位基因数目不同而变化，与关系系数有直接的关系。关系系数是指近亲婚配夫妻间的亲缘程度，以两者共有的相同基因与基因组的比例表示。对于多数包括两个等位基因的基因来说，近亲婚配后的子女患常染色体隐性遗传病的风险就等于与之对应的近婚系数。也就是亲缘关系越近，关系系数越高，近婚系数也越高，发病风险相应增高。

三、多基因病的发病风险评估

由于多基因遗传病是遗传因素和环境因素共同作用所致，故不能像单基因遗传病那样通过分离定律和自由组合率来确切地算出其再发风险率,而只能通过群体发病率和家系中受累者的多少来加以估计,这种估计概率称为经验危险率(empirical risk)。另外,根据 Edwards 公式,如某种多基因遗传病的群体发病率在 0.1‰～1‰之间,遗传度在70%～80%之间,这时患者一级亲属的发病率(f)为群体发病率(p)的平方根,即 $f=\sqrt{p}$。从此公式可知,群体发病率越高,一级亲属中再发风险率相对地也越高。多基因遗传病的发病还具有下列特点,即亲缘关系越近,再发风险率越大;家系中患病人数越多,再发风险率也越大;再有该病的遗传度越高,一级亲属的再发风险率也越高。当一种多基因病的群体发病率有性别差异时,发病率高的性别阈值低,该性别患者的子女中,发病风险低;相反,发病率低的性别阈值高,该性别患者的子女中,发病风险高(因为发病率低则发病阈值高,所以一旦发病,必然带有较多的易患性基因),此现象即称为 Carter 效应。

近年来,由于一些实用的多基因遗传数学模型的相继建立,加上电子计算机的逐步普及,使多基因遗传病再发风险率的估计更趋准确。同时,由于对多基因遗传基础中主基因(major gene)的研究逐步深入,可望对此类疾病的研究也进入分子水平。在不久的将来,对多基因遗传病再发风险率的估计必将会有较大的突破。

四、染色体病的发病风险评估

染色体病一般为散发性,其畸变主要发生在亲代生殖细胞的形成过程中,因此,再显危险率实际上就是群体发病率。例外情况即双亲之一为平衡易位携带者或嵌合体,子代就有较高的再显危险率。

1. 夫妇一方是染色体平衡易位携带者

染色体平衡易位是指发生在易位后并未因易位而使染色体遗传物质增加和减少,即染色体上基因总数不变或很少改变,因此对个体发育一般无明显影响,所以,没有临床症状和体征,这样的个体表现型大多正常,称为染色体平衡易位携带者。但在该个体减数分裂形成生殖细胞时就会产生染色体异常,和正常人结婚生育的子女就可能从亲代携带者接受一条易位的衍生染色体,从而造成某个易位节段的缺失(部分单体)或重复(部分三体),产生不平衡易位的后代,破坏基因之间的平衡,引起胎儿致死或畸形发育。据报道,在 500 对表型正常的夫妇中就有一个平衡易位携带者。

2. 夫妇一方是同源染色体平衡易位的携带者

如 21/21 在配子形成过程中可有两种异常的配子,与正常配子受精后可形成三体或单体的两种个体。所以夫妻一方是同源染色体平衡易位携带者的子女全部是先天致畸或流产。

3. 夫妇一方是罗伯逊平衡易位的携带者

以 D/21 为例(D 包括 13、14、15),在配子形成的过程中,可形成 6 种配子,其中 1/6 为染色体正常的配子,可产生正常的子代。1/6 为具有一条易位染色体的配子,与正常配子受精后形成表型正常的易位携带者。4/6 胚胎是畸形、流产。

4. 夫妇一方是非同源染色体平衡易位的携带者

非同源染色体平衡易位是指在两条非同源染色体之间的平衡易位，如一条 4 号染色体与一条 7 号染色体间的平衡易位，在配子形成过程中，可产生至少 6 种不同的配子。1/6 正常的配子与正常配子受精后可发育成正常胎儿。1/6 带有平衡易位染色体的配子与正常配子受精后产生平衡易位携带者，其表型正常。4/6 带有重复或缺失染色体的配子，与正常配子结合导致胚胎发育致死、流产或多发性畸形的胎儿。

例 1：患者女，28 岁，结婚 3 年，怀孕 13 次，不幸的是 13 次怀孕均以自然流产告终。询问病史，怀孕期间无感冒发热、外伤史，无有毒有害物质接触史等，夫妇双方既往体健，家族史无记述。体检无异常发现，智力正常。而染色体检查异常，染色体核型为 45，XX，der（13q13q）。染色体核型图显示两条 13 号染色体对头相接。从此核型来看，胎儿染色体是 13 单体或 13 三体的可能性非常大，13 单体综合征的胎儿不能存活即表现为流产，而 13 三体综合征的胎儿不是流产就是出生后智力低下或是畸形儿。所以这位患者才表现出如此频繁的流产。

例 2：患者女，30 岁，怀孕 4 次，有 3 次流产史，最终生产一个男婴。询问病史、既往史、家族史以及身体检查均无异常发现。染色体检查异常，核型为 45，XX，der（13；15）。核型结果显示一条 15 号染色体和一条 13 号染色体对接。

染色体病携带者在欧美国家的发生率为 0.25%，在我国的发生率为 0.47%，即 106 对夫妇中就有一方为携带者。我国已记载的携带者类型有 1200 余种。携带者共同的临床特征是在婚后发生流产、死产、新生儿死亡、生育畸形或智力低下等妊娠、生育疾患；有的类型的染色体结构异常分娩畸形儿和智力低下儿的可能性高达 100%。为了防止染色体病患者的出生，应对携带者进行充分的遗传咨询，给予必要的生育指导，对携带者胎儿进行染色体检查，一旦发现胎儿的染色体严重异常，应建议终止妊娠，这样可以有效地避免染色体病患儿的出生。

五、遗传咨询应用

（一）遗传咨询病例分析

例 1：某妇女曾生育过一先天愚型患儿，现再次妊娠，惧怕再生同病患儿，故前来咨询。

对此妇女需先核实患儿核型是否 21 三体型。如果证实核型为 47，XX（XY），+21，则其再发风险为 1/650～1/1000。如果此妇女已 32 岁则再发风险会增加至 1/100（即 6 倍到 10 倍）。又如发现其母亲为易位型携带者，则风险率大大增高，此时应嘱该妇女做绒毛、羊水细胞的产前细胞遗传学诊断。

例 2：某男性，38 岁，两次结婚，第一妻妊娠 8 次均于妊娠 2 个月左右流产，故离婚，与第二妻婚后，女方受孕多次亦均在 3 个月内流产，要求明确流产原因及是否能再妊娠。

本例显然是男方的问题，特别是因为在询问病史中得知其第一妻与其离异后再婚生育正常。在 3 个月内自然流产者 50％的病因是由于染色体异常，特别是由男方原因引起的更是如此，故首先检查了男女双方核型。女方核型正常，男方有 13 号染色体间的平衡易位 t（13q；13q）。这类完全的罗氏易位携带者有 5 种：t（13q；13q）；t（14q；14q）；t（15q；15q）；t（21q；21q）及 t（22q；22q）。由于这类易位不能形成正常的配子，故不可能有正常的后代，这时应劝男方做绝育术，如双方同意可进行人工授精领养。如果是非同源罗氏平衡易位，如 t（14p；21q）等，则仍有 3/4 的机会生产畸形儿、流产或生育同样的携带者，对后代危害极大，也应劝阻再次妊娠。

例 3：一对新婚夫妇，由于女方的弟弟患有苯丙酮尿症（PKU），害怕今后会生育 PKU 患儿，故前来咨询。

此例应首先证实女方弟弟是否确为 PKU 患者，因高苯丙氨酸血症伴尿中苯丙氨酸旁路代谢产物增多有高度异质性，至少有 8 种类型，故先要确诊其为经典的苯丙氨酸羟化酶缺乏的 PKU。如果证实，则其父母应为杂合子携带者。这对夫妇女方为携带者的概率为 2/3，男方为携带者的概率可从我国 PKU 人群发病率计出。根据国内 11 省（直辖市）新生儿筛查资料，PKU 发病率为 1：16 500，由此算出基因频率约为 0.007 8，携带者的频率为 1/65（2pq），故生育患儿风险为 $1/65 \times 2/3 \times 1/4 = 1/390$，风险率不高。如果风险率高者，比如一对夫妇已生育过 1 例 PKU 患儿要求再次妊娠时，风险率则高达 1/4。此时，一方面应向求诊者说明再次生育患儿的危险性；同时也可告知目前我国已能应用聚合酶链反应（PCR）结合寡核苷酸探针技术对我国已发现的 11 种 PKU 点突变（约占 70％病例）进行产前诊断，提供咨询者选择。

例 4：一对夫妇生了一个严重先天性聋哑患儿，此患儿呈单纯聋哑而无其他异常表现，他们前来咨询如果再生育出现聋哑儿的机会。

聋哑是非常复杂的症候群，有遗传性的，也有环境因素引起的；有先天性的，也有迟发的；有单纯性的，也有合并其他畸形的；有完全性的，也有不完全性的。所以对待这种情况，请耳鼻喉科专家会诊明确初步诊断是明智的。据估计耳聋发病率约为 0.1％，与遗传病因素有关的病因达 127 种以上，有高度的遗传异质性。先天性耳聋属常染色体隐性遗传者占 75％左右，常染色体显性遗传者占 3％，其他原因不明者中相当一部分为多基因遗传，占 20％，X 连锁遗传者罕见（2％以下）。在确定上述遗传因素前还要仔细排除环境因素，诸如风疹、核黄疸、脑膜炎等。对严重性耳聋再发风险的估计可以根据 Stevenson 等的经验风险率（empiric risk rate）来判断（表 14-8）。

表 14-8　同胞或子女患先天性耳聋的风险

亲属情况	风险
父母近亲结婚	同胞 1/4
2 人以上耳聋父母，散发病例	同胞 1/4
非近亲结婚父母，散发病例	同胞 1/6
父母一方耳聋，散发病例耳聋	子女 1/30
父母一方耳聋，伴有亲属耳聋	子女 1/10
父母双方耳聋，伴一子女耳聋	同胞 1/2.5
父母双方耳聋，一方亲属耳聋	子女 1/7
父母双方耳聋，伴有亲属耳聋	子女 1/3

有了表 14-8 中列出的数字，还应考虑咨询者的实际情况。例如，父母正常又非近亲结婚，生育一例患儿，按表其再发风险为 1/6，但如果生育了 3 个正常小孩，则再发风险可低于 1/6。本例父母正常又非近亲结婚，故再发风险应估计为 1/6。当然，如果患儿伴有其他症状，就应力求作出疾病或某种综合征的较为准确的诊断，再作再发风险的估计。

聋哑患者由于难觅对象经常与聋哑人结婚，如果按大部分为常染色体隐性遗传来估计，他们的子女应全部为聋哑患者，但实际调查结果显示约 70% 子女不发病，这是由于大多数父母携带的是非等位隐性基因，因而出现双重杂合子而不发病的现象，因此对于父母聋哑的咨询应是谨慎的。尽管如此，他们生育聋哑子女的风险仍高达 30%，故应嘱绝育为好。

例 5：一女性，22 岁，由于本人无月经，外生殖器发育异常，前来求诊，咨询是否可结婚，婚后有无生育。

体检中发现该女性阴蒂肥大，呈龟头状，阴道末端与尿道同一开口，第二性征呈女性，乳房发育，腋毛与阴毛均呈女性分布，子宫、输卵管及卵巢可扪及。由于外生殖器特点及无月经应考虑两性畸形的可能性，此时作染色体检查是必要的。因为两性畸形分为真性与假性两类：真性具有两种性别表型，既有睾丸又有卵巢，核型多为 46，XY/46，XX 嵌合体，而男性假两性畸形，即睾丸女性化综合征，核型为 46，XY，具有女性性征。本例核型检查结果为 46，XX/46，XY，结合临床表现诊断为真性两性畸形。这类问题的处理宜极慎重，要充分考虑其性腺及外生殖器发育情况、年龄、社会性转化。在剖腹探查后发现左侧为卵睾，由于卵睾有可能恶变，故建议切除，手术将阴道和尿道分开并做阴道成形术，这样婚后可有正常性生活，并有可能妊娠。

例 6：一位妇女，有一健康女孩已 4 岁，最近生育第二胎为男孩，于出生 4d 后出现严重新生儿溶血性黄疸，抽搐死亡，前来咨询原因及今后能否再生育健康男孩。

这种情况应考虑以下三种可能性。

1) Rh 血型不符合：这种情况在我国不多见，因我国人群中 Rh 阴性血型仅占 1%～3%。为排除 Rh 血型不符合可作母亲 Rh 血型检查，如母亲为 Rh 阳性，则可排除。

2) ABO 血型不符合：例如，母亲为 O 型血，父亲为 A 型、B 型或 AB 型，导致胎儿为 A 型或 B 型。母亲的抗 A 或抗 B 抗体通过胎盘进入胎血可发生免疫性溶血反应致核黄疸，可致命或导致智力低下，这种情况在我国比较常见，北方约半数新生儿黄疸由此引起。但仅查出母子 ABO 血型不合还不能确诊，尚需检查新生儿血中是否有抗 A 或抗 B 抗体，母亲血中抗 A 或抗 B 的抗体滴度也应相当高。ABO 血型不合导致溶血一般较轻，引起核黄疸致死者较少见。

3) G6PD 缺乏症：这是我国南方新生儿溶血性黄疸最常见的原因，据统计占这类黄疸病例的 1/2 左右。

本例除应查证父母新生儿 ABO、Rh 血型外，还应查母亲血 G6PD 活性。尽管第二胎男孩已故，仍应多考虑为 G6PD 缺乏症致死。应嘱咨询者如再生育时应留脐血作 G6PD 活性检查。如证实婴儿为 G6PD 缺乏，则应在黄疸出现前或早期服用苯巴比妥钠，并及时用光线疗法阻止黄疸发展，必要时换血以挽救患儿生命。

例 7：一妇女在婚后才得知丈夫患有癫痫病，担心下一代会出现癫痫病患儿，特来咨询。

癫痫原因极为复杂，可以由环境因素（如产伤、脑外伤、感染等后遗症）引起，也可由遗传因素导致。如果经神经科医生会诊后诊断为原发性癫痫者，则应详细了解患者家族史。若系谱分析认为其为常染色体显性遗传，则这对夫妇生育患儿风险达 50%，应劝其不要生育，或用人工授精或领养代替。如不符合孟德尔遗传方式则可能为多基因遗传（大多数情况下如此），此时可参考表 14-9 列出的经验风险概率回答咨询者。

表 14-9 原发性全身性癫痫的遗传风险

患者	临床癫痫	脑电图异常
单卵双生	85%	90%
双卵双生	4%	30%～50%
同胞	2%	10%
双亲之一	5%	
2 个同胞	约 8%	
双亲之一和 1 个同胞	约 10%	
双亲罹患	约 15%	

例 8：一对夫妇曾生育过一个无脑儿，拟再生育，前来咨询是否会再生育先天性畸形儿。

单纯性无脑儿（不伴其他畸形）属多基因遗传病，其发病率在我国北方较高，与其他开放性神经管畸形一起统计可达 1% 以上，南方较少。其再发风险（包括其他开放性神经管缺损）为 5% 左右。如在其他亲属中有神经管缺损，则再发风险按表 14-10 的经验风险概率估计。

表 14-10 无脑儿及脊柱裂的再发风险

患者	风险率/%
一个同胞	5
两个同胞	12
一个二级亲属	2
一个三级亲属	1
双亲之一	4

一般性的再发风险估计不会使咨询者满意，应告诉咨询者本病产前诊断的可行性及可靠性，以解除其精神压力。

例 9：一孕妇，十多年来一直在某化工厂工作，担心其将出生的小孩会出现畸形，前来咨询。

人们往往因妊娠期接触过化学毒物，服用过某些药物，有病毒感染史或有从事与电离辐射有关工作的历史前来咨询，这是一类非常难以回答的问题。因为这些有害化学物质或射线的种类、剂量、接触时间长短等都难以或无法估测。一般而言，已肯定能致畸的药物有：抗麻风药（如反应停）、抗凝血药（如新双香豆素）、酒精、抗癌药（氨基蝶啶等）、抗精神病药（如锂化合物）、抗癫痫药（苯妥英钠）等。至于其他工业化学制品、激素类致畸效应尚未确定。感染如风疹、巨细胞病毒、肝炎病毒、弓形体、梅毒等都有可能引起畸胎。至于辐射则有致突变或致染色体畸变效应。遇到这类咨询时，弄清下列问题对处理会有所助益。

1）接触的是哪种有害物质？接触时间长短？接触程度（密切接触或一般接触）？

2）妊娠的哪个时期接触过？因为妊娠20～60d是高度敏感期，胎儿易受累，但两个月后胎儿敏感性迅速降低。

以上问题在多数情况下难以弄清，即使咨询者能比较准确地回答您的问题，比如说，她在妊娠的4～5周患过风疹，今后她生育的小孩是否一定会出现先天畸形，亦甚难估计。故遇到这类问题只能根据以下原则处理：

1）如果服用或接触的不是以上已知的化合物或药物，也无上述已知能致畸病毒的感染（可由病原体的基因诊断而获得一定信息），接触射线也不是长期（特别是性腺），即使接触也不是胎儿的敏感期，这时可向咨询者讲明致畸可能性甚小的道理，消除其畏怯心理。

2）咨询者应脱离有害物质接触，如暂时或永久调换工种，或调换单位。

3）若为射线接触，可作外周血染色体检查、姐妹染色体交换率（SCE）测定或微核试验，以期获得是否照射过量的证据。

4）到妊娠14～24周作B超检查，可以发现胎儿外表畸形，甚至肠道或先天性心脏畸形。

（二）常见遗传病咨询原则

1. 常染色体显性遗传病

1）较常见病种：软骨发育不全、成骨不全、视网膜母细胞瘤、强直性肌萎缩、先天性肌强直等。

2）遗传咨询原则：① 患儿有患病的亲代（患儿父母之一患病），因每胎都有50%机会发病，再发风险太高，目前又无可靠产前诊断方法者，不许生第二胎；② 患儿无患病的亲代（患儿父母正常），经家系调查又排除外显不全时，可能是突变产生的，因再发风险低，可生第二胎。

2. 常染色体隐性遗传病

1）较常见病种：遗传性聋哑、白化病、多糖储积症（Ⅰ型）、肝豆状核变性、婴儿脊髓性进行性肌萎缩、先天性肾上腺征异常症、苯丙酮尿症、糖原贮积症（Ⅰ型）等。

2）遗传咨询原则：① 虽然患儿父母外表正常，但都是致病基因携带者，每胎有25%机会发病，因再发风险太高，目前又无可靠产前诊断方法者，不许生第二胎。② 对新生儿期可以防治的病种（如苯丙酮尿症、散发性克汀病、半乳糖血不可逆智力低下等病理损害时），允许生第二胎，但在生后4周之内必须作实验室检查，如是患儿，应及时治疗，终生用药或控制饮食，无进行早期诊断实验室的地区，不许生第二胎。

3. X 连锁隐性遗传病

1) 较常见病种：假肥大型进行性肌营养不良、血友病（A、B 型）、无汗型外胚层发育不良、导水管阻塞性脑积水、黏多糖贮积症（Ⅱ型）、无丙种球蛋白血症等。

2) 遗传咨询原则：① 以上各病如影响智力、劳动和生活者，可安排生育二胎，但因患者限于男性，孕后必须做胎儿性别预测，保留女胎，男胎人工流产；② 父母均有同病不准生第二胎。

4. X 连锁显性遗传病

1) 较常见病种：低血磷性抗维生素 D 性佝偻病等。

2) 遗传咨询原则：①当患儿的一、二级亲属均无病时，可能是突变产生的，可以生第二胎。②患儿母亲有病时，因子女有 50％机会发病，再发风险太高，不许生第二胎。③患儿父亲患病时，女儿全部发病，儿子全部正常。因此，如允许怀第二胎，则必须做胎儿性别鉴定，保留男胎，女胎人工流产。

5. 多基因遗传病

1) 较常见病种：先天性心脏病、精神分裂症、先天性髋关节脱位、重症肌无力、脊柱裂伴有脊髓脑脊膜膨出、少年型糖尿病、先天性幽门狭窄、先天性巨结肠等。

2) 遗传咨询原则：① 动脉导管未闭、先天性幽门狭窄等，能矫治成为正常劳动力的病种不准生第二胎，不能矫治但能进行产前诊断，如脊柱裂伴有脊髓脑脊膜膨出的可生第二胎，但孕后必须做产前诊断，保留正常胎儿，病胎人工流产。② 不能做产前诊断的病种做家系调查，一、二级亲属无发病者，因再发风险低于 5％，可以生第二胎。如一、二级亲属也有同样患者，因再发风险高于 10％，不许生第二胎。

6. 染色体病

1) 较常见病种：先天愚型、13 三体综合征、18 三体综合征、猫叫综合征、Turner 综合征，Klinefelter 综合征、染色体不平衡重组等。

2) 遗传咨询原则：①凡第一胎是染色体病患儿，允许怀第二胎，但孕后 16～20 周内必须做产前诊断，保留正常胎儿，病胎人工流产。②父母之一为同源染色体易位携带者时，再发率为 100％，禁生第二胎。

（三）先天智力低下的遗传咨询

先天智力低下亦称为精神发育迟滞、低能，俗称憨大、呆子等，系大脑发育迟滞。病因可有遗传缺陷、孕期母体发生风疹、病毒感染或射线影响、产前出血以及分娩时窒息、产伤等。主要特征是程度不等的智能缺陷，影响患者的学习和社会适应能力。通常用智商（IQ）值来衡量一个个体是否智力迟钝。IQ 值 70～79 为智力缺陷的临界状态。

先天智力低下的咨询原则：

1) 遗传方式明确的智力低下及染色体病引起的智力低下，按上述有关原则处理。

2）智商在55分以下的遗传方式及病因不明确的智力低下，进行家系调查一、二级亲属无类似患者，因再发风险高于10%，禁生第二胎。

例：一对夫妇因生育了一个智力低下（mental retardation，MR）的患儿前来就诊，咨询能否治疗？如再生育是否会出现同样情况？

本例是医生经常见到并十分棘手的问题，临床诊断常为"大脑发育不全"而无病因诊断。由于导致智力低下的原因非常多，而且许多原因又难以鉴别，所以比较合理的方法是抓住那些主要原因，得出初步印象。这些原因有下列几方面。

1）染色体病：染色体病中，21三体性是引起智力低下最常见的原因，占MR的10%左右。列第二位的是脆性X综合征。因此对智力低下的患儿作染色体检查是必要的。

2）单基因病：常染色体显性遗传（AD）的智力低下较少见，而常染色体隐性遗传（AR）的则较多见，如苯丙酮尿症、半乳糖血症、同型胱氨酸尿症、溶酶体贮积症（尤其是黏多糖病）、小头畸形等。这类疾病约占MR的5%左右。X连锁隐性遗传病引起智力低下者首推G6PD缺乏症，导致新生儿黄疸诱发核黄疸，但在长江以北地区少见。

3）多基因病：这类疾病占MR的15%～20%，但往往表现为轻至中度智力低下，双亲智商偏低。

4）环境因素：包括产伤、新生儿窒息缺氧、风疹、巨细胞病毒、致畸药物或毒物、宫内生长迟缓等。

所以对智力低下儿寻求咨询时，应先了解病史、生产史、家族史及检测智商（或根据自理生活能力、语言能力或学习成绩作智力初步判断）了解智力低下的程度，尽可能排除环境因素影响，最后根据伴发症状或体征做出拟诊。伴有形态学异常者必须做染色体检查。疑患遗传性代谢病者应做相应的生物化学或分子遗传诊断。如果仍然找不出原因，就可能为多基因智力低下或其他未知病因。

咨询者最关心的是治疗问题，对于一些查明原因的代谢病如苯丙酮尿症、半乳糖血症、家族性甲状腺肿，可早期进行预防性治疗，"禁其所忌"效果很好。其次，咨询者关心的是再生育问题，应告知防治MR应首先着眼于围产期保健，特别是避免产伤、新生儿窒息、缺氧等情况；对父母中有G6PD缺乏者应及早查脐血，如发现婴儿G6PD缺乏应采取措施防止核黄疸出现；对染色体异常者，如要再生育则必须作产前细胞学诊断。

应该承认并向咨询者讲清，目前大多数智力低下儿尚无有效的药物进行治疗，故应对智商高低不同者分别加以处理：智商在50～70者可训练做简单性技术工作或进弱智学校；智商在35～49者只能自理生活；智商在35以下者，则只能由他人照顾和监护。至于再次生育的再发风险依不同疾病而定。如考虑为多基因遗传的，再发风险<50%，如已生育两个智力低下患儿则再发风险增至10%，患儿二级亲属再发风险约为1%。

（郭瀛军）

主要参考文献

陈仁彪，冯波. 1994. 医学遗传学. 上海：科学技术文献出版社

陆国辉，徐湘民. 2007. 临床遗传咨询. 北京：北京大学出版社

左伋，张克雄. 1998. 医学遗传学. 第二版. 上海：上海医科大学出版社

中国遗传咨询网. 2008. www.gcnet.org.cn

Harper P S. 2004. Practical genetic counseling. 6th Ed. London：Arnold

Offit F. 2002. Clinical cancer genetics：risk counseling and management. New York：Wiley-Liss

Schneider K. 2002. Counseling about cancer：strategies for genetic counseling. 2nd Ed. New York：Wiley-Liss

Young I D. 1999. Introduction to risk calculation in genetic counseling. 2nd Ed. Oxford：Oxford Univ Press

第十五章　遗传服务的伦理问题

第一节　现代医学伦理学发展

医学伦理学的诞生已日臻完善，使现代医学伦理学的发展进入到一个全新的阶段。现代医学伦理学的发展大致经历了传统医学伦理学、生物医学伦理学和生命伦理学三个阶段。

一、传统医学伦理学阶段

传统医学伦理学阶段以临床医生的职业道德为主要研究对象，研究领域局限在临床医疗内，并未涉及医生与社会的复杂关系。这一阶段主要强调临床医生的同情心、爱心、个人美德、礼节、文雅、正直，一句话，非常强调医生个人的传统道德修养（学术上、道德哲学中称为"德性"）。传统医学伦理学虽然也指出了医生的道德职业关系、也偶尔提到了作为病患应具备的道德修养，但与强调医生的职业道德相比是微不足道的。因此，将传统医学伦理学称之为临床伦理学。临床医生的道德义务（这里的"义务"一词，属于道德范畴而非今天的法律概念）、责任和美德，受宗教神学思想影响较大，是传统医学伦理学的一个重要特点，因此，又可称之为医德学。从时间上看，传统医学伦理学主要是指欧洲文艺复兴以前的医学伦理学。从逻辑关系（特点）来看，这个时期的医学伦理学思想属于规范伦理学体系，它不注重对同情心、热情、文雅、正直等伦理道德规范（范畴）作出逻辑证明，认为这些规范就是公理，用不着去证明，是人类天生的道德本性与道德敬畏。传统医学主要存在于古典的经验医学阶段与中世纪神学阶段，因而，传统医学伦理学就不可避免地带有非推理性、非科学性、宗教性的特征，这些特征体现在现代文艺复兴以前的医学著作或有关医学伦理学文献中。

传统医学伦理思想主要来源于古希腊的希波克拉底的医学伦理思想，其思想影响了整个传统医学伦理学时期。众所周知，《希波克拉底誓言》是西方传统医学伦理学思想的集中体现，对后世产生了广泛的影响。希波克拉底学派是最早对医疗职业与医生的行为提出规范的，但其思想能流传这么久远，影响范围这么广大，并不全是其学派本身的原因，而是西方基督教的思想与之在某些方面一致而对其极大支持的缘故。例如，希波克拉底学派反对堕胎、主张为患者保密，在当时并非医学界的主流思想，但许多关于医生文雅高尚的行为举止的思想与西方人赞同的绅士风度不谋而合；许多关于疾病的预后思想可以起到安全保险的作用，使医生知道能做什么和不能做什么，从而保护医生避免因治疗失败或拒绝治疗而受到谴责，这符合传统的基督教强调诚信对于战胜疾病的重要性的认识。这个时期医学伦理学的基本原则是生命神圣主义，其基本理论是美德论、义务论。

二、生物医学伦理学阶段

生物医学伦理学阶段主要是指欧洲 15 世纪的文艺复兴时期到 20 世纪 70 年代美国学者波特（V. R. Potter）提出"生命伦理学"概念之前这段时期。生物医学伦理学这一概念是由美国学者比彻姆（T. L. Beauchamp）和查尔德仑斯（J. F. Childress）首次提出来的，他们在合著的《生物医学伦理学原则》（*Principle of Biomedical Ethics*）一书中首次提出了生物医学伦理学的概念，而且将之定义为："生物医学伦理学作为一门应用伦理学，一般是指道德理论、原则、规范在医疗实践与卫生保健实施以及医学和生物医学研究中的应用。"生物医学伦理学阶段的基本原则是医学人道主义。对于这一阶段的基本理论如何概括，学术界的意见并不统一。一般可以概括为公益公正论、权利义务论、生命质量论、生命价值论。

15 世纪以后，科学革命使物理学、化学、生物学取得了长足的进步，使医学的发展能奠定在生物学、解剖学、生理学等学科进步的基础之上。因此当时的医学观点、理念深受生物医学的巨大影响，所以，这一时期的医学称为"生物医学"，此时的医学伦理观念称为生物医学伦理学。近代实验医学家思想中产生了尊重科学、尊重事实的理念，宗教神学的伦理道德观念日益淡化，他们认为医学的最高任务莫过于延长人的寿命。一系列新的科学诊断和治疗疾病方法的产生，为医生治疗疾病、解除患者痛苦提供了科学的现实基础和条件，但也由此产生了片面的生物医学的思维模式。生物医学把人视为研究的客观物质实体，忽视了人是有思想、情感、行为的高级动物，医生与患者的关系日益物化、实验化、非人格化。由此我们可以理解，生物医学伦理学阶段，医学伦理学者为何要提出重视对生物医学实验中的伦理道德问题的研究，为何要提出有关患者与医务工作者的"权利义务论"的基本理论；生物医学运用近代以来的物理学、化学的成就，大量使用先进的技术、设备，把医疗费用日益推向国家、社会、个人难以承受的地步，医疗日益贵族化、官僚化，这是"公益公正论"产生的主要原因。这一时期，医学伦理学虽然也研究医患关系，但并不局限于此，其研究的领域渐渐地扩大了，从单纯的临床医学走向实验、保健、预防、康复医学，生物实验医学中人体实验道德成了生物医学伦理学的十分重要的课题，研究的内容主要是生物医学技术发展本身及其所带来的伦理观念的变化，焦点集中在生死两端，如生殖技术、生育控制、残废新生儿处置和安乐死等新的伦理问题。在研究这些内容涉及的医学伦理道德问题过程中，医学伦理学家们发展了生命质量论、生命价值论等主要的生物医学伦理学基本（核心）理论。

三、生命伦理学阶段

生命伦理学最早由波特于 20 世纪 70 年代提出。他在 1971 年出版了一本重要著作《生命伦理学——通向未来的桥梁》，在书中明确提出了"生命伦理学"的概念，并认为生命伦理学是"一门把生物学知识和人类价值体系知识结合起来的新学科"，它在科学和人文学科中间建起一道桥梁，帮助人类生存，维持并促进世界文明。

生命伦理学的产生有其特有的时代背景，它的产生是建立在 20 世纪医学科学发展的基础上的。20世纪医学的发展可从医疗技术的科学含量程度、卫生保健费用投入的规模、享受服务人群的数量、庞大的医务人员和专家队伍、医疗服务系统的复杂性等多个方面看出其历史背景。生命伦理学正是在这一背景下应运而生的。生命伦理学是传统医学伦理学、生物医学伦理学的继续发展，它在传统医学伦理学、生物医学伦理学的基础上研究的范围更加广泛。英国学者吉伦（R. Gillon）在《应用伦理学百科全书》中，阐述了生命伦理学的含义，认为生命伦理学是研究产生于医学实践领域（包括医学、护理、兽医在内的其他卫生保健职业）中伦理学问题的学科，其研究范围更广，除了生物科学研究中的伦理学，还涉及环境污染、人与动物以及自然界中其他部分之间的适应关系、性、生殖、遗传和人口中的伦理问题以及各种社会政治道德问题，如失业、贫穷、歧视、犯罪、战争和迫害对人群健康的负面效应。

生命伦理学作为一门学科领域，20世纪80年代在世界范围得到了普遍公认。其研究的重点是现代最前沿的医学实验涉及的伦理道德问题，医疗卫生专业中涉及的普遍的公共伦理问题，国家卫生政策中的伦理问题等。例如，它也研究医疗卫生专业中的医患关系道德与人体实验、行为控制中的伦理学问题，但更关注广泛的医学社会伦理问题（如公共卫生政策、人口控制中的伦理）；更关注人类以外的动植物权利；重视人类、医学技术与环境的协调统一和可持续发展（环境论）；重视普世（普遍）伦理、多元伦理背景与当下人的理解的关系（即伦理境遇论）。因此，可以说生命伦理学是传统医学伦理学、生物医学伦理学的继续发展。生命伦理学的基本原则是"人本主义"，其基本理论除继承生物医学伦理学时期的公益公正论、生命质量论、生命价值论外，还继续发展了新的环境协调论、伦理境遇论、动植物权利论等新的基本理论。

生命伦理学的概念诞生于美国，但是这一概念目前为许多国家的医学伦理学家引用和采纳。目前，已出现了全球研究生命伦理学的热潮。正如前国际生命伦理学会主席坎贝尔（A. V. Camp-bell）说的，生命伦理学已不再是西方伦理学，"它是世界各方的共同事业"。自20世纪70年代以来，随着现代医学前沿技术的发展，医疗手段、设备的更新，在与人的生命活动各阶段密切相关的医疗实践中，伦理、社会、法律等问题层出不穷。例如"试管胚胎"的医学价值与滥用的伦理冲突问题；由其他人工生殖技术诞生的后代是否享有各种相关权利的问题；人体器官、精子、卵细胞等的出售与商业化倾向问题；器官移植中供体与受体的伦理问题；寻求胎儿优生、流产与胎儿性别鉴定问题；对待脑死亡的观念与法律的制定及实施问题；安乐死与临终关怀问题；基因技术与基因信息的获得、处理的权利问题，与基因歧视、克隆人问题等，仍处于争论不休，悬而未决的状态之中，均有待进一步深入探索与研究。近些年来，人类基因组研究带来的一系列伦理、社会、法律问题更是引起全球的关注。科学家预测，21世纪是生命科学的世纪。而生命科学的进展，生物技术更广泛的应用，不仅会给人类展现更美好的希望曙光，同时也带来了更多的伦理难题，给生命伦理学的理论研究和实践提供了更大的发展空间。可以预见的是，生命伦理学将进一步成为伦理学中的显学。

现代医学伦理学也同其他科学一样，是一个渐进的发展变化过程，其由简单到复杂的发展路径遵循了事物发展的普遍规律。如果说传统医学伦理学可以看做是其发展的初级阶段，那么，生物医学伦理学是其发展的中级阶段，生命伦理学则是其发展的高级阶段。每一个阶段，其研究的基本内容、重点、基本原则与基本理论都有所不同。研究现代医学伦理学的发展阶段，可以为认识、研究我国的医学伦理学发展阶段的划分提供思路与借鉴。中国的医学伦理学也有自己的发展、变化过程，其发展过程与现代的医学伦理学发展路径相同吗？如果相同，那也能划分为上述三个阶段吗？如果不同，又做怎样的划分呢？这些问题看似简单，其实不然。现代医学伦理学的发展是在西方文化背景、学术氛围中进行的，毫无疑问，其价值观是西方的，我们研究现代医学伦理学的发展，是要找出其发展的一般规律，为我们提供有益的借鉴，而不是机械地照搬照抄西方的东西。这就应该有一个学习与改造的过程，有一个中国化的过程。例如，如何认识与对待"生命伦理学"？我们关注、理解、阐释医学伦理学，一定要在中国人自己的文化范式中进行，不要以为照搬了几个西方的名词就解决了问题。德国著名学者迦达墨尔（H. G. Gadamer）在其名著《真理与方法》中说过，世界只有进入到我们的语言中才有意义。例如，作为外来文化的生命伦理学，只有进入到中国人自己的语言和文化系统中才有意义；只有进入到我们自己的视野、价值系统中，经过改造才能为我们理解、吸收与接受。

第二节　医学遗传服务中的伦理准则

20 世纪 60 年代以来，随着分子生物学尤其是分子遗传学的迅猛发展，分子医学与遗传医学的重要性日渐突出。对遗传性疾病的咨询、诊断、治疗、预防等医学服务逐渐成为临床服务的常规内容。在医学遗传服务过程中，怎样保证医务工作者为患者提供最佳服务而又能防止在服务中出错以免损及患者权益，正在得到学术界和广大人民群众的密切关心。

一、医学伦理学的基本原则

1. 尊重自主

尊重自主（respect for autonomy）是指基于人人享有平等的人权，在法律允许的范围内尊重人们思想、愿望和行动。自主是所有道德力量的一项基本属性。在医患关系中，医务工作者应平等对待所有患者，尊重其自主权，保护自主能力受损的患者。

1）医务工作者在诊治患者时，要让患者了解自身病情和各种需要进行的检查和治疗，如手术、用药等；在对患者进行检查和治疗之前，要征求患者的意见并得到患者的同意，也就是说要得到患者的知情同意（informedconsent）或知情选择（infomredchoice）。

2）疾病是患者的个人隐私，医务工作者应对患者透露的病情信息保守秘密。

3）现代文明社会要求每一位公民诚实行事，不说假话。医务工作者应如实告诉患者关于病情的诊断，除非患者明确表态要回避。

4）医务工作者必须能与患者进行良好的交流。

5）医务工作者要支持高龄患者，尤其是支持智力受损的高龄患者，授权亲属或代理人负责对其医疗措施做出知情同意的决定。

2. 行善

行善（beneficence）原则有时也称为有利原则。一切医疗卫生服务均应以患者的利益为重，让患者及早康复，延年益寿，得以尽享人生欢乐。医务工作者应遵循最优化原则，使患者得到最大的好处，在应用科技手段进行诊断和治疗时，应减少患者的不良反应，减少其在精神上和肉体上承受的压力和病痛，减少医疗资源消耗和相应医疗费用，而最大限度地让患者得益。行善无终极，好事没尽头。医务工作者应尽最大努力去做有利于患者的事。

3. 无害

无害（non-maleficence）原则有时也称为无伤害原则。世界上的事物，善、恶共存，利、害相伴，医疗卫生工作也不例外。对患者来说，任何医疗措施都存在着一定的风险。医务工作者以治病救人为职业，在为患者行善趋利的同时，切不可疏忽为患者去恶避害。

4. 公正

公正（justice）常被视为公平的同义词。医疗服务中的公正涉及患者的就医权利和卫生资源的分配。公正原则要求人人享有基本医疗服务，应以同样的医疗水平、同样的服务态度对待所有患者。

上述医学服务四大伦理原则目前在宗教、政治、文化、哲学上均视为中性，无论医务工作者的社会背景如何，医务界均可共享。这是医务工作者在提供医学遗传服务和医疗保健服务过程中应该遵循的职业道德。

二、世界卫生组织（WHO）有关医学遗传服务的伦理准则

遗传咨询、遗传检验（临床检验、症状前检验、产前检验、床前检验）等现已逐渐成为临床医学的常规服务内容。WHO 于 1997 年 12 月 15～16 日在日内瓦召开了来自发达国家和发展中国家专家参加的 WHO 医学遗传学伦理问题会议，与会专家一致通过了题为《医学遗传学与遗传服务伦理问题的建议国际准则》的会议报告。

1. 伦理原则在医学遗传服务中的应用

遗传服务的目标是帮助有遗传问题的人们和其家庭成员：①尽可能正常地生活与生育；②在生殖和健康问题上做出知情选择；③帮助他们进入相关的医疗服务（诊断、治疗、康复或预防）或社会支持系统；④帮助他们适应孤独的处境；⑤帮助他们了解医学上有关的新发展。

WHO 认为，各级医疗服务机构都应组建遗传服务部门，由经过特殊培训的医师来指导。遗传服务小组的成员可包括遗传学专家、护士、初级医疗保健医师、其他卫生专业人员、经过特殊培训的卫生工作者或遗传咨询者、实验人员及社会工作者。WHO 建议的医学伦理学四大伦理原则在医学遗传服务与遗传学研究中的应用见表 15-1 与表 15-2。

表 15-1 WHO 建议的医学伦理原则在医学遗传服务与遗传学研究中的应用

医学遗传服务与遗传学研究中的应用
1. 公平分配公共资源给最需要的人（公正）
2. 所有有关遗传的事，患者都有自由选择的权利。妇女应为生育上的重要决定者（自主）
3. 包括检验和治疗的遗传服务要遵循自愿的原则，避免由政府、社会或医师施加的强制（自主）
4. 尊重人的多样性，尊重那些属于少数观点的人们（自主、无害）
5. 尊重人们的基本理解力，而不管他们的知识水平（自主）
6. 对公众、医务和其他卫生工作专业人员、教师、教士及其他宗教信息来源的人们进行遗传学教育（行善）
7. 与患者和父母的组织密切合作，如有这种组织存在的话（自主）。基于人人享有平等的人权，在法律允许的范围内尊重人
8. 防止基于遗传信息在就业、保险或教育上发生歧视或偏爱（无害）
9. 通过转诊网络与其他专业人员相配合，如有可能，帮助患者和家属成为该网络的知情成员（行善，自主）
10. 应用将个人视为人而加以尊重的非歧视性语言（自主）
11. 及时提供所需服务或随后处理（无害、行善）
12. 禁止提供没有医疗指征的检验或操作（无害）
13. 不断提高遗传服务的质量控制，包括实验室检查（无害）

表 15-2 WHO 建议的遗传咨询的伦理准则

遗传咨询的伦理准则
1. 尊重个人和家属，包括透露全部信息、尊重人们的决定，以及提供准确而无偏倚的信息（自主）
2. 保护家庭完整（自主、无害）
3. 把与健康有关的所有信息全部透露给患者和家属（无害、自主）
4. 保护个人和家属的隐私不受雇主、保险商和学校不公正的侵扰（无害）
5. 告知个人和家属关于遗传信息可能被单位第三者误用（无害）
6. 告知个人，让血亲知道亲属可能有遗传风险是个人的伦理责任（无害）
7. 告知个人把他们携带者身份透露给配偶、伙伴的方法，如果他们想要孩子的话，并告知这个透露对婚姻可能会产生有害影响（无害）
8. 告知人们，他们有道德上的义务透露可能影响公共安全的遗传状态（无害）
9. 尽可能提供不偏不倚的信息（自主）
10. 采取非指令性方式，除了已有治疗方案者（自主、行善）
11. 在可能的时候，让儿童和未成年人介入影响他们自己的决定（自主）
12. 如属恰当和需要，有再次联系的义务（无害、行善、自主）

2. 遗传咨询的伦理准则

遗传咨询是医学遗传服务的主要形式。1975 年，英国人类遗传学会遗传咨询特别委员会为遗传咨询确定了如下的定义："遗传咨询是一个交流的过程，它涉及与一个家庭发生遗传病或发生遗传病的风险相关联的那些问题。其中有一名或一名以上经适当培训的人员试图帮助患者或家属：①了解医学事实，包括诊断、疾病的可能病程和现有的治疗方法；②懂得遗传导致此疾病的方式，以及特定亲属的复发风险；③理解处理复发风险的各种可供选择的方法；④从其风险、家庭目标及其伦理与宗教标准的角度，挑选可能对其合适的行动步骤；⑤对受累家庭成员的疾病和该疾病的复发风险做出最佳的调整。"

3. 遗传咨询的理想状态应为非指令性咨询

WHO 认为，在非指令性咨询中，专业人员应避免提供有目的的偏向性信息，致使人们做出咨询提供者认为最好的决定。患者和家属必然相信咨询提供者为准确信息的来源。但非指令性咨询并不意味着提供信息之后就把患者和家属抛开，使其在没有帮助的情况下去做出他们的决定。WHO 还认为，非指令性咨询提供者并不告诉人们做什么，决定将由患者和家属做出。咨询提供者应尽可能地支持所有的决定。辅助生殖虽不与医学遗传服务直接相关，但各种辅助生殖类型的讨论常与遗传咨询相伴行。

遗传筛查是提供给一个群体的、从一个特别不利的结果来鉴定处于高风险无症状者的试验。在所有的筛查例子中，凡提示有较高风险者必须为之提供明确的诊断检验。遗传检验是分析一种特定基因的状态，可以是：①确定有症状者遗传状态的一种特异性诊断；②确定在检验时无症状者将要发生的一种特殊状态（症状前诊断）；③确定存在发生像癌肿或心血管病那种特殊复杂病的遗传素质。遗传筛查和遗传检验的主要目标是预防疾病或是保证早期诊断和治疗，在筛查之前应对该人群进行教育。如对新生儿进行筛查，医疗卫生服务提供者有义务保证提供恰当和及时的治疗。WHO 建议的遗传筛查与遗传检验的伦理准则见表 15-3。

表 15-3 WHO 建议的遗传筛查和遗传检验的伦理准则

遗传筛查和遗传检验的伦理准则
1. 遗传筛查和遗传检验应为自愿而非强制性。以下第 8 点提出的情况为例外（自主）
2. 在遗传筛查和遗传检验之前，应对筛查或检验的目的及可能的结果，以及有几种合适的选择提供适当的信息（自主、无害）
3. 为流行病学目的作匿名筛查，可在通知要加以筛查的人群后进行（自主）
4. 未经个人同意，不应将结果透露给雇主、保险商、学校或其他人，以避免可能发生的歧视（自主、无害）
5. 在极少的情况下，透露信息可能符合个人或公共安全的最佳利益，这时医疗卫生服务提供者可与该人一起工作，使其做出决定（行善、无害、公正）
6. 得出检验结果后应随即提供遗传咨询，尤其是在检验结果不利的时候（自主、行善）
7. 如存在或可以得到有效的治疗或预防措施，应尽早予以提供（行善、无害）
8. 新生儿筛查应为强制性且不予收费，如早期诊断和治疗有益于新生儿（行善、公正）

4. 知情同意的伦理准则

知情同意是尊重患者或研究对象自主权益的重要步骤。知情同意的伦理要求在研究机构与临床单位之间有所差别。任何要证实一种遗传检验的研究，如果所研究的标本可以与此标本提供者个人联系起来，就必须得到提供者的知情同意。应该告诉提供者标本将来可能的用途，是否还保留标签；如保留标签的话，是否就有关他们医疗工作的新发展再与他们联系。

如果一名儿童或未成年人被作为研究规划的一部分而加以检验，应寻求其监护人及本人的同意，向其监护人及本人说明该检验可能的利弊。WHO 建议临床遗传检验以及研究与质控遗传检验的尊重自主与知情同意的伦理准则详见表 15-4 与表 15-5。

表 15-4　WHO 建议临床遗传检验尊重自主与知情同意的伦理准则

临床遗传检验尊重自主与知情同意的伦理准则
1. 检验的目的
2. 得出正确预期的机会
3. 检验结果对个人和家属的影响
4. 受试者的选择和可供选择的办法
5. 检验可能的好处和风险，包括社会上的和心理上的
6. 社会风险包括受到保险商和雇主的歧视（即使这可为非法）
7. 无论个人和家属做出什么决定，他们的医疗卫生服务不会受到危害

表 15-5　WHO 建议研究与质控遗传检验尊重自主与知情同意的伦理准则

有效知情同意手续应包括以下说明
1. 实验性质和研究目的
2. 为何邀请此人参加，且参加是自愿的
3. 检验步骤
4. 检验对个人和家属两方面的不便之处和风险（如有任何风险的话）
5. 检验结果对预期和正确遗传咨询的不确定性
6. 对他人和对科学的可能好处
7. 对验证受试者身份的记录进行保密
8. 有关研究的问题或在发生研究损伤时与谁联系
9. 个人有在任何时候撤回的权利
10. 个人和家属有不受限制的医疗卫生服务的权利，即使其本人表示撤回

5. 症状前检验和易感性检验的伦理准则

症状前检验的对象是可能遗传有某种晚发疾病基因的健康个体，在一定年龄范围内将发病（如 Huntington 舞蹈病）。易感性检验的对象是可能遗传有某种遗传素质的健康个体，这种遗传素质将使其发生一种多因子病如心脏病、早老性痴呆或癌肿的风险增高。但即使有这种遗传素质也可能不发生相关的疾病。WHO 建议的症状前检验和易感性检验的伦理准则见表 15-6。

表 15-6　WHO建议的症状前检验和易感性检验的伦理准则

症状前检验和易感性检验的伦理准则
1. 对有心脏病、癌肿或可能有遗传因素的其他常见病家族史的人，应鼓励进行遗传易感性检验，检验提供的信息可有效地用于预防或治疗（行善）
2. 所有易感性检验应为自愿，在检验之前应提供适当信息，并得到本人的知情同意（自主）
3. 在正确咨询和知情同意之后，对处于风险的成年人应提供所需的症状前检验，即使缺乏治疗措施（自主）
4. 对儿童和未成年人的检验，只应在对儿童和未成年人可能有医学上好处时才予进行（自主、行善、无害）
5. 不应让雇主、保险商、学校、政府部门或是其他单位第三者接触检验结果（无害）

6. 遗传信息透露与保密的伦理准则

遗传信息透露与保密是医学遗传服务和遗传学研究中常涉及的伦理问题。因为遗传信息泄密有可能带来害处，必须极小心地保护机密。WHO建议的遗传信息透露与保密的伦理准则见表15-7。

表 15-7　WHO建议的遗传信息透露与保密的伦理准则

遗传信息透露与保密的伦理准则
1. 专业工作人员应向受试者透露与他们健康或与胎儿健康有关的所有检验结果，适当的信息是自由选择的前提，并为标志遗传咨询提供者与接受者之间公开交流与信任所必需
2. 检验结果应尽早通知受试者，包括正常的结果
3. 不与健康直接有关的检验结果，如非父子关系或是没有 X 连锁疾病的胎儿性别应不予提供，这是保护易受责难的一方所必需或为国家法律所规定
4. 个人和家属不希望了解遗传信息包括检验结果，应予尊重，除了为新生儿或儿童检验可治疗的疾病
5. 可能导致严重心理或社会损害的信息可暂时扣留；在透露遗传信息的一般义务之内，咨询提供者可就受试者何时乐意接受信息做出判断
6. 如一对夫妻想要孩子，应该鼓励他们共享遗传信息
7. 在适当的场合，作为咨询提供者进行教育的总体义务的一部分，应告诉人们遗传信息对他们的亲属有用，可让人们去邀请亲属来寻求遗传咨询
8. 为亲属提供家庭的遗传信息，以便他们知道自己的遗传风险，尤其在可以避免沉重负担的情况下
9. 携带者检验、症状前检验、易感性检验和产前检验的结果，应向雇主、医疗保险商、学校和政府部门保密；人们不应由于他们的遗传结构而受奖惩；依据不同国家的法律和实际，有关症状方面的信息可作为一般的医学信息予以透露
10. 登记处（如有的话）应以最严格的保密标准予以保护

7. 产前诊断的伦理准则

对有遗传性疾病或畸形胎儿做产前诊断的目的，是排除胎儿带有特殊的医学问题。将信息提供给夫妻，帮助他们对可能有的选择做出决定，如决定是否怀孕到足月、准备难产、对新生儿准备特殊护理或终止妊娠。遗传咨询在产前诊断之前特别重要（表15-8）；在结果提示累及胎儿之后，可保证做出充分知情的选择。在提供孕妇血清的生化筛查时，必须提供有关筛查目的、益处和限度的信息，包括任何异常的筛查结果都需要通过侵袭性产前诊断加以证实，有可能导致流产的决定。WHO建议的产前诊断的伦理准则见表15-9。

表15-8 WHO建议的产前诊断前的咨询要点

产前诊断前的咨询要点
1. 检验可鉴定的主要疾病的名称与一般特征。疾病列表不必样尽无遗。疾病特征也应以其对未来孩子、对父母和对家庭生活的影响来加以描述
2. 产后疾病治疗的可能性和支持性医疗服务的可得性
3. 描述胎儿得病的可能性（风险）。风险应该用几种方式来表达（如百分率，比率或El头描写）
4. 不顺利检验结果的可能性，或偶然的或非所预料的发现的可能性
5. 可供怀有受累胎儿者选择的方案，例如让胎儿足月生产并在家里照顾孩子；如有单位设置，可将孩子放在那里；孩子供收养；终止妊娠；胎儿产前治疗或产后早期治疗
6. 不明确的实验室或超声检查结果的可能性
7. 因为在胎儿期诊断的大多数疾病不能产前加以治疗，应提供这样的信息即知道胎儿存在一种病态可能无助于胎儿
8. 因为有很多疾病不能在产前被鉴定，或是专业工作人员可能不知道一个家庭是处于一种特殊疾病（在促发作检验的那个疾病之外）的风险之中，应提供这样的信息即检验不保证有一个健康的婴儿
9. 由检验过程引起的对胎儿和母亲的医学风险
10. 非医学风险，如果会有的话（如在适用的地方可能对父母就业或医疗卫生服务有风险）
11. 应提供这种信息，在怀孕早期应用的非侵袭性筛查，如孕母血清甲胎蛋白筛查，可以是走向产前诊断和可能决定流产的第一步
12. 提供关于检验费用以及为母亲或夫妻补偿费用的来源，如可适用的话
13. 为遗传病患者提供遗传支持团体或组织的名称和地址，如有愿望可以联系

表15-9 WHO建议的出生前诊断伦理准则

出生前诊断伦理准则
1. 包括产前诊断在内的遗传服务的公平分配，首先要给予最需要医疗服务的人群，而不管他们的支付能力或任何其他因素（公正）
2. 产前诊断在性质上应为自愿，未来的父母应自行决定是否一种遗传病值得进行产前诊断或是终止受累胎儿的妊娠（自主）
3. 如在医学上有产前诊断的指征，不论夫妻所述的关于流产的观念如何，都应提供产前诊断。在有些情况下，产前诊断可为出生有病的孩子进一步诊治做准备（自主）
4. 产前诊断仅给父母和医师提供有关胎儿健康的信息。不应利用产前诊断做父子关系检验（除了强奸或乱伦）或做性别选择（除非是性连锁疾病）（无害）
5. 在并无医学指征的情况下，仅为宽慰母亲焦虑的产前诊断，对资源分配的优先权应次于有医学指征的产前诊断（公正）
6. 遗传咨询应在产前诊断之前（无害）
7. 医师应将所有与临床有关的发现透露给妇女或夫妻，包括所涉及疾病症状的整个变异范围（自主）
8. 在家庭框架和国家法律、文化及社会结构的框架内，妇女或夫妻对受累胎儿妊娠的选择应得到尊重与保护，是夫妻而非卫生专业工作人员做此选择（自主）

8. 库存 DNA 应用的伦理准则

从人体组织或血样提取的 DNA 是医学遗传学研究和临床遗传服务的关键材料，可为研究和诊察家庭中的遗传性疾病提供直接有用的信息。由 DNA 标本得出的信息不仅对 DNA 提供者是重要的，对其亲属也是重要的。因此，需要考虑家庭成员接触库存 DNA 的问题。随着人数基因组学和遗传医学的深入发展，库存 DNA 对生物医学科学研究与医学遗传服务的重要性日益突出。

WHO 建议的接触库存 DNA 的伦理准则见表 15-10。医学遗传服务的伦理准则作为人文科学中应用伦理学的一种医学规范，其在伦理学范畴内的发展必然受控于不同社会的历史文化背景、教育经济水平，以及宗教信仰、思想意识和风俗习惯等条件。由于东、西方的伦理学概念存在着差异，全球完全统一的伦理学只能是一种不切合实际的理想状态。WHO 建议的医学遗传服务中的伦理准则必将有助于我国医学伦理学在理论和实践上的发展。通过相互学习、取长补短、求同存异，去发展符合我国国情的中华医学伦理学，这是我国伦理学界和医学界共同面临的严峻挑战。在遗传咨询过程中常常会涉及辅助生殖问题，这是很自然的，因为医学遗传服务的唯一目的是保证优生优育，即生育健康和家庭幸福。因此在遗传咨询过程中不可避免地会涉及人口爆炸、计划生育等敏感问题。WHO 明确指出："遗传学教导说，不存在'优等'或'劣等'基因组这样的事：人类将其富裕和生存依赖于复杂的遗传多样性与环境之间的相互作用。"

表 15-10　WHO 建议的接触库存 DNA 的伦理准则

接触库存 DNA 的伦理准则

1. 可允许一个样本在未来的研究规划中使用的知情同意书是最有效的办法

2. 对 DNA 的控制可以是家庭的而不仅仅是个人的。血亲可接触库存 DNA，其目的在于了解其自身的遗传状态，而不在于了解样本供者的遗传状况

3. 家庭成员应可接触库存 DNA 而不论他们是否为 DNA 库存提供过资助

4. DNA 应长期贮存，只要对活着的或未来的亲属或胎儿有益

5. 每隔一定时间，应告诉家庭有关检验和治疗的新发展；样本供者应将目前的地址告诉 DNA 库以便随访

6. 在所有亲属去世或所有试图联系存活者均告失败之后，DNA 可予销毁

7. 没有供者的同意，配偶不应接触 DNA 库，但可告诉他或她 DNA 已予存库。如夫妻考虑要有孩子，DNA 存库的一方，有道德义务给配偶提供任何有关的信息

8. 除法医目的或遗传信息直接有关为公共安全提供例证之外，没有供者同意，单位不应接触库存 DNA。有可能迫使同意的保险公司、雇主、学校、政府机构以及其他的单位第三者应不予允许接触库存 DNA，即使有个人的同意

9. 合格的研究者应可接触库存 DNA，但需去除其鉴别身份的特征

10. 对关切的家庭将来可能有用的、有潜在价值的标本应予保留，而且允许可以得到它

随着人类基因组测序的完成和其中大约 4 万个基因功能的揭示，个体化基因组医学必将飞速发展，人类对自身遗传物质的干预能力将会大增。我们要努力使医学遗传服务的伦理准则造福于中华民族的健康长寿、子孙幸福。

第三节　分子诊断技术应用的伦理问题

随着人们对 DNA 的复制和基因的表达与调控功能的探索，深化了对生命、疾病、衰老、死亡的认识，并开辟了在基因水平上对疾病的诊断和治疗的新方法。

基因诊断（geneodiagnosis）就是以探测基因的存在，分析基因的类型和缺陷及其表达功能是否正常，从而达到诊断疾病的一种方法。基因诊断需要应用分子生物学技术，制备特异的 DNA 或 RNA 探针或者寡核苷酸引物，直接分析相关个体的基因，检测特定基因是否存在缺失、插入及碱基的点突变从而诊断是否患有某种疾病。因此有人也称为 DNA 诊断或 DNA 探针技术或基因探针技术。

传统的诊断方法是以疾病的表型改变为基础，但是表型的改变在很多情况下不是特殊的，出现的时间也往往较晚，因而有时造成不能明确诊断和延误病情的结果。由于疾病的表型改变是以基因的改变为基础，所以基因诊断不仅能对某些疾病做出确切诊断，如确定有遗传病家族史的人或胎儿是否携带致病基因，而且也能确定与疾病有关联的状态，如对疾病的易感性、发病类型和阶段、是否具有抗药性等。目前，基因诊断不但用于产前诊断，也用于症状前诊断；不但用于单基因疾病的诊断，还用于多基因疾病（如高血压、动脉粥样硬化），肿瘤，感染性疾病如 HIV、SAILS、寄生虫疾病的诊断等。其中，遗传病的基因诊断所取得的成绩最为突出，部分癌基因与抑癌基因的发现也令人鼓舞，其他疾病的诊断如 SARS 病毒的检测也正在探索之中。与传统诊断技术互相补充，它对攻克遗传病和一些"不治之症"带来了希望，与此同时也带来了一些伦理问题，而且基因诊断技术的滥用给人类带来的潜在威胁也越来越大，已引起社会各界的广泛关注。

一、人类基因诊断技术中的伦理问题

人类基因诊断技术的应用，不仅仅是一个技术问题，还涉及伦理、法律、宗教以及心理等因素。医务人员和科技工作者在参与实施此项技术时不能用单纯的技术观点，对其引发的伦理问题必须有一个较清醒的分析和认识。人类基因诊断技术在临床应用过程中的伦理问题主要有以下 5 个方面。

1. 人类基因诊断中涉及疾病胎儿的出生权问题

自美国科学家首次采用羊水细胞对胎儿进行血红蛋白病的产前基因诊断获得成功以来，基因诊断的方法取得了重大进展。通过产前基因诊断，发现胎儿有遗传病或有将来可能发病的基因，是否应该继续保留或舍弃呢？对此，在国外就对患病胎儿与健康胎儿是否享有同等出生的权利展开了争论，其结果是莫衷一是。站在生命质量的立场上，认为有遗传病或严重畸形的胎儿出生会给家庭、社会带来严重负担，胎儿出生后也无幸福可言，那么应该同意选择流产。但是，有的父母认为出生一个有病的婴儿也比没有孩子强，从而不愿意流产，因此生命质量的观点与父母的选择权常常相冲突。

2. 人类基因诊断中的保密问题

通过基因诊断发现患者有遗传病，那么医生是否应该为患者保密？如果为患者保密是否损害了其配偶和未来孩子的利益？那么其配偶和孩子是否可以控告医生？如果医生泄密，影响患者的工作、婚姻、保险，那么医生是否负有责任？这也是一个伦理难题。

3. 人类基因诊断与检测中的知情同意权问题

对某些患有遗传缺陷疾病但却未影响其健康的人，是否应该普遍地进行遗传的基因诊断？对于身患绝症的患者做基因诊断是否符合医学伦理学要求？在遗传学家取血样作DNA分析前要不要向提供DNA样本的人讲清楚为什么并取得他（她）的知情同意呢？而这种知情同意权的应用，是否适合包括中国在内的发展中国家。

4. 人类基因诊断技术中的侵权问题

利用基因诊断技术侵犯人权的可能和机会是否会更大更多呢？DNA指纹可用于家系分析、亲子鉴定、法医鉴定等诸方面。血液和精液都可以用作检测物，甚至极少量的标本，如一根头发上的毛囊细胞，其DNA经PCR扩增后也可用来检测。个人隐私权很容易被侵犯，个人的自主权或自我决定权受到侵犯，人被当作"客体东西"对待的可能性增加，即人易被"客体化"。这项技术涉及基因隐私权的保护问题，需要制定相关的法律来规范这类行为，确保个人基因隐私权不受侵犯。这也是为什么在国际上以及在一些发达国家，在人类基因技术研究项目的经费中必须拿出一部分进行相关伦理问题研究的原因之一。

5. 人类基因诊断技术中的基因歧视问题

被诊断为有基因缺陷阳性的人如何得到法律的保障，使他们不受社会的歧视。美国经济趋势基金会的雷夫金曾说："就像过去的年代里我们与社会、种族和妇女权利等种种问题奋争一样，我们将会面临一场新的战争，那就是基因歧视"。随着人类基因组工作草图的绘制完成，通过基因诊断，人们将会因为自己生而有之的基因特征或基因缺陷而受到歧视，人们会歧视带有不完美基因的人，而出卖昂贵的优良基因又进一步加深富者和贫者之间的鸿沟，有钱人会请人利用基因工程来帮他设计优秀的小孩，或者消除有别于常人的性格特征。检测后的基因信息不仅会影响个人，也会影响到家庭和社会，甚至有人预测将会形成基因歧视浪潮。这已引起世界各国的关注。2001年美国前总统克林顿签署了一项行政命令，要求一切非军事单位和个人都不得在人员雇用问题上把遗传信息作为标准。我国领导人也多次指出，中国坚决反对基因歧视，希望这也能是世界各国领导人的共识。

二、人类基因诊断中的伦理教育

如何保证基因技术在造福人类的同时又不损害人们的利益或把损害降低到最低限度，通常采用的途径有两条：一是伦理规范、舆论监督；二是法律法规规范。由于基因技术应用中的伦理学法规还不健全，因此，我们就人类基因诊断技术及其成果的应用开展伦理教育时，必须注意以下几个方面的问题。

1）应该建立或健全各级医学伦理委员会。对基因诊断技术进行科学的伦理审查，严格遵循中国人类基因组社会、伦理和法律委员会通过的有关基因诊断和治疗的声明，声明表示委员会接受联合国教科文组织的《人类基因组和人类权利的普遍宣言》和国际人类基因组组织（HUGO）的原则。即承认人类基因组是人类共同遗产的一部分；坚持人权的国际规范；尊重参加者的价值、传统、文化和人格，以及接受和坚持人的尊严和自由。委员会同意国际人类基因组组织的"关于遗传研究正当行为的声明""关于DNA取样、控制和获得的声明""关于克隆的声明"和"关于利益分享的声明"。根据上述原则和文件，必须对从事人类基因诊断技术的科研人员和医学生开展医学伦理教育。

2）人类基因诊断技术的研究及其成果的应用应该集中于疾病的预防，而不应该用于"优生"。人类基因诊断技术研究的成果将用于什么目的？通过基因诊断而发现有基因缺陷的患者，医务人员应该像对待健康人或其他患者一样，尊重其人格和权利，不能把患者仅仅作为治疗或实验的对象，更不能在某种利益或压力的驱动下损害患者的利益。任何社会或国家都无权将有残疾的人视为负担，而有义务、有责任保护他们的平等权利，开发他们的潜能，使他们尽可能地与社会其他成员生活的一样好。因此我们强调人类基因诊断技术的研究及其成果的应用应集中于治疗和预防疾病，改善人们的生命和生活质量，符合尊重患者的伦理学原则。

3）在人类基因诊断技术中应始终坚持知情同意或知情选择的原则。在实施基因诊断、治疗前，医务人员必须向患者或其家属做出相应的解释，让其对相关的主要问题的信息充分理解，然后让患方做出是否接受基因诊断的决定，在知情同意的前提下实施基因诊断。医务人员必须确信并告知：①其他疗法无效而基因治疗有效；②在动物实验的基础上，对运用于人体的疗效与危险做出评估，并且预期疗效大于危险；③保证新基因正确插入靶细胞并保存足够长的时间，充分发挥作用，而且在细胞内有适当的表达水平。每个人涉及他（她）自己问题上的自主权或自我决定权是不容侵犯的，不能把他（她）仅仅作为治疗或实验的对象，更不能在某种利益或压力的驱动下损害患者的利益。患者在被诊断过程中出现的一系列心理问题，医院应该有专门的心理医生负责。

4）在人类基因诊断技术的研究及其成果的应用中应保护个人基因组的隐私。反对基因歧视对实施基因诊断、治疗的患者和个人的基因密码。医生具有保密的义务。如果在适当的范围内公布病情，能够使其他人受益比对本人带来的副作用大，可以在征得患者的同意后适当解密。通过基因诊断而发现有基因缺陷的患者，医务人员应该像对待健康人或其他患者一样，尊重其人格和权利，不能歧视患者，我们的现实生活中仍然存在各种歧视现象，其中有社会性别歧视、年龄歧视、异性恋对同性恋的歧视，也存在性状差异的歧视（例如身材矮的人被人看不起），一旦人们了解到性状与基因有关时就会发生基于基因的歧视。而如果我们将人类基因技术研究的成果用于优生时，不管是增强性状或能力的体细胞、生殖细胞基因干预，还是所谓的"名人精子库""模特卵子库"，都会引起对不被增强的性状的歧视。我们强调基因没有"好、坏、优、劣"之分，实际上有些引起疾病的基因同时也能防止更致命的疾病。防止这种歧视的一个办法是对个人基因组的信息保密，将个人基因密码作为个人核心隐私来保护。我们应该尽快起草防止和反对基因歧视、保护基因隐私的相应法规。

5）在人类基因组的研究及其成果的应用中应努力促进人人平等、民族和睦和国际和平，这也符合公正原则。医疗上的公正是指社会上的每一个人都具有平等享受卫生资源合理或公平分配的权利，而且对卫生资源的使用和分配，也具有参与决定的权利。医务人员在一视同仁的平等前提下，不分国籍、性别、年龄、宗教、社会地位、经济状况等，坚持医学的科学标准，按病情的轻重缓急提供必要的医疗服务和基因诊断技术服务，使人人享有平等的医疗保健权及基因技术使用权，这是公正原则的具体体现。在人类基因技术的研究方面，应该提倡信息共享，不应该将发展中国家和社区当作 DNA 样本的廉价提供者，反对基因海盗行为和基因殖民主义。我们也反对将基因用作武器，为霸权主义服务。因此我们强调通过人类基因技术的研究及其成果的应用来促进人人平等、民族和睦以及国际和平。

总之，随着基因技术研究的不断深化，它必将给我们带来认识生命现象的新观念、新方法、新途径，这不仅对于基因技术的科研人员来说至关重要，而且对于用哲学、伦理学指导自然科学研究也同样重要。因此，正确分析和认识基因诊断技术中的伦理问题，并对研究和实施基因诊断技术的科研人员、医学生进行必要的和超前的伦理观教育，遵循相应的伦理原则和法律规范，对于维护人类自身的利益、促进基因诊断技术的健康发展，有着重要的现实意义。

第四节 分子治疗应用中的伦理学问题

遗传病是最难医治的人类疾病，其种类已超过 6000 种。基因治疗在给人类带来无限期望和巨大商机的同时，也引发了一系列伦理学争议。

一、基因治疗研究与应用概述

基因治疗（gene therapy）是通过基因转移技术将外源正常基因导入病变部位的靶细胞并令其有效表达，以纠正或补偿基因缺失或异常，从而起到治疗疾病作用的一种新型医疗方法。

1. 特异性外源基因的获得

获得目的基因的主要方法有：①用分子生物学技术分离与克隆；②用限制性内切核酸酶酶切；③人工合成目的基因片段；④采用逆转录法获得 cDNA 等。其总的原则是，目的基因必须保留自身的编码区、调控区和连接有特殊启动子的增强子等元件，以保持其结构的完整性。

2. 靶细胞的分离与体外培养

靶细胞是接受外源基因的细胞。从 DNA 治疗对象体内取得靶细胞进行培养、增殖，以获得足够的靶细胞来接受外源基因。选择靶细胞要考虑取材容易，便于体外培养繁殖和遗传操作，以及有可行的转移方法等问题。T 淋巴细胞常被选作靶细胞。近年来，新生儿脐带血中的干细胞被用作靶细胞，成功地治疗了婴儿 ADA 缺陷的 SCID 病。其他类型的体细胞如骨髓细胞、皮肤成纤维细胞、角质细胞、干细胞和血管内皮细胞等均可用于基因治疗。

3. 目的基因的转移方式

20 世纪 80 年代后期，各种动物基因转移技术相继问世。其中，物理、化学方法有磷酸钙沉淀法、DEAE 葡聚糖介导转染法、脂质体介导法、染色体介导法、电脉冲穿透法及显微注射法等；生物学方法主要以病毒或质粒为载体进行基因转移。研究表明，以逆转录病毒为载体的基因转移（RMGT）的成功率最高。其主要优点有：对靶细胞感染率高，具有组织特异性，并可与细胞染色体整合，可人为选择启动子等。

4. 目的基因的表达与调控

将外源基因导入并在靶细胞中表达已获得成功，但使基因表达的量达到正常生理水平却不容易。因此，目前对体细胞基因治疗的研究重点是外源基因的表达与调控。提高基因表达水平的方法有二：① 定点插入目的基因；② 将目的基因连接上强启动子。

5. 基因治疗的应用及其局限性

1989 年，美国的 NIH 和 FDA 正式批准 Roserberg 等进行 5 例标志基因的人体转移试验并获得成功。1990 年美国的 R. M. Blease 等进行了世界上首次人体基因治疗的临床试验并取得重大突破。据统计，仅 1998 年底，全球已实施了 373 个临床方案，其中肿瘤方案 234 个，受试者达 2134 人。目前，基因治疗已被用于恶性肿瘤、心脏病、关节炎、风湿病等疑难病症。

二、关于基因治疗的伦理学问题

1. 基因治疗的必要性

人类虽然"贵为"万物之灵长，但依然是自然界中普通的一员，与其他生物一样，其生老病死乃自然所赐。有人担心，贸然地改变经亿万年进化所形成的遗传组成，如同诱发基因突变，会产生遗传上的不平衡，对人类的进化产生不利的影响。例如，基因治疗使致病基因在人类群体中保存和繁衍；宿主细胞发生有害的基因突变等。生老病死与人类的进化并存，基因治疗也无法改变这一自然法则。如此说来，基因治疗是一种违背自然规律的做法。那么，其必要性也是值得商榷的。

2. 基因治疗的公平性问题

目前，基因治疗的费用，一般公众是根本无法承受的。那么，有限的医疗资源应该如何分配则成为十分敏感的社会伦理学问题。医学服务的最根本特点就在于它是一种社会公益性福利事业，其基本目的是治病救人，增进人类健康。然而，就目前的实际情况看，只有少数"权贵"能享受这种特权，而一般公众则望尘莫及，这是否违背作为"仁术"的医学之初衷呢？

3. 基因治疗与人口的老龄化问题

如果真如有些专家所预言，将来任何疾病都可以在基因水平上得到治疗，那么，人类的健康水平必然会有大幅度提高。然而，人们在享受健康的同时，还将面临人口的老龄化问题。随着传统医疗技术不断提高，有关的老龄化问题已成为人口发展的主要特征之一，而基因治疗的问世则更加速了人口老龄化的发展，并已成为人类社会的沉重负担。

4. 基因治疗的安全性问题

安全性问题是基因治疗引发伦理问题的主要因素之一。目前，基因治疗在理论研究和技术操作上都存在许多需要解决和改善的问题。例如，人类对自身基因的功能尚知之甚少；用于转移目的基因的载体还存在安全性争议；目的基因的插入是否会引起有害的基因突变等。

5. 基因治疗与"知情同意"

知情同意是医务工作者与患者之间的平等交互过程，其目的是确保患者能在充分了解治疗目的及其风险的前提下接受治疗。知情同意问题在传统医疗过程中存在已久，基因治疗问世之后，由于公众对其了解甚少，故其知情同意问题表现得更为突出。

6. 个人隐私权与基因歧视问题

遗传咨询与基因诊断是基因治疗的前提，这便涉及个人的隐私问题，而且，由其所产生的不利影响已经超越了咨询者本人。例如，任何一个被确诊为某种遗传病的患者或者是某种致病基因携带者，如果其有关遗传资料被泄漏，则患者本人及其子女和亲属等在就业、婚配、升学、保险等诸多方面均有可能受到不公正的对待甚至歧视。

7. 关于基因修饰的伦理学问题

目前人们不仅能治疗自身的疾病，而且可以修饰后代的遗传组成。但随之可能产生的伦理学问题也令人担忧。例如，在修饰基因的过程中是否会产生人们尚未了解的新病原体，从而对人类造成危害；如此复杂的人体系统在修改某个基因后是否会使其他基因的结构和功能发生不利于人类遗传健康的改变；此外，非治疗性基因修饰如改变身高、智商等是否会引起许多意想不到的社会伦理问题。

8. 基因治疗与人类遗传多样性问题

随着体细胞基因治疗的不断完善，生殖细胞的基因治疗也将开展。生殖细胞的基因治疗将改变性细胞中的 DNA 序列，并将这种改变传递给后代。但持续频繁地转入或敲除某些基因将会改变人类的遗传多样性，并有可能使后代成为某种疾病的易感者。长此以往，人类适应环境的能力将会大大下降。

三、关于基因治疗的伦理问题辨析及对策

1. 关于基因治疗的伦理问题辨析

基因治疗引起伦理学争议是由其治疗方法和治疗对象所决定的。其治疗方法是直接改变经亿万年进化形成的遗传物质，这违背了"遗传物质以极低的频率发生改变"的自然规律。而以人作为治疗对象又侵犯了其在具有强大选择压力的文化进化过程中所形成的与其他动物不同的"人权"。然而，人类在遗传疾病的巨大选择压力下又不得不求助于基因治疗技术。

2. 关于基因治疗中伦理问题的对策

（1）客观评价、科学调控

目前，需要做到的是如何科学有效地利用基因治疗为人类的健康发展提供更多的帮助，尽可能使其发展控制在有序的状态下，而不是仅仅对其说长道短。要实现这一目标，对基因治疗的研究与应用进行必要的调控是十分重要的。

（2）安全实施、公平分配

安全问题始终困扰着基因治疗的实施与推广。这一问题的解决依赖于加大关于基因治疗生物安全性研究的投入，以及对基因治疗的应用规模进行有效的调控，即基因治疗及其生物安全性研究应该协调发展。

（3）减轻负面效应

基因治疗同样是柄双刃剑，诸如影响人类遗传多样性，人口老龄化，基因插入所引起的基因突变，以及现在人们尚无法准确预测的其他负面效应，均使人们对基因治疗的前景产生许多伦理学方面的忧虑。

（4）知情同意与保护隐私

在基因治疗过程中坚持知情同意原则不仅是为了争取患者合作，提高治疗效果，而更重要的是体现了对患者自主权的尊重。当患者因医学专业知识上的不足或其他原因而拒绝接受治疗时，医生应该耐心劝说，陈述利弊，但绝不能采取强硬和诱骗的手段。

（5）加强法制约束、提高监管水平

在当今社会中，任何医疗行为都必须在严格的法规约束下进行，充满无限商机的基因治疗更要如此。高水平的监管机制可以将可能出现的违规医疗行为控制在较低的限度。因此，有关决策机构务必尽早制定出切实可行的法律法规。

（6）普及公众的伦理意识

为减少基因治疗的伦理争议，除了提高基因治疗的技术水平外，还必须普及和提高公众的伦理意识。只有如此，公众才有可能从伦理学的角度对基因治疗做出适合于自己的选择。

生命伦理学问题具有生物学上的和文化上的双重属性。要解决基因治疗中存在的伦理学问题，所提出的解决对策必须符合人的双重属性，才有可能收到实效。

第五节　分子治疗技术安全性与伦理

基因分子治疗是指将人的正常基因或有治疗作用的基因简便、安全、定向地转入病变组织细胞中，以纠正基因的缺陷或者发挥治疗作用。基因治疗给患者带来了极大的希望，但由于其涉及遗传信息，同时由于基因治疗效果的不确定性、诱发癌变等安全问题以及对人类和未来的影响，基因治疗的安全性已经越出了纯技术的范围，值得人们从哲学与伦理的层面加以思考。

一、基因分子治疗的安全性问题

基因分子治疗的安全性引起人们的广泛关注，源于美国首例被报道的死于基因治疗的患者。这位美国年轻患者因患有一种在医学上称为鸟氨酸转氨甲酰酶缺乏症的罕见遗传性疾病，而在美国宾西法尼亚州大学人类基因治疗中心接受基因治疗时不幸死亡。由此，基因治疗的安全性问题成为人们关注的焦点。

一般来说，基因分子治疗的安全性问题可分为以下两类。

1. 基因分子技术方面

这一类是我们通常所知道的，因基因技术的不完善而使治疗有可能达不到预期的目的，此类问题表现为以下几个方面。

1）目前的基因导入系统尚不成熟，存在着结构不稳定、干扰基因组的功能以及治疗基因难以到达靶细胞等隐患，需要构建更有效的病毒载体。

2）临床有用的治疗基因数量有限，只有十多种，对大部分多基因遗传病（如恶性肿瘤）尚无相关的治疗基因，即使找到相关的基因，治疗基因与致病基因的相互作用机制也还有待阐明。如果对整个基因网络进行干预，未知的因素还是太多，甚至有可能引起基因的变异。

3）治疗基因分子达到患者靶细胞的盲目性大，表达的可控性差，有激活患者致癌基因产生野生型病毒的潜在危害。因为携带治疗目的基因的逆转录病毒载体进入患者靶细胞后，在患者体内基因组的插入位置是随机的，可能引起患者细胞基因组的插入突变，破坏细胞生长的必须基因，引起正常代谢紊乱。也有可能破坏患者靶细胞内本身的抑癌基因或原癌基因，引起靶细胞发生癌症的可能性。即使治疗目的基因介导成功，能够定点整合到靶细胞的 DNA 中长期表达，可是，治疗目的基因何时表达、表达量有多少都是无法控制的。

干预生殖细胞基因可能对后代产生医源性伤害。生殖细胞基因治疗从理论上讲可以从根本上消除某一疾病的遗传，但是，生殖细胞基因治疗受目前技术和知识的水平限制，存在着不确定性，接受基因治疗的生殖细胞有可能发生随机整合并遗传给下一代，产生不可预知的伤害。比如有可能使后代成为某些疾病的易感者，甚至会改变某些人类所特有的基因，出现非人类的特征。

2. 技术运用的主体方面

这一类是由于技术运用的主体滥用技术和缺乏敬畏生命的道德伦理而产生的问题。

首先，在商业利益的驱动下，治疗者为了做人体基因治疗实验，往往只告诉患者这种疗法的好处，却掩盖了其副作用。如美国首例被报道的死于基因治疗的患者就属于此类情形：①实验人员已经发现所用载体腺病毒对动物有不良反应；②患者血氨偏高不适宜作为实验对象，并且他的病情本已靠非基因疗法得到控制。但是治疗者为了追求实验成功能够获得的商业利益，而漠视人的生命，导致了这位患者的死亡。

其次，生殖细胞的基因治疗会引起人们片面追求生物学意义上的人种最优化。对生殖细胞的基因优化同对生殖细胞基因治疗是很难分清的。由于每个人都希望后代比自己更加聪明和强健，一旦具备条件，似乎任何人都没有理由阻止他人利用基因重组技术生育聪明、健康的孩子。这样，必然促使某些人为组装出"超级基因片段"导入生殖细胞，创造"十全十美"的后代或"超人"而铤而走险。

二、基因分子治疗技术安全性问题的哲学与伦理

由于基因分子治疗尚是一种较不成熟的治疗技术，而且这种治疗技术涉及一系列生命伦理问题，因此有必要对其安全性问题进行哲学与伦理层面的探讨。这样做的目的在于辩证地看待基因治疗技术的安全性，协调基因治疗技术与其应用所引发的道德风险之间的矛盾，使基因治疗技术既接受伦理道德的评判，又获得道德伦理上的支持。

1. 如何看待基因分子治疗技术的安全性

对于基因治疗技术的安全性问题，必须具有辩证的思维方式，因为任何一种医疗技术都具有两重性：一方面它能够消灭人体的某种疾病，保障人的生命健康；另一方面也会带来某种可预见的或者不可预见的副作用。要求医疗技术的绝对安全，毫无副作用，只会扼杀医疗技术的发展，对待基因治疗技术更是如此。因此，我们不能因为基因治疗在目前存在技术上的安全性问题而阻止其研究和应用，那只能是因噎废食，阻碍基因治疗技术的发展。但是，如果以医疗技术具有两重性为借口，而忽视基因治疗的安全性也是不可取的。

2. 保障个体的生命权益与完善基因治疗技术追求人类整体利益的关系

目前在基因治疗中，在医研人员方面很容易产生以发展完善基因治疗技术能够保证更多患者受益为借口，而不顾忌眼下患者的生命会受到威胁，将其作为基因治疗的实验工具，其结果是患者的生命受到伤害，因而产生了保障个体的生命权益与发展医疗技术追求人类的整体利益之间何者置于优先地位的问题。

3. 个体生命的眼前权益与人类繁衍中未来生命的质量保证的关系

基因治疗目前仅能替代弥补人体基因不足的部分，而不能去除缺陷的基因，病变基因将保存在人类的基因库中，并通过下一代表现出来。这种缺陷以前是自然选择加以淘

汰的。例如，腺苷脱氨酶缺陷症患者原本在幼年时死亡，而基因治疗可以使他们基本上像正常人一样生活，并能生育后代，其结果将使人类基因库中的不良基因不断积累。而生殖细胞的基因治疗更是直接涉及人类种族的繁衍和未来，由此产生了个体生命的眼前权益与人类繁衍中未来生命的质量保证孰重孰轻的问题。

4. 如何防止基因治疗技术被滥用

1）利用基因治疗技术牟取商业利益。一些缺乏道德观念的医研人员会为了商业利益将患者作为试验工具甚至伤害其生命。对于这类现象应该如何防止发生？

2）滥用基因治疗技术制造优秀人种。基因治疗技术有可能做到使生殖细胞优化，这使得某些人希望通过基因治疗技术使自己的后代更加完美。在历史上希特勒曾经实施过这种对优秀人种的制造，早已遭到人们的唾弃。而基因治疗技术的发展，又使我们面临着同一个问题。

三、解决基因分子治疗技术安全性问题必须遵循的哲学与伦理基本原则

1. 安全性原则

这里所说的安全一方面指目前患者个体的安全，另一方面指子孙后代乃至全人类的安全。由于目前基因治疗技术存在着技术上的安全性问题，这就要求我们对患者基因治疗的安全性进行评估，只有在保证患者的生命安全的情况下，才能够实施相应的治疗。此外，全人类的整体利益更应当引起人们的重视。当我们并不知道基因治疗会对后代产生什么样的影响，这种不确定的影响是否符合后代的最佳利益，并且我们更无从得知如果后代能够做选择的话是否会对我们所做的影响他们改变的选择表示同意时，我们就不应该使用基因治疗技术，不应该代替后人做出决定。科学的本质不仅要求真，而且要扬善。因此，对有可能涉及人类未来的基因治疗必须遵循安全性原则。

2. 审慎和优后选择原则

由于基因治疗应该严格遵循安全性原则，所以使用基因治疗技术必须采取审慎的态度。所谓审慎是指人们的意愿以及形成的计划都要经过理性的过滤，接受道德理性的审察，然后决定是否实施。由于基因治疗是一个新的医学领域，基因治疗效果尚无确定的安全性。因此，对基因治疗应该严格遵循安全性原则，采取审慎的态度。同时，基因治疗必须遵循优后选择的原则，即只有当某种疾病在采用现有的一切办法治疗后仍然无效或微效时，才考虑使用基因治疗，这也是审慎态度的体现。

3. 两害相权取其轻的原则

在遵循上述原则的基础上，只要这种基因治疗利大于弊，那么就是可实施的。所以，在基因治疗的研究和运用中出现利弊并存的矛盾时，权衡利弊应当采取"两害相权取其轻"的原则。我们不能要求基因治疗有利而无弊，因为这不现实，而且会阻碍基因技术的发展完善，但是也要尽量减少其弊的方面，降低对患者个体和人类生命的不安全性。治疗者应当积极获取最佳治疗效果，确保基因治疗的不良作用降低到最低程度，竭

力减轻病人的痛苦和压力。

4. 知情同意原则

基因治疗的知情同意是指：一个人愿意接受治疗必须是在理解有关研究与治疗措施的性质，了解可能发生的危险和可能带来的益处的前提下所做出的自愿选择。由于基因治疗目前仍然处在理论和技术不断完善和改进的阶段，治疗存在着一定的风险，治疗结果也不可预测。因此，医生必须向患者恰当而全面地提供所选择的基因治疗方案的优越性以及潜在的危险性，让患者在充分理解这些信息的基础上，遵循自主原则做出决定。知情同意原则说明了人的尊严和人格是不可玷污的，患者的权益不可侵犯，任何没有得到知情同意就进行的试验或者治疗都是对患者知情权的漠视，因而是不允许的。

5. 保密原则

实施基因治疗的相关单位和个人，对受试者的遗传信息以及在基因诊断中发现的不利基因或致病基因有依法保密的任务。如果患者的遗传信息甚至基因缺陷泄漏，必会造成其在升学、就业、保险申请等各方面遭受歧视。除此之外，对研究技术也应保密，防止某些人将基因治疗技术用于牟取私利或其他不正当目的。

6. 责任原则

基因治疗从本质上讲是为了使人类的身体获得健康而进行的一项医疗实践活动。如前所述，基因治疗技术也存在利弊两面性。而能否做到趋利避害，关键取决于掌握基因治疗技术的群体是否具有责任意识。因为对一般公众而言，未必能够完全了解基因治疗的复杂性，只能被动地接受。而医研人员对于基因治疗的危险性要比普通人认识得更清楚。因此，在道义上，他们有责任避免基因治疗带给人类的危险。"责任意识"应该成为他们最为重要的伦理素质。这种责任意识不仅包括医研人员要严格遵守其职业道德，也要求他们遵守相关的国际公约，如《纽伦堡法典》。这部法典反映了在医学界和科技界已经达成的共识：我们绝不能够为了追求群体利益或全人类的利益，或为了发展科学技术，而故意损害任何个人的生命健康。因此，在保障个体生命权益与发展基因治疗技术追求人类整体利益何者置于优先地位的问题上，我们应该坚持现实的个体的生命安全是第一位的，在此前提下，兼顾到社会和人类整体的利益。至于那种把患者当成个人谋取名利的手段来进行的基因治疗技术研究，更是应该为医研人员所耻。同时也应该受到社会舆论的谴责，甚至是法律的制裁。

总之，必须辩证地看待基因治疗技术的安全性问题以及它与现有的道德伦理所发生的冲突。应当以目前达成共识的道德伦理对基因治疗进行正确的引导和规范，从而使其朝着造福人类的方向发展。

第六节　胚胎干细胞、伦理和对策

为规避干细胞研究中存在的伦理问题，我国科技部和卫生部于 2003 年 12 月出台了《人胚胎干细胞研究的伦理指导原则》（以下简称《指导原则》）。《指导原则》虽然对规范我国干细胞研究的技术和伦理标准发挥了重要作用，但缺乏实施细则，也未充分考虑到有关的伦理分歧，缺乏操作性的伦理审查机制。众所周知，临床试验的准入制度、伦理准则的滞后性不利于胚胎干细胞研究的健康、持续发展。因此，深入的研究是必要的。例如，国家"863计划"的"干细胞与组织工程技术标准研究"专项中就专门增设了伦理学研究的内容。本文结合我国开展胚胎干细胞研究的状况，审视一个突出的方面：胚胎干细胞来源中的伦理问题，以及伦理审查的要点考虑。

一、胚胎干细胞研究引发了诸多伦理论争

"干细胞"（stem cell）是人体内一种独特的具有自我繁殖、分化、再生能力的细胞。根据来源的不同，干细胞分"成体干细胞"（adult stem cell）和"胚胎干细胞"（embryonic stem cell）两种。成体干细胞指一个人体内为修复或替代体内损伤或正常死亡的细胞而产生的干细胞，但其分化能力有限。胚胎干细胞指受精后若干天内未分化的具有发育为所有类型细胞潜力的细胞。

20世纪50年代，临床上开始应用人体造血干细胞来治疗血液系统疾病。80年代，科学家尝试通过神经干细胞来治疗神经性疾病。随后，科学家从骨髓、胚胎、脂肪、胎盘和脐血等处成功分离出人类多能干细胞，并建立了60多个干细胞系。1998年11月，美国威斯康星大学的James Thomson从辅助生殖过程中的剩余胚胎中成功分离出胚胎干细胞，并培育出多功能干细胞株。这些里程碑式的发现不断向世人展示干细胞研究的诱人前景，为探索帕金森病、糖尿病、心脏病、多样硬化症、烧伤和脊髓损伤等疾病的新疗法意义重大。例如，利用多能性干细胞可培育出供移植的组织细胞；增进人们对人体发育和疾病发生机制的理解；改变药物研发方式，提高疗效和安全性。从2005年10月在北京召开的题为"再生医学"的第264次香山科学会议上获悉，干细胞和组织工程技术在现代医学基础研究和临床中的应用，使得现代再生医学已初步显示出良好的发展前景。

自20世纪90年代后期以来，我国学界一直在高度关注胚胎干细胞研究中的伦理问题。围绕胚胎干细胞研究伦理论争的议题主要有：人类胚胎的地位、胚胎干细胞来源、治疗性克隆和生殖性克隆。例如：人类胚胎的道德地位是什么？赞同或反对"生殖性克隆"的伦理论证是什么？为何"治疗性克隆"能得到伦理学的辩护？在讨论中还涉及对"人的生命"和"人格"（personhood）等哲学概念的理解。我国学界的讨论与国际社会近乎同步，有不少高质量的学术论文发表，高级别的研讨班在全国也举办了若干次，相关的认识成果也被写入了生命伦理学教材。不可否认，这些研究成果有助于认识干细胞研究的伦理本质，为国家干细胞研究的持续健康发展提供伦理帮助，也为媒体和公众参与讨论提供了概念基础和价值取向。但同时也应看到，生命伦理学是指向应用的。如果能把近年来学界理论探讨成果转化为审查项目中的伦理指南，那才有一种"脚踏实地"之感。

探究主要集中在学理方面，操作层面的探讨较少，这种状况不利于伦理审查在中国有效开展，学理上的认识成果也无法转化为行动指南。伦理审查的重中之重是胚胎干细胞的来源是否符合了伦理要求。国际社会对黄禹锡的伦理质疑之一就是：他在临床研究

中存在过度取卵，胁迫下属取卵等伦理瑕疵。为此，笔者将结合国情和相关伦理准则和政策法规的规定，探讨临床研究用胚胎干细胞来源中的伦理争论，在此基础上补充完善《指导原则》，为伦理委员会更好地审查胚胎干细胞研究提供决策参考。

二、对人类胚胎干细胞来源的伦理审视和审查要点

1999 年，人类基因组组织（HUGO）伦理委员会发表了关于克隆的声明。2003 年 2 月，国家人类基因组南方研究中心课题组提出的《人类胚胎干细胞研究的伦理准则（建议稿）》反对生殖性克隆，囊胚体外培养不能超过 14d，囊胚不能植入人体子宫或其他动物子宫等。该建议强调：在支持胚胎干细胞研究的同时，任何涉及人体的胚胎干细胞研究必须遵循严格的伦理规范，从立项到成果都要经过严格的伦理评估和监督。那么，伦理委员会应如何开展对胚胎干细胞来源的审查呢？

一方面，伦理委员会要明确在现有的胚胎干细胞来源方式中，哪些是得不到伦理辩护的，哪些是能得到伦理辩护的；另一方面，在那些伦理上可接受的来源方式中，伦理委员会还要具体考察在采集和利用胚胎干细胞中，研究者是否真正贯彻了知情同意原则，是否有效预防了胚胎干细胞的商业化利用。基于上述考虑，笔者将对《指导原则》中的相关规定进行全面的伦理审视。《指导原则》规定："用于研究的人胚胎干细胞只能通过下列方式获得：①体外受精时多余的配子或囊胚；②自然或自愿选择流产的胎儿细胞；③体细胞核移植技术所获得的囊胚和单性分裂囊胚；④自愿捐献的生殖细胞。"这些胚胎干细胞来源方式需要经受伦理上的严格考证。

在胚胎干细胞的来源问题上，争论较大的是用体外受精产生的胚胎来提供干细胞。笔者分两种情况讨论：①体外受精产生的多余胚胎；②通过体外受精特意产生胚胎。Robertson 主张治疗不育症时产生的多余胚胎可用于干细胞研究，为了研究或治疗的目的专门创造胚胎在伦理上也是可接受的，理应得到公共资金的资助。但实际的伦理分歧要复杂得多。

在体外受精时，由于其成功率较低，往往用多个卵细胞和精子结合成多个胚胎。除植入子宫的胚胎外，其余的胚胎被冷冻起来备用。如果体外受精成功，这些冷冻的多余的胚胎将有可能被抛弃或毁掉。那么，这些多余的胚胎能否被用于干细胞研究呢？有人认为，胚胎只是一团细胞，不是人，因而可以用于研究。反对者认为，胚胎就是潜在的人，应给予胚胎与人完全一样的尊重和保护。杀死无辜的人是错误的，破坏人类胚胎同样也是错误的。笔者认为，在目前的情况下，"冷冻的多余的胚胎"可以作为胚胎干细胞研究的主要来源。但考虑到"适当地尊重胚胎"原则，研究者不可过度依赖多余的胚胎，更不可滥用。在使用体外受精的多余胚胎时，整个研究过程都要接受伦理委员会的严格监督，确保获得那些捐献多余胚胎的不孕夫妇的知情同意，防止研究者对胚胎捐献者的胁迫、引诱等。

借助体外受精方法，用捐献的精子和卵子在实验室里也能制造出胚胎。人为制造这些胚胎的目的是为了获取所需的干细胞。不少人认为把这些胚胎仅仅作为实现研究目的的一种手段，这是对胚胎的不尊重，严重侵犯了人类生命的尊严。此外，由于取卵需要用腹腔镜和腹部切口，这对供卵者的伤害不容忽视。因此，尽管在实际的研究项目审查

中不排除"自愿捐献卵细胞"这种获取干细胞的方式，但伦理委员会要严格从事，确保捐卵者的完全的知情同意，充分考虑对捐卵者的潜在的身心伤害，因为若干细胞株的质量较差会引发接受者的并发症，防止研究者对捐卵者的胁迫、引诱，并保证干细胞株的质量。

自然流产或自愿流产的胎儿的原始生殖细胞有多种分化功能，是胚胎干细胞研究的重要来源。在国际社会，尤其是在那些反对堕胎的国家，有这样一种声音：从流产胎儿获得胚胎干细胞的做法是不道德的，不应把流产胎儿仅仅当作实现研究者目的的一种生物材料。的确，流产的胎儿不同于一般的人体组织，一味突出流产胎儿的工具价值是对这些胎儿的不尊重。尤其当研究者为了"合法"地获得更多的胎儿原始生殖细胞，而通过胁迫或诱导孕妇流产的行为更是对人类生命的不敬。因此，尽管《指导原则》没有排除这种来源方式，但在实际研究中，遵循基本的伦理准则并接受伦理委员会的审查是必须的，要获得孕妇或家庭的知情同意，不可为获得一个研究用的流产胎儿而让一个妇女先怀孕。

该指导原则还规定："利用体外受精、体细胞核移植、单性复制技术或遗传修饰获得的囊胚，其体外培养期限自受精或核移植开始不得超过14d。"这表明我国政府允许研究者通过体细胞核移植技术制造胚胎干细胞，只不过要求研究中使用过的所有胚胎必须在14d后销毁。我国政府明令禁止这种制造胚胎干细胞的方式，主要是担心会导致"克隆人"的出现，即"禁止进行生殖性克隆人的任何研究。"为何"生殖性克隆"得不到伦理的辩护呢？

1999年美国国家生命伦理学顾问委员会（NBAC）在《克隆人：伦理考虑》报告中列举了反对生殖性克隆的6种论证：潜在的生理伤害、个性的丧失、危及家庭幸福、对传统社会价值的冲击、生命商品化和滑向优生运动。笔者认为：反对生殖性克隆的两个主要论证是"不伤害人"和"人的尊严"，"尊严"论证在讨论胚胎干细胞来源时已经涉及。在一定程度上尊重人类胚胎是必要的，但笔者不赞同罗马天主教用严格的"尊严"论证把治疗性克隆研究也拒斥在外。"不伤害"论证的基本观点是：克隆性生殖是一种较低级的无性生殖，它要求基因程序在短期内重编。万一发生程序上的差错和缺失，会对克隆人造成难以逆转的伤害。如果像产品那样批量克隆人，那将是对人的权利和人的尊严的亵渎。

科学家把研究用胚胎限定在14d内销毁是有特定的生物学依据的，也考虑到了来自社会各界的伦理诘难。一般认为，14d是胚胎外部组织（外胚层）发育时期，此时胚胎细胞尚未分化发育为各种组织和器官，尤其是神经组织。所以14d内的早期胚胎尚不是生物学意义上的人，仅仅是一种不具备人格的生命形态。由于14d前的早期胚胎处于这样一种特殊的生长发育阶段，笔者通常只能借助一种朴素的辩证思维方式来阐明它的道德地位：一方面，此时的胚胎不具有与人相同的价值，毁掉胚胎不是杀人；另一方面，此时的胚胎毕竟具有发展为人格生命的潜力，具有一定的内在价值，应该得到一定的尊重。因而，在胚胎干细胞研究中，没有充分的理由不能随意地毁掉胚胎。研究者应采取必要的行动纪念那些胚胎的贡献，如专门的埋葬或火化，甚至可以考虑简单庄严的仪式。

有关胚胎干细胞来源的伦理争论随着科技进步而不断推进。2007年1月，美国

WakeForest 大学的研究者在 *Nature* 上报道:"从羊水中可以分离出多能干细胞"。它为获取干细胞提供了新的思路,具有很大的治疗性应用前景。从羊水中提取干细胞是一种介于"胚胎干细胞"和"成体干细胞"之间的新方法,有可能避开围绕胚胎干细胞来源的伦理纷争。

三、管 理 策 略

2006 年人类基因组组织(HUGO)伦理委员会主席 Ruth Chadwick 教授发表了"HUGO 关于干细胞的声明"。她回顾了近年来干细胞研究的进展后,呼吁胚胎干细胞研究需要接受审查,并考虑不断修订 HUGO 的"关于干细胞的声明"(1999 年)。同样,干细胞研究在中国非常活跃,新情况新问题不断出现,因此,2007 年初,我国卫生部发布的《涉及人的生物医学研究伦理审查办法(试行)》也为我国政府加强胚胎干细胞伦理审查制度建设提供了理论依据。在实际工作中应注意以下几个方面。

1) 随着涉及人体的胚胎干细胞研究项目审批的增多,相关科研机构应尽快成立并完善伦理委员会,按照《涉及人的生物医学研究伦理审查办法(试行)》(2007 年)的精神认真履行职责,对人胚胎干细胞研究的伦理学及科学性进行综合审查、咨询与监督。在伦理审查机制方面,要考虑捐赠者和接受者的利益,避免对捐赠者的胁迫和引诱,研究者应当在试验前,用准确、清晰、通俗的语言向受试者如实告知研究目的、预期的益处、潜在的风险,在充分知情和自愿的情况下在知情同意书(或胚胎捐献同意书)上签字。此外,要承认和消除各利益相关者间的张力,在谋求社会整体利益的同时,也积极支持科学家的独立性和创造性。

2) 在充分研讨的基础上,补充完善科技部和卫生部的《人胚胎干细胞研究伦理指导原则》(2003 年),尤其对"胚胎细胞来源"部分有补充说明,以便具体的审查工作的顺利开展。具体包括如下 4 点:①在目前的情况下,"冷冻的多余的胚胎"可以作为胚胎干细胞研究的主要来源。但考虑到"适当地尊重胚胎"原则,研究者不可过度依赖多余的胚胎,更不可滥用此类胚胎。②不排除"自愿捐献卵子"这种来源方式,但要经过伦理委员会的严格审查,确保捐卵者的完全的知情同意,防止对捐卵者的潜在的身心伤害,提醒接受者可能的并发症,防止研究者对捐卵者的胁迫、引诱,并保证干细胞株的质量。③当涉及"流产胎儿"时,应遵循基本的伦理准则并接受审查,要获得孕妇或家庭的知情同意,不可为获得一个研究用的流产胎儿,而让一个妇女先怀孕。④为了达到治疗性克隆研究之目的,应允许研究者通过体细胞核移植技术制造胚胎干细胞,只不过要求研究中使用过的所有胚胎必须在 14d 内销毁,禁止生殖性克隆研究。

3) 各利益相关群体对胚胎干细胞来源的伦理可接受性的认识是不尽相同的。为了医学进步,为了最终造福千百万患者,广泛开辟胚胎干细胞研究来源是无可厚非的,但医学进步不得以忽视胚胎捐献者的权益为代价,也不可突破人类道德的底线。为此,利益相关群体应该为胚胎干细胞研究中的伦理问题开展科学家、伦理学家、政策制定者和法学家之间的对话和交流,开展对媒体和公众的教育培训。

(王凯慧)

主要参考文献

程颜苓，段云友.2001.产科超声诊断的安全性.中国医学影像学杂志，9（5）：370～371

杜治政，许志伟.2003.医学伦理学辞典.郑州：郑州大学出版社

甘绍平.2002.应用伦理学前沿问题研究.江西：江西人民出版社

李玉珍，蔡金华.2003.医学与生命伦理.北京：科学出版社

邱仁宗.1999.HUGO伦理委员会关于克隆的声明.医学与哲学，20（8）：41

邱仁宗.2000.高新生命技术的伦理问题.医学与哲学，21（11）：21～26

邱仁宗.2005.人的克隆：支持和反对的论证.华中科技大学学报，19（3）：108～118

许志伟.2004.人类干细胞之伦理原则与监管政策（上）.医学与哲学，27（2）：1～5

余勇.2002.中国应用伦理学.中国社会科学院应用伦理研究中心编.北京：中央编译出版社

翟晓梅，邱仁宗.2005.生命伦理学导论.北京：清华大学出版社

邹从清.2002.试析基因治疗中的不当与恰当.医学与哲学，23：37～39

周启昌，王小艳.2004.胎儿畸形产前诊断与干预的伦理学研究.中国医学伦理学，17：55～57

张小运，王群.1997.试论医学生心理——行为素质的培养.医学与哲学，18（12）：660

Marina C. 2000. Informed consent in pediatric rich：a review. Early Human envelopment，(60)：89～100

Gregg B M. 2003. The invention of Health Law. Columbia Law Review，(91)：271

Paolo De Coppil，Georg Baasch Jr，M Minhaj Siddiqui. 2007. Isolation of amniotic stem cell lines with potential for therapy nature. Biotechnology，25：100～106